AF631152

Praxishandbuch

FRAUEN KRÄUTER

Margret Madejsky

Praxishandbuch FRAUENKRÄUTER

Mit vielen Rezepten und praktischen Heilpflanzen-Anwendungen

at VERLAG

Zur Beachtung

Die in diesem Buch aufgeführten Rezepte und Praxistipps verstehen sich als Lehrbeispiele und können daher weder den Arztbesuch noch eine fachkundige Beratung durch Hebammen oder Heilpraktiker ersetzen. Die Anwendung der Rezepte und die Einnahme der aufgeführten Naturheilmittel erfolgt auf eigene Gefahr. Die hier wiedergegebenen Informationen sind nach bestem Wissen und Gewissen zusammengestellt. Dennoch übernehmen weder der Verlag noch die Autorin die Haftung für irgendwelche Schäden, die sich direkt oder indirekt aus dem Gebrauch der hier vorgestellten Heilkräuteranwendungen ergeben. Zögern Sie nicht, sich in ärztliche oder naturheilkundliche Behandlung zu begeben, wenn sich Ihre Beschwerden trotz der Einnahme von Naturheilmitteln verschlimmern oder falls neue Beschwerden hinzukommen. Ebenso ist es ratsam, sich vor der Einnahme oder Anwendung der Naturheilmittel und Kräuterrezepte über Anwendungsbeschränkungen und mögliche Neben- oder Wechselwirkungen zu informieren. Auch sollten die angegebenen Dosierungen überprüft und individuell angepasst werden. Bitte beachten Sie alle Warnhinweise!

3. Auflage, 2025

AT Verlag AG, Aarau und München
Umschlagbild: Olaf Rippe
Fotos: Seiten 177, 199, 108: Peter Schönfelder
Seite 86: Massimo Pedrazzini
Alle übrigen: Margret Madejsky, Olaf Rippe
Grafische Gestaltung und Satz: AT Verlag
Druck und Bindearbeiten: AZ Druck und Datentechnik GmbH, Kempten
Printed in Germany

ISBN 978-3-03800-129-4

Für Herstellung und Einfuhr in die EU: AT Verlag AG, Bahnhofstraße 41, 5000 Aarau, Schweiz, info@at-verlag.ch; AT Verlag Deutschland, c/o Atmosphären Verlag GmbH, Fruchthof, Gotzinger Straße 52b, 81371 München, Deutschland, info@atverlag.de

www.at-verlag.ch

Dieses Buch ist auch als E-Book erhältlich.

Der AT Verlag wird vom Bundesamt für Kultur für die Jahre 2021–2025 unterstützt.

Inhaltsverzeichnis

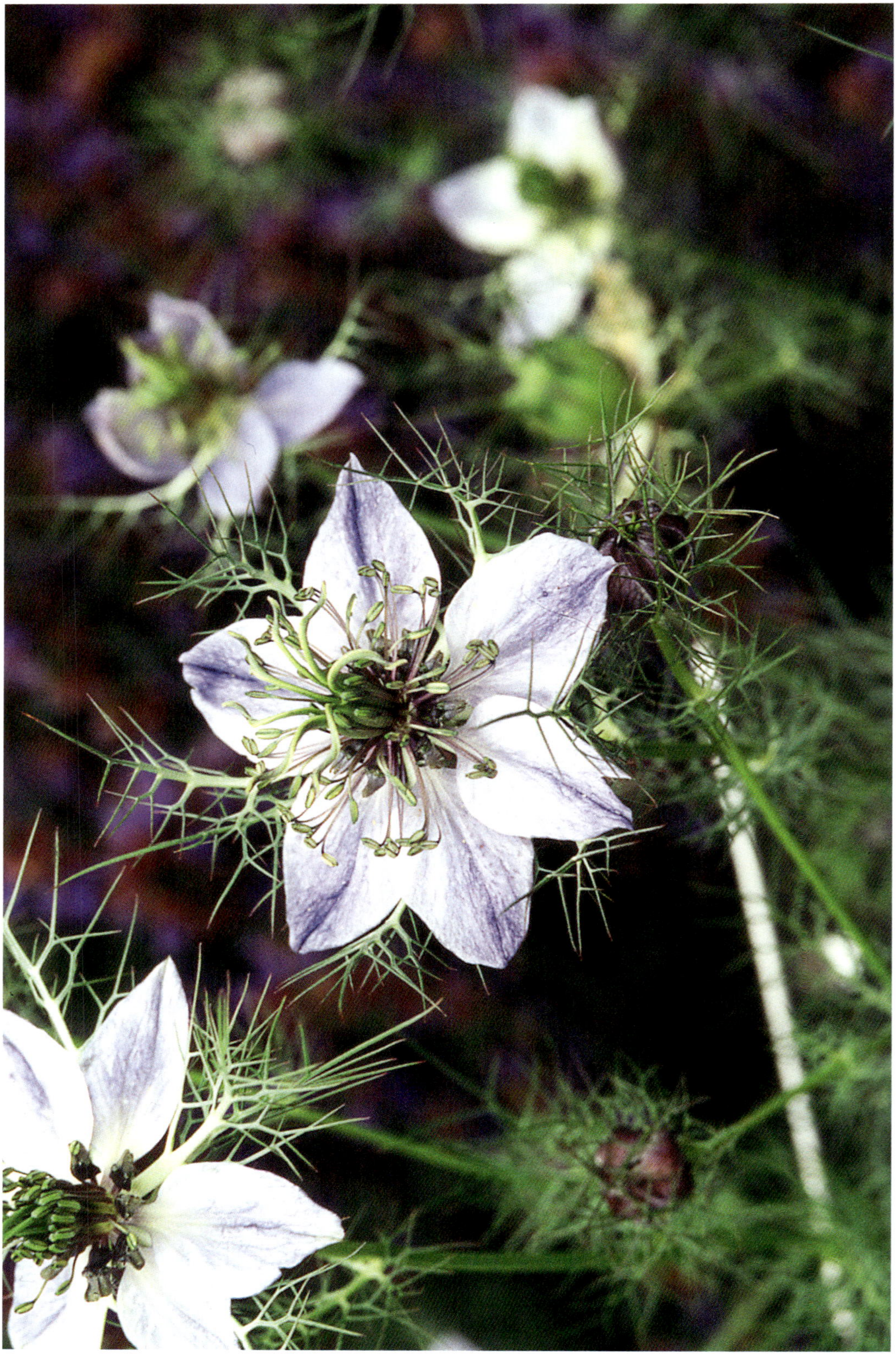

Anhang

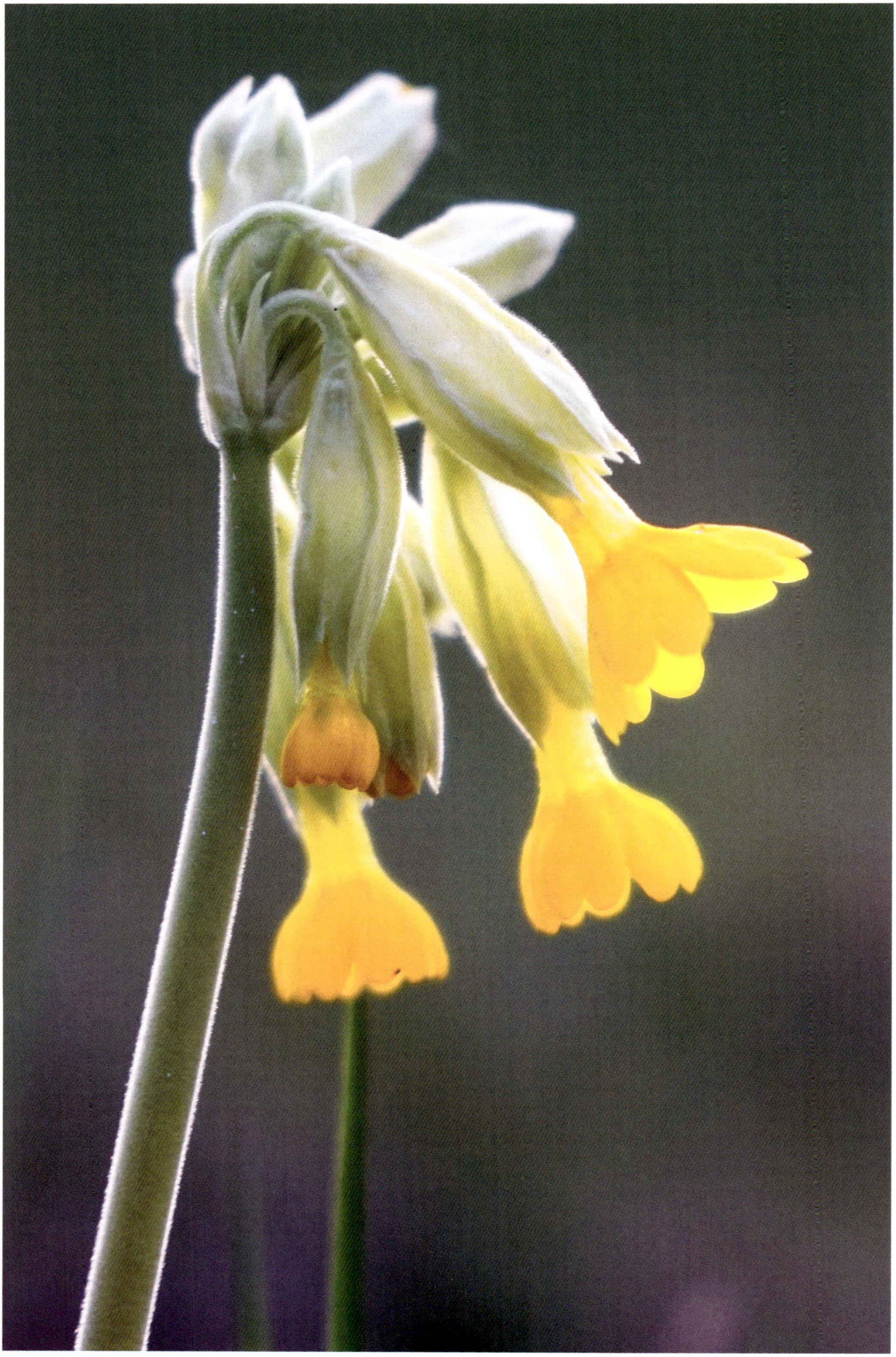

Vorwort

Gerade mal elf Jahre sind vergangen, seit das große »Lexikon der Frauenkräuter« erschienen ist. Warum jetzt noch ein Heilpflanzenbuch für Frauen?

Zum einen kommen in meiner Praxis ständig neue Erkenntnisse hinzu, die ich gerade deswegen zur Verfügung stellen will, weil es für Praxiseinsteiger und für medizinisch interessierte Laien in Zeiten von »Dr. Google« immer schwieriger wird, an seriöses Heilwissen heranzukommen. Da die Schulmedizin bei vielen Diagnosen an ihre Grenzen stößt und nur mehr Operationen, Schmerzmittel oder Hormonpräparate anbieten kann, sehe ich uns Naturheilkundler in der Pflicht, diese Versorgungslücken zu schließen. Therapeutinnen, Kräuterfrauen wie auch medizinische Laien sollen mit diesem Buch eine in der Praxis erprobte Pflanzenmedizin an die Hand bekommen.

Außerdem musste ich feststellen, dass in den letzten Jahren eine neue Generation kritischer Leserinnen herangereift ist. Während es in den 1990er Jahren noch genügt hat, eine Aussage mit dem Zauberwort »erfahrungsgemäß« zu unterstreichen, werden auch naturheilkundliche Empfehlungen heute stärker hinterfragt. Das ist auch gut so. Denn nur kritische Menschen sind mündige Menschen, und diese Mündigkeit muss durch Wissensvermittlung gestützt werden. Die medizinpolitischen Bestrebungen gehen derzeit dahin, dass der therapeutische Handlungsspielraum zunehmend in leitlinienkonforme Schemata gezwängt werden soll. Daher möchte ich in diesem Buch Kolleginnen wie auch Betroffenen echte Alternativen vorstellen. Nur wer Alternativen kennt, kann wählen. Wählen zu dürfen, ist aber Freiheit, und Wissen verleiht die dazu nötige Kompetenz.

Mein persönliches Ziel war es, ein noch nützlicheres Frauenheilbuch zu verfassen, in dem Praxiserfahrungen und Pflanzenforschung gleichberechtigt nebeneinander stehen. Daher enthalten die Pflanzenporträts sehr viele Praxistipps und Rezepte und für alle, die weiter in die Tiefe gehen wollen, auch Hinweise auf Studien.

Bei der Recherche durfte ich mit großer Freude feststellen, dass die Wissenschaft das intuitiv gefundene Wissen der Volksmedizin vielfach bestätigen konnte. Nach Durchsicht unzähliger Studien darf ich resümieren: Frauenheilpflanzen wirken meist ähnlich stark wie schulmedizinische Medikamente – und zwar bei bester Verträglichkeit! Erstaunlich viele Pflanzen verfügen über antidepressive, antibiotische, hormonähnliche, neuroprotektive oder immunmodulierende Kräfte. Außerdem verstärken viele Arzneipflanzen die Wirkung von Antibiotika oder Chemotherapeutika, sodass mit ihrer Hilfe weniger Resistenzen entstehen. Sie dürfen sich den Heilkräften der Natur also guten Gewissens anvertrauen.

Wahrheit und Wissen haben bekanntlich kein Verfallsdatum. Daher sollten wir trotz all der wissenschaftlichen Fortschritte nicht vergessen, dass die Pflanzen uns seit Anbeginn der Zeit als Heilmittel dienen und dass viele der im Laufe der Jahrtausende gesammelten Erfahrungen natürlich weiterhin ihre Gültigkeit behalten.

Möge dieses Buch Ihnen, liebe Leserinnen, in allen gesundheitlichen Belangen Inspiration geben und hilfreich zur Seite stehen!

Margret Madejsky

Frauenkräuter einst und heute

Nahrungs-, Nutz- und Heilpflanzen begleiten den Menschen seit Anbeginn der Zeit. Ohne sie wäre kein menschliches Leben auf der Erde denkbar, wir hätten keine Luft zum Atmen, und unsere Tiere hätten kein Futter. Im Laufe der Jahrtausende haben unsere Vorfahren Erfahrungen mit unseren grünen Begleitern gesammelt, um überleben zu können.

Zu allen Zeiten waren es vor allem Frauen, die das Heilwissen ihrer Sippe hüteten. Die Ältesten reichten ihre Erfahrungen lange Zeit mündlich an die nächste Generation weiter. Den weiblichen Bedürfnissen entsprechend richteten unsere Vorfahren ihr Hauptaugenmerk darauf, mit den Pflanzen aus der nächsten Umgebung Wundinfektionen zu verhüten oder lebensbedrohliche Blutungen zu stillen. Überlebenswichtig war die Versorgung rund um Geburt und Stillzeit, und auch die Fortpflanzung musste gesichert werden. Jene Frauen, die über mehr Heilwissen als andere verfügten, Erfahrungen mit Geburten hatten oder Geheimrezepte zur Geburtenkontrolle kannten, wurden später als Hexen verfemt und verfolgt. Auf dem Scheiterhaufen der Inquisition verbrannte mit diesen weisen Frauen ein Großteil des damaligen Heilkräuter- und Verhütungswissens. Ein Teil der Erfahrungen mit den sogenannten »Mutterkräutern« konnte sich jedoch dank der Volksmedizin erhalten.

Die ursprüngliche Verwendung wie auch die Kräfte vieler Frauenkräuter spiegeln sich bis heute in deren Volksnamen wider: »Allerfrauenheil« (Frauenmantel), »Bauchwehkraut« (Schafgarbe), »Gebärmutterwurz« (Liebstöckel), »Kindsmacher« (Stinkender Storchschnabel), »Krampfkraut« (Gänsefingerkraut), »Mutterkraut« (Echte Kamille), »Weibernessel« (Taubnessel) sind nur einige Beispiele. Die alten Kräuterbücher des 16. und 17. Jahrhunderts sind wahre Schatztruhen frauenheilkundlicher Indikationen. Man stößt darin auf Hinweise wie: »leget das Grimmen der Beermutter« (wirkt krampflösend), »befördert die ehelichen Werke« (weckt die Liebeslust), »befürdert die verstandene Weiberzeit« (regt den Blutfluss an) oder »fürdert die Geburt und treibt das Bälgle« (erregt die Wehen und treibt die Nachgeburt aus). Weil viele Pflanzen antibiotische Kräfte in sich bergen oder sich auf andere Weise als hilfreich erwiesen, war der Einsatz von Heilpflanzen rund um die Geburt im 19. Jahrhundert sogar verpflichtend. So verlangte etwa die »Instruction für die Hebammen im Königreich Baiern« von 1816, dass Hebammen stets Kamillenblüten mit sich führten.

Bis weit ins 20. Jahrhundert hinein wurden selbst lebensbedrohliche Erkrankungen wie Diphtherie, Tuberkulose oder Typhus mit Volksheilmitteln wie Kamille, Knoblauch oder Zwiebeln bekämpft. Doch nach Ende des Zweiten Weltkriegs gerieten unzählige Heilpflanzen in Vergessenheit. Mit den in der Nachkriegszeit aufkommenden Antibiotika dachte man, eine Universalmedizin gefunden zu haben. Die Begeisterung über die neuen, chemisch definierten Arzneien war groß, und beinahe jeder Infekt wurde damit im Handumdrehen niedergeschmettert. In der gleichen Zeit kamen die ersten Antibabypillen auf den Markt, sie ermöglichten ungeahnte sexuelle Freiheiten und brachten gesellschaftliche Veränderungen mit sich. Die Errungenschaften der Pharmazie nährten bald den Glauben, chemisch definierte Substanzen wie Antibiotika oder künstliche Hormone seien den Pflanzen überlegen, vor allem wegen ihrer einfacheren Dosierbarkeit. Es entstanden viele »neue« Arzneien, die sich von pflanzlichen Vorbildern ableiteten. So lieferte das Salicin aus der Silberweidenrinde den Vorläufer für Acetylsalicylsäure, bekannter als Aspirin, die ersten hormonellen Kontrazeptiva basierten auf chemischen Abwandlungen der Inhaltsstoffe der

Yamswurz, und Opiate, die stärksten Betäubungsmittel der Palliativmedizin, stammen von Schlafmohnalkaloiden ab.

Doch je mehr Erfahrungen man mit Hormonpräparaten, Antibiotika oder Schmerzmitteln sammelte, umso deutlicher zeichneten sich deren Nebenwirkungen und Folgeerscheinungen ab: Durch den regen Einsatz von Antibiotika sind resistente Bakterien wie etwa MRSA (Methicillinresistenter Staphylococcus aureus) entstanden, die Hormonersatztherapie ließ die Zahl der Brustkrebserkrankungen ansteigen – um nur zwei Beispiele herauszugreifen.

Natürlich sind wir alle froh über die medizinischen Fortschritte und dankbar, dass es für den Akutfall Antibiotika, Schmerzmittel und auch Chemotherapeutika gibt. Dennoch erobern die Heilpflanzen ihr altbekanntes Terrain wieder zurück. Zu Recht, denn Pflanzen bilden infolge der Auseinandersetzung mit ihrer Umgebung eine Vielzahl »chemischer Waffen«, um Krankheitserreger oder Schädlinge abzuwehren oder um Zellschäden durch UV-Strahlung und Virustoxine zu reparieren. Eben diese Schutzstoffe der Pflanzenwelt rücken heute, im Zeitalter der Resistenzen, zunehmend in den Fokus der Wissenschaft.

Während unsere kräuterkundigen Urahninnen ihre intuitiv gewonnenen Erkenntnisse noch der Natur abschauten, entfernt sich die moderne Pflanzenforschung von der Natur, indem sie ihr Forschungsobjekt aus der natürlichen Umgebung herausnimmt und Versuchsmodelle konstruiert. So werden beispielsweise speziell getrimmte Zellkulturen mit isolierten Pflanzeninhaltsstoffen überimpft oder künstlich erzeugte Erkrankungen im »bewährten Tiermodell« untersucht, was nicht selten bedeutet, dass speziell gezüchtete Mäuse oder Laborratten erst künstlich krank gemacht, dann behandelt und schließlich seziert werden, um den Behandlungserfolg zu überprüfen – eine nicht nur ethisch fragwürdige Vorgehensweise. Die Glaubwürdigkeit und Notwendigkeit vieler wissenschaftlicher Erkenntnisse sei auch deswegen in Frage gestellt, weil die meisten Studien von der Pharmaindustrie bestellt und finanziert werden. Statt der gesetzlich geforderten Tierversuche sollten lieber wieder Tieranwendungsbeobachtungen in natürlicher Umgebung erfolgen.

In den letzten Jahrzehnten konnten sich jedenfalls viele Frauenkräuter ihren angestammten Platz in den Frauenarzt- und Hebammenpraxen zurückerobern. Die meisten Frauen bevorzugen heute pflanzliche Arzneien, wenn es darum geht, Blasenentzündungen auszukurieren, Krämpfe zu lösen, hormonelle Dysbalancen auszugleichen, Blutungen zu drosseln oder Wechseljahresbeschwerden zu lindern. Zu Recht, denn viele Heilpflanzen verfügen nicht nur über ähnliche Kräfte wie die schulmedizinischen Vergleichspräparate, sondern sie erweisen sich in der Regel auch als viel verträglicher. Grün ist also auch die Hoffnung in der Frauenheilkunde und Geburtshilfe von heute und von morgen.

Pflanzenhormone und hormonell wirksame Heilpflanzen

Kurz nach der Jahrtausendwende zeigte die »Women's Health Initiative Memory Study« (WHI 2003), dass die bis dahin übliche Hormonersatztherapie mit erheblichen Gesundheitsrisiken verbunden ist. Wegen des erhöhten Brustkrebs-, Herzinfarkt- und Schlaganfallrisikos waren in der Folge immer weniger Frauen bereit, Hormone einzunehmen, und der sinkende Absatz der Hormonpräparate schlug sich bald in einer sinkenden Zahl von Neuerkrankungen in den Krebsstatistiken nieder. Auf der Suche nach Alternativen zur Hormonersatztherapie wandte sich die Wissenschaft vermehrt den Pflanzen zu. Hormonähnliche Effekte von Pflanzen waren schließlich schon in der Antike bekannt. Ein Beispiel ist der Gefleckte Schierling *(Conium maculatum)*, der, um die Hoden gewickelt, eine Art reversible Kastration bewirkte, indem er die Keimdrüsentätigkeit hemmt. In der Antike nutzten Priesterinnen der Demeter die Blätter des Mönchspfeffers oder Keuschbaums *(Vitex agnus-castus)* als Schlaflager und bewahrten sich damit ihre Unschuld. Später gebrauchten Mönche die Früchte von *Agnus castus* als Pfefferersatz, um sich das Zölibat zu erleichtern. Heute ist der Mönchspfeffer wegen seiner hormonell regulierenden Kräfte eine der meistverordneten Frauenheilpflanzen. Ähnlich verhält es sich mit dem Hopfen *(Humulus lupulus)*, der als nervenberuhigender und den Sexualtrieb dämpfender Bierzusatz von Mönchen eingeführt wurde. Auf die Hormonwirkung stieß man, weil Hopfenpflückerinnen Zwischenblutungen bekamen. Heute weiß man, dass für diese Effekte estradiolähnliche Hopfenflavonoide verantwortlich sind.

Eine andere Beobachtung gab den Forschern Anlass, im Rotklee nach Pflanzenhormonen zu suchen: In Australien waren Schafe, die auf Wiesen mit viel Rotklee gegrast hatten, unfruchtbar geworden. Sie hatten sich »durch die im Rotklee enthaltenen Isoflavone sozusagen unter orale Kontrazeption« gesetzt (Seidlová-Wuttke 2010). Daraufhin setzten sich Pharmakologen mit den Rotklee-Isoflavonen auseinander. Diese wurden erst in vitro und in Tierversuchen, schließlich in klinischen Studien erforscht.

Im Reagenzglas lassen sich die hormonartigen Effekte von Pflanzeninhaltsstoffen leicht nachweisen: Menschliche Tumorzellen, konkret MCF-7-Zellen, werden so kultiviert, dass ihre Empfindlichkeit gegenüber östrogenartigen Stoffen stark gesteigert ist. Setzt man diesen Zellkulturen hormonaktive Substanzen zu, stimuliert dies die Zellteilung. So stellte sich heraus: »Phytoöstrogene, wie Genistein, führten unter In-vitro-Bedingungen zu einer Steigerung der Tumorzell-Proliferation« (Taxvig et al. 2010).

Fraglich bleibt jedoch, ob sich solche Forschungsergebnisse auf den Menschen übertragen lassen. Isolierte hormonaktive Pflanzeninhaltsstoffe wirken nämlich anders als Extrakte aus der ganzen Pflanze, und künstlich sensitiv gemachte Tumorzellkulturen reagieren anders als echte Tumorzellen im menschlichen Organismus.

Weil Japanerinnen selten an Brustkrebs erkranken, untersuchten Pflanzenforscher die Sojapflanze eingehend. Eine in Singapur durchgeführte Studie zeigte, dass Frauen, die vor der Menopause täglich mindestens 55 Gramm Soja gegessen hatten, halb so oft an Brustkrebs erkrankten wie Frauen, die täglich weniger als 20 Gramm Soja konsumiert hatten. Dies bestätigte sich im Tierversuch: Laborratten, die vor ihrer Geschlechtsreife sojahaltiges Futter erhielten, erkrankten seltener an Brustkrebs (Béliveau/Gingras 2007: 106–108). Bald stellte sich heraus, dass bestimmte Inhaltsstoffe mit den Östrogenrezeptoren interagieren. Weil Pflanzeninhaltsstoffe aber nur Teilfunktionen der Hormone übernehmen, fasst man sie heute unter dem Begriff »Phyto-SERM« (= selective estrogen receptor modulator) zusammen. Zu den SERM gehören verschiedene Substanzgruppen wie etwa Isoflavone, Flavonoide, Stilbene oder Lignane.

Besonders intensiv erforscht wurden Soja- und Rotklee-Isoflavone, die im menschlichen Organismus sowohl östrogenartige als auch antiöstrogene Effekte zeigen. Diese scheinbar gegensätzlichen Effekte sind möglich, weil sich die SERM vor den Wechseljahren an die Östrogenrezeptoren binden und dadurch verhindern, dass aggressivere Umweltöstrogene dort ihre krebserregende Wirkung entfalten. Vor dem Wechsel wirken sie also antiöstrogen und tumorwachstumshemmend. Wenn aber in der Menopause die Östrogene sinken, dann gleichen dieselben Wirkstoffe die Hormondefizite wiederum aus. Ab dem Wechsel kommt daher mehr die östrogenartige Wirkung zum Tragen. Der aktuellen Studienlage zufolge sind die östrogenähnlichen Effekte jedoch nur sehr gering, sodass man durch isoflavonhaltige Nahrungsergänzungsmittel nur wenig Linderung von Wechseljahresbeschwerden erwarten darf (Seidlová-Wuttke 2010).

Pflanzenforscher fanden auch heraus, dass im menschlichen Organismus zweierlei Östrogenrezeptoren (ER) vorkommen: ER-alpha und ER-beta. Die Alpha-Östrogen-Rezeptoren finden sich in Gebärmutter, Brustdrüse oder Leber und vermitteln tumorwachstumsfördernde Effekte. Stoffe, die sich dort binden, fördern also das Tumorwachstum. Pflanzenöstrogene interagieren aber bevorzugt mit den Beta-Östrogen-Rezeptoren, die sich in Darm, Prostata, Knochen und Gefäßwänden finden und tumorwachstumshemmende Effekte vermitteln. Isoflavone binden sich hauptsächlich an die »guten« Rezeptoren und wirken der Krebsentstehung entgegen. Auch die im Lein *(Linum usitatissimum)* vorkommenden Lignane binden sich an die Beta-ER und wirken krebsfeindlich: »Experimentelle Untersuchungen haben gezeigt, dass nicht nur Leinsamen, sondern auch andere Bestandteile der Pflanze (Wurzel) eine hemmende Wirkung auf das Wachstum von Krebszellen haben« (Briese 2010).

Zur Verunsicherung in Bezug auf die sogenannten »Pflanzenhormone« trug die Stellungnahme Nr. 039/2007 des Bundesinstituts für Risikobewertung (BfR) vom 3. April 2007 bei. Darin weist das BfR darauf hin, dass »Isoflavone, wenn sie in isolierter oder angereicherter Form und hoher Dosierung gegeben werden, die Funktion der Schilddrüse beeinträchtigen und das Brustdrüsengewebe verändern können.«

An der Schilddrüse wirken Isoflavone toxikologischen Untersuchungen zufolge kropfbildend. Außerdem erhöht Soja den Bedarf an Schilddrüsenhormonen (Stoye, Krebs, Tremmel 2007). Hinweise auf eine das menschliche Brustgewebe verdichtende Wirkung speziell durch Soja-Isoflavone gibt es jedoch nicht. Zudem sind die Forschungsergebnisse sehr widersprüchlich: Im Reagenzglas förderten niedrige Konzentrationen der Pflanzenöstrogene Genistein und Daidzein das Tumorwachstum, wohingegen eine hohe Konzentration von Genistein »das Wachstum von Brustkrebs hemmt und die tumorhemmende Wirkung von Tamoxifen verstärkt« (Dampier 2001, Ju et al. 2002).

Einerseits binden sich Isoflavone vorwiegend an die »guten« Östrogenrezeptoren, andererseits werden die hormonartigen Effekte von den Wissenschaftlern etwa »1000- bis 10 000-fach geringer eingeschätzt als die von Estradiol« (Wolters, Hahn 2004). Deswegen sollten sich Frauen in der Menopause – mit oder ohne familiäre Brustkrebsbelastung – nicht davon abhalten lassen, Sojaprodukte zu essen. Soja erhöht eben nicht die Östrogene im Blut und schadet auch nicht der Brustdrüse! Zudem enthalten viele Sojaprodukte kaum Isoflavone: Einen relativ hohen Isoflavongehalt weist Sojamehl mit circa 199 mg pro 100 g auf, und sehr wenig enthält beispielsweise Sojamilch mit 1,7 mg pro 100 g (Béliveau, Gingras 2007: 104).

Das BfR rät nur jenen Frauen von der langfristigen Einnahme hoch dosierter isoflavonhaltiger Nahrungsergänzungsmittel ab, die an hormonabhängigem Brust-, Eierstock- oder Gebärmutterkrebs erkrankt sind oder eine familiäre Disposition zu diesen Erkrankungen haben. Sojahaltige Nahrungsmittel sind weiterhin nicht nur unbedenklich, sondern gesundheitsfördernd, weil auch blutfettsenkend.

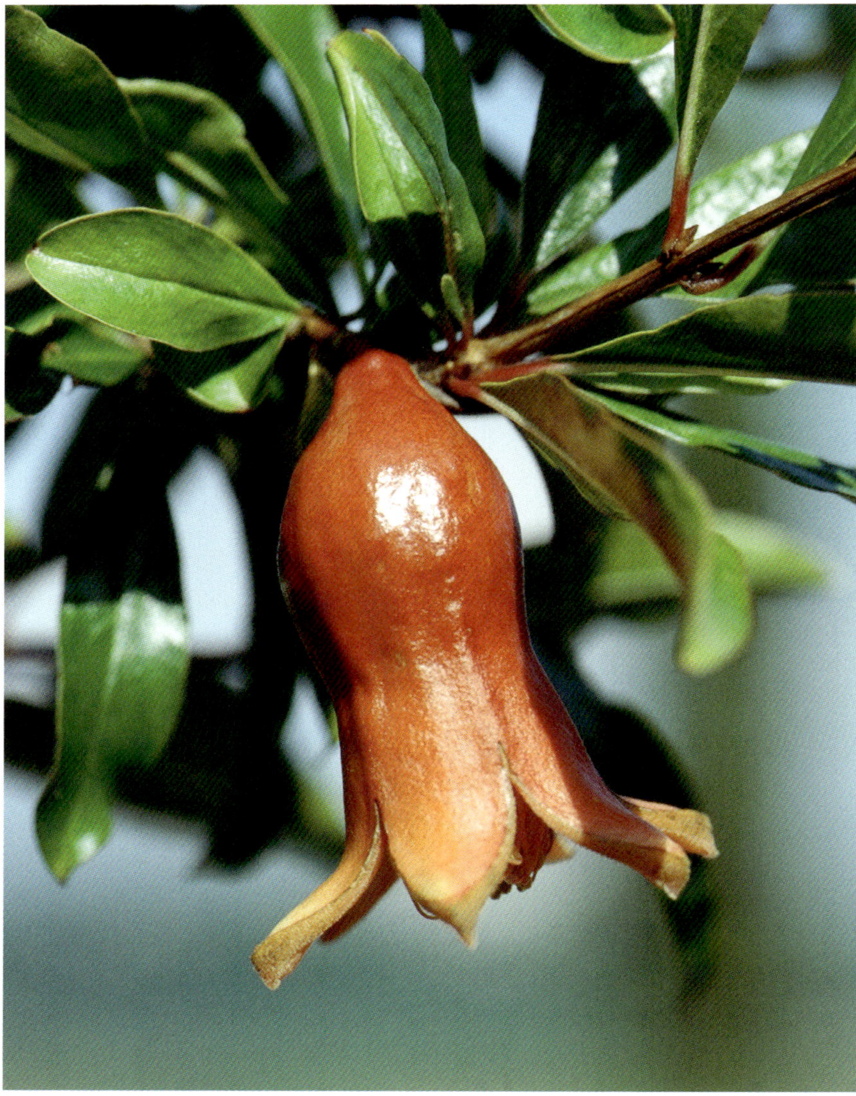

Trotz all dieser Erkenntnisse nimmt inzwischen die Angst vor den Pflanzenöstrogenen zu. Dabei ist die Namensgebung irreführend, denn Phytoöstrogene führen eben nicht zu einer Anreicherung von Östrogenen im Blut! Abgesehen von synthetischen Hormonen bergen vor allem hormonaktive Umweltproblemstoffe, auch »Xenoöstrogene« oder »endokrine Disruptoren« genannt, das größte krebserregende Potenzial. Zu den hormonaktiven Umweltproblemstoffen gehören zum Beispiel Pestizide wie DDT oder Lindan, die Neubildungen wie Endometriose, Myome und Zysten auslösen, oder Weichmacher wie Bisphenol A, die den zystischen Umbau der Brustdrüse fördern und Krebs erregen können. Weltweit sind heute mehrere Zehntausend Chemikalien im Umlauf, und viele interagieren mit Hormonrezeptoren. Von manchen Stoffen sind hormonartige Effekte bekannt, von anderen noch nicht. Unklar ist auch das Zusammenspiel dieser Stoffe. Um seiner Gesundheit etwas Gutes zu tun, lohnt es sich daher, regelmäßig Entgiftungskuren durchzuführen, um die Hormonrezeptoren von Umweltgiften zu befreien, und die Entgiftungsorgane Leber und Nieren zu stärken, damit diese die Umweltproblemstoffe abbauen und ausscheiden können. Die Frauenkräuter dürfen aber in jedem Fall weiterhin unsere heilsamen Verbündeten bleiben.

Hormonartig wirkende Frauenkräuter und Pflanzeninhaltsstoffe

Stammpflanze	Hormonartige Wirkstoffe und Anwendungsgebiete
Alant *(Inula helenium)*	Die Wurzel enthält Phytosterole (Beta-Sitosterol) mit schwach antiöstrogener und immunmodulierender Wirkung und wird daher auch zur Brustkrebsprophylaxe empfohlen.
Alfalfa *(Medicago sativa)*	Cumestane machen Alfalfa zur östrogenartigen Nahrungspflanze, die sich zum Auffüllen der Fettdepots eignet.
Anis *(Pimpinella anisum)*	Anethol im ätherischen Öl verfügt über östrogenartige Kräfte und ist daher bei hormonabhängigen Tumoren eher kontraindiziert.
Basilikum *(Ocimum basilicum)*	Die aphrodisierende und stimmungsaufhellende Wirkung geht auf östrogenartige Bestandteile des ätherischen Öls zurück.
Besenginster *(Cytisus scoparius)*	Das Kraut enthält östrogenartige Isoflavone wie Genistein. Extrakte empfehlen sich bei Herzrhythmusstörungen in den Wechseljahren.
Blasentang *(Fucus vesiculosus)*	Enthält bis zu 0,2 Prozent Jod. Aktiviert Schilddrüse und Stoffwechsel. Empfiehlt sich bei Schilddrüsenunterfunktion - nicht bei Hashimoto!
Bockshornklee *(Trigonella foenum-graecum)*	Hormonartige Stoffe in den Samen (Isoflavonoide: Formononetin und Daidzein; Steroidsaponine: Diosgenin) dienen als Ausgangssubstanz zur Synthetisierung von Cortison, Östrogen, Progesteron und Testosteron. Wurde in der ägyptischen Antike zur Geburtseinleitung und zur Anregung der Milchbildung gebraucht.
Brennnessel *(Urtica dioica)*	Die Wurzel enthält antiandrogene Stoffe (Beta-Sitosterol und das Lignan Neo-Olivil). Hemmt das Wachstum bei Prostataadenom.
Efeu *(Hedera helix)*	Die Asche enthält Jod. Regt Schilddrüse und Stoffwechsel an und gilt als »pflanzliches Thyroxin«. Nicht geeignet bei Hashimoto!
Eisenkraut *(Verbena officinalis)*	Das Kraut enthält Kaffeesäurederivate, welche die Ausschüttung von LH (luteisierendes Hormon) steigern und den Eisprung auslösen. Verbenalin wirkt wehenerregend (oxytozinähnlich). Weitere hormonartige Effekte: reguliert die Schilddrüsenfunktion (antithyreotrop), regt die Milchbildung an und hemmt die Beta-hCG-Sekretion der Plazenta.

Stammpflanze	Hormonartige Wirkstoffe und Anwendungsgebiete
Erzengelwurz *(Angelica archangelica)*	»Ginseng der Frauen«. Enthält hormonartige Sitosterole und zeigt estradiolähnliche Effekte auf die Gebärmutterschleimhaut, regt die Eierstockfunktion an und begünstigt den Eisprung.
Färberginster *(Genista tinctoria)*	Enthält östrogenartige Isoflavone (Genistein und Genestin). Empfohlen zur Vorbeugung von Osteoporose in der Menopause.
Fenchel *(Foeniculum vulgare)*	Extrakte und das ätherische Öl zeigen östrogene Effekte. Daher zur Geburtserleichterung, bei Regelkrämpfen und Wechseljahresbeschwerden verwendet. Nicht bei östrogenabhängigen Tumoren.
Frauenmantel *(Alchemilla vulgaris)*	Die das Gelbkörperhormon regulierende Wirkung konnte noch keinem Einzelwirkstoff zugeordnet werden. Anwendungsgebiete sind Neigung zu Fehlgeburten, PMS, Zyklusstörungen, Unfruchtbarkeit infolge Gelbkörperschwäche, Östrogendominanz (Myome, Zysten).
Ginseng *(Panax ginseng)*	Adaptogen und Sexualtonikum mit östrogenähnlichen Ginsenoiden. Steigert die Noradrenalin-, Dopamin- und Serotonin-Konzentration im Gehirn. Indiziert bei Nebennierenschwäche, Stress und Burnout.
Granatapfel *(Punica granatum)*	Im Samen findet sich Östron (ein schwaches Östrogen). Hilfreich bei Östrogenmangel und Scheidentrockenheit in der Menopause.
Heidelbeere *(Vaccinium myrtillus)*	Der blutzuckerregulierende Effekt der Blätter wird unter anderem auf den Chromgehalt zurückgeführt. Gilt als »pflanzliches Insulin«.
Hirtentäschelkraut *(Capsella bursa-pastoris)*	Enthält ein Peptid mit oxytozinähnlicher Wirkung. Gebräuchlich als Uterustonikum und Blutstiller (Hämostyptikum bei atonischen Geburtsblutungen) sowie zur Anregung des Wochenflusses.
Holunder *(Sambucus nigra)*	Die Blüten enthalten hormonartige Phytosterole. Die Urtinktur wird bei Unfruchtbarkeit und in den Wechseljahren empfohlen.
Hopfen *(Humulus lupulus)*	Phyto-SERM. Hopfenzapfen enthalten u. a. östrogenähnliches 8-Prenylnaringenin. Eignet sich zur Fruchtbarkeitssteigerung (Aufbau der Gebärmutterschleimhaut) und bei Wechseljahresbeschwerden, aromatherapeutisch zur Brustvergrößerung.

Stammpflanze	Hormonartige Wirkstoffe und Anwendungsgebiete
Kudzu *(Pueraria mirifica)*	Enthält östrogenartige Isoflavonoide und Deoxymiroestrol. Thailändisches Verjüngungsmittel. Soll Fruchtbarkeit und Libido erhalten, das Klimakterium verzögern und die Brüste vergrößern.
Kürbis *(Cucurbita pepo)*	Die Steroide (Delta-7-Sterole) in den Samen sind männlichen Geschlechtshormonen ähnlich. Die »Herkulessamen« erhalten die Potenz, blockieren Testosteronrezeptoren und senken PSA (prostataspezifisches Antigen), daher angezeigt bei Prostataadenom.
Lein *(Linum usitatissimum)*	Die Samen enthalten antiöstrogene Lignane und hormonartige Sterole (Beta-Sitosterol, Stigmasterol). Leinöl wirkt ausgleichend auf den Östrogenspiegel und beugt östrogenabhängigen Tumoren vor.
Liebstöckel *(Levisticum officinale)*	Enthält Pheromone (hormonartige Duftstoffe) und östrogenähnliche Phytosterole wie Beta-Sitosterol. Extrakte verwendet man zum Aufbau der Gebärmutterschleimhaut, als Aphrodisiakum und menstruationsförderndes Mittel.
Mais *(Zea mays)*	Die Griffel oder Maisbarthaare enthalten antiöstrogene und antidiabetische Substanzen (Stigmasterol). Volksmedizinisch als Abnehmdroge und Aphrodisiakum für Frauen gebräuchlich.
Mariendistel *(Silybum marianum)*	Kraut und Samen enthalten kleine Mengen östrogenartiger Sterole (Stigmasterol). »Frauendistel« gilt u. a. als menstruationsfördernd.
Meerträubel *(Ephedra spp.)*	Das adrenalinartige Alkaloid Ephedrin erweitert die Bronchien bei Asthma und gilt als Sexualtonikum für Frauen.
Mönchspfeffer *(Vitex agnus-castus)*	Die dopaminartigen und prolaktinsenkenden Effekte sollen von Diterpenen (z. B. Rotundifuran) und Iridoidglykosiden wie Agnusid ausgehen. Greift an der Hypophyse an und verbessert die Östrogen-Gestagen-Relation (progesteronartig). Gebräuchlich bei PMS, Mastodynie (Brustschmerzen), Zyklusstörungen und Unfruchtbarkeit bei Hyperprolaktinämie und Gelbkörperschwäche.
Muskatellersalbei *(Salvia sclarea)*	Das ätherische Öl enthält östrogenartiges Sclareol und wirkt aphrodisierend. Kontraindiziert bei östrogenabhängigen Tumoren.

Stammpflanze	Hormonartige Wirkstoffe und Anwendungsgebiete
Rhapontikrhabarber *(Rheum rhaponticum)*	Die Wurzel enthält östrogenartiges Rhaponticin. Lindert Wechseljahresbeschwerden wie Hitzewallungen und Scheidentrockenheit. Gleicht Östrogenmangel aus, ohne die Östrogene zu erhöhen!
Roggen *(Secale cereale)*	Das Vollkornmehl enthält östrogenähnliche Lignane (Matairesinol, Secoisolariciresinol), daher auch »Brot für die Frau« genannt.
Rosenwurz *(Rhodiola rosea)*	Adaptogen. Enthält verschiedene hormonartige Wirkstoffe (Salidrosid, Rosavine und Beta-Sitosterol). Beeinflusst den morgendlichen Cortisolanstieg positiv. Daher bei stressbedingten Schlafstörungen und als Nebennierenstärkung bei Burnout.
Rotklee *(Trifolium pratense)*	Enthält mehrere Phytoöstrogene: Genistein, Daidzein, Formononetin und Biochanin A. Die schwach östrogenartige Wirkung ist bei Scheidentrockenheit in den Wechseljahren hilfreich.
Sägepalme *(Serenoa repens)*	In den Früchten finden sich hormonartige Stoffe (Beta-Sitosterol, Stigmasterol). Anthranilsäureester zeigen antiandrogene Effekte und wirken tumorwachstumshemmend bei Prostataadenom.
Salbei *(Salvia officinalis)*	Das Kraut enthält östrogenähnliches Salviol und Beta-Sitosterol. Gebräuchlich zum Erleichtern des Abstillens sowie zur Behandlung der verstärkten Schweißneigung in den Wechseljahren. Ursolsäure im Kraut wirkt nachweislich hemmend auf die Metastasenbildung.
Salomonssiegel *(Polygonatum odoratum)*	Das Rhizom enthält Steroidsaponine (Diosgenin) und wird wegen seiner hormonartigen Wirkung bei Vorhautverengung wie auch zur Dehnungsmassage bei verengtem Scheideneingang gebraucht.
Schwarzkümmel *(Nigella sativa)*	Die Samen enthalten Beta-Sitosterol und Alpha-Hederin mit schwach antiöstrogener und tumorwachstumshemmender Wirkung. Das Öl eignet sich unter anderem zur Brustkrebsprophylaxe.
Silberkerze *(Cimicifuga racemosa)*	Phyto-SERM. Östrogenartige Effekte werden durch Triterpenglykoside wie Actein und Cimicifugosid vermittelt. Senkt LH (luteinisierendes Hormon), wirkt dopaminerg und blockiert die Serotonin-Wiederaufnahme. Lindert psychische und körperliche Beschwerden in den Wechseljahren wie Hitzewallungen, Schweiß, Schlafstörungen usw.

Stammpflanze	Hormonartige Wirkstoffe und Anwendungsgebiete
Soja *(Glycine max)*	Phyto-SERM. Enthält verschiedene östrogenähnliche Wirkstoffe: Isoflavone wie Daidzein, Genistein, Formononetin und Cumestrol, Sterole wie Beta-Sitosterol und Stigmasterol sowie Lignane. Bei leichten Wechseljahresbeschwerden, zur Osteoporose- wie auch zur Tumorprophylaxe empfohlen. Hoch dosierte isolierte Soja-Isoflavone sind bei östrogenabhängigen Tumoren kontraindiziert.
Steinsame *(Lithospermum officinale)*	Das Kraut enthält antigonadotrope Lithospermsäure. Langfristig angewendet, unterdrückt es den Eisprung und die Menstruation und wurde daher von Indianerfrauen als Verhütungsmittel gebraucht.
Süßholz *(Glycyrrhiza glabra)*	Die Wurzel enthält östrogenartige Isoflavone (Formononetin) und Glycyrrhizinsäure (verzögert den Cortisol-Abbau). Bei Entzündungen, Unfruchtbarkeit und Wechseljahresbeschwerden indiziert.
Taigawurzel *(Eleutherococcus senticosus)*	Inhaltsstoffe der Wurzel (z. B. Beta-Sitosterol) interagieren mit Östrogen-, Progesteron-, Glucocorticoid- und Androgenrezeptoren, was die Anwendung als Adaptogen bei Stress und Burnout erklärt.
Tigerlilie *(Lilium tigrinum)*	Gerhard Madaus fand in den Brutknospen hormonartige Steroidsaponine. Wirkt progesteronähnlich bei Mastodynie (Brustschmerzen).
Walnuss *(Juglans regia)*	Die Blätter sollen einen progesteronähnlichen Wirkstoff enthalten und werden auch bei Wechseljahresbeschwerden genutzt.
Wolfstrapp *(Lycopus europaeus)*	Das Kraut enthält antithyreotrope Lithospermsäure. Extrakte lindern Symptome einer Schilddrüsenüberfunktion ähnlich wie Betablocker.
Yamswurzel *(Dioscorea villosa)*	Yams lieferte die Ausgangssubstanz für die Antibabypille. Aus dem Steroidsaponin Diosgenin lässt sich Progesteron synthetisieren. Heute bei hormoneller Dysbalance im Klimakterium verwendet.

Einmaleins der Pflanzeninhaltsstoffe

Heilpflanzen sind komplex zusammengesetzte Vielstoffgemische. Wirksamkeitsbestimmend sind oft Inhaltsstoffe, die nur wenige Prozent des Gesamtextrakts ausmachen. Am Wirkstoffprofil einer Pflanze lässt sich ablesen, welche Wirkung erwartet werden kann. Daher sind hier wichtige Stoffgruppen und deren Nutzen in der Frauenpraxis zusammengefasst.

Ätherische Öle

Die flüchtigen Aromastoffe machen Duft und Geschmack von Pflanzen aus. Die handelsüblichen ätherischen Öle sind komplexe Wirkstoffkonzentrate, die meist verdünnt (1- bis 3-prozentig) zur Anwendung kommen. Den Pflanzen dienen sie als Lockstoffe für Insekten und als Schutz vor Befall durch Krankheitserreger oder Schädlinge. Im Reagenzglas erwiesen sich die ätherischen Öle von Gewürznelke, Rosmarin, Teebaum, Thymian oder Zimt als wirksam gegenüber resistenten Krankenhauskeimen (Reichling 2014). Kamille, Lavendel, Manuka und andere Ätherisch-Öl-Drogen wirken auch antibiotisch.

Ätherische Öle haben ein breites Wirkspektrum: Lavendel lindert Ängste, Kamille löst Krämpfe, und Zimt erregt Wehen. Einige Aromapflanzen enthalten auch Pheromone, das sind Duftstoffe mit hormonähnlicher Wirkung. Hierzu gehören zum Beispiel der aphrodisierende Muskatellersalbei und der schweißhemmende Salbei, aber auch Frauenpflanzen wie Angelika und Liebstöckel, welche die Menstruationsblutung beeinflussen.

Rezept: Eukalyptuswickel bei Blasenentzündung
Eukalyptusöl wirkt entzündungswidrig, antibakteriell und krampflösend. Der Wickel eignet sich als Begleitmittel bei Blasenentzündung.

20 ml ätherisches Eukalyptusöl (Chemotyp Citriodora) mit 80 ml Mandelöl mischen und die ölige Mixtur auf ein Leinentuch streichen. Das ölige Tuch in eine Plastiktüte stecken und zwischen Wärmflaschen erwärmen.
Anwendung: Das warme Öltuch (ohne Tüte) auf den Unterbauch über die Blase legen, eine Wärmflasche daraufgeben und eine zweite an die Füße legen. Mit Wickeltuch oder mit Handtüchern und Decken gut zudecken. Den Wickel etwa 20 Minuten einwirken lassen und noch etwa 20 Minuten nachruhen.

Alkaloide

Diese stickstoffhaltigen Inhaltsstoffe dienen der Pflanze als Fraßschutz sowie als Schutz vor Krankheitserregern. Auf Alkaloiden basieren die Effekte von Genussmitteln wie Koffein und Nikotin oder auch die betäubenden Kräfte des Schlafmohns. Alkaloide sind auch verantwortlich für die tödliche Wirkung von Giftpflanzen wie Eisenhut oder Schierling und verleihen Hexenpflanzen wie Bilsenkraut oder Tollkirsche halluzinogene Wirkung. Alkaloide greifen meist im Zentralnervensystem an und vermitteln krampflösende bis schmerzlindernde, erregende bis halluzinogene oder auch betäubende Effekte. Alkaloide gehören zu den stärksten Pflanzenwirkstoffen, die meist schon in homöopathischen Verdünnungen große Heilkräfte in sich bergen. Die Pyrrolizidinalkaloide von Greiskraut, Huflattich oder Beinwell erwiesen sich im Tierversuch als leberschädigend, erbgutschädigend und krebserregend.

Praxistipp: Schlafstörungen ab den Wechseljahren bessern sich oftmals durch Cimicifuga comp. von Weleda. Die beruhigende und einschlaffördernde Wirkung beruht auf den Tropanalkaloiden des Bilsenkrauts, das in kleinen Mengen in dieser Mischung enthalten ist.
Dosis: Abends vor dem Zubettgehen 1- oder 2-mal 10 bis 20 Tropfen in etwas Wasser einnehmen.

Bitterstoffe

Hierunter fasst man verschiedene Inhaltsstoffe mit bitterem Geschmack zusammen. Der Pflanze dienen sie als Fraßschutz. Bitterstoffe steigern die Sekretion der Verdauungsdrüsen: Vor dem Essen fördern sie den Appetit, und nach dem Essen regen sie die Verdauung an. Sie erhöhen den Enzymgehalt des Bauchspeichels, lindern Nahrungsunverträglichkeiten wie Laktoseintoleranz und stärken das darmassoziierte Immunsystem. In der Frauenpraxis sind Bitterstoffe bei Eisenmangel hilfreich, weil sie die Aufnahme von Eisen und Spurenelementen im Dünndarm steigern.

Praxistipps: Gentiana Magen-Globuli von Wala enthalten mehrere Bitterstoffpflanzen: Wermut, Enzian und Löwenzahn. Sie lindern Übelkeit und eignen sich daher zur Begleitbehandlung einer Chemotherapie.

Die süßeste Art, sich heilsame Bitterkräuter einzuverleiben, sind Bitterstern-Trüffel mit 18 edlen Bitterkräutern in der Trüffelfüllung (www.laetitia-naturprodukte.de). 3-mal täglich 2 Trüffel steigern das weibliche Wohlbefinden.

Carotinoide

Pflanzliches Provitamin A kommt in gelben Früchten wie Sanddorn oder in Gemüse wie Kürbis oder Karotte, in Heilpflanzen wie Gelbwurz, Ringelblume oder Löwenzahn vor. Carotinoide wirken antioxidativ, bieten den Zellen gewissen Strahlenschutz und regenerieren Haut und Schleimhaut von innen heraus. Der regelmäßige Genuss empfiehlt sich bei Hautleiden wie Neurodermitis, bei Sonnenallergie und Lichtdermatosen sowie bei Scheidentrockenheit in der Menopause.

Praxistipps: Zur Begleitbehandlung von Leberzysten, Leberzirrhose oder Virushepatitis empfehlen sich Kuren mit dem Tomatenfarbstoff Lycopin. Die beste Bioverfügbarkeit des Carotinoids haben Tomaten in gekochter Form. Zur Leberregeneration empfiehlt sich der regelmäßige Genuss von Tomaten in Bioqualität, am besten zwei Drittel gekocht, ein Drittel roh.

Weleda Schweiz bietet zur Leberregeneration aus Tomatenkraut gewonnene lycopinhaltige Tabletten an: Solanum lycopersicum D4.
Dosis: 2-mal täglich 2 Tabletten.

Cumarine

In der frischen Pflanze liegen Cumarine als geruchslose Vorstufen vor, erst beim Trocknen beginnen sie nach Heu zu duften. Cumarine wirken entzündungswidrig, antiödematös und krampflösend. In der Frauenpraxis nutzen wir die blutverdünnende Wirkung bei Krampfadern oder bei Blutgerinnungsstörungen (nicht gleichzeitig mit Gerinnungshemmern!). Zu den Cumarindrogen gehören Mariengras, Waldmeister, Steinklee, Tonka und Cassiazimt. Wichtig: Nur synthetische Cumarine schaden der Leber!

Eine Untergruppe sind die Furanocumarine, die bei Hautkontakt phototoxische Reaktionen bis hin zu Brandblasen hervorrufen können. Weil Furanocumarinpflanzen lichtempfindlich machen und die Hautpigmentierung verstärken, dürfen sie nicht in der Schwangerschaft oder Stillzeit eingenommen werden. Furanocumarine finden sich in Bärenklau, Engelwurz, Liebstöckel oder Weinraute. Weil Furanocumarine kaum wasserlöslich sind, gehen sie aber nur in geringen Mengen in den Tee über.

Von den Cumarinen leiten sich auch die hormonähnlichen Coumestane ab, die sich in Keimlingen und Sprossen von Alfalfa oder Soja sowie in Kleearten anreichern.

Praxistipp: Wer unter müden Beinen leidet, kann mit Cumarinen das Blut verflüssigen und den ve-

nösen Rückfluss verbessern. Dazu bietet Allpharm eine Rosskastanien-Creme zur Venenstärkung an, die auch Steinklee-Extrakt enthält.
Dosis: 1-mal täglich eine walnussgroße Menge von unten nach oben in die Beine einmassieren.

Flavonoide

Die im Zellsaft gelösten gelben Farbpigmente bieten der Pflanze Schutz vor Infektionen und Strahlenschäden. Sie kommen vermehrt in oberirdischen Pflanzenteilen vor. Reich an Flavonoiden sind Korbblütler wie Goldrute oder Ringelblume und sonnenexponierte Gebirgspflanzen. Flavonoide verfügen über antioxidative, antiallergische und entzündungshemmende Kräfte (Quercetin), regenerieren die Leber (Mariendistel), wirken abschwellend (Arnika), steigern die Durchblutung der Herzkranzgefäße (Weißdorn), dichten die Gefäßwände ab (Zitrusflavonoide), treiben Harn (Birke) und Schweiß (Linde) und regenerieren die Haut nach Sonnenbrand oder Bestrahlung (Goldrute, Kamille, Ringelblume).

Von den Flavonoiden leiten sich die Isoflavonoide ab, die der Pflanze vermutlich zum Schutz vor Pilzbefall dienen. Zu dieser Stoffgruppe gehören auch die hormonartigen Isoflavone aus Soja, Klee- und Ginsterarten.

Praxistipp: Bei funktionellen Herzbeschwerden in den Wechseljahren empfiehlt sich eine Kur mit Crataegutt 450 mg Herz-Kreislauf-Tabletten von Dr. Willmar Schwabe in Kombination mit Tromcardin complex von Trommsdorf. Beides zusammen verbessert die Durchblutung der Herzkranzgefäße, stärkt den Herzmuskel und lindert Herzklopfen oder Herzrhythmusstörungen.
Dosis: Langfristig jeweils 2-mal täglich 1 Tablette.

Gerbstoffe

Gerbstoffe bilden sich vorwiegend in Pflanzen aus Feuchtgebieten, denn sie dienen der Pflanze als Schutz vor Fäulnisbakterien und Pilzbefall. Gerbstoffdrogen wie Eichenrinde oder Tormentillwurzel wirken austrocknend, zusammenziehend, wundschlussfördernd und antimikrobiell (gegen Bakterien, Pilze, Viren). Ihre gerbende Wirkung beruht darauf, dass sie sich mit den Eiweißen der tierischen Haut zu unlöslichen Komplexen verbinden. Gerbstoffe dichten auch die Darmschleimhaut ab und wirken stopfend. Die blutflusshemmende Wirkung von Rosengewächsen wie Frauenmantel oder Wiesenknopfkraut beruht auf deren Gerbstoffgehalt. Bei Ausfluss hemmen gerbstoffhaltige Vaginalspülungen die Schleimsekretion.

Praxistipp: Weil sich Gerbstoffe mit Schwermetallen zu unlöslichen Komplexen verbinden, die zu groß sind, um von der Darmschleimhaut resorbiert zu werden, empfiehlt es sich, nach dem Herausbohren von Amalgamplomben gerbsäurereichen Kaffee (z. B. Mokka) oder Schwarztee zu trinken.

Glykoside

Zu dieser Stoffgruppe zählen die Herzglykoside von Maiglöckchen, Fingerhut oder Meerzwiebel. Herzglykoside wie Digitoxin wirken herzkraftsteigernd (positiv inotrop), senken die Herzfrequenz (negativ chronotrop) und beruhigen die Erregungsleitung zwischen Vorhof und Herzkammer (negativ dromotrop).

Zu den herzwirksamen Glykosiden gehören auch die Bufadienolide der Keimzumpe, die wehenhemmend und angstlösend sowie beruhigend bis einschlaffördernd wirken.

Iridoidglykoside wie das Aucubin von Wundheilpflanzen wie Ehrenpreis oder Spitzwegerich verfügen über antibiotische Kräfte.

Praxistipp: Bei Einschlafstörungen infolge von Ängsten oder Erregungszuständen empfiehlt sich

Bryophyllum 50 % Pulver von Weleda. Regelmäßig abends – und bei Bedarf zusätzlich nachts – jeweils ½ Teelöffel einnehmen.

Harze

Nadelbäume wie Fichte, Kiefer, Tanne oder Lärche, aber auch Myrrhen- und Weihrauchbäume schließen ihre Verletzungen mit Harzen und schützen sich so vor Infektionen und Parasiten. Die Wundheilstoffe der Bäume heilen auch beim Menschen Wunden, steigern die Durchblutung, wirken antimikrobiell und antiparasitär. Manche Harze verfügen sogar über cortisonartige Kräfte (Fichte) und reduzieren entzündliche Autoimmunprozesse (Myrrhe, Weihrauch). Seltener reichern sich Harze in Blütenpflanzen an, zum Beispiel in Hanfpflanzen, Salbeiarten oder Stinkasant. Man verwendet sie als Räucherstoffe sowie zur Herstellung von Klebern, Lacken, Farben.

Praxistipp: Zur heilsamen Scheidenhautpflege bei ständigem Wundsein, auch infolge chronischer Scheidenhautentzündungen bei Kraurose (Lichen), lohnt sich ein Versuch mit Weihrauch, zum Beispiel Indische Weihrauchcreme von Zilly.
Dosis: Langfristig 1-mal täglich auftragen.

Mineralstoffe und Spurenelemente

Das Stützgerüst von Schachtelhalm oder Getreide oder die Behaarung von Raublattgewächsen bestehen aus Kieselsäure. Diese stärkt das Bindegewebe und die Knochen und aktiviert die Abwehrzellen im Blut (Leukozyten). Pflanzen nehmen über die Wurzeln auch andere Mineralien und Spurenelemente auf. Efeu enthält recht viel Jod, Brennnessel und Knopfkraut reichern Eisen an, und Löwenzahn speichert Kalium.

Praxistipp: Wer die Struktur- und Stützkraft spendende und immunmodulierende Kieselsäure aus Ackerschachtelhalm gewinnen möchte, muss das Kraut eine halbe Stunde oder länger auskochen. Den Dekokt kann man bei Myomen oder Senkungsbeschwerden dem Sitzbad beimengen oder zur Knochenstärkung trinken.

Saponine

Insbesondere Tropenpflanzen, aber auch heimische Gewächse wie Bingelkraut (Wundarznei), Efeu (Hustenpflanze) oder Kastanie (Venenmittel) reichern zum Schutz vor Infektionen Saponine an. Ihr Name leitet sich von lateinisch *sapo* (Seife) ab, weil sie zusammen mit Wasser schäumen. Saponinlieferanten wie Panamaholz oder Waschnüsse werden als Naturschaumstoffe in Schampoos oder als Alternative zu chemischen Waschmitteln verwendet. Arzneilich gebraucht, verflüssigen sie die Sekrete. Die schleimlösenden Effekte von Efeu oder Schlüsselblume nutzt man bei Husten. Saponine steigern auch die Durchblutung, wirken antibiotisch und antiviral.

Praxistipp: Schlecht heilende Wunden wie etwa offene Beine lassen sich gut behandeln mit Weleda Heilsalbe, die auch das saponinreiche Bingelkraut enthält.

Scharfstoffe

Scharfstoffe schmecken scharf, erregen die Wärme- und Schmerzrezeptoren auf Haut oder Schleimhaut und steigern die Durchblutung. Scharfstoffe finden sich beispielsweise in Ingwergewächsen. Die schwefelhaltigen Senföle von Bärlauch, Knoblauch, Meerrettich oder Kressearten zählen auch zu dieser Stoffgruppe. Während die Gingerole des Ingwerwurzelstocks vorwiegend erwärmende Wirkung zeigen, mobilisieren die Senföle von Bärlauch, Knoblauch oder Kapuzinerkresse auch Schwermetalle aus ihren Depots und verfügen zudem über antibiotische Kräfte.

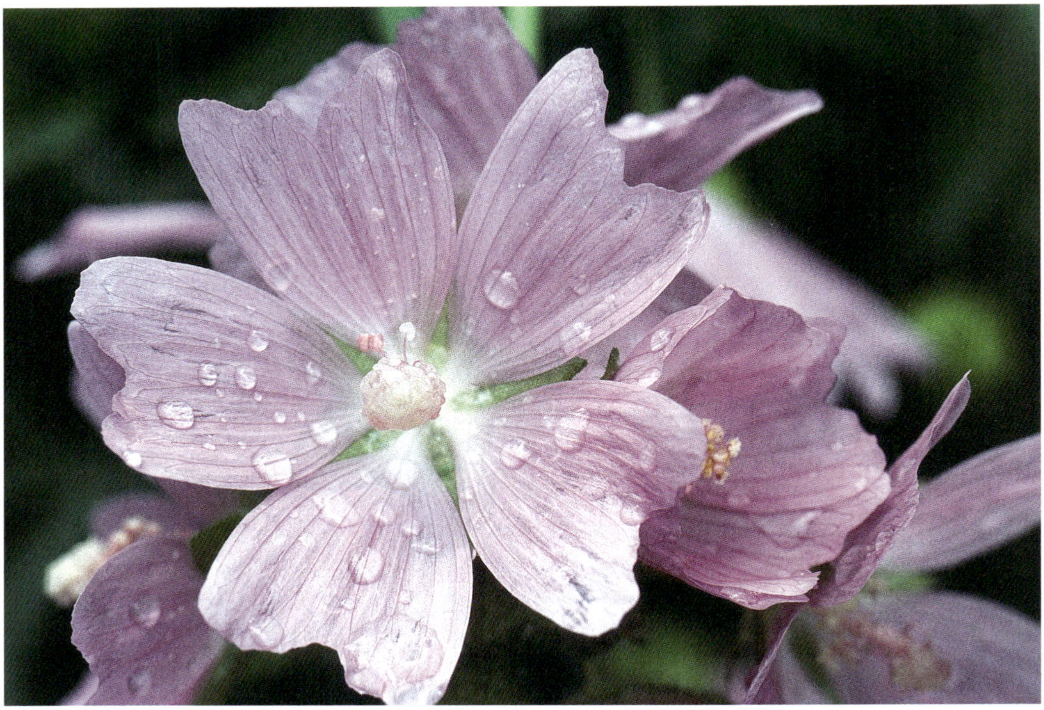

Rezept: Wer Schwermetalle aus den Depots mobilisieren möchte, um diese dann gezielt auszuleiten, kann eine Kur mit Ceres Imperatoria ostruthium Urtinktur (Meisterwurz) machen.
Dosierung: Je nach Reaktion 1- bis 3-mal täglich 3 bis 4 Tropfen in etwas Wasser einnehmen. Damit die gelösten Toxine ausgeschwemmt werden, unbedingt täglich einen Liter Wasser oder Tee zusätzlich trinken.

Schleimstoffe

Schleimstoffe sind Polysaccharide, die in Wasser quellen und eine viskose, gelartige Konsistenz annehmen. Der Pflanze dienen sie als Schutz vor Austrocknung. Arzneilich gebraucht, legen sich Schleimstoffe wie ein Schutzfilm über die Schleim-/Haut und verhindern, dass Chemikalien oder Bakterien tiefer eindringen. Schleimdrogen sind Aloe, Eibisch und Malve, Lein- oder Flohsamen. In der Frauenpraxis wird die schleimstoffhaltige Taubnessel als reizlindernde Komponente von Kräuterauflagen, Sitzbädern oder Vaginalspülungen gebraucht.

Praxistipp: Bei Augentrockenheit in der Menopause empfiehlt sich Visiodoron Malva von Weleda. Die Augentropfen enthalten reizlindernde Schleimstoffe aus Malvenblüten.
Dosis: 1- oder mehrmals täglich 1 bis 3 Tropfen in den Bindehautsack träufeln.

Arzneipflanzen und Pflanzenwirkstoffe in der Schwangerschaft

Spätestens wenn der Schwangerschaftstest positiv ist, greifen viele Frauen zu den altbewährten Heilkräutern. In Apotheken und Kräuterläden werden diverse Kräutertees für Schwangere feilgeboten. Doch Schwangerschaftstees enthalten oft auch Pflanzen, die in der Schwangerschaft nicht im Übermaß verwendet werden sollten.

Beliebte Bestandteile von Kräuterzubereitungen, die Schwangeren empfohlen werden, sind zum Beispiel entwässernde Heilpflanzen wie Liebstöckel, Schafgarbe oder Zinnkraut. Liebstöckel kann jedoch die Nieren reizen und eine Blutung in Gang setzen. Schafgarbe enthält in ihrem ätherischen Öl reichlich Thujon, ein Nervengift mit abortiver Wirkung. In Zinnkraut kommt ein wehenerregendes Alkaloid vor. Sogar Himbeerblättertee sollte nicht von jeder Schwangeren und zu jeder Zeit getrunken werden, denn dieser kann im Einzelfall den Muttermund zu früh erweichen, was bei Frühgeburtsneigung unerwünscht wäre.

In Maßen genossen, sind die Frauenkräuter völlig unbedenklich. Bei unangemessen großer Menge können die Kräuter jedoch Nebenwirkungen zur Folge haben. Wenn eine Frau schon Fehlgeburten hatte oder wenn in der Schwangerschaft Blutungen, vorzeitige Wehen, Bluthochdruck oder starke Wassereinlagerungen auftreten, ist Vorsicht geboten. Am besten lässt sich die Schwangere dann umgehend von ihrer Hebamme oder Frauenärztin beraten.

Fertige Mixturen stellen in der Schwangerschaft also keine Universallösung dar. Tees und Kräuterarzneien sollten besser individuell zusammengestellt und auf die Bedürfnisse der jeweiligen Frau abgestimmt werden. Die Wirkung von Arzneitees in der Schwangerschaft einzuschätzen, sollte zum Wohl des werdenden Lebens kräuterkundigen Hebammen, Heilpraktikerinnen und Frauenärztinnen überlassen werden.

Neun Regeln für die Pflanzenwahl in der Schwangerschaft

Schwangere sollten vor allem Pflanzen umsichtig dosieren oder meiden,

- die stark erwärmend wirken wie Angelikawurzel, Pfeffer oder Zimt,
- die stark harntreibend sind oder die Nieren reizen wie Birkenblätter, Liebstöckel, Petersilie oder Wacholder,
- die abführend wirken oder Durchfall erregen wie Faulbaumrinde, Rhabarberwurzel, Rhizinus oder Sennesblätter,
- die den Blutfluss anregen wie Beifuß, Liebstöckel, Poleiminze, Rosmarin oder Wermut,
- die die Durchblutung der Beckenorgane steigern wie Arnika, Berberitze oder Küchenschelle,
- die Furanocumarine enthalten und Hautpigmentierung hervorrufen wie Angelikawurzel, Bärenklau oder Weinraute,
- die den Unterleib stark erwärmen und aphrodisierend wirken wie Damiana, Meisterwurz, Rosmarin oder Yohimbe,
- die Schwermetalle mobiliseren wie Bärlauch, Knoblauch oder Koriander.
- Schließlich sollte die Schwangere unbedingt auf ihren Bauch hören und nur das zu sich nehmen, was ihr schmeckt und gut bekommt.

Pflanzen mit abortivem, embryotoxischem oder mutagenem Potenzial

rot = Nicht für Schwangere geeignet, ausgenommen in homöopathischer Verdünnung

übrige = Genuss in Maßen möglich, bei Problemschwangerschaft jedoch kontraindiziert

Pflanze	Pflanzeninhaltsstoff und deren Effekte
Alant	Sesquiterpenlactone: allergen, zytotoxisch
Aloe	Anthranoide: abführend, abortiv, mutagen
Angelikawurzel	Furanocumarine: phototoxisch, photomutagen, kanzerogen
Arnika	Sesquiterpenlactone (Helenalin): zytotoxisch
Bärenklau	Furanocumarine: phototoxisch, photomutagen, kanzerogen
Basilikum	Ätherisches Öl (Estragol): hepatotoxisch, mutagen
Baumwolle	Gossypol: wehenerregend
Beifuß	Sesquiterpenlactone: zytotoxisch, allergen
Beinwell	Pyrrolizidinalkaloide: mutagen, hepatotoxisch, kanzerogen
Benediktenkraut	Sesquiterpenlactone: zytotoxisch, allergen
Berberitze	Alkaloide (Berberin u. a.): abortiv
Besenginster	Alkaloide, Cumarine: uterustonisierend
Chinarinde	Chinin: embryotoxisch
Eisenkraut	Verbenalin: wehenerregend; Extrakte hemmen die hCG-Sekretion der Plazenta
Enzian, Gelber	Gentisin: mutagen
Faulbaum	Anthranoide: durchfallerregend, abortiv, mutagen
Greiskräuter (Kreuzkraut)	Pyrrolizidinalkaloide: mutagen, hepatotoxisch, kanzerogen
Haselwurz	Saponine: emmenagog bis abortiv
Hirtentäschel	Oxytozinähnliche Peptide: wehenerregend
Huflattich	Pyrrolizidinalkaloide: mutagen, hepatotoxisch, kanzerogen
Hydrastis	Alkaloide (Berberin): zytotoxisch
Ingwer	Ätherisches Öl: wehenerregend
Johanniskraut	Hyericine, Hyperforine: lichtsensibilisierend, eventuell embryotoxisch
Kaffee	Koffein: embryotoxisch
Kalmus	Isoasaron: mutagen, kanzerogen, embryotoxisch
Kapuzinerkresse	Benzylisothiocyanat: schleimhautreizend; Inhaltsstoffe hemmen die Jodaufnahme
Kohlarten	Sinigrin: mutagen
Koloquinte	Cucurbitacine: drastisch abführend, wehenerregend, zytotoxisch
Kreuzdorn	Anthranoide: abführend, abortiv, mutagen
Küchenschelle (frisch)	Protoanemonine: abortiv, embryotoxisch
Lebensbaum	Im ätherischen Öl Thujon: abortiv
Leberblümchen	Protoanemonin: abortiv, embryotoxisch
Liebstöckel	Furanocumarine: phototoxisch, photomutagen, photokanzerogen

Pflanze	Pflanzeninhaltsstoff und deren Effekte
Meerrettich	Sinigrin: mutagen
Mönchspfeffer	Iridoidglykoside: hepatotoxisch
Mutterkraut	Sesquiterpenlactone: allergen, zytotoxisch
Osterluzei	Aristolochiasäure: kanzerogen
Pestwurz	Pyrrolizidinalkaloide: mutagen, hepatotoxisch, kanzerogen
Petersilie	Apiol: abortiv, wehenerregend
Poleiminze	Pulegon: emmenagog bis abortiv
Rainfarn	Thujon: abortiv
Raute	Furanocumarine: phototoxisch, eventuell abortiv
Rhabarber, Arznei-	Anthranoide: durchfallerregend, abortiv, mutagen
Rosmarin	Im ätherischen Öl Kampfer: emmenagog
Sadebaum	Sabinol: abortiv
Safran	Crocine: emmenagog bis abortiv (nur in sehr großen Dosen!)
Salbei	Im ätherischen Öl Thujon: abortiv
Schafgarbe	Kampfer, Sesquiterpene, Thujon: zytotoxisch, allergen, abortiv
Schierling	Coniin: antigonadotrop, embryotoxisch
Schöllkraut	Alkaloide (Chelidonin u.a.): möglicherweise hepatotoxisch
Senf	Sinigrin: mutagen
Senna	Anthranoide: emmenagog bis abortiv, mutagen
Silberkerze	Isoflavone, Alkaloide: wehenerregend
Steinklee	Cumarine: blutverflüssigend und blutflussanregend
Süßholzwurzel	Glycyrrhizin/Glycyrrhetinsäure: plazentagängig, embryotoxisch
Wacholder	Ätherisches Öl: durchblutungssteigernd, nierenreizend
Wasserdost	Pyrrolizidinalkaloide: mutagen, hepatotoxisch, kanzerogen
Wermut	Im ätherischen Öl Thujon: emmenagog bis abortiv
Zimt	Ätherisches Öl: wehenerregend
Zinnkraut	Equisetonin: wehenerregend

Bitte beachten Sie, dass diese Liste nicht vollständig sein kann. Auch ist zu bedenken, dass die aufgeführten Wirkstoffe in der Pflanze meist nur in sehr geringen Mengen vorkommen, sodass viele der aufgeführten Kräuter in Teemischungen unbedenklich sind. Dennoch empfiehlt sich vor der Einnahme in der Schwangerschaft die Absprache mit einer Hebamme oder Frauenärztin.

Begriffserklärungen: **abortiv:** kann Fehl-/Frühgeburt auslösen; **embryotoxisch:** schädigt die Leibesfrucht; **emmenagog:** menstruationsfördernd; **hepatotoxisch:** leberschädigend; **mutagen:** erbgutschädigend; **kanzerogen:** krebserregend

Frauenkräuterarzneien im Überblick

Kräutertee

Weil viele Pflanzeninhaltsstoffe wie etwa ätherische Öle, Harze oder Pflanzenhormone fettlöslich sind, gehen diese nicht oder nur in geringem Umfang in den Tee über. Wir unterscheiden zwischen:

a) Dekokt = Abkochung. Übliche Zubereitung von TCM-Pflanzen sowie von Hölzern, Rinden oder auch von Zinnkraut. Durch Abkochung gehen wasserdampfflüchtige Inhaltsstoffe wie etwa ätherische Öle oder Gerbstoffe verloren, dafür werden mineralische Substanzen gelöst.

b) Infus = heißes Überbrühen. Häufigste Zubereitung von Teedrogen. Zubereitung: Je nach Pflanze 1 bis 2 Teelöffel pro Tasse à 150 bis 200 ml heiß überbrühen, 5 bis 6 Minuten oder länger ziehen lassen. Beim Infus gehen vor allem wasserlösliche Inhaltsstoffe wie Bitter- oder Gerbstoffe in den Tee über.

c) Mazerat = Kaltauszug. Meist werden die entsprechenden Kräuter, z.B. Eibischwurzel oder Leinsamen, mehrere Stunden oder über Nacht angesetzt. Dadurch gehen vor allem Schleimstoffe in den Tee über. Der Kaltauszug kann vor Gebrauch auf Trinkwärme erhitzt werden.

Vaginalspülung

Dazu wird meist eine Frauendusche oder eine Klistierpumpe mit Kräutertee oder mit verdünnten Pflanzenextrakten befüllt und in der Dusche stehend oder in der Badewanne liegend zur Spülung gebraucht. Bei Ausfluss, Entzündungen am Muttermund oder Scheidenhauterkrankungen entfalten die Kräuter durch Spülungen ihre entzündungswidrigen, wundheilenden und antimikrobiellen Kräfte direkt am Ort des Geschehens. In der Schwangerschaft sollten besser keine Vaginalspülungen durchgeführt werden, unter anderem, weil diese dem schützenden Schleimpropf vor dem Muttermund schaden. Zu häufige Vaginalspülungen trocknen die Scheidenhaut aus, aber als erste Hilfe bei akuten Entzündungen können bestimmte Spülungen (z.B. 1 Esslöffel Bio-Apfelessig in 100 ml lauwarmem Wasser) auch mehrmals täglich durchgeführt werden.

Sitzbad

1 bis 2 Liter eines starken Heiltees oder einer Abkochung werden dem Sitzbadewasser beigemengt. Sitzbäder sind hilfreich bei Entzündungen am äußeren Genital wie etwa bei Dammekzem, Kraurose (Lichen), Afterfissuren und Scheidenrhagaden. Wenn das Wasser hüfthoch steht, lindern Sitzbäder auch Blasenentzündungen und können im Einzelfall Myome oder Zysten zum Verschwinden bringen. Sitzbäder können auch täglich durchgeführt werden.

Heilwein

Häufige Zubereitung in der Volksmedizin und in der Hildegard-Medizin. Die Kräuter werden entweder in Wein kalt angesetzt und mehrere Tage lang ausgezogen (z.B. Rosmarinwein Seite 155), oder sie werden kurz in Wein abgekocht (z.B. Myomelixier Seite 87). Der Kaltansatz enthält Alkohol. Alkohol gilt in der TCM als »Medizinpferd«, das sowohl wasser- als auch fettlösliche Pflanzeninhaltsstoffe in den Körper trägt. Bei einer Weinabkochung verdampft der Alkohol. Durch den Zusatz von Honig, der ebenfalls ein »Medizinpferd« ist, wird hier die Aufnahme der Heilsubstanzen verstärkt.

Vaginalzäpfchen

Zäpfchengrundlagen wie Hartfett nehmen bis zu 10 Prozent alkoholische Extrakte auf und transportieren die Heilstoffe direkt in die Scheide oder an den Muttermund. Zäpfchen auf Kakaobutterbasis nehmen ätherische Öle wie auch fettlösliche Vitamine auf, verflüssigen sich aber schon ab 25 Grad Celsius. Zäpfchen eignen sich zur Behandlung von bakteriellem Ausfluss, virusbedingten

Entzündungen des Muttermunds, nach Scheidenpilz, zur Scheidenhautpflege ab dem Wechsel oder als Gleitmittel.

Frischpflanzenverreibungen

Wer Alkohol vermeiden möchte, kann aus vielen Frischpflanzen ein Pulver herstellen, das meist pur oder in etwas Wasser eingenommen wird. Die meisten Pflanzen kann man wiegen und mit der doppelten Menge Milchzucker oder Darmkräuter auch mit Heilerde verreiben. Das Mischverhältnis von Pflanzenteilen zu Milchzucker kann 1 zu 2 bis 1 zu 10 betragen. Vorteil ist, dass der Milchzucker den Pflanzensaft bindet und die Heilkräfte mindestens ein Jahr lang bewahrt.

Kräuterwickel

Hier wirken die Pflanzenkräfte im Zusammenspiel mit der Durchblutungssteigerung durch Wärme. Für Wickel verwendet man entweder einen starken Kräutertee, mit dem man ein Leinentuch tränkt, das dann warm aufgelegt wird. Verwendung finden aber auch verdünnte ätherische Öle (siehe Eukalyptuswickel Seite 20) oder Pflanzenpulver (siehe Ingwer-Nierenwickel Seite 97 oder Schafgarben-Leberwickel Seite 166). Kräuterwickel sind beliebte und bewährte Pflanzenanwendungen der Volksmedizin mit erstaunlich starker Wirkung auf Körper und Seele. Bewährt zur Leberentlastung während einer Entgiftung, bei Schlafstörungen oder seelischer Erstarrung nach Traumen u. v. m. Ähnlich wirken feucht-warme Kräuterauflagen, die akute Entzündungen beispielsweise der Brustwarzen in der Stillzeit oder Bartholinitis (Entzündung der Scheidenvorhofdrüse) lindern.

Homöopathische Verdünnungen

Vor allem Giftpflanzen werden so in ihrer Giftigkeit gezügelt und in ihrer Heilwirkung verstärkt. Wir unterscheiden grob zwischen klassischer Einzelmittelhomöopathie, die meist mit Hochpotenzen arbeitet, und Komplexmittelhomöopathie, die meist die Effekte mehrerer Tiefpotenzen miteinander kombiniert. Tiefpotenzen (D2, D4, D6, D8) wirken eher auf der körperlichen Ebene, mittlere Potenzen (D10, D12, D15) wirken mehr regulativ oder hormonell ausgleichend, hohe Potenzen (ab D20) wirken vor allem auf der seelischen Ebene oder auch konstitutionell.

Tinkturen

Diese Alkoholextrakte werden meist mit getrockneten Pflanzenteilen hergestellt. Das Verhältnis Pflanzenteile zu Extraktionsmittel kann zum Beispiel um die 1 zu 5 herum liegen. Tinkturen sind relativ kostengünstige Alkoholextrakte, die sich zunächst 10-prozentig verdünnt zu Waschungen oder Vaginalspülungen eignen.

Urtinkturen

Die Herstellung von Urtinkturen erfolgt aus der Frischpflanze laut Vorschrift des Homöopathischen Arzneibuchs. Weil zur Herstellung meist Frischpflanzen verwendet werden, sind Urtinkturen besonders wirkungsvoll und eignen sich zur Einnahme bei diversen Beschwerden. Besonders wirksam sind die Urtinkturen von Ceres, die bei relativ geringer Dosierung große Wirkung zeigen, zum Beispiel genügen meist 1 bis 3 Tropfen Ceres Absinthium Urtinktur in etwas Wasser, um den Gallenfluss anzuregen und die Verdauung nach Gallenblasenentfernung zu normalisieren.

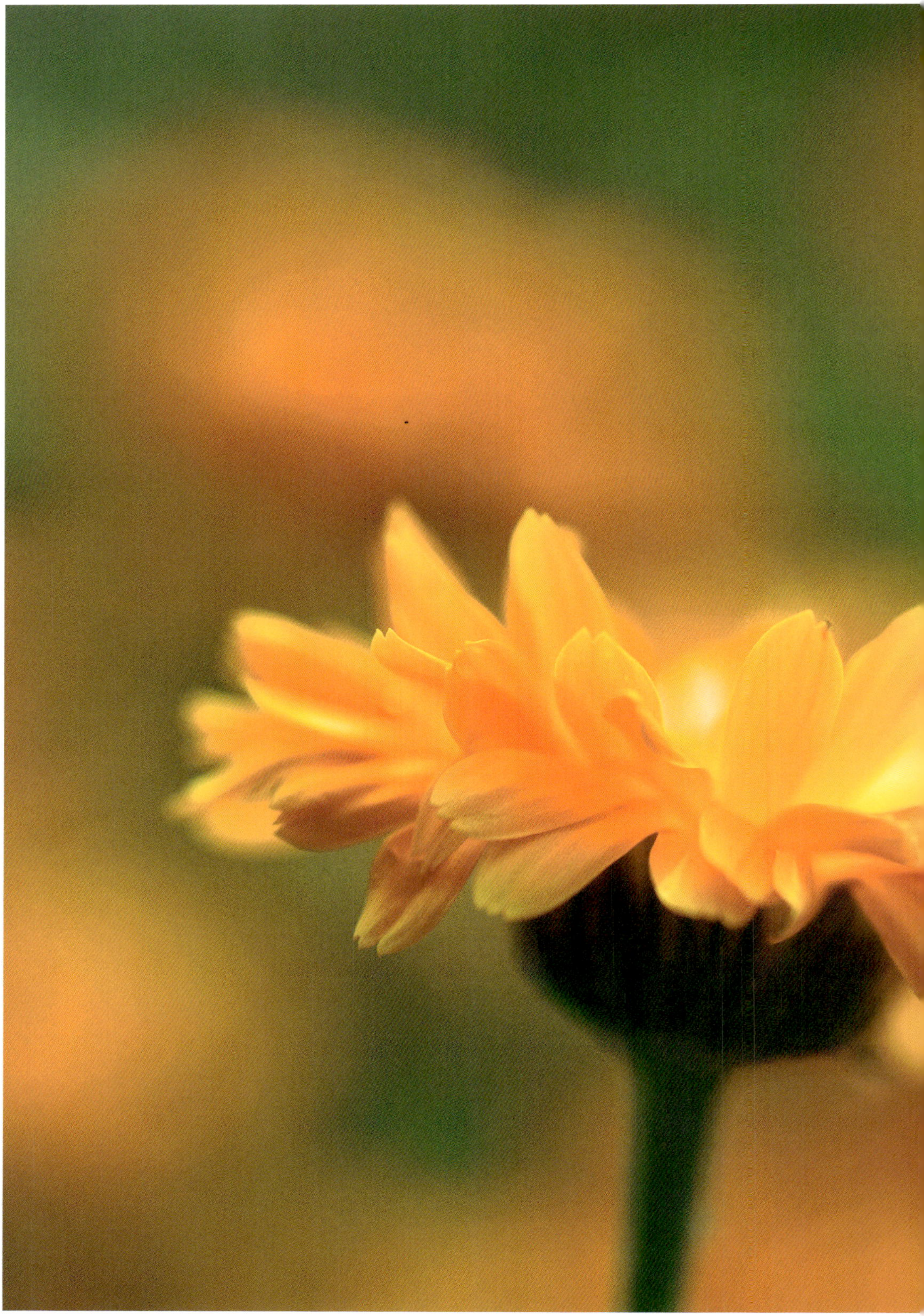

Frauenkräuter von A bis Z

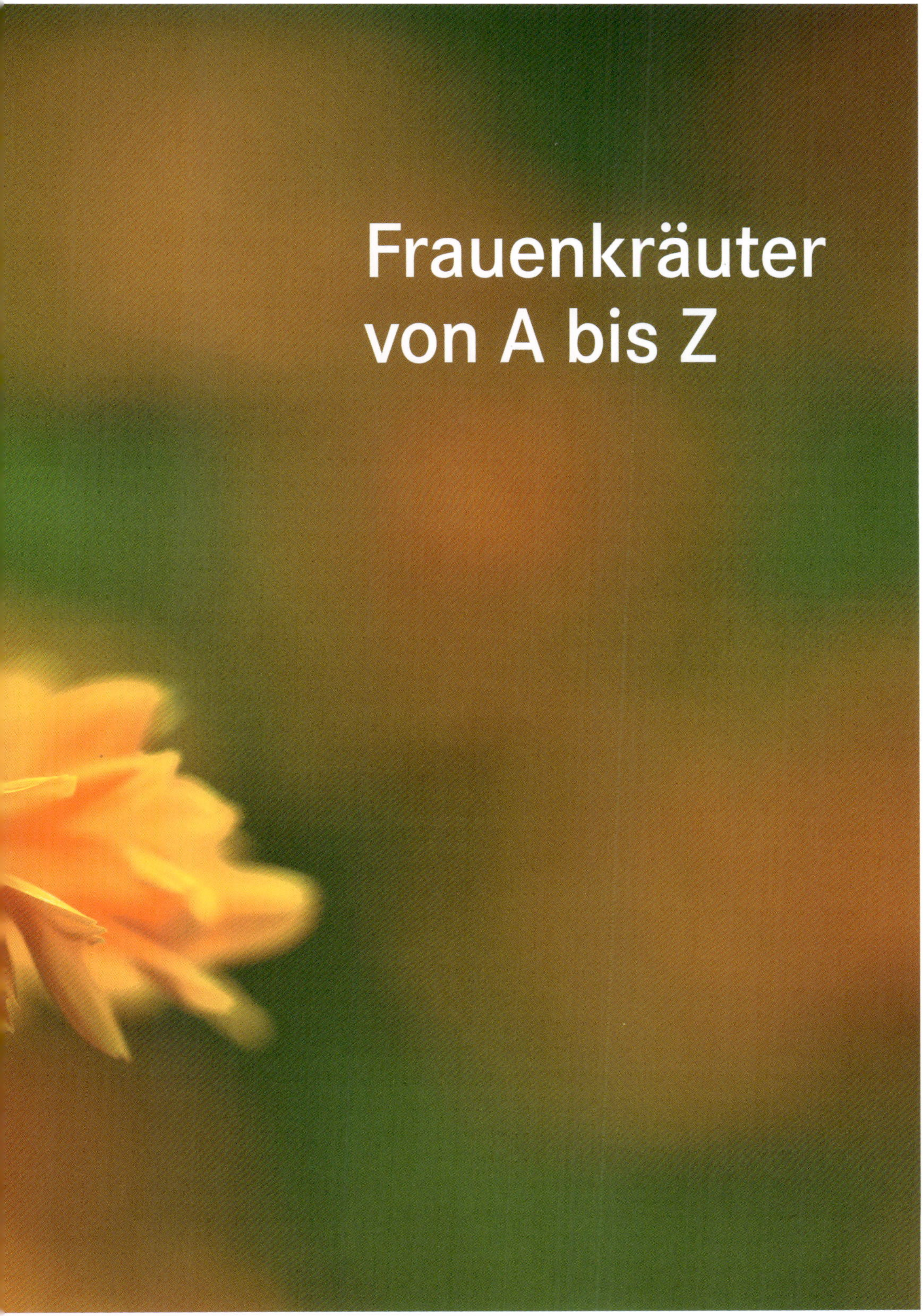

Alant

(Inula helenium)

Korbblütler *(Asteraceae)*

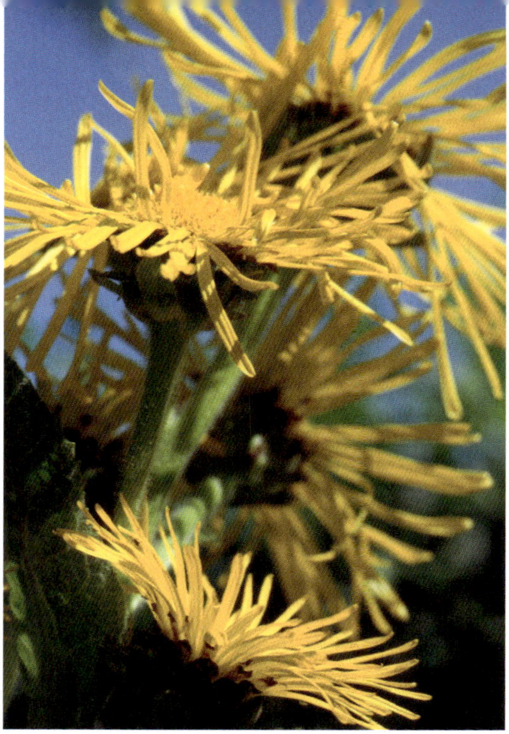

Synonyme: Altwurzel, Brustalant, Darmwurz, Großer Heinrich, Gottesauge, Helenenkraut, Odinskopf. *Helenium* leitet sich von griechisch *helios* (Sonne) ab.
Wirkstoffe: Bitterstoffe (Sesquiterpenlactone), ätherisches Öl (Alantolactone wie Helenin), Polyine, Triterpene, Beta-Sitosterol, Polysaccharide (Inulin).
Heilkräfte: Antimikrobiell (Tuberkuloseerreger, Staphylokokken), schleimlösend, verdauungs- und menstruationsfördernd, harn- und galletreibend, immunmodulierend.
Anwendungsgebiete: Erkältung, Husten, Verschleimung (Bronchien, Darm), Wechseljahresbeschwerden, Bindegewebsschwäche, Gebärmuttersenkung.

A

In der Klostermedizin des Mittelalters galt eine Weinabkochung der Wurzel, »Potio Sancti Pauli« (Trank des heiligen Paulus), als Universalmedizin für die Lungen und die Verdauungsorgane sowie als Schutz vor Pestilenz. In der Wurzel kommen hormonartige Substanzen vor (Beta-Sitosterol). Wegen seiner erwärmenden Kräfte eignet sich Alant vor allem für lungenschwache Frauen, die ab dem Wechsel zu mangelnder Lebenswärme, Infektanfälligkeit und Melancholie neigen.

Studien

Das amerikanische National Cancer Institute fand heraus, dass die Wurzel eine krebshemmende Wirkung hat. Verantwortlich für die wachstumshemmenden Effekte auf Tumorzellen sind die Inhaltsstoffe Alantolacton und Isoalantolacton (Stojanović-Radić 2012).

Rezept

Alantwein für den Wechsel

Alantwein erwärmt die Seele, stärkt Magen, Darm und Lungen.
50 g des getrockneten Wurzelstocks in einen Topf geben, mit 0,7 Liter Rotwein übergießen und 5 Minuten auf kleiner Flamme köcheln lassen. Den Topf vom Herd nehmen, etwas abkühlen lassen, dann 2 Teelöffel Honig einrühren. Den Wein durch ein Tuch abfiltern, in die gereinigte Flasche umfüllen, beschriften und im Kühlschrank aufbewahren. Innerhalb von 3 bis 4 Wochen aufbrauchen.
Dosis: Bei Bedarf täglich 2 bis 3 Likörgläschen trinken.

Gegenanzeigen

Korbblütlerallergie, Schwangerschaft und Stillzeit. Größere Mengen führen zu Durchfall und Erbrechen.

Lieferbare Produkte

Helenii rhizoma (Alantwurzelstock)
Inula helenium Urtinktur von DHU, Spagyra u. a.
Ätherisches Alantwurzelöl von Maienfelser Naturkosmetik u. a.

Aloe vera

(syn. Aloe barbadensis = Curaçao-Aloe)
Baum-Aloe *(Aloe arborescens)*
Aloegewächse *(Aloaceae)*
Grasbaumgewächse *(Xanthorrhoeaceae)*

Synonyme: Barbados-Aloe, Wüstenlilie.
Wirkstoffe: Anthracenderivate (Aloin), Aloe-Emodin, Aloeharz, Schleimstoffe.
Heilkräfte: Antimikrobiell, entzündungswidrig, juckreizlindernd, feuchtigkeitsbindend, hautregenerierend, wundschlussfördernd, antimykotisch (Aloe-Emodin).
Anwendungsgebiete: Dammekzem, Kraurose (Lichen), Neurodermitis, Scheidenpilz, Scheidentrockenheit, Schürfwunden, Sonnenbrand, Strahlendermatitis, Verbrennungen, Vulvadystrophie.

In alten Kräuterbüchern liest man, dass mit Aloe behandelte Wunden beinahe narbenlos abheilen (Matthiolus 1626: 231). Aloe fördert tatsächlich die Entstehung neuer Hautzellen, wirkt also reepithelisierend; zudem wirkt sie antimikrobiell und reduziert somit das Wundinfektionsrisiko. Daher eignet sie sich zur regenerierenden Pflege barrieregeschädigter Haut (z. B. bei Neurodermitis, Strahlenschäden) oder zur regenerierenden Scheidenhautpflege in der Menopause. Der schleimige Blattkern ergibt ein feuchtigkeitsspendendes Kosmetikum und ein reizlinderndes Gleitgel. Durch ihren sonnigen Standort beweist die Sukkulente große Strahlenresistenz. Dies macht sie zur Heilpflanze bei Strahlendermatitis, Laserschäden, Verbrennungen oder Sonnenbrand, was wissenschaftlich bestätigt werden konnte (Kraft 2016).

Studien

Aloe zeigt gute Effekte bei Strahlenschäden der Haut und erwies sich im Labor sogar wirksam gegenüber Herpes-genitalis-Erregern (Berdonces 2010).

Rezept

Aloe-vera-Gel zur Scheidenhautpflege

1 oder 2 frische Aloeblätter schälen, sodass nur der schleimige, durchsichtige Blattkern übrig bleibt; unbedingt alle Blattteile mit gelbem Saft entfernen, da dieser die Haut reizt! Den Blattkern mit dem Pürierstab zu einem gelartigen Brei verarbeiten. Das so gewonnene Aloe-Gel kann frisch aufgetragen werden. Es hält sich nur kurze Zeit. Man kann es aber portionsweise einfrieren und bei Bedarf auftauen. Die Haltbarkeit lässt sich verlängern, indem man ätherische Öle beimengt, welche die Heilwirkung verstärken, zum Beispiel Lavendelöl bei Verbrennungen oder Kraurose oder Thymianöl (Typ Linalool) bei Dammekzem oder Hautpilz.

Praxistipp

Zur Scheidenhautpflege in der Menopause empfehlen sich Vulniphan Vaginalovula von Dr. Pfleger, die unter anderem einen Aloe-vera-Ölauszug enthalten. Langfristig 2-mal wöchentlich ein Vaginalovulum in die Scheide einführen.

Gegenanzeigen

Aloe-Emodin wirkt innerlich darmreizend, stark abführend und langfristig darmlähmend. In der Schwangerschaft und Stillzeit sowie bei Reizdarm, Colitis ulcerosa oder Morbus Crohn ist von der Einnahme abzuraten.

Lieferbare Produkte

Aloe-vera-Saft von Aleavedis, Allcura u. a.
Aloe-vera-Gel von Dynamis, Imapharm, Spinnrad u. a.
Aloe-vera-Öl (Kräuterladen)

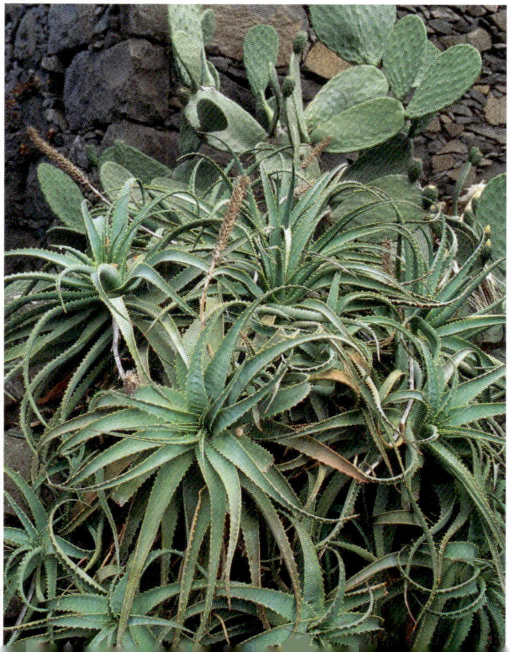

Angelika, Erzengelwurz

(Angelica archangelica)

Doldenblütler *(Apiaceae, Umbelliferae)*

Synonyme: Angstwurz, Brustwurz, Cholerawurzel, Giftwurz, Heiligenbitter, Heiliggeistwurzel, Pestwurz, Theriakwurzel, Zahnwurzel.
Wirkstoffe: Ätherische Öle mit Monoterpenen (Alpha-Pinen, Phellandren) und Sesquiterpene (Bisabolol, Caryophyllen), Furanocumarine, Cumarine, Phenolcarbonsäuren (z. B. Kaffeesäure), Flavanone (Archangelenon), Gerbstoffe.
Heilkräfte: Appetitanregend, magenstärkend, verdauungsfördernd, krampflösend, antimikrobiell, erwärmend, östrogenähnlich, fruchtbarkeitssteigernd, angstlösend.
Anwendungsgebiete: Bestandteil von Lebenselixieren wie Melissengeist. Altersgastritis, Verdauungsschwäche, krampfartige Darm- und Unterleibsbeschwerden; Frigidität, Impotenz, Eierstockschwäche, Eierstockzysten, Polyzystisches Ovarialsyndrom (PCO); Gebärmutterschmerz nach der Geburt; Angsterkrankungen, Sterbehilfe (Brusteinreibung).

A

Die Unterart *Angelica sinensis* heißt auch »Ginseng der Frau« und gilt in der traditionellen chinesischen Medizin (TCM) als eine »blutaufbauende« Frauenheilpflanze. Die heimischen Arten bewähren sich zur Fruchtbarkeitssteigerung, bei ausbleibendem Eisprung, bei Eierstockzysten, PCO-Syndrom, bei beginnender ovarieller Insuffizienz und zum Beginn der Wechseljahre. Tee oder Extrakte erwärmen tiefgreifend, lösen kleinere Verklebungen im Bauchraum und stärken die Eierstockfunktion. Nach der Geburt lindert Angelika Gebärmutterschmerzen. Nicht zuletzt wirkt die »Angstwurz« erdend und eignet sich zur Begleitbehandlung von Ängsten und Panikattacken.

Studien

Mehrfach konnten krampflösende Effekte auf die glatte Darmmuskulatur nachgewiesen werden. Neuere Untersuchungen zeigten, dass Angelika die Anhaftung von Helicobacter pylori an die Magenwand hemmt und chronischer Gastritis entgegenwirkt (Hensel 2007).

Rezept

Eisprungtee

Angelikawurzel	40 g
Beifußkraut	50 g
Damianablätter	50 g
Gewöhnliches Eisenkraut	30 g
Rosmarin	30 g

Mischen. 2 Teelöffel pro Tasse mit kochendem Wasser überbrühen, 8 bis 10 Minuten ziehen lassen. Zur Anregung der Eierstockfunktion ab dem Ausklingen der Regelblutung bis zum Eisprung 2 bis 3 Tassen täglich trinken.

Praxistipps

- Bei beginnender Eierstockschwäche empfiehlt sich Ceres Engelwurz Frischpflanzen-Extrakt. *Dosis:* Langfristig 1-mal täglich 1 bis 3 Tropfen einnehmen.
- Bei Angsterkrankungen eignet sich die Einnahme der spagyrischen Angelica archangelica Urtinktur von Spagyrik Pharma. Weil sie keine phototoxischen Stoffe enthält, kann diese Urtinktur oft und über lange Zeit eingenommen werden.
- Zur angstlösenden Brusteinreibung in der Sterbehilfe empfiehlt sich das ätherische Angelikaöl (1- bis 2-prozentig) in fettem Öl (z. B. Mandelöl).

Gegenanzeigen

Schwangerschaft, Stillzeit. Enthält phototoxische Furanocumarine.

Lieferbare Produkte

Angelicae radix (Angelikawurzel)
Angelikasamen (Kräuterladen)
Angelica archangelica Urtinktur von Ceres, DHU, Spagyra u. a.
Angelica archangelica spagyrische Urtinktur (= D1) von Spagyra, Spagyrik Pharma

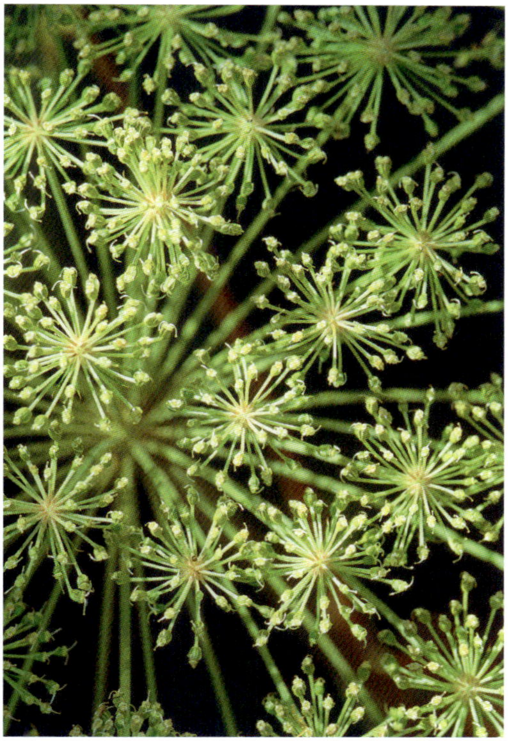

Angelika, Erzengelwurz

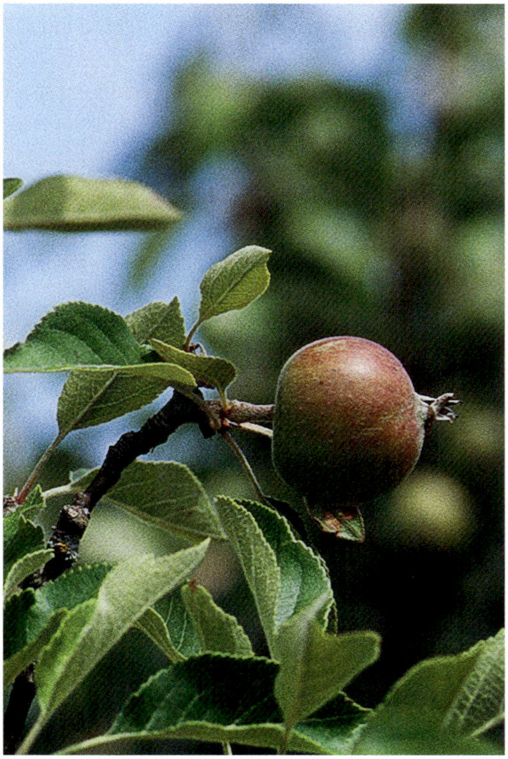

Apfelbaum

Apfelbaum

(Pyrus malus, Malus communis, M. domestica)
Rosengewächse *(Rosaceae)*

Synonyme: Affolter.
Wirkstoffe: *Blattknospen:* Gerbstoffe, Flavonoide, Polyphenole, ätherisches Öl, Salicin, Pektin, Wachse, Vitamine (A, B, C, E), Spurenelemente (Cu, Fe, Mg). *Früchte:* bis zu 30 Prozent Pektin, Fruchtzucker, Gerbstoffe, Polyphenole, Flavonoide (Quercetin, Phloridzin), Fruchtsäuren, Spurenelemente, Vitamine (C, B, A).
Heilkräfte: Antioxidativ, abwehrstärkend, blutzuckerregulierend, cholesterinsenkend, hautstraffend, schleimhautschützend, stoffwechselaktivierend. Apfelpektine binden Bakterientoxine, Gallensäuren und andere Giftstoffe im Darm, regenerieren die Darmschleimhaut und stärken die gesunde Darmflora.
Anwendungsgebiete: Anti-Aging, Eisenmangel (Eisenapfel), Dysbiose (Oxymel), Scheidentrockenheit, Übergewicht (Apfelessig), Unfruchtbarkeit (Apfelmistel).

Der Apfel ist ein Symbol der Fruchtbarkeit. Ein Apfel am Tag dient nicht nur der Gesundheit, er erhöht einer Studie zufolge auch die Sinnenfreuden. Injektionskuren mit Apfelbaummisteln (Viscum Mali) steigern die Fruchtbarkeit und wecken oft auch die Liebeslust. Eine Arznei bei Eisenmangel ist der volksmedizinisch überlieferte »Eisenapfel«: Steckt man Eisennägel in einen Apfel, lösen die Fruchtsäuren Eisenmoleküle, sodass sich der Apfel rötlich färbt. Weleda hat den »Eisenapfel« alchemistisch nachgemacht, indem Eisen von saurem Apfelpresssaft »vorverdaut« wird: Mit dem so erzeugten Ferrum pomatum D1 von Weleda kann man das Eisendepot auffüllen. Um die Darmflora zu stärken, trinkt man morgens »Oxymel«, eine Mischung von Bio-Apfelessig, Imkerhonig und Wasser (z. B. 1 Esslöffel Essig, 1 bis 2 Teelöffel Honig und 150 ml Wasser). Bei Übergewicht empfiehlt sich eine Essigkur ohne Honig.

Studien

An einer italienischen Studie nahmen 731 Frauen im Alter von 18 bis 43 Jahren teil, von denen die

Hälfte täglich ein bis zwei Äpfel und die andere Hälfte keine Äpfel aß. *Ergebnis:* Die Gruppe der Apfelkonsumentinnen war sexuell aktiver, hatte befriedigenderen Sex und bildete mehr Vaginalsekret (Cai et al. 2014).

Rezept

Anti-aging-Gesichtsmaske nach Ursel Bühring

½ bis 1 Apfel (Bioqualität) schälen und zu feinem Brei zerkleinern. Den Saft abseihen oder auspressen. Je 1 Teelöffel Honig und Sahne unter den Apfelbrei rühren.

Anwendung: Die Maske auftragen und etwa 15 Minuten in die Gesichtshaut einwirken lassen, dann abspülen.

Praxistipps

- Bei Myomen sowie bei Brust- oder Unterleibskrebs aktivieren Injektionskuren mit speziell aufbereiteter Apfelmistel (z. B. Iscucin Mali von Wala) immunkompetente Zellen und hemmen das Tumorwachstum. Am besten lässt man sich von erfahrenen Misteltherapeuten zur jeweils richtigen Dosis und Injektionsfrequenz beraten.
- Um den Darm zu sanieren und Gewicht zu verlieren, kann man Bio-Apfelessig versuchen. 2- bis 3-mal täglich vor dem Essen 1 Esslöffel Essig mit 150 bis 200 ml Wasser verdünnt trinken. Essig »füttert« die Darmbakterien und aktiviert den Stoffwechsel, sodass die Pfunde schneller purzeln.
- Bei bakterieller Scheidenentzündung empfehlen manche Frauenärztinnen Vaginalspülungen mit Apfelessig. Dazu 1–2 Esslöffel Bio-Apfelessig mit 1 Glas warmem Wasser in die Frauendusche oder in einen Klistierball füllen und ein- oder mehrmals täglich damit die Scheide spülen. Dies stärkt die Scheidenflora.

Gegenanzeigen

Allergie.

Lieferbare Produkte

Bio-Apfelessig naturtrüb (z. B. Bioland, Demeter)
Apfelbaummistel (z. B. Abnoba Viscum Mali, Helixor M, Iscucin Mali, Iscador M)

A

Arnika

(Arnica montana)

Korbblütler *(Asteraceae)*

Synonyme: Bergwohlverleih, Engelskraut, Fallkraut, Kraftwurz, Wundkraut.
Wirkstoffe: Sesquiterpenlactone, Helenalin, Pseudoguajanolide, ätherisches Öl, Flavonoide (Quercetin, Luteolin), Hydroxyzimtsäuren.
Heilkräfte: Antibakteriell, antimykotisch, entzündungshemmend, schmerzlindernd, antirheumatisch, blockiert die Freisetzung von Histamin aus Mastzellen.
Anwendungsgebiete: Entzündungen und Traumen aller Art, postoperative Hämatome, Resorptivmittel nach Herzinfarkt oder Schlaganfall. Homöopathisch bei Geburtsblutungen und Gebärmutterblutungen nach Schock sowie bei Mittelschmerz.

Homöopathische Erste Hilfe bei stumpfen Verletzungen. Nach operativen Eingriffen klingen Schwellungen rascher ab (z. B. mit Arnica C30, Einmalgabe von 3 bis 5 Globuli). Arnika ist ein Resorptivmittel, das Flüssigkeit, Einblutungen oder Thromben auflöst und daher auch nach Schlaganfall oder bei Mittelschmerz in Frage kommt, wenn beim Eisprung Flüssigkeit in den Bauchraum gelangt. Weniger bekannt ist, dass Arnika auch seelische Traumen lindert. Arnika hilft, wenn es nach traumatischen Erlebnissen zu Blutungen kommt, wenn also »die Gebärmutter weint«. Oder wenn das Erlebte geträumt wird (vgl. Kent 1958). Äußerlich hemmt Arnika das Bakterienwachstum (z. B. Staphylokokken, Streptokokken), lindert Juckreiz, hilft bei Verbrennungen und Strahlendermatitis und bei entzündlichen Schwellungen.

Studien

In Untersuchungen erwies sich Arnika als resorptionsfördernd bei inneren Blutungen (Hämatome). Daher trägt sie, in Form von Gels, Salben oder als Umschlag angewendet, zur rascheren Rückbildung von postoperativen Hämatomen bei (Willuhn 1998).

Rezept

Arnikatinktur bei traumatischen Schwellungen

30 g getrocknete Arnikablüten aus Bioanbau (Achtung: Arnika steht unter strengem Naturschutz!) mit 200 ml 70-prozentigem Alkohol in einem Schraubglas ansetzen; darauf achten, dass so wenig Luft wie möglich im Glas verbleibt. Das Glas an einen warmen Ort stellen (Fensterbank), ab und zu kräftig schütteln. Nach 4 bis 6 Wochen die Tinktur abfiltern, in eine Braunglasflasche füllen und beschriften.

Anwendung: Bei Prellungen und Schwellungen die Tinktur, im Verhältnis 1 zu 10 mit Wasser verdünnt, mehrmals täglich als feuchten Umschlag 1 Stunde lang auflegen.

Praxistipps

- Zur Anregung der Wundheilung nach Operationen empfehlen sich Traumeel Tabletten von Heel, die auch Arnika enthalten. 3-mal täglich 2 Tabletten.
- Bei atonischen Geburtsblutungen verabreichen Hebammen Arnika. Dabei gilt: Je akuter die Blutung, desto höher die Potenz. Oft genügt eine Einzelgabe von 3 Globuli Arnica C30, um den Blutfluss spürbar zu drosseln.
- Allergisch bedingte Schwellungen mit Juckreiz oder Strahlendermatitis lassen sich lindern mit Combudoron Gel von Weleda, das auch Arnika enthält.
- Bei schmerzhaften Entzündungen wie Mastitis in der Stillzeit bewähren sich feuchte Auflagen mit Retterspitz Äußerlich, das auch Arnikatinktur enthält. *Anwendung:* Pur oder verdünnt (1 zu 1) ein Tuch damit befeuchten und auflegen, bei Bedarf mehrmals täglich erneuern.

Gegenanzeigen

Korbblütlerallergie. Schwangerschaft; kann zu Gebärmutterkontraktionen führen.

Lieferbare Produkte

Arnicae flos, A. herba, A. radix (Arnikablüten, -kraut, -wurzel)
Arnika-Gel von Weleda
Arnika Essenz von Wala, Weleda
Arnika-Salbe 10 % oder 30 % von Weleda
Arnica montana spagyrisch von Spagyra, Spagyrik Pharma u. a.
Arnica montana homöopathisch ab D2 von DHU, Spagyra u. a.

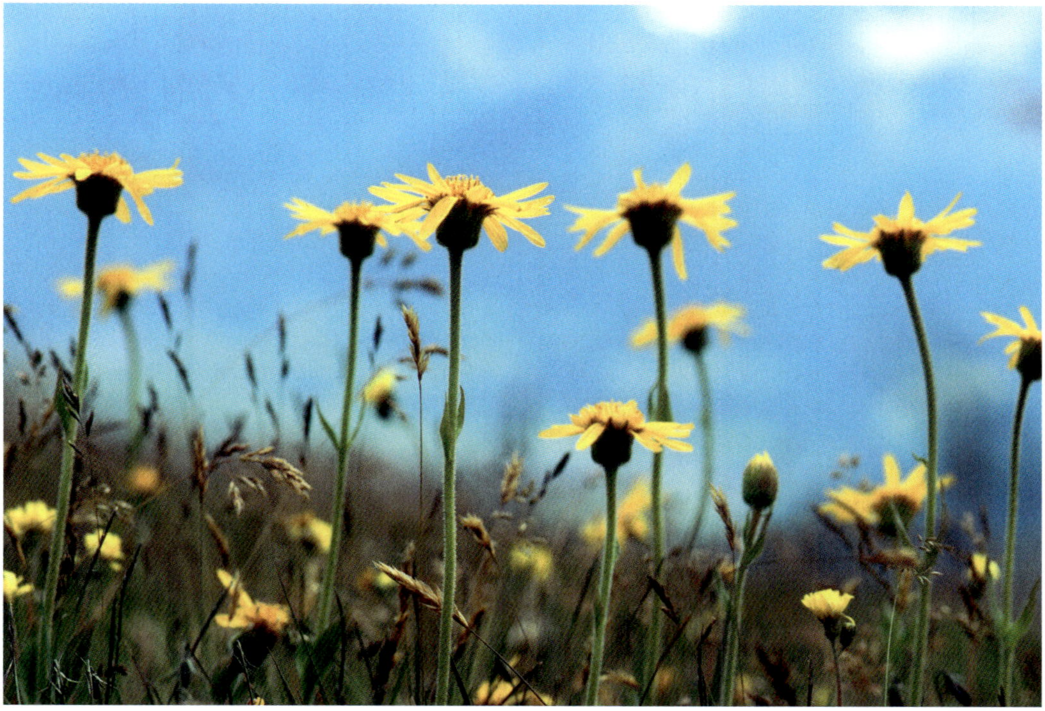

Bärentraube

(Arctostaphylos uva-ursi)
Heidekrautgewächse *(Ericaceae)*

Synonyme: Wilder Buchs, Sandbeere, Steinbeere, Wolfsbeere.
Wirkstoffe: Gerbstoffe (Gallotannine), Iridoide, Flavonoide (Quercetin, Hyperosid). Bakteriostatisch wirkt das von Arbutin abgespaltene Hydrochinon.
Heilkräfte: Harntreibend, harnwegsdesinfizierend, antibakteriell, antimykotisch.
Anwendungsgebiete: Bakterielle Blasenentzündung (Coli-Bakterien, Staphylokokken, Streptokokken, Proteus vulgaris, Ureaplasmen, Candida albicans), Harnröhren- oder Blasenhalsreizung nach Katheter, Harngrieß.

B

Bärentraube ist eine traditionelle Arzneipflanze bei bakteriellen Blasenentzündungen bis hin zu leichten Nierenbeckenentzündungen. Die Droge wurde in den 1980er Jahren erforscht und erwies sich als eine Art pflanzliches Breitbandantibiotikum. Extrakte hemmen das Wachstum vieler Krankheitserreger, welche die Schleimhäute der Harnwege besiedeln (z.B. Coli-Bakterien, Ureaplasmen). Die beste Wirkung erzielt man mit der hochdosierten Einnahme der Tabletten oder Extrakte (z.B. Cystinol mono oder Lösung von Schaper & Brümmer). Bei Magenempfindlichkeit sollte frau jedoch auf verwandte Arzneipflanzen wie etwa Cranberry oder Preiselbeerblätter ausweichen, die weniger Gerbstoffe enthalten.

Studien

Seit den 1980er Jahren gilt die antibakterielle Wirkung von Bärentraubenblättern als wissenschaftlich gesichert. Die Anzahl und die Aktivität der weißen Blutkörperchen nimmt wenige Stunden nach Einnahme um 25 Prozent zu, und es kommt zu einer verstärkten Durchblutung der Schleimhaut, der ein Abklingen der Entzündungszeichen folgt (Harnischfeger/Stolze 1983). Im Reagenzglas konnte im alkalischen Harn eine Wirkungsverstärkung beobachtet werden (Siegers et al. 2000). Eine andere Arbeitsgruppe fand heraus, dass der pH-Wert des Urins keinen Einfluss auf die antibiotischen Effekte der Bärentraube hat (Garcia de Arriba et al. 2010). Die Umwandlung von Arbutin in das wirksame Hydrochinon erfolgt im Darm; die infektiösen Keime interagieren direkt mit den Vorstufen von Hydrochinon und wandeln den Stoff in die wirksamere Form um (Blaschek 2016, Frohne 2006).

Rezept

Bärentraubenblättertee bei Blasenentzündung
Die magenverträglichste Zubereitung ist wegen seines geringeren Gerbstoffgehalts das Mazerat. Dafür 2 Teelöffel Bärentraubenblätter pro Tasse über Nacht kalt ansetzen, am folgenden Tag abseihen und auf Trinkwärme erhitzen. Bei akuten Beschwerden 3 bis 5 Tassen täglich.

Praxistipps

- Bei wiederkehrenden Blasenentzündungen gehören Combur 5 Test HC (Harnteststreifen) und Cystinol N Lösung oder Cystinol akut Dragees von Schaper & Brümmer in die Hausapotheke. Die Teststreifen zeigen an, ob Bakterien im Harn sind, und mit Cystinol kann man sogleich einer Entzündung entgegenwirken.
  Dosis: Bei akuten Beschwerden 3- bis 5-mal täglich 1 Esslöffel oder 3- bis 5-mal täglich 1 bis 2 Dragees. Die Einnahme von Cystinol empfiehlt sich mindestens drei Tage über die völlige Beschwerdefreiheit hinaus.

Gegenanzeigen

Schwangerschaft und Stillzeit. Die Gerbstoffe reizen die Magenschleimhaut. Die Anwendung sollte jeweils auf eine Woche und dies auf maximal 5-mal jährlich beschränkt werden.

Lieferbare Produkte

Uvae ursi folium (Bärentraubenblätter)
Arctostaphylos uva-ursi Urtinktur von DHU, ab D2 von Spagyra
Cystinol Lösung oder Cystinol akut Tabletten von Schaper & Brümmer
Uva ursi spagyrische Urtinktur (= D1) von DHU, Spagyra u.a.
Uvalysat Tabletten oder Tropfen von Bürger

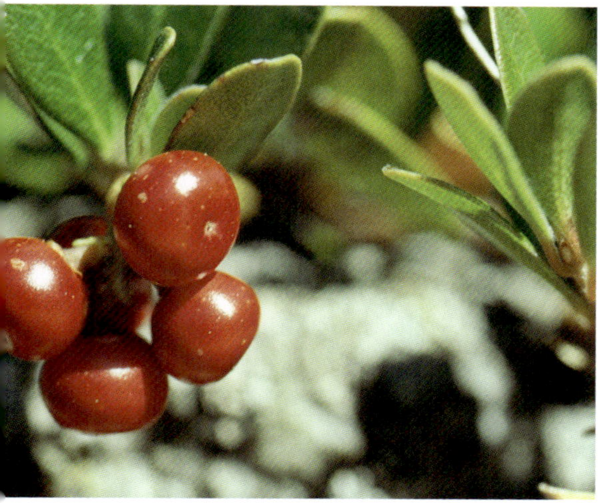

Bärentraube

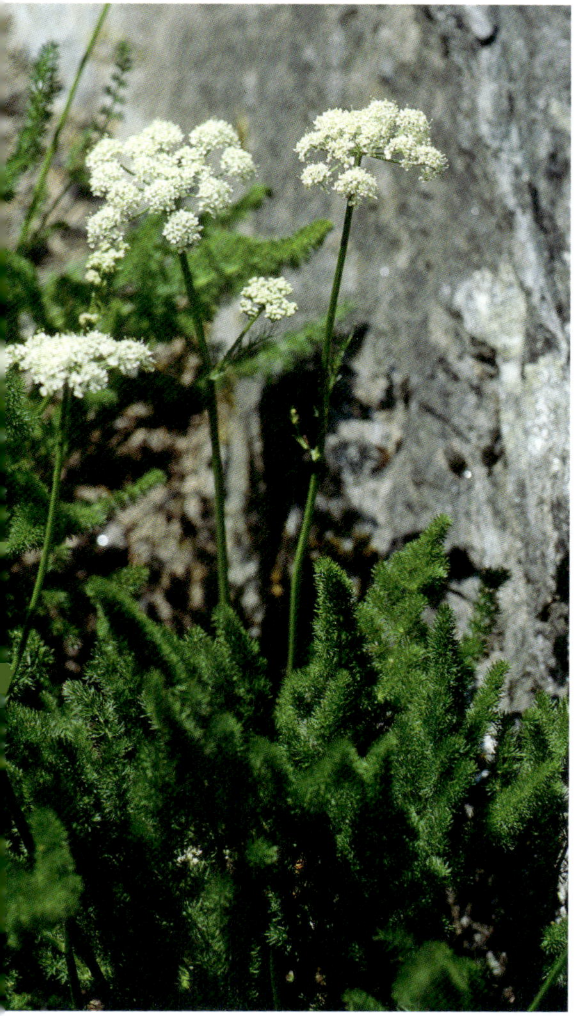

Bärwurz

Bärwurz

(Meum amanthicum)

Doldenblütler *(Apiaceae, Umbelliferae)*

Synonyme: Bärenfenchel, Dillblattwurzel, Wilder Fenchel, Mutterwurz. Die Namen Bärwurz oder Mutterwurz weisen auf die Verwendung bei Gebärmutterleiden hin.
Wirkstoffe: In der Wurzel finden sich ätherische Öle (Monoterpene), Gummi, Harze, Stärke, Phenylacrylsäuren, Kaffeesäurederivate und Phthalide (Ligustilide).
Heilkräfte: Appetitanregend, magenstärkend, verdauungsfördernd, erwärmend, menstruationsfördernd, krampflösend, entzündungswidrig, schmerzlindernd.
Anwendungsgebiete: Ausfluss, Gebärmutterschmerzen nach der Geburt, Migräne, Menstrualkolik, Verdauungsschwäche mit Völlegefühl.

Die Bärwurz wie auch die verwandte Alpen-Mutterwurz *(Ligusticum mutellina)* werden zum Würzen schwer verdaulicher Speisen gebraucht (Linseneintöpfe, Wild, Käse). Beide »Mutterwurzen« regen die Verdauung an und erwärmen den Unterleib. In der Volksmedizin nutzt man ihre Kräfte bei Gebärmutterleiden aller Art, vor allem aber bei Krämpfen und Gebärmutterschmerz nach der Geburt. Wilhelm Pelikan (1958, Bd. I: 91) fasst die Anwendungsgebiete wie folgt zusammen: »Die Bärwurz wurde bei Krankheiten der Gebärmutter, Menostase, Fluor albus, sodann bei Hysterie verwendet.« In der Hildegard-Medizin gilt Bärwurz-Birnhonig als Spezifikum bei Migräne.

Studien

Ligustilide, die in der Bärwurz und in der chinesischen Engelwurz vorkommen, erwiesen sich als neue Hoffnung bei chemoresistentem Brustkrebs. Der Wirkstoff steigerte die Sensitivität der Krebszellen gegenüber Tamoxifen und reduzierte MTA1-Proteine, die bei der Metastasierung eine Rolle spielen (Ma et al. 2017). Zudem scheinen Ligustilide neuroprotektive Effekte zu vermitteln, und es wird untersucht, ob sie sich zur Senkung des Schlaganfallrisikos eignen (Han et al. 2018).

Rezept
Bärwurz-Birnhonig bei Migräne
nach Hildegard von Bingen ⚕
Dieses Migränemittel soll alle »schlechten Säfte« im Menschen bekämpfen.

Bärwurzpulver	35 g
Galgantpulver	28 g
Süßholzpulver	22 g
Mauerpfefferpulver	15 g

Mischen. Mit 8 gekochten Birnen (ohne das Kochwasser) und 8 Esslöffel Bio-Imkerhonig gründlich mixen. Den Brei in ein sauberes Marmeladenglas geben und im Kühlschrank aufbewahren.
Dosis: Kurmäßig davon einige Wochen lang morgens nüchtern 1 Teelöffel, nach dem Mittagessen 2 Teelöffel und abends vor dem Schlafengehen 3 Teelöffel einnehmen (vgl. Hertzka/Strehlow 1989).

Rezept
Bärwurzschnaps
50 g Bärwurz in ein Schraubglas (ca. 300 ml Inhalt) geben und mit Weinbrand übergießen. Das Glas für 4 Wochen an einen sonnigen Ort (Fensterbank) stellen, ab und zu schütteln. Dann den Schnaps durch ein Tuch abfiltern, den Rückstand auspressen, den Schnaps in eine Flasche füllen und beschriften. Dunkel aufbewahrt, hält er sich mehrere Jahre.
Dosis: Bei Bauchschmerzen, Völlegefühl und Unterleibskrämpfen 1 bis 2 Teelöffel pur oder in etwas Wasser einnehmen.

Gegenanzeigen

Schwangerschaft und Stillzeit. Nicht geeignet bei Lichtempfindlichkeit.

Lieferbare Produkte

Bärwurz, gemahlen oder geschnitten (Kräuterladen)
Meum amanthicum Urtinktur von DHU, Spagyra u. a.
Bärwurz-Gewürzmischung nach Hildegard von Jura Naturheilmittel

Basilikum

(Ocimum basilicum)
Lippenblütler *(Lamiaceae)*

Synonyme: Basilienkraut, Bienenkraut, Königsbalsam, Königskraut, Pfefferkraut.
Wirkstoffe: Ätherisches Öl (Alpha-Pinen, Limonen), Monoterpenole (Linalool, Geraniol), Polyphenole, Labiatengerbstoffe (Rosmarinsäure, Kaffeesäurederivate), Flavonoide (Quercetin), Sitosterol, Ursolsäure, Aesculosid.
Heilkräfte: Antibakteriell, antimykotisch, magenstärkend, verdauungsfördernd, blähungswidrig, krampflösend, aphrodisierend, östrogenisierend, stimmungsaufhellend, milchbildend.
Anwendungsgebiete: Verdauungsschwäche mit Blähungen, Magengeschwüre, Durchfall, Fruchtbarkeitssteigerung (nach Paracelsus), Anregung der Milchbildung.

Das mediterane Gewürzkraut stärkt den Magen, wirkt der Geschwürbildung entgegen, lindert Blähungen und Durchfall. Paracelsus empfahl zur Empfängnisförderung, Suppe mit Basilikum zu essen. Volksmediziner schätzen die milchbildende Wirkung und empfehlen Stillenden, die Blätter zu essen oder einen Tee daraus zu bereiten, was sich auch positiv auf die Verdauung der Säuglinge auswirkt. Pelikan (1958, Bd. I: 57) fasst die Wirkung folgendermaßen zusammen: »Diese alte Kulturpflanze wurde ob der anregenden Durchwärmung der Verdauungsorgane, der uterusreinigenden, geburtfördernden, milchtreibenden, aphrodisiakumartigen Wirkung, ferner bei atarrhalischen Erkrankungen und Schleimhautentzündungen des Urogenitaltraktes verwendet. Auch die beruhigende, Krampfschmerzen stillende Wirkung fehlt hier nicht.«

Studien

Wissenschaftler fanden heraus, dass sich das Wachstum von Candida albicans, häufiger Erreger von Darmpilz, und Helicobacter pylori, der mit Magengeschwüren assoziiert wird, durch ätherisches Basilikumöl hemmen lässt (Nakamura 2004).

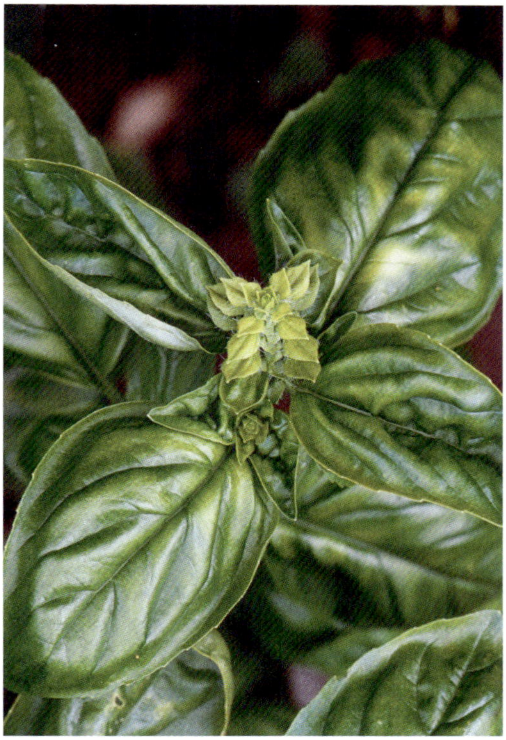

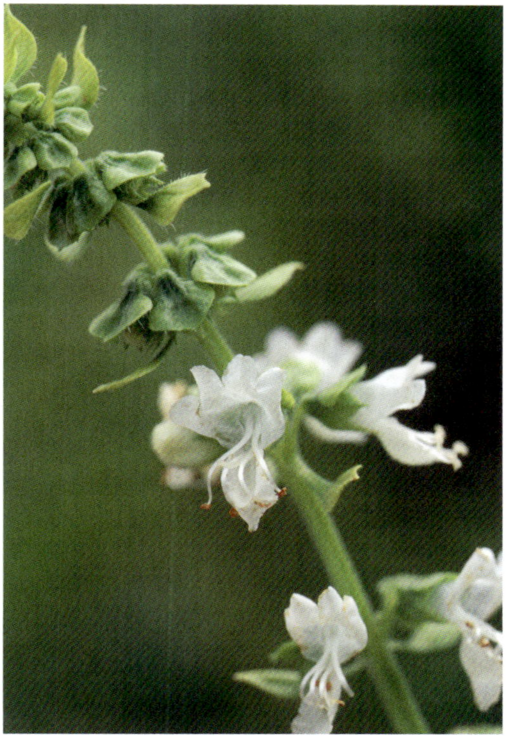

Rezept

Mischtropfen zur Förderung der Hingabe

Calcium carbonicum (Calciumkarbonat) Dil. D8	20 ml
Ocimum basilicum (Basilikum) Urtinktur	20 ml
Rosmarinus officinale (Rosmarin) Urtinktur	20 ml
Sepia officinalis (Tintenfischtinte) Dil. D8	20 ml
Vitex agnus-castus (Mönchspfeffer) Dil. D4	20 ml

Über eine Apotheke von DHU und Spagyra bestellen und mischen lassen.
Dosis: 2-mal täglich 15 bis 20 Tropfen.

Rezept

Stimmungsaufhellende Aromamischung

Ätherisches Basilikumöl	2 Tropfen
Ätherisches Bergamotteöl	8 Tropfen
Ätherisches Rosengeranienöl	3–4 Tropfen

Die ätherischen Öle in eine 10-ml-Flasche geben und mit 70-prozentigem Alkohol auffüllen. Bei Bedarf mehrere Tropfen in eine Aromalampe oder in den Aromaverdampfer geben.

Praxistipp

Magenkur

Bei empfindlichem Magen oder Magenschleimhautentzündung, mit oder ohne Helicobacter-Nachweis, empfiehlt sich eine sechswöchige Kur mit Metanuxvomica Tropfen von Meta Fackler.
Dosis: Bei akuten Beschwerden 3- bis 5-mal täglich 15 bis 20 Tropfen in etwas Wasser oder Kamillentee einnehmen.

Gegenanzeigen

Als Gewürz unbedenklich. Das ätherische Öl nicht in der Schwangerschaft einnehmen.

Lieferbare Produkte

Basilici herba (Basilikumkraut)
Basilicum Urtinktur von DHU, Ocimum basilicum Urtinktur von Spagyra
Ocimum canum ab D1 von Spagyra

Baumwolle

(Gossypium herbaceum)

Malvengewächse *(Malvaceae)*

Synonyme: Baumwollstaude.
Wirkstoffe: Das Samenöl enthält Glyceride mit Öl-, Palmitin-, Linol- und Linolensäure, Flavonoide, Vitamin E und Sesquiterpene (Gossypol). Die Wurzelrinde enthält Gossypol und Flavonoide. In der Asche findet sich Titan (0,2 Prozent).
Heilkräfte: Menstruationsfördernd, wehenerregend bis abortiv, blutflusshemmend, blutgerinnungsfördernd, milchbildend (Samen). Gossypol hemmt die Neubildung und Beweglichkeit von Spermien.
Anwendungsgebiete: Geburtserleichterung, atonische Geburtsblutungen, Fehlgeburtsneigung durch Uteruserschlaffung, Austreibung der Nachgeburt, Wehenschwäche, Unfruchtbarmachung der Männer.

B

Aus den Samenhaaren der Baumwollpflanze werden seit Jahrtausenden Stoffe und Moxazigarren hergestellt. Die Samen liefern ein Öl, aus dem Margarine hergestellt wird. Männer, die mit dem Samenöl zubereitete Speisen aßen, wurden unfruchtbar (Seyr 2009). Chinesische Wissenschaftler erforschten daraufhin das Öl in der Hoffnung, eine »Pille für den Mann« zu finden. Gossypol hemmt nämlich die Neubildung von Spermien und setzt deren Beweglichkeit herab. Heute wird das Öl vor der Weiterverarbeitung zu Margarine von diesem Stoff befreit.

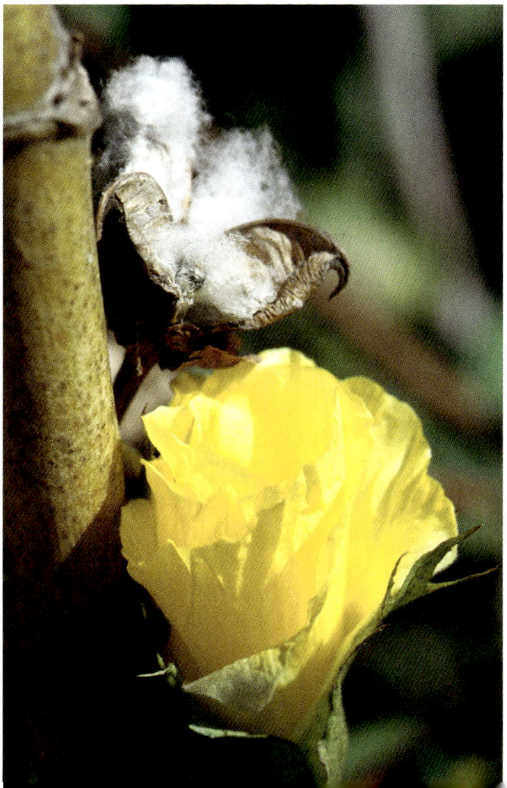

In der Frauenheilkunde kommen Abkochungen oder Alkoholauszüge aus der Wurzelrinde zum Einsatz. Die Wurzelrinde führt zu Gebärmutterkontraktionen und wird als Mutterkornersatz zum Auslösen oder Verstärken der Wehen sowie zur Austreibung der Nachgeburt verwendet. Die gebärmuttertonisierenden Effekte sind auch bei Gebärmuttererschlaffung hilfreich, ebenso bei atonischen Geburtsblutungen.

Studien

Im Samenöl fanden Phytopharmakologen Gossypol, einen Wirkstoff, der langfristig eingenommen nachhaltig die Spermienbildung hemmt (Qian/Wang 1984).

Rezept

Wehentropfen ⚕

Die Mischung eignet sich für Frauen, die zu Wehenschwäche neigen und unter Erschlaffungszuständen des Unterleibs leiden.

Caulophyllum (Frauenwurzel) Dil. D6	10 ml
Cimicifuga (Silberkerze) Dil. D1	10 ml
Gelsemium (Giftjasmin) Dil. D4	10 ml
Gossypium (Baumwolle) Urtinktur	10 ml
Verbena officinalis (Eisenkraut) Urtinktur	10 ml

Über eine Apotheke von Spagyra bestellen und mischen lassen.

Dosis: Zur Anregung der Wehentätigkeit – in Absprache mit Ärztin oder Hebamme – halbstündlich 10 bis 15 Tropfen im Mund zergehen lassen, bis die Wehen ausreichend stark sind.

Gegenanzeigen

Schwangerschaft.

Lieferbare Produkte

Baumwollwurzelrinde (Kräuterladen)
Gossypium herbaceum Urtinktur von Spagyra, Sonderanfertigung von DHU
Baumwollsamenöl von Maienfelser Naturkosmetik

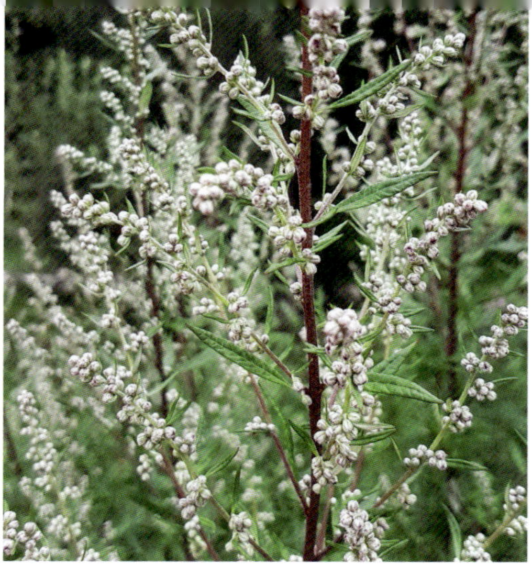

Beifuß

(Artemisia vulgaris)

Korbblütler *(Asteraceae)*

Synonyme: Besenkraut, Roter Buck, Gürtlerkraut, Johannisgürtel, Jungfernkraut, Moxakraut *(A. chinensis)*, Mugwurz, Sonnwendgürtel, Weibergürtel, Werzwisch.

Wirkstoffe: Ätherisches Öl (Cineol, Kampfer, Borneol, Thujon), Sesquiterpene, Flavonoide (Quercetin, Kämpferol), Phenolcarbonsäuren (Kaffeesäure, Ferulasäure), Cumarine, Triterpene, Steroide (z. B. Beta-Sitosterol).

Heilkräfte: Appetitanregend, galletreibend, verdauungsfördernd, krampflösend, harntreibend, kreislaufanregend, schweißtreibend, hormonell aktivierend, geburtserleichternd, menstruationsfördernd.

Anwendungsgebiete: Verdauungsschwäche, Blutreinigung, Epilepsie (Wurzel), Erschöpfungszustände, Burnout, Geburtserleichterung, Fruchtbarkeitssteigerung und Zyklusregulierung nach Antibabypille, hormonelle Dysbalance (Hypophyse, Nebennieren), ausbleibende Regelblutung (Post-Pill-Amenorrhoe), Menstrualkoliken.

Beifuß ist ein Attribut der Mondgöttin. Er regt den Kreislauf an, aktiviert die Hormondrüsen (Hirnanhangsdrüse, Eierstöcke, Nebennieren), steigert die Fruchtbarkeit und erleichtert die Geburt. Wenn nach Absetzen der Antibabypille die Menstruation ausbleibt, empfehlen sich Teekuren. In der Geburtsvorbereitung können von der Hebamme mit Beifußzigarren (Moxibustion) bestimmte Akupunkturpunkte (B 62) aktiviert werden, die das Kind in die richtige Lage bringen. Als Moxakraut kann Beifuß auch Lebenswärme in den »Palast des Kindes« (die Gebärmutter) bringen. Dazu erwärmt man mit Moxakegeln oder -zigarren Akupunkturpunkte im Nabelbereich und über den Eierstöcken. Beifuß öffnet auch alle körpereigenen Entgiftungswege und reinigt tiefgreifend, denn er treibt den Harn und den Schweiß, fördert die Verdauung und bringt das Menstruationsblut ins Fließen.

Studien

Der Gewöhnliche Beifuß wurde bislang wenig erforscht. Als erwiesen gilt die krampflösende Wirkung (Blaschek 2016: 94–96). Im Tierversuch zeigten Inhaltsstoffe des Einjährigen Beifuß *(Artemisia annua)* antidiabetische Effekte. Das Artemisinin vermochte die Insulin produzierenden Zellen der Bauchspeicheldrüse zu regenerieren, verbesserte dadurch die Insulinausschüttung und regulierte den Blutzuckerspiegel (Li et al. 2017). Zudem erwiesen sich Zubereitungen aus *Artemisia annua* als hoffnungsvolle Krebsarznei (Artesunat von Novoform). Artemisinin hemmt die Gefäßneubildung rund um Tumoren, befördert auf mehreren Wegen den Zelltod von Krebszellen (Apoptose, Autophagie, Nektoptose) und verstärkt bei Zytostatika-resistenten Tumorzellen die Wirkung einer Chemotherapie. *Artemisia annua* wird derzeit bei verschiedenen Krebsarten (Brust-, Eierstockkrebs, Hirntumoren, Zervixkarzinom, Leukämie) in klinischen Studien in Kombination mit Chemotherapie erprobt (Naß/Efferth 2018).

Rezept

Nebennierenstärkung bei DHEA-Mangel ⚕

Artemisia vulgaris (Beifuß) Urtinktur	20 ml
Aurum metallicum (Gold) Dil. D6	20 ml
DHEA Dil. D6	20 ml
Glandula suprarenales (Nebenniere) Dil. D8	20 ml
Panax ginseng (Ginseng) Dil. D1	20 ml

Über eine Apotheke von Spagyra bestellen und mischen lassen.

Dosis: Morgens circa 30 Tropfen in etwas Wasser einnehmen.

B

Rezept

Räucherung zu Ehren der Artemis

Kiefernharz, Pinienharz oder Copal	2 TL
Propolis	½ TL
Wacholderbeeren	1 EL
Beifußblüten	ca. 30 g
Mariengras	ca. 20 g
Sumpfporst	ca. 10 g

Zuerst Harz und Propolis im Mörser pulverisieren. Dann die Wacholderbeeren mit dem Stößel darin wälzen und quetschen. Nun die übrigen Kräuter zugeben und alles gründlich miteinander verreiben.

Anwendung: 1 Esslöffel der Mischung in einem feuerfesten Gefäß auf glühende Räucherkohle geben und den Rauch von Eck zu Eck durch den Raum tragen.

Praxistipps

- Bei Zyklusstörungen nach Absetzen der Antibabypille empfiehlt sich eine Hormondrüsenaktivierung mit Ceres Beifuss Frischpflanzen-Extrakt. *Dosis:* 2- bis 3-mal täglich 5 bis 6 Tropfen pur oder in etwas Wasser einnehmen.
- Zur Begleitbehandlung von Brust-, Eierstock- oder Gebärmutterkrebs wie auch von Leukämie eignen sich Artemisia annua intense Kapseln von Novoform. Artemisia annua verstärkt die Wirkung einer Chemotherapie, überwindet die Blut-Hirn-Schranke und kann daher auch bei Hirntumoren versucht werden.

Gegenanzeigen

Korbblütlerallergie, Schwangerschaft.

Lieferbare Produkte

Artemisiae herba, A. radix (Beifußkraut, -wurzel)
Artemisia vulgaris Urtinktur von Ceres, DHU, Spagyra u. a.
Ätherisches Beifußöl von Maienfelser Naturkosmetik, Primavera, Neumond u. a.

B

Beinwell

(Symphytum officinale)
Raublattgewächse *(Boraginaceae)*

Synonyme: Beinbruchwurzel, Consolida, Komfrei, Schadheil, Schwarzwurz, Wallwurz (von althochdt. Wallen, Heilen), Wundwurz.
Wirkstoffe: Allantoin, Schleimstoffe, Gerbstoffe, Cholin, Hydroxyzimtsäure-Derivate, Kaffeesäure, Rosmarinsäure, Pyrrolizidinalkaloide, Gerbstoffe, Triterpene, Sterole, Glykopeptide, Inulin, Stärke, Aminosäuren, Asparagin.
Heilkräfte: Abschwellend, entzündungswidrig, schmerzlindernd, wundschlussfördernd, fördert die Kallusbildung bei Knochenbrüchen.
Anwendungsgebiete: Erkrankungen der Knochen, Gelenke und Sehnen (z. B. Arthrose, Karpaltunnelsyndrom, Sehnenscheiden- oder Schleimbeutelentzündung), Osteoporose, Prellungen, Zerrungen, Verstauchungen, Mastitis.

Beinwellwurzel findet wegen ihrer entzündungswidrigen, knochenheilenden und schmerzstillenden Kräfte bei Knochen-, Sehnen- und Gelenkleiden Anwendung. Einst gebrauchte man den Brei aus der saftigen Wurzel – ähnlich wie Quarkwickel – als kühlende Auflage bei Brustdrüsenentzündungen in der Stillzeit; hierfür sollten jedoch pyrrolizidinfreie Arten verwendet werden,

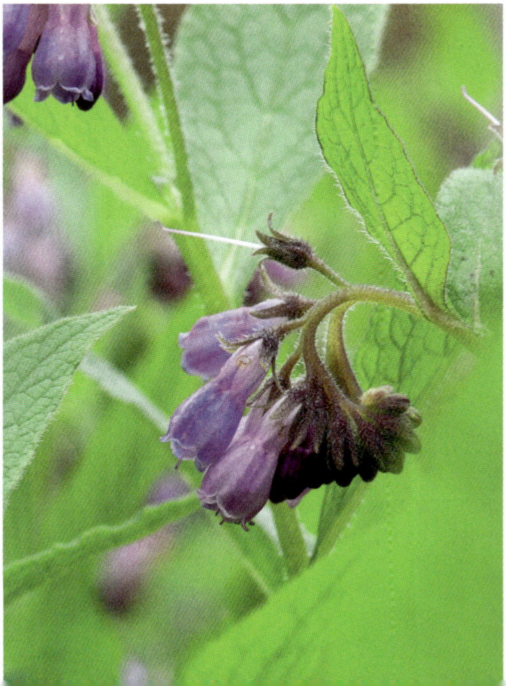

da sich Pyrrolizidinalkaloide im Tierversuch als krebserregend, erbgut- und leberschädigend erwiesen haben. Ausgenommen sind homöopathische Zubereitungen, die bei operativen Eingriffen am Bewegungsapparat zum Einsatz kommen (z. B. Symphytum C30).

Studien

Bei Rückenschmerzen erwies sich Beinwellsalbe als deutlich wirksamer als ein Placebo (Giannetti et al. 2009). Darüber hinaus zeigte eine Anwendungsbeobachtung an 300 Kindern mit Prellungen, Zerrungen, Quetschungen oder Verrenkungen, dass Beinwellwurzelsalbe wirksam und sehr gut verträglich ist (Staiger/Wegener 2008).

Rezept

Osteoporose-Mischung

Calcium phosphoricum (Calciumphosphat) D8	20 ml
Calcium fluoratum (Flussspat) D8	20 ml
Cimicifuga (Silberkerze) D2	20 ml
Silicea (Kieselsäure) D12	20 ml
Symphytum (Beinwell) D6	20 ml

Über eine Apotheke von DHU oder Spagyra bestellen und mischen lassen.
Dosis: Als Kur 2-mal jährlich 6 Wochen lang 1-mal täglich 30 bis 40 Tropfen einnehmen.

Praxistipp

Bei Karpaltunnelsyndrom, Sehnenentzündung oder Tennisellenbogen kann man regelmäßige Einreibungen mit Traumaplant Schmerzcreme machen.

Gegenanzeigen

Wegen der erbgut- und leberschädigenden sowie krebserregenden Effekte der Alkaloide wurde die Tagesdosis bei Anwendung auf der Haut auf 100 µg Pyrrolizidine und auf 6 Wochen begrenzt. Nicht für offene Wunden geeignet!

Lieferbare Produkte

Symphyti radix (Beinwellwurzel)
Symphytum officinale ab D3 von DHU, ab D6 von Spagyra
Symphytum e radice D3 oder D6 Globuli von Wala
Symphytum officinale spagyrische Urtinktur (= D1) von Spagyra, Spagyrik Pharma u. a.

Benediktenkraut

(Cnicus benedictus)
Korbblütler *(Asteraceae)*

Synonyme: Bitterdistel, Edeldistel, Kardobenediktenkraut, Krebswurz, Magendistel.
Wirkstoffe: Bitterstoffe (Sesquiterpene wie Cnicin; Lignane), ätherisches Öl (Fenchon, Citral, Zimtaldehyde), Triterpene, Flavonoide, Mineralstoffe (Kalium, Magnesium).
Heilkräfte: Abwehrstärkend, appetitanregend, entzündungswidrig, galletreibend, verdauungsfördernd, wundheilend.
Anwendungsgebiete: Gallenmangel, Fettverdauungsstörungen, Völlegefühl, Wunden.

Kardobenediktenkraut, auch »gesegnete Distel« genannt (Brunschwig 1500), soll den heiligen Benedikt einst vor der Vergiftung durch seine Klosterbrüder bewahrt haben. Das bittere Kraut bringt die Verdauungssäfte ins Fließen, regt den Gallenfluss an, verbessert die Fettverdauung und stärkt das darmassoziierte Immunsystem. Die Distel kommt auch als abwehrstärkendes Begleitmittel bei Krebs zum Einsatz. Volksmediziner rühmen die »Krebsdistel«, die, als Wundpulver verwendet, sogar Wunden schließen soll, die bis zum Knochen reichen.

Studien

Dem Bitterstoff Cnicin wurden entzündungshemmende, antimikrobielle, abschwellende und tumorwachstumshemmende Wirkungen nachgewiesen (Harnischfeger/Stolze 1981, Urzúa/Acuna 1983).

Rezept

Wundpulver

Benediktenkraut	2 TL
Blutwurzelpulver	1 TL
Ringelblumenblüten	1 TL
Sanikelblätter	1 TL
Talk	20 g

Die Pflanzenteile zerkleinern und mit dem Talk in der Reibschale zu feinem Brei verarbeiten. Den Brei messerrückendick auf Backpapier streichen und 3 Tage lang trocknen lassen. Die getrockneten Platten in der Reibschale zu Pulver zerstoßen.

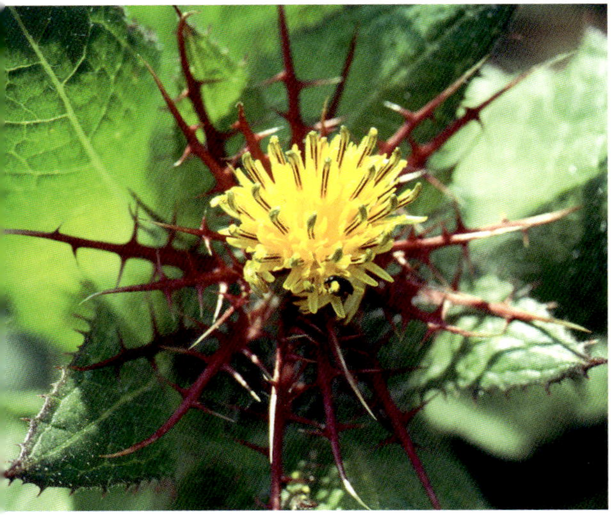

Das Pulver in ein Braunglas füllen, kühl und dunkel aufbewahren.
Dosis: Bei Bedarf mehrmals täglich ein wenig Pulver auf die Wunde streuen.

Rezept

Leber-Gallen-Tee

Artischockenblätter	20 g
Kardobenediktenkraut	20 g
Leberblümchen	20 g
Odermennigkraut	50 g
Schafgarbe mit Blüten	20 g

Mischen. 1 bis 2 Teelöffel pro Tasse mit heißem Wasser überbrühen, 4 bis 5 Minuten ziehen lassen, dann abseihen. Jeweils ½ Stunde vor den Mahlzeiten 1 Tasse trinken.

Praxistipp

Zur Anregung des Gallenflusses und der Fettverdauung dient auch die Pflanzenkombination Gastritol Liquid von Klein, die ebenfalls Benediktenkraut enthält.
Dosis: 10 bis 20 Tropfen vor dem Essen in etwas Wasser einnehmen.

Gegenanzeigen

Korbblütlerallergie, Gallenkoliken.

Lieferbare Produkte

Cnici benedicti herba (Kardobenediktenkraut)
Cnicus benedictus Urtinktur von DHU, Spagyra u. a.

B

Berberitze

(Berberis vulgaris)
Berberitzengewächse,
Sauerdorngewächse *(Berberidaceae)*

Synonyme: Dornstrauch, Dreidorn, Dreifaltigkeitsdorn, Essigbeere, Essigträuble, Gelbsuchtsdorn, Sauerdorn, Zizerl.
Wirkstoffe: Die Beeren enthalten Apfelsäure, Chlorogensäure, Anthocyane, Carotinoide und Vitamin C. Die Wurzelrinde enthält Isochinolinalkaloide (wie Berberin, Berbamin, Oxyacanthin und Palmatin) sowie Gerbstoffe.
Heilkräfte: Entzündungshemmend, antibakteriell, amöbizid, harntreibend, galletreibend, blutreinigend (Harnsäure). Berberin erregt die glatte Darmmuskulatur, steigert die Darmperistaltik sowie die Durchblutung der Beckenorgane und der Nieren.
Anwendungsgebiete: Gallenmangel, -steine, -kolik, Gelbsucht, Schleimhautpolypen (Darm, Gebärmutter), Leberdrainage bei Unterleibsleiden, Fehlgeburtsneigung.

Die Berberitze ist in erster Linie eine Leber-Galle-Pflanze. Kneipp empfahl den Tee bei Leberentzündung, Gelbsucht und Gallensteinleiden. Die Wurzelrinde ist wegen der leichten Giftigkeit als Teedroge wenig gebräuchlich. Extrakte wirken antimikrobiell und halten auch Staphylokokken, Cholerabazillen sowie Darmparasiten in Schach. Die Vitamin-C-reichen Beeren wie auch Tiefpotenzen der Wurzelrinde kommen in der Anthroposophischen Medizin als Leberdrainage bei hormonell bedingten Leiden wie Myomen zum Einsatz. Nicht zuletzt eignet sich Berberis in homöopathischen Verdünnungen als Begleitmittel bei Neigung zu Fehlgeburten.

Studien

Wurzelrindenextrakte erwiesen sich als stark wachstumshemmend auf Staphylococcus aureus, Streptococcus pyogenes und mutans, Pseudomonas aeruginosa, Escherichia coli, Vibrio cholerae, Chlamydien und Amöben (Latté 2007).

Rezept

Wurzeltee zur Schwermetallausleitung

Berberitzenwurzelrinde, Klettenwurzel, Liebstöckelwurzel, Meisterwurz und Wegwartenwurzel zu gleichen Teilen mischen. 1 Esslöffel davon in 250 ml Wasser kalt ansetzen, kurz aufkochen, 10 bis 15 Minuten zugedeckt ziehen lassen, dann abseihen. Im Rahmen einer 6- bis 8-wöchigen Ausleitungskur 2-mal täglich 1 große Tasse davon trinken.

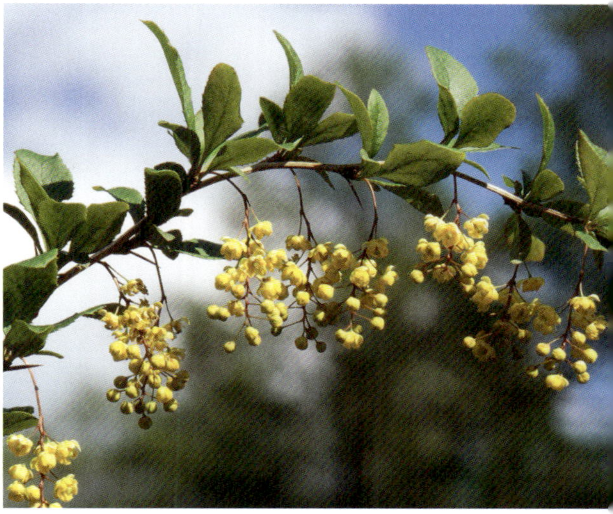

Praxistipps

- Zur Begleitbehandlung von Myomen bewährt sich die langfristige Einnahme von Berberis/Uterus comp. von Wala.
  Dosis: 2-mal täglich 15 Globuli.
- Zur Begleitbehandlung von Fehlgeburtsneigung hat sich neben ärztlicher Betreuung, Progesteron, gering dosierter Acetylsalicylsäure und Heparininjektionen auch Berberis/Nicotiana comp. von Wala als hilfreich erwiesen.
  Dosis: Bis zum Ende des dritten Schwangerschaftsmonats 3- bis 4-mal täglich 8 bis 10 Globuli Berberis/Nicotiana comp. im Mund zergehen lassen.
- Bei Neigung zu Gallengrieß und Gallenkoliken empfiehlt sich eine Kur mit Metaheptachol von Meta Fackler. 6 bis 8 Wochen lang 60 bis 80 Tropfen in eine Glasflasche mit einem halben Liter stillem Wasser geben und schluckweise über den Tag verteilt trinken. Ergänzend empfehlen sich krampflösende Maßnahmen wie etwa Schafgarben-Leberwickel (siehe Seite 166).

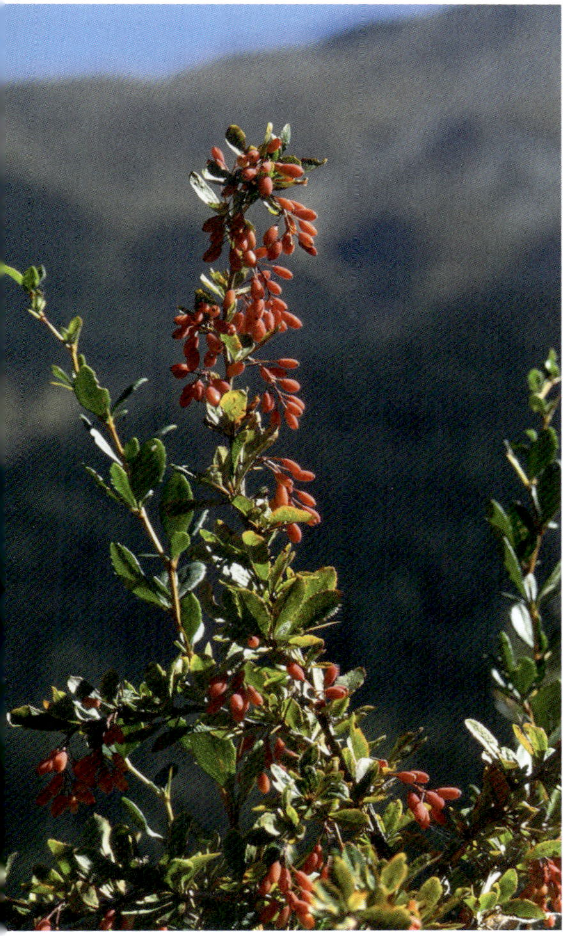

Gegenanzeigen

Schwangerschaft und Stillzeit. Hohe Dosen können die Nieren reizen, Bauchschmerzen, Übelkeit und Erbrechen auslösen.

Lieferbare Produkte

Berberidis radicis cortex, B. fructus (Berberitzenwurzelrinde und -beeren)
Berberis vulgaris Urtinktur (= D1) von DHU, Spagyra u. a.
Berberis vulgaris spagyrische Urtinktur von Spagyra, Spagyrik Pharma

B

Bertram

(Anacyclus officinarum = Pyrethrum)
Korbblütler *(Asteraceae)*

Synonyme: Deutscher Bertram, Geyfferwurz, Magdblume, Perchtram, Pyrethrumwurzel, Speichelwurzel. *Pyrethrum* leitet sich von griechisch *pyr* (Feuer) ab und bezieht sich auf den brennenden Geschmack der Wurzel.
Wirkstoffe: In der Wurzel bis 50 Prozent Inulin; Harze, ätherisches Öl, Alkamide (Pellitorin und Anacyclin).
Heilkräfte: Insektizid, antiparasitär, blutflussanregend, krampflösend, schmerzlindernd, antioxidativ, hepatoprotektiv (leberschützend), immunmodulierend.
Anwendungsgebiete: Insektenabwehr, Parasitenbefall (z.B. Krätzmilben, Läuse, Spulwürmer). Nervenschmerzen. Verdauungsschwäche, Eisenmangel, Vitamin-B12-Mangel, Malabsorption, Menstruationsförderung, Frigidität, Impotenz.

B

Hildegard von Bingen lobte Bertram wegen seiner verdauungsfördernden und geistklärenden Wirkung. Die Wurzel regt die Sekretion der Verdauungsdrüsen an und verbessert die Nahrungsverwertung, was bei Blutarmut oder Vitamin-B12-Mangel hilfreich ist. Beinamen wie »Mutterkraut« weisen auf die ursprüngliche Verwendung in der Frauenheilkunde hin. Bertram regt den Blutfluss an, erwärmt und löst Krämpfe. Bei den Alten galt die Scharfstoffpflanze als Aphrodisiakum: »Berthramwurzel zu einem subilen Pulver gestossen / und des Pulvers 1 Löffel voll mit einem guten süssen Wein getruncken / beweget und reitzet die untüchtigen erkalten Männer zun ehelichen Wercken [Beischlaf] / und hilft ihnen wieder in den Sattel« (Tabernaemontanus 1731). Bertram ähnelt also der Meisterwurz: Beide befeuern die Verdauung und durchbluten die Beckenorgane.

Studien

Untersuchungen zeigten, dass Bertramextrakte ähnlich leberschützend sind wie Silymarin (Usmani et al. 2016). Forscher konnten Bertram auch immunstimulierende Effekte nachweisen (Yousaf et al. 2017).

Rezept

Bertramöl zur erwärmenden Einreibung
50 g frische oder getrocknete fein zerschnittene Wurzel in ein sauberes Schraubglas geben und mit 200 ml Mandelöl übergießen. Das Glas gut verschlossen an einen sonnigen oder warmen Platz (Fensterbank) stellen. Nach 2 bis 3 Wochen das Öl durch ein Sieb abseihen und in eine Braunglasflasche umfüllen. Zur Wirkungsverstärkung kann man dem Bertramöl noch 40 ml Kupferöl (Cuprum metallicum praeparatum 0,4 Prozent, ölige Einreibung von Weleda) beimengen.
Anwendung: Ein- oder mehrmals täglich zur erwärmenden und krampflösenden Einreibung am Unterbauch und im Bereich der Lendenwirbelsäule gebrauchen.

Praxistipps

- Bei Verdauungsschwäche 1 bis 2 Messerspitzen Bertrampulver mit 150 ml heißem Wasser übergießen und vor dem Essen trinken. Dies regt die Sekretion sämtlicher Verdauungssäfte an und verbessert die Nahrungsverwertung.
- Bei Fersensporn empfiehlt sich – ergänzend zu Dehnungsübungen – eine Kur mit Bertram-Mischpulver (Bertram, Ingwer, Pfeffer), erhältlich in der Linden Apotheke Pfaffenhofen (siehe Seite 220).
  Dosis: Langfristig 2- bis 3-mal täglich 1 Messerspitze pur oder in heißem Wasser einnehmen. Ergänzend empfehlen sich Dehnungsübungen und osteopathische Behandlungen.

Gegenanzeigen

Schwangerschaft, Stillzeit, Reizmagen, Reizdarm. Hohe Dosen können zu Übelkeit, Durchfall, Erbrechen und kolikartigen Beschwerden führen.

Lieferbare Produkte

Bertramwurzel, gemahlen oder geschnitten (Kräuterladen)
Pyrethrum Urtinktur ab Dil. D4 von DHU

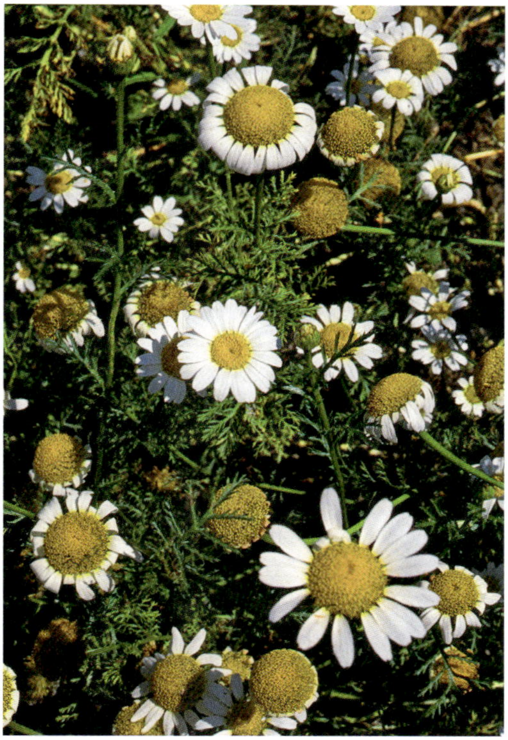

Bertram

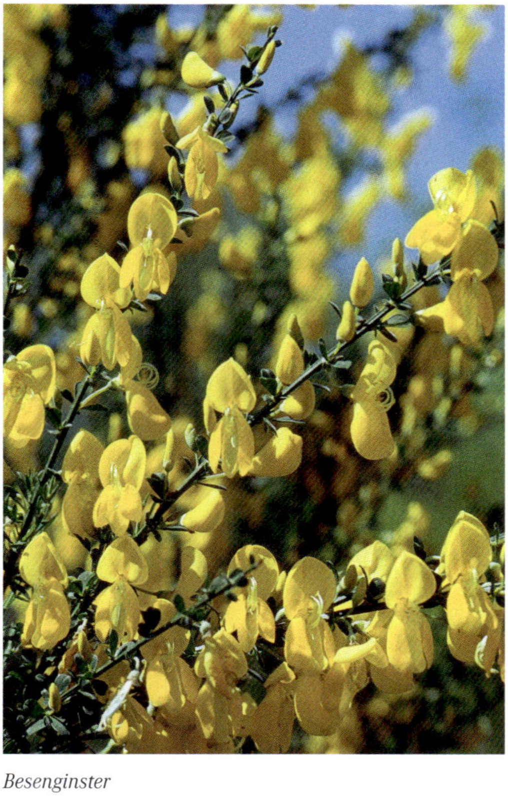

Besenginster

Besenginster

(Cytisus scoparius = Sarothamnus scoparius)
Schmetterlingsblütler *(Fabaceae)*

Synonyme: Besenkraut, Färberkraut, Geißkaper, Gilbkraut, Goldkraut, Hirschheide.
Wirkstoffe: Alkaloide (Spartein), Flavonoide und Isoflavone (Sarothamnosid, Genistein), biogene Amine (Tyramin), Kaffeesäurederivate, Cumarine, ätherisches Öl.
Heilkräfte: Harntreibend, östrogenähnlich, vagoton (senkt Puls und Blutdruck), uteruskontrahierend, schilddrüsenanregend, wirkt der Kropfbildung entgegen.
Anwendungsgebiete: Durchspülung der Harnwege bei Harngrieß, Herzrhythmusstörungen, begleitend bei Kropf.

Volksmedizinisch ist Besenginster als harntreibende Heilpflanze bei Herzwassersucht und Harnblasengrieß gebräuchlich. Wegen der Alkaloide ist er leicht giftig: Spartein wirkt adrenalinähnlich. Besenginster wirkt thyroxinähnlich. Ein erwünschter Nebeneffekt ist eine leichte Gewichtsreduktion. Das Kraut gleicht Herzrhythmusstörungen aus, wenn eine Neigung zu langsamem Puls besteht. Besenginster enthält östrogenähnliche Isoflavone (Genistein) und eignet sich zur Osteoporoseprophylaxe.

Studien

Zwischen 1990 und 2010 wurde in einer Metaanalyse die Wirkung von Isoflavonen auf die Knochendichte untersucht. Das auch im Besenginster vorkommende Genistein konnte den Knochenabbau verlangsamen (Ricci et al. 2010).

Rezept

Mischung bei Fettleibigkeit ⚕

Diese Mischung eignet sich bei Schilddrüsenunterfunktion und ergänzt regelmäßige Bewegung, Ernährungsumstellung, Entgiftung und Schilddrüsenhormone (Thyroxin).

Alchemilla alpina (Silbermantel)

Urtinktur	40 ml
Fucus vesiculosus (Blasentang) Dil. D2	20 ml
Rosmarinius officinalis (Rosmarin)	
Urtinktur	20 ml
Spartium scoparium (Besenginster)	
Urtinktur	20 ml

Über eine Apotheke von Spagyra bestellen und mischen lassen.
Dosis: Einschleichen mit 2- bis 3-mal täglich 5 bis 8 Tropfen und bei Bedarf auf bis zu 3-mal täglich 30 Tropfen steigern.

Rezept

Blutflussregulierender Myomtee
nach Ingrid Gerhard ⚕

Besenginster	20 g
Frauenmantelkraut	20 g
Hirtentäschelkraut	30 g
Schafgarbe	30 g

Mischen. Pro Tasse 1 Teelöffel der Mischung mit heißem Wasser überbrühen, etwa 7 Minuten ziehen lassen. Durchgehend 1 bis 2 Tassen täglich trinken, ab dem dritten Tag vor der nächsten Blutung täglich 3 bis 4 Tassen.

Praxistipps

- Bei Herzrhythmusstörungen in den Wechseljahren lohnt sich ein Versuch mit dem Besenginsterextrakt Spartiol von Klein.
  Dosis: Zunächst 6 bis 8 Wochen lang 2- bis 3-mal täglich 15 bis 20 Tropfen.
- Zur Begleitbehandlung von Herzrhythmusstörungen bewähren sich auch Sarothamnus comp. Globuli velati von Wala.
  Dosis: 3- bis 5-mal täglich 8 bis 10 Globuli.

Gegenanzeigen

Bluthochdruck, Schwangerschaft, Stillzeit.

Lieferbare Produkte

Sarothamni scoparii herba (Besenginsterkraut)
Spartium scoparium Urtinktur von DHU
Cytisus scoparius Urtinktur von Spagyra

Bilsenkraut

(Hyoscyamus niger)
Nachtschattengewächse *(Solanaceae)*

Synonyme: Altsitzerkraut, Apollinaris, Hexenkraut, Schlafkraut, Schweinebohne, Teufelsauge, Zahnkraut.
Wirkstoffe: Tropanalkalode (Hyoscyamin, Scopolamin), Cumarine, Flavonoide.
Heilkräfte: Entzündungswidrig, krampflösend, muskelentspannend, beruhigend, einschlaffördernd bis betäubend; halluzinogen.
Anwendungsgebiete: Krampfartige Regelbeschwerden, Entzündungen im Analbereich, Hexenschuss, Muskel- und Nervenschmerzen, Schlafstörungen. Neigung zu Eifersucht und Zwangskrankheiten (homöopathisch).

Bilsenkraut ist eine Giftpflanze und Bestandteil von sogenannten Hexensalben. Es ist Namensgeber für das Pils und wurde einst in Biergärten gezogen. Das damit gewürzte Bier löste Erregungszustände mit Halluzinationen aus und führte zu sexuellen Entgleisungen, weshalb 1434 bzw. in Bayern erst 1516 das Reinheitsgebot erlassen wurde, das als erstes »Drogengesetz« alle Bierzusätze jenseits von Hopfen und Malz untersagte.
In der anthroposophischen Medizin kommen kleine Mengen der alkaloidreichen Pflanze in einem Kombinationspräparat für Wechseljahresbeschwerden zum Einsatz. Bilsenkraut ist zentral sedierend, d. h. es wirkt via Parasympathikus beruhigend und lindert Herzrhythmus- und Schlafstörungen. Der Ölauszug (Oleum Hyoscyami von Caelo) eignet sich zur krampflösenden Baucheinreibung. Zum Vergiftungsbild von *Hyoscyamus* gehören Angst- und Erregungszustände mit sexueller Enthemmung. Das homöopathische Mittel Hyoscyamus ist bei sexueller Manie, Paranoia und Zwangserkrankungen angezeigt.

Studien

Als wissenschaftlich gesichert gilt bislang nur die spasmolytische Wirkung auf den Magen-Darm-Trakt (Kraft 1996, Jänicke/Grünwald/Brendler 2003).

Rezept

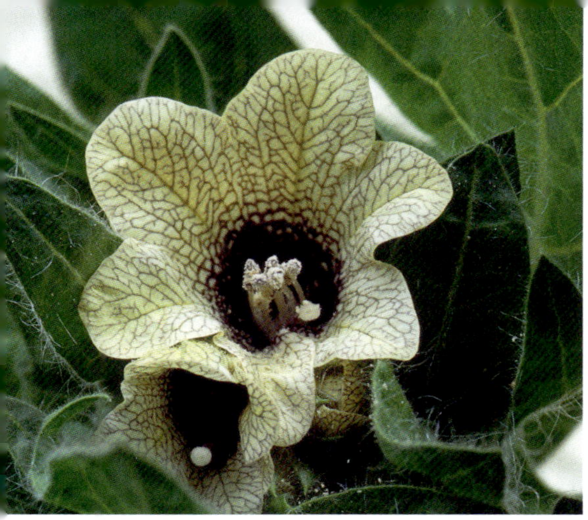

Fettes Bilsenkrautöl
Bilsenkraut ist eine seltene Pflanze, das Erntegut sollte daher von Topfpflanzen stammen. An einem sonnigen Tag mittags die oberirdischen Teile einer blühenden Pflanze ernten, säubern und grob zerkleinern. Das Erntegut in ein Einweckglas geben und mit Öl (z.B. Mandelöl) übergießen. Das Glas für 2 Wochen an einen sonnigen Ort (Fensterbank) stellen, ab und zu mit einem Tuch das Kondenswasser vom Deckel entfernen. Dann das Öl abseihen, in eine Braunglasflasche füllen und beschriften. Kühl und dunkel aufbewahrt, hält sich das Bilsenkrautöl meist ein Jahr oder länger.
Anwendung: Bei krampfartigen Regelbeschwerden zur Baucheinreibung verwenden oder zur Einreibung bei Analthrombose, Muskel- oder Nervenschmerzen.

Praxistipp

Begleitend bei Zwangserkrankungen (z.B. Fixierung auf Kinderwunsch) empfiehlt sich Aurum/Hyoscyamus/Stibium von Wala.
Dosis: Morgens 10 bis 15 Globuli.

Gegenanzeigen

Alle Pflanzenteile sind giftig. Die Alkaloide bewirken Halluzinationen und können Drogenpsychosen mit Todesfolge auslösen.

Lieferbare Produkte

Oleum Hyoscyami DAB 6 von Caelo
Hyoscyamus niger ab D4 von DHU, Spagyra, Wala, Weleda

Bingelkraut

(Mercurialis perennis)
Wolfsmilchgewächse *(Euphorbiaceae)*

Synonyme: Goedeskraut, Franzosenkraut, Scheißkraut, Wodanskraut.
Wirkstoffe: Piperidin-Alkaloide (Hermidin), n-Alkylresorcine, Flavonoide, Saponine, Trimethylamin, Gerbstoffe, ätherisches Öl, Phytosterole.
Heilkräfte: Abführend, harntreibend, entzündungswidrig, immunmodulierend, wundheilend, antibakteriell, antiviral, antimykotisch, sekretionsfördernd.
Anwendungsgebiete: Augentrockenheit, Tränenmangel, Entzündungen am Übergang von Haut zu Schleimhaut, Analfissuren, Scheidenrhagaden, schlecht heilende eitrige Wunden, Schleimhaut-/Hautgeschwüre, Brust(warzen)entzündungen in der Stillzeit.

Der Sage nach soll der Heilgott Merkur die Pflanze als Wundarznei entdeckt haben. Traditionell gilt sie als »Pflanze der Entstauung«. Hippokrates führte das Bingelkraut in die Frauenheilkunde ein, indem er es mit Rosenöl bei Gebärmutterleiden empfahl. Im Mittelalter kam das »Franzosenkraut« gegen Syphilis zum Einsatz. In der Anthroposophischen Medizin kommt Mercurialis in Form von Salben oder Zäpfchen bei schlecht heilenden oder eitrigen Wunden und bei Geschwüren am Übergang von Haut und Schleimhaut (z.B. Ektopie) zur Anwendung. Saponine verleihen dem Kraut antimikrobielle Kräfte, fördern die Durchblutung und den Wundschluss. Die antivirale Wirkung nutzen anthroposophische Augenärzte auch in Augentropfen bei infektiöser Bindehautentzündung (Vogel 2006).

Studien

Im Reagenzglas erwies sich eine speziell fermentierte Bingelkraut-Urtinktur als entzündungswidrig und immunmodulierend. Verantwortlich für die entzündungshemmenden Effekte sind unter anderem die n-Alkylresorcine, eine bislang wenig erforschte Stoffgruppe (Lorenz et al. 2013).

B

Rezept

Bingelkraut-Vaginalkugeln nach Hippokrates ⚕

Kakaobutter	20 g
Sheabutter	40 g
Mercurialis perennis (Bingelkraut) Urtinktur	6 ml
Echtes ätherisches Rosenöl	5–6 Tropfen

Kakao- und Sheabutter in einer Schale im Wasserbad erhitzen, bis sich alles verflüssigt hat (nicht sieden oder kochen!). Die Schale aus dem Wasserbad nehmen und unter Umrühren die Bingelkrauttropfen und das ätherische Rosenöl beimengen. Sobald die Masse milchig trüb wird, jeweils kleine Portionen davon (ca. ½ Teelöffel) zu Kugeln formen. Die Kugeln auf Watte in ein Döschen legen, im Kühlschrank aufbewahren und im Laufe von 2 bis 3 Monaten aufbrauchen.

Anwendung: Bis zu täglich jeweils 1 Vaginalkugel in die Scheide einführen.

Praxistipps

- Bei Augentrockenheit, Tränenmangel sowie bei bakterieller oder viraler Bindehautentzündung bewähren sich Mercurialis comp. Augentropfen von Wala.
  Dosis: Bei akuten Beschwerden bis zu stündlich 1 Tropfen in den Bindehautsack träufeln.
- Zur Behandlung von wunden Brustwarzen empfiehlt sich Weleda Heilsalbe, die auch Bingelkraut enthält. Nach dem Stillen messerrückendick auftragen und eine Kompresse darüberlegen.
- Bei Mastitis in der Stillzeit kann Mercurialis perennis 20 % Tinktur zum äußerlichen Gebrauch von Weleda, 1 zu 10 mit Wasser verdünnt, als kühlender, entzündungswidriger und antibakterieller Umschlag eingesetzt werden; bei Bedarf mehrmals täglich erneuern.

Gegenanzeigen

Schwangerschaft, Reizmagen, Reizdarm.

Lieferbare Produkte

Bingelkraut, geschnitten (Kräuterladen)
Mercurialis perennis ab Dil. D2 von DHU, Spagyra u. a.
Mercurialis perennis 10 % Salbe von Weleda
Mercurialis perennis 20 %, Tinktur zum äußerlichen Gebrauch von Weleda

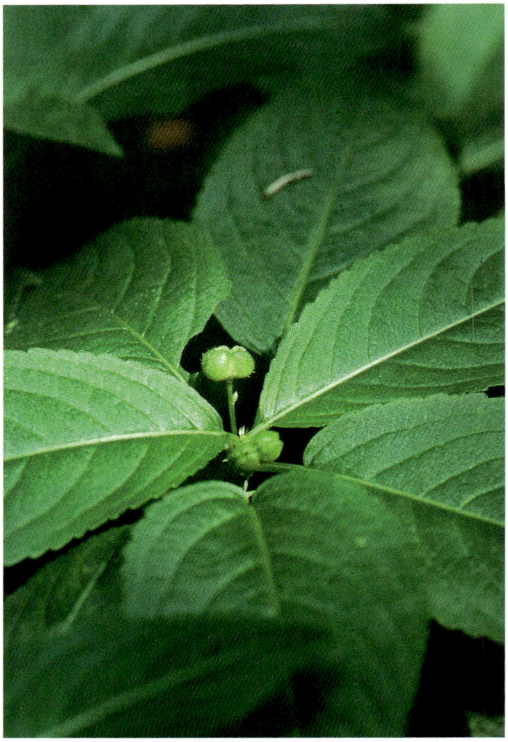

Bingelkraut

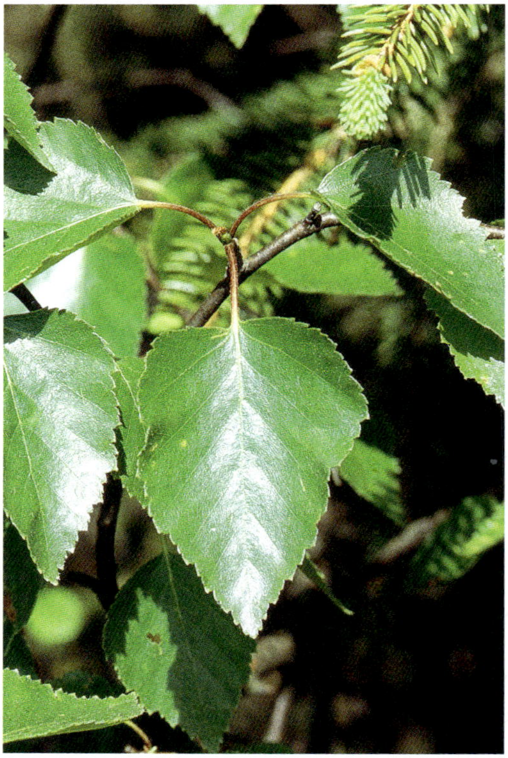

Birke

Birke

Hängebirke *(Betula pendula, syn. B. verrucosa)*
und Moorbirke *(B. pubescens)*
Birkengewächse *(Betulaceae)*

Synonyme: B. *pendula:* Hängebirke, Raubirke, Sandbirke, Weißbirke, Warzenbirke. B. *pubescens:* Behaarte Birke, Besenbirke.
Wirkstoffe: Flavonoide (Hyperosid, Quercetin), Polyphenole, Ascorbinsäure, ätherische Öle (Sesquiterpenoxide), Vitamin C, Kaliumsalze.
Heilkräfte: Harntreibend, schleimhautschützend, wundheilend, antibakteriell.
Anwendungsgebiete: Nierenstärkung, Ausleitung von Harnstoff, Salz und Jod, Harngrieß, Blasen- und Nierensteinen, Harnwegsinfekte (Coli-Cystitis). Äußerlich bei barrieregeschädigter Haut und zur Wundheilung nach Transplantationen (Betulin).

Volksmediziner schätzen die blutreinigenden und nierenstärkenden Kräfte der Knospen und der jungen Blätter. Tee oder Extrakte steigern die Nierendurchblutung wie auch die Ausscheidung von Harnstoff, Salz und Jod. Birkenblättertee eignet sich zur Blutreinigung bei Gicht, Rheuma oder Hautleiden. Birkenblätter wie auch die aus der Birke gewonnene D-Mannose hemmen die Anhaftung von Coli-Bakterien an die Harnwegsschleimhäute und senken somit die Rückfallquote (Blaschek 2016: 126). Bemerkenswert sind auch die Wundheilkräfte von Betulin, einem Triterpen aus der Birkenrinde. In Salben oder Gels fördert Betulin die Reepithelisierung (Bildung neuer Hautzellen) barrieregeschädigter Haut nach Gürtelrose, Laserschäden oder Transplantationen (Metelmann 2016).

Studien

In einer Studie, an der 308 Frauen mit ständig wiederkehrenden Blasenentzündungen teilnahmen, wurde die Wirkung von D-Mannose mit jener von Antibiotika verglichen. Nach sechs Monaten hatten in der Gruppe ohne Prophylaxe 61 Prozent der Frauen wieder eine Blasenentzündung. In der Antibiotika-Gruppe waren 20,4 Prozent erneut erkrankt und in der D-Mannose-Gruppe, die davon jeweils 2 g pro Tag in 200 ml Wasser erhalten hatte, erlitten nur 14,6 Prozent einen Rückfall (Kranjec 2014).

Rezept

Rheumatee

Birkenblätter	30 g
Brennnesselblätter	20 g
Frauenmantelkraut	50 g
Mädesüßblüten	20 g
Weidenrinde	30 g

Mischen. 2 gehäufte Teelöffel pro Tasse mit kochend heißem Wasser überbrühen, 8 bis 10 Minuten ziehen lassen, dann abseihen. 2 bis 3 Tassen täglich trinken.

Praxistipps

- Zur allgemeinen Nierenstärkung oder zur Ausleitung von Jod (z.B. nach Anwendung jodhaltiger Kontrastmittel) eignet sich das Nierentonikum von Wala, das Birke und Wacholder enthält.
  Dosis: 2-mal täglich 1 Esslöffel in einem Glas Wasser einnehmen.
- Bei ständigen Blasenentzündungen empfehlen sich D-Mannose Kapseln oder Pulver von Zein Pharma.
  Dosis: Bei akuten Beschwerden 3-mal täglich 2 Kapseln, vorbeugend 2-mal täglich 1 Kapsel oder mehrmals täglich 1 Messerspitze Pulver.
- Zur Blutreinigung im Frühling sowie zur unspezifischen Anregung der Nierenfunktion empfiehlt sich eine Kur mit Schoenenberger Birkenblätter Heilpflanzensaft.
  Dosis: Mindestens 2 Wochen lang 2- bis 3-mal täglich 1 Esslöffel pur oder in einem Glas Wasser einnehmen.

Gegenanzeigen

Schwangerschaft, Nierenbeckenentzündung, Niereninsuffizienz oder Wassereinlagerungen infolge von Herz- oder Lungenerkrankungen.

Lieferbare Produkte

Betulae folium (Birkenblätter)
Birkenblätter, -knospen, -rinde (Kräuterladen)
Betula alba Urtinktur von Ceres, DHU, Spagyra u.a.

B

Blasentang

(Fucus vesiculosus)

Braunalgen *(Fucaceae, Phaeophyceae)*

Synonyme: Fatburner-Alge, Höckertang, Kelp, Meereiche, Schweinetang.
Wirkstoffe: Bis zu 0,2 Prozent Jod, Schleimstoffe (Alginsäure, Laminarin, Fucane), Carotinoide, Polyphenole, Kalium, Brom, Arsen und Schwermetalle je nach Herkunft.
Heilkräfte: Stoffwechselaktivierend, anregend auf die Schilddrüse, blutgerinnungshemmend, antibiotisch, antiviral, fruchtbarkeits- und libidosteigernd.
Anwendungsgebiete: Antriebsschwäche, Erschöpfungszustände, Schilddrüsenunterfunktion (nicht Hashimoto!), Kropf, Fettsucht, Stoffwechselaktivierung, Unfruchtbarkeit.

Blasentang kommt in den Gezeitenzonen des Atlantiks und der Nordsee vor und reichert Halogenoide wie Jod und Brom an. Das Jod liegt sowohl in Form von anorganischen Salzen als auch organisch an Proteine gebunden vor (Dijodthyrosin). Hauptanwendungsgebiet ist die Schilddrüsenunterfunktion (Hypothyreose). Blasentang liefert Jod für die Synthese des Schilddrüsenhormons und aktiviert über die Schilddrüse den Stoffwechsel. Nebeneffekte sind eine leichtere Gewichtsabnahme und eine spürbare Leistungssteigerung. Die jodhaltige Alge beeinflusst nebenbei auch die Eizellreifung, Eisprung und Gelbkörperphase positiv, weshalb sie bei Tendenz zu Schilddrüsenunterfunktion (TSH < 1,5) die Fruchtbarkeit steigert.

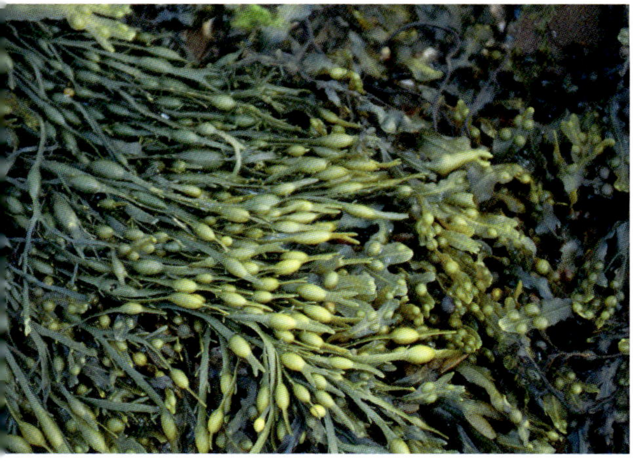

Studien

Speziellen Inhaltsstoffen, den Fucanen, konnte eine antivirale Wirkung nachgewiesen werden (Béress et al. 1993). Wegen der blutgerinnungshemmenden Effekte empfehlen sich spezielle Inhaltsstoffe (Fucoidine) zur Thromboseprophylaxe (Manne 2002).

Rezept

Fatburner-Mischung

Cynara scolymus (Artischocke) Urtinktur	20 ml
Fucus vesiculosus (Blasentang) Urtinktur	20 ml
Levisticum officinale (Liebstöckel) Urtinktur	20 ml
Natrium sulfuricum (Glaubersalz) Dil. D4	20 ml
Taraxacum officinale (Löwenzahn) Urtinktur	20 ml

Über eine Apotheke von Spagyra bestellen und mischen lassen.
Dosis: Langfristig 2-mal täglich 20 bis 30 Tropfen in etwas Wasser einnehmen. *Wichtig:* Nicht geeignet bei Jodunverträglichkeit, Schilddrüsenentzündung und -überfunktion.

Praxistipps

- Zur Anregung der Schilddrüsentätigkeit bei Unterfunktion – allerdings nicht bei Hashimoto! – eignen sich Krophan Tabletten von Repha. *Dosis:* Morgens 1 bis 2 Tabletten mit etwas Wasser einnehmen.

Gegenanzeigen

Autoimmunleiden der Schilddrüse (Basedow, Hashimoto-Thyreoiditis), Schilddrüsenüberfunktion, autonomes Adenom, Jodunverträglichkeit. Hohe Dosen können Herzklopfen und Schlafstörungen auslösen und Hitzewallungen oder Schweißausbrüche in den Wechseljahren verstärken.

Lieferbare Produkte

Fucus vesiculosus Urtinktur von DHU,
ab D4 von Spagyra

Blutwurz

(Potentilla erecta = P. tormentilla)

Rosengewächse *(Rosaceae)*

Synonyme: Aufrechtes Fingerkraut, Bauchwehwurz, Birckwurtz, Rotwurz, Ruhrwurz, Tormentill (von lateinisch *tormentum*, Marter, Plage).
Wirkstoffe: 25 Prozent Gerbstoffe (Ellagitannine wie Agrimoniin, Catechinderivate und Phlobaphene), Flavonoide (Phenolcarbonsäuren), Triterpensäuren, Tormentosid.
Heilkräfte: Antimikrobiell (Bakterien, Pilze, Viren), antioxidativ, entzündungswidrig, wundschlussfördernd, juckreizlindernd, krampflösend, stopfend, blutflusshemmend.
Anwendungsgebiete: Gebärmutterblutungen, Darmblutungen bei Colitis ulcerosa, Hämorrhoidalblutungen, Entzündungen im Mund- und Rachenraum, Durchfall, Darmgrippe (Rotaviren, Noroviren, Coxsackie-Viren), Migräne im Klimakterium (D12/D15 nach R. Steiner). Äußerlich bei bakteriellem Ausfluss, nässenden Wunden, Dammekzem, Neurodermitis, Warzen.

Blutwurz wurde von Dioskurides bei Feigwarzen empfohlen. Gerbstoffe verleihen der Wurzel entzündungswidrige und antimikrobielle Wirkung. Extrakte erwiesen sich als antiallergisch, antioxidativ, blutdrucksenkend, immunstimulierend und interferoninduzierend (Latté 2006, Hrenn et al. 2006).
Paracelsus (1926, Bd. 3: 308) wies darauf hin, dass Blutwurzel besser als andere Wurzeln das Blut stillt. Bei Gebärmutterblutungen, Blutungen bei Myomen oder durch die Spirale und bei funktionellen oder klimakterischen Blutungen steht die Blutwurz gleichberechtigt neben dem Hirtentäschelkraut (siehe Rezept Seite 92). Die den Blutfluss regulierenden Eigenschaften gehen auf die Gerbstoffe zurück, wobei auch ein Effekt auf die Blutgerinnung durch Calciumverbindungen diskutiert wird.

Studien

Einer Studie zufolge bewährte sich die Blutwurz bei Colitis ulcerosa, einer Autoimmunerkrankung des Dickdarms, die mit häufigem schleimig-blutigem und schmerzhaftem Durchfall einhergeht. Die Gerbstoffe (Tormentillrot) dichten die Schleimhaut ab, wirken stopfend, entzündungshemmend und immunstimulierend (Huber et al. 2007).

Rezept

Colitis-Tee

Echter Ehrenpreis	30 g
Odermennig	60 g
Ringelblumenblüten	20 g
Schafgarbe mit Blüten	30 g
Tormentillwurzel	40 g
Walnussblätter	20 g

Mischen. 1 Esslöffel pro Tasse mit heißem Wasser überbrühen, 8 bis 12 Minuten ziehen lassen. Bei akutem Colitis-Schub 3 bis 5 Tassen täglich trinken.

Rezept

Blutflusshemmendes Kräutertrio

Frauenmantelkraut	40 g
Schafgarbe mit Blüten	30 g
Tormentillwurzel, geschnitten	30 g

Mischen. 2 Teelöffel pro Tasse mit heißem Wasser überbrühen, 8 bis 12 Minuten ziehen lassen. 2 bis 3 Tassen täglich trinken.

B

Praxistipps

- Bei Gebärmutterblutungen, auch in der Schwangerschaft, lohnt sich ein Versuch mit Tormentilla comp. von Wala.
  Dosis: Vorbeugend 1-mal täglich 15 Globuli. Bei akuten Beschwerden – je nach Reaktion – bis zu stündlich 10 bis 15 Globuli.
- Erste Hilfe bei Dammekzem oder vaginaler Neurodermitis bietet die Akutcreme Potentilla von Hauschka Med. Die Creme lindert Entzündung und Juckreiz und fördert den Wundschluss.
- Zur Vorbeugung von Entzündungen im Mund- und Rachenraum empfiehlt sich Repha OS Mundspray. Bei Bedarf mehrmals täglich in den Rachen sprühen.

Gegenanzeigen

Stuhlverstopfung und Magenempfindlichkeit.

Lieferbare Produkte

Tormentillae rhizoma (Tormentillwurzelstock)
Potentilla erecta Urtinktur von DHU,

Spagyra u. a.
Tormentilla, ethanol. Decoctum
Urtinktur von Weleda
Tormentilla Rh D3 Injektionslösung von Weleda

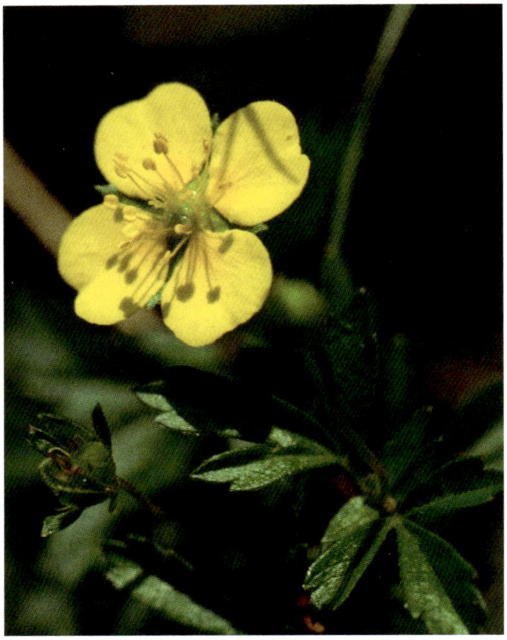

Blutwurz

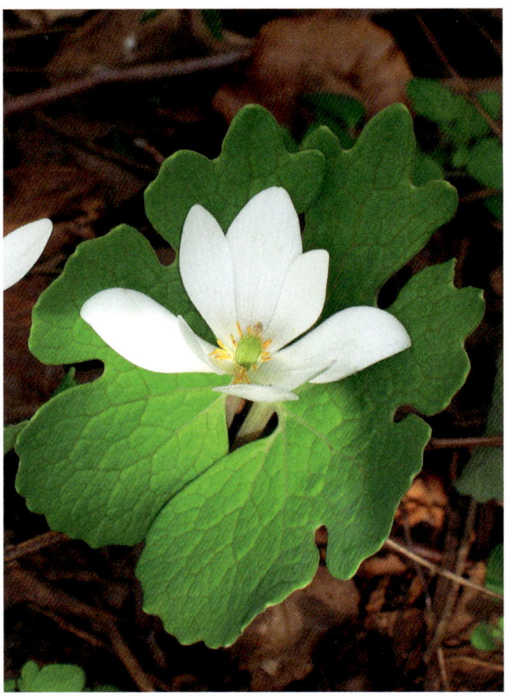

Blutwurz, Kanadische

Blutwurz, Kanadische

(Sanguinaria canadensis)
Mohngewächse *(Papaveraceae)*

Synonyme: Kanadisches Blutkraut. Der Name *Sanguinaria* leitet sich von lateinisch sanguis (Blut) ab und bezieht sich auf den rötlichen Milchsaft der Wurzel.
Wirkstoffe: Alkaloide (Berberin, Chelerythrin, Sanguinarin), Harze und Stärke.
Heilkräfte: Entzündungshemmend, leicht betäubend, antimikrobiell (Kariesbakterien), antimykotisch, galletreibend, harntreibend, krampflösend, blutflussregulierend.
Anwendungsgebiete: Vorwiegend homöopathisch bei Migräne, Gallenleiden, präklimakterischen Gebärmutterblutungen, Wechseljahresbeschwerden mit Hitzeintoleranz, Wallungen zum Kopf mit Gesichtsrötung und brennenden Fußsohlen (vgl. Mezger 2005, Bd. II: 1263–1268). Lokaltherapeutikum bei Warzen und Muttermundpolypen.

Die Kanadische Blutwurz gehört zum Arzneischatz nordamerikanischer Indianerstämme, die den Wurzelstock bei Hautpilz, als Wundarznei, bei Geschlechtskrankheiten wie Gonorrhoe und Syphilis wie auch als Färbemittel gebrauchten. Der Homöopath Karl Stauffer lobte die 10-prozentig mit Glycerin verdünnte Urtinktur als Polypenmittel. Homöopathische Verdünnungen der Alkaloidpflanze empfehlen sich in den Wechseljahren bei Hitzeintoleranz und Wallungen mit Blutandrang zum Kopf mit Gesichtsrötung und Migräne (z. B. Sanguinaria LM 4 Dilution von Arcana, bis zu 2 bis 3 Tropfen täglich).

Studien

Sanguinarin zeigte im Labor Antiplaquewirkung. Wegen der bakterienhemmenden Effekte wird der Stoff als Zusatz für Zahncremes empfohlen (Rühling/Plagmann/Koch 1991).

Rezept

Tamponade bei Muttermundpolypen ⚕

Sanguinaria canadensis (Kanad. Blutwurz) Dil. D1	10 ml
Glycerin	90 ml

Mischen. (*Wichtig:* Sanguinaria D1 ist rezeptpflichtig!)
Anwendung: 1-mal täglich mit der Mischung einen Minitampon tränken und für 1 bis 2 Stunden in die Scheide einführen.

Rezept

Polypen-Zäpfchen ⚕
Für 30 Vaginalzäpfchen à 1 g:
Berberis fructus (Sauerdornfrüchte)
Urtinktur (Weleda) 2 ml
Sanguinaria officinalis
(Kanadische Blutwurz) Dil. D4 1 ml
Saniculae herba pulvis
(Sanikelkrautpulver) 3 g
Echtes ätherisches Rosenöl 3 Tropfen
Adeps solidus (Hartfett) 27 g
Über eine Apotheke bestellen und herstellen lassen oder selbst herstellen. Dazu das Hartfett im Wasserbad erwärmen, bis es sich vollständig verflüssigt hat. Dann Urtinktur, Blutwurz, Sanikel und Rosenöl einrühren und unter ständigem Umrühren abkühlen lassen. In Zäpfchenformen gießen oder von Hand jeweils ½ Teelöffel der Masse zu Kugeln rollen. In einem Döschen auf Watte gelegt und im Kühlschrank aufbewahrt, halten sie sich einige Monate.
Dosis: Bis zu 1-mal täglich 1 Zäpfchen über Nacht in die Scheide einführen; nicht während der Regel.

Praxistipp

Bei Neigung zu Hitzekopfschmerz oder Migräne, vor allem ab dem Wechsel, lohnt sich der Versuch mit Dolfin Tropfen von Steierl Pharma.
Dosis: Anfänglich 30 Tropfen in etwas Wasser einnehmen, danach bis zu stündlich 10 Tropfen.

Gegenanzeigen

Wirkt in größeren Mengen leberschädigend und brechreizerregend (Alkaloide). Daher innerlich nur homöopathisch verwenden.

Lieferbare Produkte

Sanguinaria canadensis, rezeptfrei ab D4 von Spagyra, ab Dil. D6 von DHU

Brennnessel

Große *(Urtica dioica)*
und Kleine *(Eiternessel, Urtica urens)*
Hanfgewächse *(Cannabinaceae)*

Synonyme: Donnernessel, Eiternessel (U. urens), Haarnesselkraut, Hanfnessel, Nesselmännlein. Urtica leitet sich von lateinisch urere (brennen) ab.

Wirkstoffe:
Blätter und Kraut: Flavonoide (Quercetin, Kämpferol), Anthocyane, Kieselsäure, Sterole (Scopoletin, Sitosterol), Kaffeesäurederivate, Phenolkarbonsäuren, Chlorogensäure, Chlorophyll, Polyphenole, Proteine, Vitamin K, in Spuren Nicotin.
In den Brennhaaren: Amine (Acetylcholin, Histamin, Serotonin), Ameisensäure.
Blüten: Gerhard Madaus fand in den männlichen Blüten Testosteron.
Früchte: Bis zu 30 Prozent fettes Öl (Linolsäure) mit Vitamin E, Schleimstoffe, Carotinoide (Beta-Carotin, Lutein, Violaxanthin), Chlorophyll.
Wurzel: Lektine (UDA, Urtica-dioica-Agglutinin), Sterole (Beta-Sitosterol), Scopoletin, Lignane, Polysaccharide, Fettsäuren, Gerbstoffe u. v. m.

Heilkräfte:
Kraut und Blätter: Harntreibend, stoffwechselaktivierend, Ausleitung von Harnsäure, Anregung der Blutbildung, Auffüllen der Eisendepots, verdauungsfördernd u. v. m.
Wurzel: Antiöstrogen, entzündungswidrig, immunmodulierend, tumorwachstumshemmend. Extrakte vermindern die Bindungskapazität des sexualhormonbindenden Globulins (SHBG) um 67 Prozent und hemmen die Bindung von Dihydrotestosteron an die Androgenrezeptoren der Prostata um 10 Prozent (vgl. Blaschek 2016: 672).
Früchte: Keimdrüsenaktivierend.

Anwendungsgebiete:
Blatt: Allergien, Blutreinigung (Harnsäure), Blutarmut, Eisenmangelanämie, Haarausfall, Hautleiden (Urtikaria); Anorgasmie, Durchspülung der Harnwege bei Blasengrieß, Wassereinlagerungen, Gelenkentzündungen, Gicht, Rheuma.
Männliche Blüte: Testosteronmangel.
Wurzel: Reizblase, Prostataadenom, Myome.

Früchte: Anregung des Haarwachstums, Fruchtbarkeitsdoping, Potenzsteigerung.

Die Brennnessel ist ein essbares Wildkraut, das Stoffwechsel und Verdauung aktiviert. Junge Maitriebe liefern Eisen und eignen sich zur Behandlung von Blutarmut auch in der Schwangerschaft. Über das Eisen stärkt sie den Yang-Pol, die Willens- wie auch die Durchsetzungskraft und weckt die Amazone in der Frau. In den Brennhaaren finden sich bienengiftartige Substanzen, welche die Brennnessel zu einem Umstimmungsmittel bei Allergien, Rheuma oder Krebs machen. Tee oder Urtinktur eignen sich für Desensibilisierungskuren. Brennnesselfrüchte gelten als Vitaltonikum und Potenzmittel. Die Früchte enthalten relativ viel Alpha-Tocopherol (Vitamin E), das die Keimdrüsen aktiviert. Bauern steigern durch Zufüttern der Früchte die Legeleistung der Hennen. Die Brennnesselwurzel lindert Reizblase bei Frauen und Harnbeschwerden bei gutartiger Vergrößerung der Prostata (BPH, benigne Prostatahypertrophie). Die Restharnmenge sinkt, der Harndrang lässt nach, der Tumor wird im Wachstum gehemmt, bildet sich zurück, und im Blut sinken Östrogene wie Östradiol (siehe Studien). Tee oder Extrakte können wegen der antiöstrogenen Wirkung auch bei Myomen versucht werden. In der Anthroposophischen Medizin stellen Kombinationen aus Brennnessel und Berberitze die Basismedikation bei Myomen dar (siehe Seite 46).

Studien

In einer Anwendungsbeobachtung an 253 Probanden mit gutartiger Prostatavergrößerung (BPH), die 12 Wochen lang zweimal täglich einen Wurzelextrakt erhielten, fielen die Östrogene (Estradiol) deutlich ab (Bauer/Sudhoff/Dressler 1988). Weil Brennnesselextrakte stark entzündungshemmend wirken und die Rheumawerte (TNF-alpha) senken, lindert Urtica dioica auch rheumatische Beschwerden (Johnson/Sohna/Wayne et al. 2013).

Rezept

Brennnesselverreibung gegen Blutarmut

Der höchste Eisengehalt findet sich in den jungen Trieben Anfang Mai.

Mit Handschuhen mehrere Handvoll junge Brennnesseltriebe ernten, sorgfältig verlesen, nicht waschen! Die Triebe wiegen, zu feinem Pflanzenbrei verarbeiten und in einer Reibschale mit der doppelten Menge Milchzucker zu einer homogenen Masse verreiben. Den Brei messerrückendick auf Backpapier streichen und an einem luftigen Ort

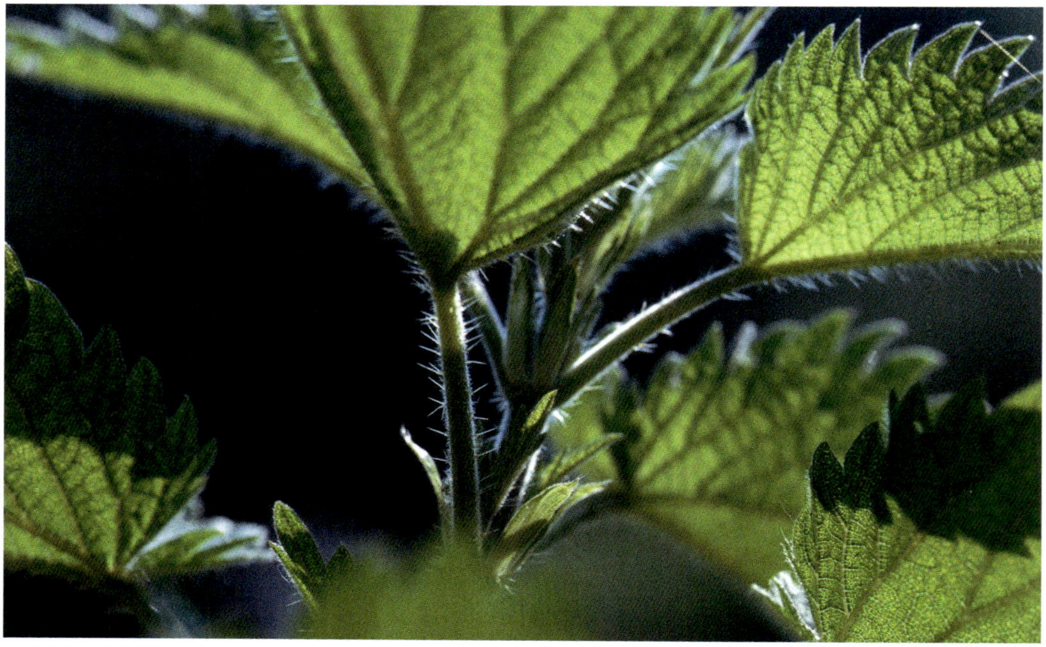

ohne direkte Sonnenbestrahlung 3 Tage lang trocknen lassen. Dann die getrockneten Platten im Mörser pulverisieren. Das Pulver zur Aufbewahrung in ein Braunglas geben. Es hält sich etwa ein Jahr.
Dosis: Zur Anregung der Blutbildung und zum Auffüllen der Eisenspeicher 2-mal täglich 1 Teelöffel Pulver pur oder in heißem Wasser aufgelöst einnehmen.

Rezept

Fruchtbarkeits-Smoothie
1 Banane, ½ Apfel und nach Wunsch weiteres Obst in Bioqualität mit 2 Teelöffel Brennnesselsamen, 1 bis 2 Teelöffel frisch zerkleinerter Gelbwurz (Kurkuma) und 1 Messerspitze Safran in den Mixer geben und alles gründlich pürieren.
Dosis: Langfristig 1-mal täglich 1 Glas trinken.

Praxistipps

- Bei juckenden Hautleiden bewährt sich auch in der Schwangerschaft Urtica comp. von Wala. *Dosis:* Langfristig 2-mal täglich 10 bis 15 Globuli.
- Zur Stärkung des Willens und der Durchsetzungskraft kann als pflanzliches Konstitutionsmittel Ceres Urtica Urtinktur verhelfen. *Dosis:* 1- bis 2-mal täglich 3 bis 4 Tropfen pur oder in etwas Wasser einnehmen.
- Für Männer über fünfzig empfiehlt sich Prostagutt forte von Klein. Die Kombination aus Brennnesselwurzel und Sägepalmfrüchten wirkt einer Vergrößerung der Vorsteherdrüse entgegen und lindert Beschwerden beim Harnlassen.
  Dosis: 2-mal täglich 1 Kapsel.

Gegenanzeigen

Allergische Reaktionen und Magenbeschwerden sind möglich. Wegen des Harnstoffgehalts bei schweren Nierenerkrankungen kontraindiziert!

Lieferbare Produkte

Urticae folium, herba, fructus und radix (Brennnesselblätter, -kraut, -früchte, -wurzel)
Urtica dioica Urtinktur von Ceres, DHU, Spagyra u. a.
Urtica dioica Ferro culta Dilution und Injektionslösung D2/D3 von Weleda

Cistrose, Zistrose

(Cistus incanus, C. canadensis, C. ladaniferus u. a.)
Zistrosengewächse *(Cistaceae)*

Synonyme: Cistblume, Felsenröschen, Ladanum-Baum *(C. creticus)*.
Wirkstoffe: Ätherisches Öl (Alpha-Pinen, Camphen, Limonen), Sesquiterpenen, Phenole (Thymol), Harze, Gerbstoffe, Polyphenole (Ellagitannine), Flavonoide.
Heilkräfte: Antiviral, antibakteriell, pilzfeindlich, blutstillend, entzündungswidrig, hautregenerierend, immunmodulierend, schleimlösend, nervenberuhigend.
Anwendungsgebiete: Zur Abwehrsteigerung, bei Infektanfälligkeit, Virusinfekte (Epstein-Barr-Virus, Herpes simplex, Herpes zoster, humane Papillomaviren, Influenza), Hautpilz, Gürtelrose, Neurodermitis.

Die Cistrose war in der Antike eine beliebte Wundarznei und wurde zur Pflanze des Jahres

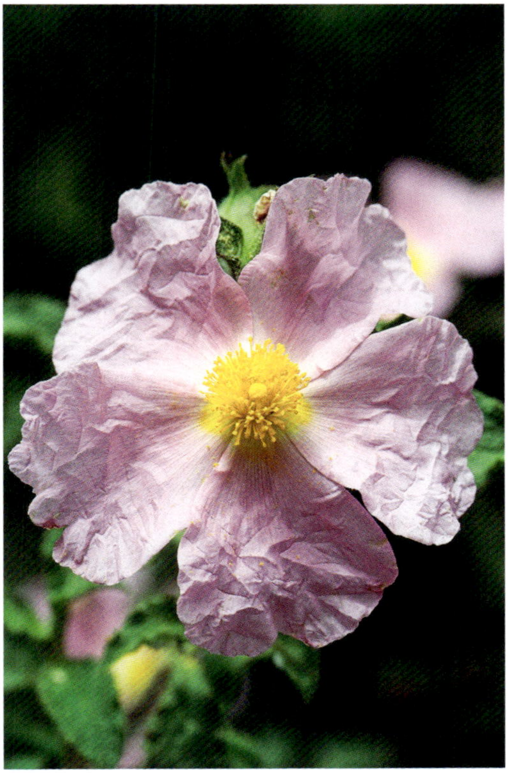

C

1999 gekürt. Heute ist sie wegen ihrer antiviralen und abwehrsteigernden Kräfte rund um Grippewellen in aller Munde. Das Kraut kann auch zur Immunmodulation bei Automimmunleiden wie etwa Sklerodermie oder bei Virusleiden wie Pfeifferschem Drüsenfieber (Epstein-Barr-Virus), bei Herpes-Infektionen oder bei viralen Entzündungen am Muttermund (HPV, humaner Papillomavirus) genutzt werden. Erwin Schlüren (1992) empfiehlt bei blutenden Krebsgeschwüren am Muttermund die Lokaltherapie mit Cistus canadensis D2 oder D4.

Studien

Pflanzenforscher fanden heraus, dass die Cistrose die Aktivität von Influenzaviren hemmt (Ehrhardt et al. 2007). Im Reagenzglas zeigte das Cistrosenpräparat Cystus 052 (Cystus-Lutschtabletten von Dr. Pandalis) eine bis zu hundertmal stärkere antivirale Aktivität als Tamiflu (Ludwig 2012, Droebner et al. 2011).

Rezept

Antiviraler Kräutertee

Cistrosenkraut	50 g
Storchschnabelkraut	30 g
Taigawurzel	40 g
Thymian	20 g
Walnussblätter	30 g

Mischen. 2 Teelöffel pro Tasse mit heißem Wasser überbrühen, 8 bis 10 Minuten ziehen lassen. Bei Bedarf längerfristig 3 bis 4 Tassen täglich trinken.

Praxistipp

Mit Cystus Lutschtabletten von Dr. Pandalis lassen sich bei Grippewellen oder auch bei anderen Virusinfekten die Abwehrkräfte stärken.
Dosis: Vorbeugend 2-mal täglich 1 Tablette, bei akuter Halsentzündung bis stündlich 1 Tablette.

Gegenanzeigen

Keine bekannt.

Lieferbare Produkte

Cistrosenkraut, geschnitten oder gemahlen (Kräuterladen)
Cistus canadensis ab D4 von DHU, Spagyra u. a.
Ätherisches Cistrosenöl von Maienfelser Naturkosmetik u. a.

Dachwurz

(Sempervivum tectorum)
Dickblattgewächse *(Crassulaceae)*

Synonyme: Donnerbart, Godesbart, Hauswurz, Jupiterbart, Warzenkraut, Wetterwurz.
Wirkstoffe: Gerbstoffe, Schleimstoffe, Harze, Fruchtsäuren (Apfelsäure), Flavonolglykoside, Ameisensäure, Kieselsäure.
Heilkräfte: Antioxidativ, leicht antiviral, blutreinigend, entzündungswidrig, fiebersenkend, hautregenerierend, immunmodulierend, krebsfeindlich, leberschützend, schmerzlindernd.
Anwendungsgebiete: Hautentzündungen, Wunden, Verbrennungen, Strahlendermatitis, Warzen; volksmedizinisch bei Zysten (Brust, Eierstöcke), Fruchtbarkeitssteigerung beim Mann.

Die Dach- oder Hauswurz ist die »Aloe vera des Alpenlandes«. Sie wurde bereits von den Römern als Blitzschutz auf die Dächer gepflanzt. Paracelsus lobte sie bei Blitzschlagwunden und empfahl, den Saft mit Schweinefett zu einer Brandsalbe zu verarbeiten. Dachwurz eignet sich demzufolge zur Behandlung von strahlenbedingten Hautentzündungen und Verbrennungen. Der Presssaft

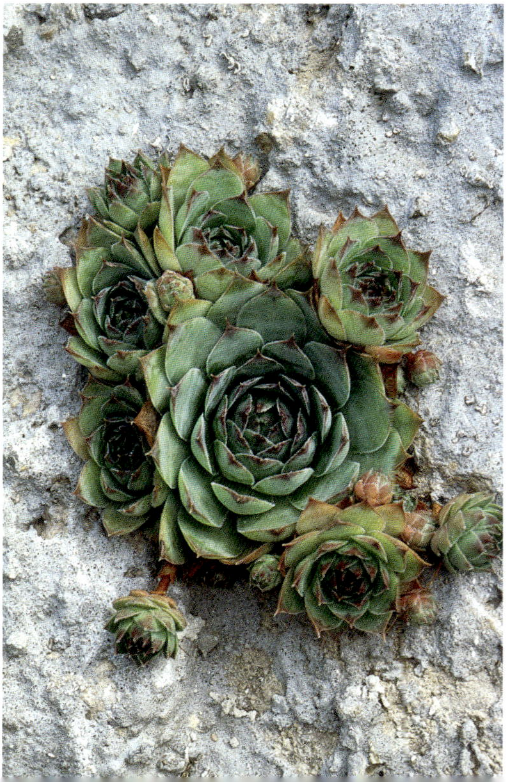

kann ähnlich wie Aloe-Gel auch pur auf die entzündete Haut aufgebracht werden. Der Homöopath Erwin Schlüren empfiehlt Dachwurz-Urtinktur (z. B. Sempervivum tectorum Urtinktur von DHU) als Drainagemittel bei Krebs (Brust, Eierstöcke). In der Volksmedizin bewährt sich Dachwurz außerdem bei Brust- oder Eierstockzysten. Nach Hildegard von Bingen eignet sich in Ziegenmilch eingelegte und anschließend abgekochte Hauswurz zur Steigerung der Spermienbildung der Männer (Hildegard von Bingen 1991, Kap. 1-42: 73).

Studien

Als wissenschaftlich gesichert gelten die antioxidativen Effekte der Dachwurz (Sentjurc et al. 2003). Ferner konnte dem Presssaft eine schmerzstillende Wirkung nachgewiesen werden (Béni et al. 2012). In älteren Studien zeigte sich auch eine leberschützende und leberentgiftende Wirkung (Blázovics et al. 1994; Szentmihályi et al. 2004).

Rezept

Eine volksmedizinische Zystenkur

Dieses Rezept stammt aus der russischen Volksmedizin und wird bei Zysten empfohlen.

300 g Dachwurz verlesen, waschen, gründlich abtrocknen und fein pürieren. Den Brei mit 500 g Bio-Imkerhonig vermischen, in ein sauberes Marmeladenglas füllen und im Kühlschrank aufbewahren.

Dosierung: 3 Monate lang 3-mal täglich 1 Teelöffel vor dem Essen einnehmen; vorher jeweils gut umrühren. Dann 3 Monate pausieren und danach wieder 3 Monate lang kuren usw.

Praxistipp

Als Begleit- und Drainagemittel bei Krebsleiden empfiehlt sich Sempervivum tectorum Urtinktur von DHU.

Dosis: 2-mal täglich 15 Tropfen in etwas Wasser einnehmen.

Gegenanzeigen

Vorsichtig dosieren. Soll in größeren Dosen brechreizerregend sein.

Lieferbare Produkte

Sempervivum tectorum Urtinktur von DHU, Spagyra u. a.

Damiana

(Turnera diffusa = T. aphrodisiaca)

Safranmalvengewächse *(Turneraceae)*

Synonyme: Asthmabesen.

Wirkstoffe: Ätherisches Öl (Cineol, Alpha-Pinen, Thymol), Harze, Bitterstoffe, Gerbstoffe und Arbutin.

Heilkräfte: Antioxidativ, harntreibend, krampflösend, menstruationsfördernd, nervenstärkend, aphrodisierend, östrogenähnlich, blutzuckersenkend, krebsfeindlich.

Anwendungsgebiete: Asthma, Frigidität, Impotenz, Fruchtbarkeitssteigerung, Lungenschwäche, Raucherlunge, ausbleibende oder zu schwache Regelblutung, krampfartige Regelbeschwerden, vorzeitig eintretende Wechseljahre, Stresserkrankungen.

Damiana ist ein mexikanisches Sexualtonikum und eine Lungenheilpflanze. Die Blätter eignen sich für Teekuren und als nikotinfreier Tabakersatz. Selbstgedrehte Damianazigaretten entspannen die Bronchien und die Nerven und stehen in dem Ruf, Raucherlungen vom Teer zu reinigen. Tee oder Extrakte regen die Keimdrüsen an, fördern den Eisprung und steigern die Sexualkraft beider Geschlechter. Damiana regt auch den Blutfluss an und lindert Krämpfe. Der Teerückstand kann zur Anregung der Eierstockfunktion wie auch zur Schmerzlinderung bei Menstrualkolik als Wickel gebraucht werden. Damiana ist außerdem ein Adaptogen, das stressresistenter macht und die Leistungsfähigkeit wie auch die Konzentration steigert.

Studien

Im Fütterungsversuch konnte die aphrodisierende Wirkung eines wässrigen Damianaextrakts an männlichen Ratten bestätigt werden (Estrada-Reyes 2013). Alkoholextrakte zeigten im Reagenzglas wachstumshemmende Effekte speziell auf Brustkrebszellen (Avelino-Flores 2015). Einer Forschergruppe gelang es, aus der Damianapflanze den blutzuckersenkenden Wirkstoff Teuhetenone A zu isolieren (Parra-Naranjo 2017).

Rezept

Fruchtbarkeitswickel

Dieser Wickel entkrampft, erwärmt und durchblutet die Eierstöcke. Er empfiehlt sich bei Kinderwunsch rund um den Eisprung.

Damianablätter, Frauenmantelkraut, Rosenblütenblätter und Schafgarbenkraut zu gleichen Teilen mischen. 2 Esslöffel der Mischung mit 200 ml heißem Wasser überbrühen, 15 bis 20 Minuten ziehen lassen, dann abseihen und ein Leinentuch damit tränken. Das feuchte Tuch so heiß wie möglich auf den Unterbauch legen und eine Wärmflasche daraufgeben. Dann mit einem Wickeltuch aus Schafwolle oder mit Handtüchern und Decken gut zudecken und 20 Minuten einwirken lassen. Anschließend den Wickel entfernen, den Bauchraum sanft kreisend mit Kupfersalbe von Wala oder mit Johanniskraut-Rotöl einreiben und nochmals 20 Minuten nachruhen.

Praxistipps

- Wer die Sinnlichkeit wecken möchte, kann den »Lust-Tee« der Limes-Apotheke Pohlheim probieren. Er enthält Yohimberinde, Damianablätter, Rosmarin, Gänsefingerkraut, Rosenblüten und Zimtrinde. 2 Teelöffel pro Tasse mit heißem Wasser überbrühen, etwa 10 Minuten ziehen lassen. ½ Stunde vor dem Geschlechtsverkehr 1 Tasse trinken. Wichtig: danach auf Bananen, Schokolade, reifen Käse und Alkohol verzichten, da Yohimbe zu den MAO-Hemmern zählt und den Abbau von Fremdeiweißen beeinträchtigt.
- Zur sanften Stärkung der Sexualkraft beider Geschlechter empfiehlt sich eine Kur mit Cefagil von Cefak.
  Dosis: 6 bis 8 Wochen lang 2-mal täglich 1 Tablette.

Gegenanzeigen

Schwangerschaft, Bluthochdruck.

Lieferbare Produkte

Damianae folium (Damianablätter)
Damiana Urtinktur (= D1) von DHU
Turnera diffusa Urtinktur ab D4 rezeptfrei von Spagyra
Ätherisches Damianaöl von Maienfelser Naturkosmetik u.a.
Cefagil Tabletten von Cefak, Damiana-Kapseln 450 mg von Zein Pharma u.a.

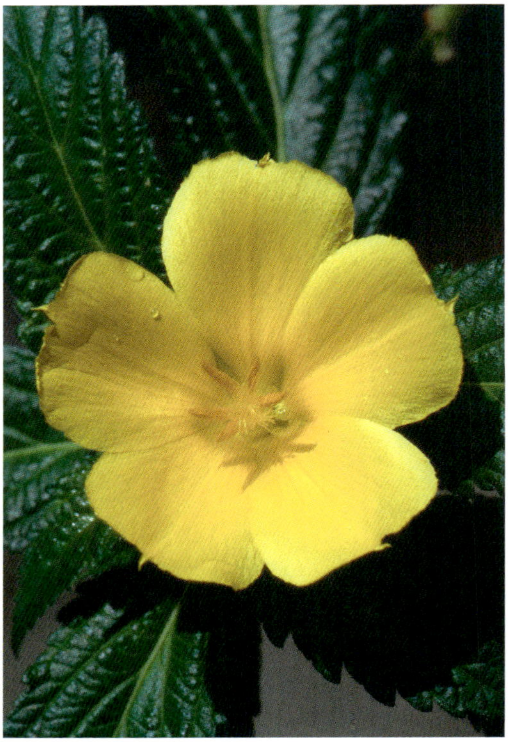

Damiana

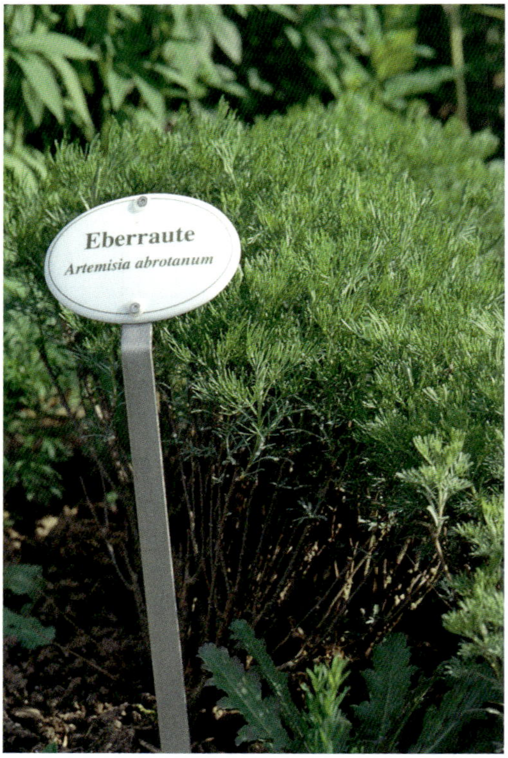

Eberraute

D

Eberraute

(Artemisia abrotanum)

Korbblütler *(Asteraceae)*

Synonyme: Aberraute, Abrotanum, Albraute, Eberreis, Gertel, Mutterkraut, Schoßwurz, Stabwurzbeifuß, Zitronechrut.
Wirkstoffe: Bitterstoffe, Gerbstoffe, Cumarinderivate (Scopoletin, Umbilliferon), Flavonole (Rutin), ätherisches Öl, Alkaloide (Abrotanin), Kaffeesäurederivate.
Heilkräfte: Harntreibend, schweißtreibend, blutflussanregend, geburtserleichternd, wehenerregend, galletreibend, krampflösend, nervenstärkend, verdauungsfördernd; antiparasitär (Spul- und Madenwürmer).
Anwendungsgebiete: Ausbleibende Regelblutung, intrauteriner Fruchttod, Verdauungsschwäche, Wurmbefall. Äußerlich bei Rosazea, Blutschwamm.

Die Staude mit dem starken Duft und dem bitteren Geschmack ist ein Emmenagogum mit menstruationsfördernder bis abortiver Wirkung. Paracelsus schrieb: »Wenn du eine vollkommene Reinigung der Menstruation haben willst, nimm Aquam Abrotani [Eberrautenwasser] und gib Abrotanum dazu. Lasse dies über Nacht in einer Kanne sieden.« Eberraute kann bei abgestorbener Leibesfrucht helfen. Solange die Frau zuwarten darf, kann sie das Abbluten mit dem Tee in Gang bringen. Vorher sollte aber ärztlich abgeklärt werden, ob es sich wirklich um eine abgestorbene Leibesfrucht handelt. »Stabwurtzbeifuß ist das vorzüglichste Frauenschloßkraut«, schrieb Aigremont (1910). Das wehenerregende Abrotanum schließt ähnlich wie Beifuß den weiblichen Schoß für die Geburt auf.

Studien

Obwohl zu den Artemisia-Gewächsen allergene Pflanzen gehören, konnte man der Eberraute eine antiallergische Wirkung nachweisen, weshalb sie in Form eines Nasensprays verwendet wird (Ambrosius 2006).

Rezept

Menstruationsfördernde Teemischung

Beifußkraut, Eberraute, Liebstöckelwurzel, Poleiminze und Rosmarin zu gleichen Teilen mischen. 2 Teelöffel pro Tasse mit heißem Wasser überbrühen, 8 bis 10 Minuten ziehen lassen, dann abseihen. 2 bis 3 Tassen täglich trinken, bis eine Regelblutung einsetzt. Die Teemischung eignet sich auch zur Gebärmutterreinigung bei intrauterinem Fruchttod.

Rezept

Schutzmagische Räucherung

Angelikasamen	1 EL
Beifußkraut	2 EL
Eberraute	1 EL
Stinkasant	½ TL
Wacholderbeeren	1 EL

Die getrockneten Pflanzenteile in einem Mörser gründlich vermischen und zerkleinern. 1 Esslöffel der Mischung in einem feuerfesten Gefäß auf glühende Kohle legen und den Rauch im Uhrzeigersinn von Eck zu Eck durch die geschlossenen Räume tragen – erst danach die Fenster öffnen und gründlich lüften.

Praxistipp

Gegen blaurote Äderchen und Venenerweiterung im Gesicht kann man Abrotanum N Salbe von DHU versuchen; die Salbe über lange Zeit regelmäßig abends auftragen.

Gegenanzeigen

Schwangerschaft; Korbblütlerallergie.

Lieferbare Produkte

Abrotani herba (Eberrautenkraut)
Abrotanum Urtinktur von DHU, Spagyra u. a.
Abrotanum spagyrische Urtinktur von Spagyra, Spagyrik Pharma u. a.
Ätherisches Eberrautenöl von Maienfelser Naturkosmetik u. a.

Efeu

(Hedera helix)

Efeugewächse *(Araliaceae)*

Synonyme: Baumtod, Eppich, Totenranke.
Wirkstoffe: Hederasaponine wie Hederacosid C und weitere Triterpensaponine (Hederagenin), Flavonoide (Quercetin, Kämpferol), Kaffeesäurederivate, Chlorogensäure, Sterole (Stigmasterol, Sitosterol), ätherisches Öl (Germacren, Limonen, Pinen), Aminosäuren, Mineralstoffe (Jod, Kalium, Mangan, Zink, Eisen).
Heilkräfte: Antimikrobiell, antiparasitär, entzündungswidrig, auswurffördernd, haut- und schleimhautreizend, hustenreizlindernd, krampfösend, schilddrüsenanregend.
Anwendungsgebiete: Entzündliche Erkrankungen der Atemwege (Bronchitis, Keuchhusten), Schilddrüsenunterfunktion bei Jodverträglichkeit. Homöopathisch als »pflanzliches Thyroxin« sowie bei Schilddrüsenschwellung, Kropfherz und Morbus Basedow. Cellulitis.

Zur Anregung der Milchbildung waren die Blätter in der Tiermedizin gebräuchlich: »Ziegen, die die Blätter des Efeus fressen, sollen besonders viel Milch geben« (Madaus 1938). In der Hildegard-Medizin kommt Efeu bei Myomen zum Einsatz. Die Anwendung bei Schilddrüsenleiden geht auf den Homöopathen Julius Mezger zurück, der bei einer Arzneiprüfung feststellte, dass Efeu Symptome einer Schilddrüsenüberfunktion hervorruft. Daraufhin ließ er den Jodgehalt bestimmen: Die Tinktur aus im Herbst geernteten jungen Blattsprossen der blühenden Pflanze enthielt 1,9 mg Jod pro 100 g (Mezger 2005, Bd. I: 705–712).

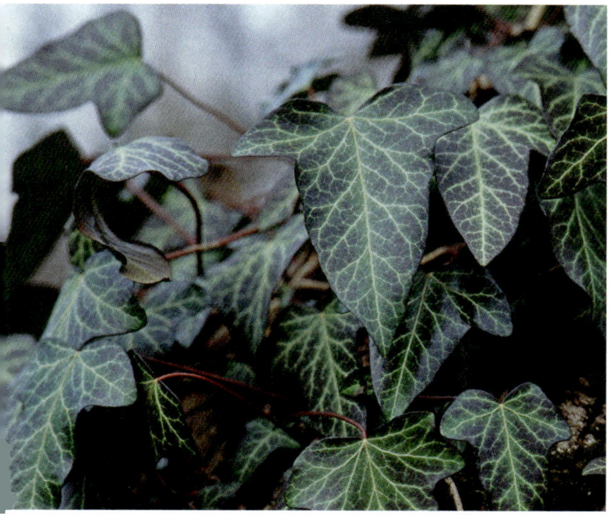

Studien

Efeu-Studien befassen sich vor allem mit den antibotischen Kräften einzelner Wirkstoffe wie etwa dem antimikrobiellen Hederacosid (Cioaca/Margineanu/Cucu 1978) oder mit der krampflösenden Wirkung von Efeuextrakten (Haen 1996).

Rezept

Frauentee nach Dr. Schulte-Uebbing

Dieser Frauentee wird unter anderem bei Myomen empfohlen.

Dill	20 g
Selleriesamen	20 g
Efeublätter	40 g
Ingwer	40 g
Gewürznelken	40 g
Schafgarbe	40 g

Mischen. 2 Teelöffel pro Tasse mit heißem Wasser überbrühen, 8 bis 10 Minuten ziehen lassen. Als Kur zweimal jährlich 6 bis 8 Wochen lang 3 bis 4 Tassen täglich trinken.

Praxistipps

- Bei Schilddrüsenknoten empfiehlt sich eine mehrmonatige Kur mit Astru spag. Peka Tropfen, die auch homöopathischen Efeu enthalten. *Dosis:* 2-mal täglich 15 bis 20 Tropfen in etwas Wasser einnehmen.
- Zur Hautpflege bei Orangenhaut oder Schwangerschaftsstreifen Zelloran spag. Peka Salbe mit homöopathisch verdünntem Efeu auftragen.

Gegenanzeigen

Schwangerschaft und Jodunverträglichkeit. Allergische (Haut-)Reaktionen und Kreuzallergie zu anderen Efeugewächsen sind möglich.

Lieferbare Produkte

Hederae folium (Efeublätter)
Hedera helix Urtinktur von Ceres, DHU, Spagyra u.a.

Eiche

Stiel- oder Sommereiche *(Quercus robur)*
Buchengewächse *(Fagaceae)*

Synonyme: Eichenlohe, Fraueneiche, Masteiche.
Wirkstoffe: In der Rinde bis zu 20 Prozent Gerbstoffe (Pyrogallol, Flavo-/Ellagitannine und Proanthocyanidine), Quercitol und Triterpene. Junge Blätter enthalten weniger Gerbstoffe, dafür mehr Harze und Flavonoide.
Heilkräfte: Antimikrobiell, antiallergisch (hemmt die Histaminfreisetzung), blutflusshemmend, entzündungshemmend, sekretionshemmend, stopfend, wundheilend.
Anwendungsgebiete: Afterfissuren, Dammekzem, Hämorrhoiden, Scheidenrhagaden, Blutungen (Darm, Uterus), übermäßige Regelblutungen, Fruchtwasserverlust, Allergien, Durchfall, Hautentzündungen, Ausfluss, nässende oder blutende Wunden.

Die Eiche ist der Kraftbaum des blitzeschleudernden Jupiter/Zeus. Ihre Gerbstoffe ziehen zusammen, töten Bakterien, dichten Haut und Schleimhaut ab und hemmen den Blutfluss. Volksmediziner nutzen diese Wirkung auch, um dem Verlust von Fruchtwasser entgegenzuwirken. Zu den Anwendungsgebieten gehören Gebärmutterblutungen, auch in der Schwangerschaft, chronischer Durchfall oder Erschöpfungszustände nach Säfteverlusten (Durchfall, Blutverlust).

Studien

Den Eichenrindengerbstoffen konnten Pflanzenforscher eine weitreichende Wundheilwirkung nachweisen, die von der antibiotischen und antiviralen Aktivität über austrocknende sowie schmerzstillende Effekte bis hin zur Juckreizlinderung reichten (Brown/Dattner 1998). Ferner hemmen Eichenrindenextrakte die Histaminfreisetzung und eignen sich daher beispielsweise zur Behandlung allergischer Hautleiden (Meyer 2005).

Rezept

Kräutertee gegen das Verlieren des Fruchtwassers (Originalrezept des Münchener Kräuterparadies Lindig)

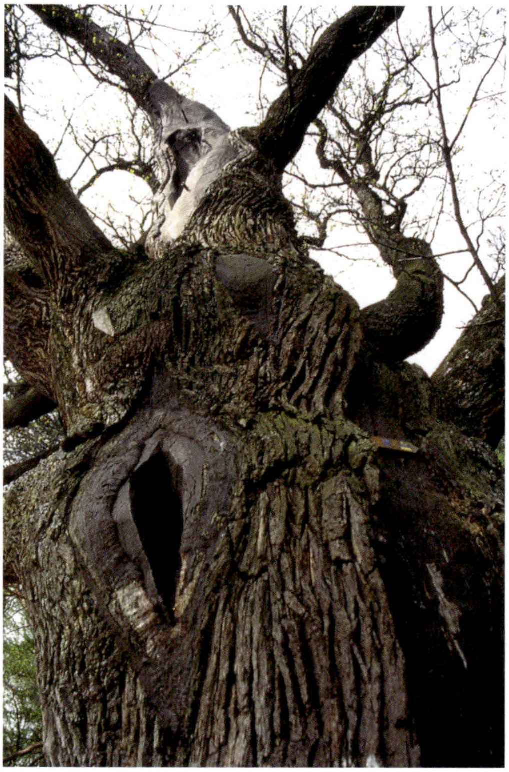

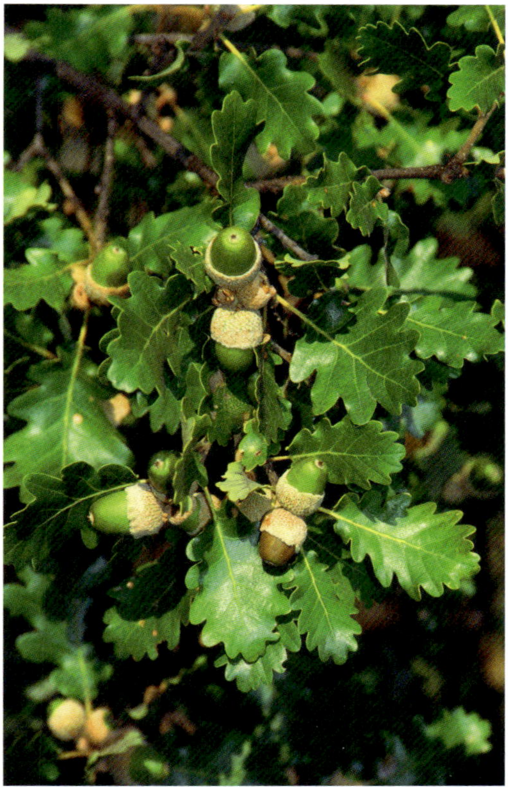

Eichenblätter	2 Teile
Eichenrinde	½ Teil
Frauenmantelkraut	2 Teile
Hirtentäschelkraut	1 Teil
Sanikelkraut	2 Teile
Schlangenknöterich	½ Teil
Silbermantelkraut	2 Teile

Mischen. Pro Tasse 1 bis 2 Teelöffel der Mischung mit heißem Wasser überbrühen, 5 bis 6 Minuten ziehen lassen. 2 bis 3 Tassen täglich trinken.

Rezept

Sitzbad bei Hautentzündungen im Ano-Genital-Bereich

1 bis 2 Esslöffel Eichenrinde (5–10 g) etwa 20 Minuten in 1 Liter Wasser auf kleiner Flamme köcheln lassen, dann abseihen und dem Sitzbadewasser beimengen.

Anwendung: 15 bis 20 Minuten, bei Bedarf mehrmals täglich. Eignet sich auch zur Waschung bei Afterfissuren, Dammekzem, Hämorrhoiden, Scheidenrhagaden usw.

Praxistipps

- Bei starken oder langen Blutungen lässt sich der Blutfluss drosseln mit Menodoron von Weleda.
  Dosis: Vorbeugend 1-mal täglich 20 bis 30 Tropfen, während der Blutung 3- bis 5-mal 20 Tropfen.
- Speziell für Allergien hat die Wala eine alchemistische Eichenarznei im Handel: Calcium Quercus Globuli.
  Dosis: 2- bis 3-mal täglich 10 bis 15 Globuli; eignet sich auch für Schwangere und Stillende.
- *Eine Kur bei Hämorrhoiden:* Quercus Hämorrhoidalzäpfchen von Wala über längere Zeit bis zu 1-mal täglich ein Zäpfchen in den Mastdarm einführen.

Gegenanzeigen

Kann Stuhlverstopfung verstärken.

Lieferbare Produkte

Quercus cortex, Q. folium (Eichenrinde, -blätter)
Quercus-Essenz von Wala
Quercus e cortice Urtinktur von DHU
Quercus, ethanol. Decoctum von Weleda
Quercus, ethanol. Decoctum 5 % Salbe von Weleda

Einhornwurzel, Falsche

(Helonias dioica = Chamaelirium luteum)
Germergewächse *(Melanthiaceae)*

Synonyme: Falsches Einhorn, Teufelsbiss (Devil's Bit). *Helonias* leitet sich von griechisch *hélos* (Sumpf) ab und weist auf den feuchten Standort der Pflanze hin.
Wirkstoffe: Im Wurzelstock Steroidsaponine und Glykoside (Chamaelirin, Diosgenin).
Heilkräfte: Antioxidativ, harntreibend, menstruationsfördernd, entzündungswidrig, bindegewebskräftigend, gebärmutterstärkend, östrogenähnlich.
Anwendungsgebiete: Blutarmut, Erschöpfungszustände, Fehlgeburtsneigung, Endometriose, Gebärmutterblutungen, Unterleibskrämpfe, Zyklusstörungen.

Die Falsche Einhornwurzel ist eine Wundarznei und ein Frauentonikum der nordamerikanischen Ureinwohner. Indianerfrauen kauen die Wurzel, um Fehlgeburten vorzubeugen. In der Frauenpraxis gebraucht man homöopathische Zubereitungen als Gebärmuttertonikum für blutarme Frauen. Helonias D2 bis D6 fördert die Rückbildung nach der Geburt und wirkt Beckenbodenschwäche mit unfreiwilligem Harnabgang entgegen. Leitsymptome für den Einsatz von Helonias sind Gebärmutterblutungen, die bei jeder kleinen Anstrengung wieder einsetzen. Homöopathen empfehlen es als Konstitutionsmittel für erschöpfte Frauen mit Beschäftigungszwang. Tiefpotenzen greifen harmonisierend in den Hormonhaushalt ein und empfehlen sich bei Zyklusstörungen und Endometriose.

Studien

In Versuchen zeigte *Helonias* eine antioxidative und blutzuckersenkende Wirkung, die auf das Saponin Chamaelirin zurückgeführt wird (Chakraborty et al. 2011). Außerdem erwies sich ein homöopathischer Komplex, der unter anderem Helonias D5 enthält, als hilfreich bei »Strahlenkater« (Erschöpfungszustand nach Bestrahlung). An der Anwendungsbeobachtung nahmen 47 Frauen und 25 Männer im Alter von 33 bis 85 Jahren teil. Bereits nach 10 Tagen bestätigten 90 Prozent der Probanden und Probandinnen dem homöopathischen Komplex (VC 15 forte ® von Dr. Reckeweg) eine gute bis sehr gute Wirkung (Bocci et al. 2012).

Rezept

Krampflösende Endometriosemischung ⚕

Die Mischung lindert Krampfneigung und Schmerzen, auch bei Endometriose.

Alchemilla vulgaris (Frauenmantel) Urtinktur	20 ml
Caulophyllum (Frauenwurzel) Dil. D4	20 ml
Chamaelirium luteum (Einhornwurzel) Dil. D2	20 ml
Sepia (Tintenfischtinte) Dil. D12	20 ml
Viburnum opulus (Schneeball) Dil. D2	20 ml

Über eine Apotheke von Spagyra bestellen und mischen lassen.

Dosis: In der zweiten Zyklushälfte 1-mal täglich 20 bis 30 Tropfen in etwas Wasser einnehmen. Während der Regelblutung 2- bis 3-mal täglich 15 bis 20 Tropfen in etwas Wasser einnehmen.

Praxistipps

- Frauen, die unter Putzfimmelattacken leiden, können Helonias LM VI Dilutio von Arkana als Konstitutionsmittel versuchen.
  Dosis: Bis zu einmal täglich 2 bis 3 Tropfen.
- Bei Senkungsbeschwerden mit dem Leitsymptom »Herabdrängen im Unterleib« kann frau eine Kur machen mit Hydrastis F Komplex Nr. 48 von Nestmann.
  Dosis: 8 bis 10 Wochen lang 2-mal täglich 15 bis 20 Tropfen in etwas Wasser oder Zinnkrautdekokt einnehmen.

Gegenanzeigen

Schwangerschaft. Kann Übelkeit und Erbrechen hervorrufen.

Lieferbare Produkte

Falsche Einhorn-Wurzel (Kräuterladen)
Helonoias dioica Urtinktur von DHU,
Chamaelirium luteum Urtinktur von Spagyra

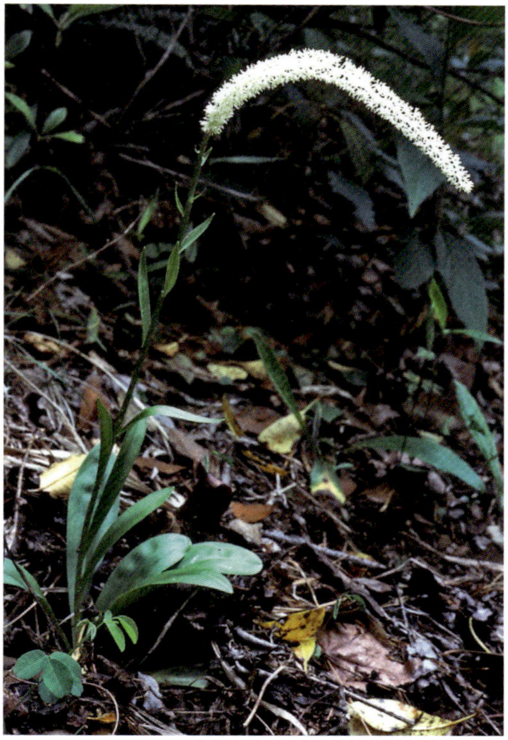

Einhornwurzel

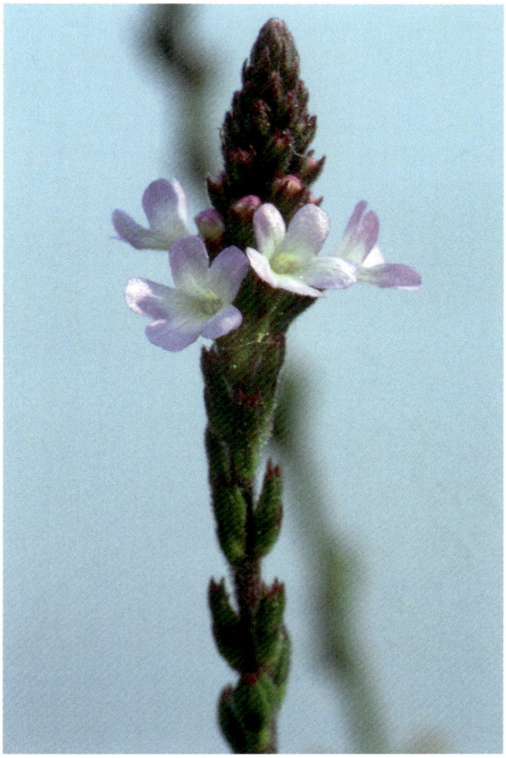

Eisenkraut

Eisenkraut

(Verbena officinalis)

Eisenkrautgewächse *(Verbenaceae)*

Synonyme: Diplomatenkraut (Plinius), Eisenhart, Isiskraut, Katzenblutkraut, Herba sancta. Schmiede sollen mit dem Pflanzensaft Metalle gehärtet haben.
Wirkstoffe: Iridoidglykoside (Verbenalin, Aucubin), Kaffeesäurederivate, Flavonoide (Luteolin), Gerbstoffe, sehr wenig ätherische Öle.
Heilkräfte: Antibakteriell, antiviral (Zytomegalie), entzündungswidrig, magenstärkend, harntreibend, beruhigend, schilddrüsenregulierend (antithyreotrop), oxytozinartig, wehenerregend, milchbildend, menstruationsfördernd, immunmodulierend.
Anwendungsgebiete: Fruchtbarkeitssteigerung, Uterustonikum, Geburtserleichterung, Anregung der Milchbildung, Magenschleimhautentzündung, Nervenstärkung, Schnupfen und Nebenhöhleninfekte.

E

Eisenkraut ist das Attribut der Muttergöttin Isis und eines der ältesten Geburtskräuter: »Schon 1918 hatte Holste erwähnt, dass das von ihm isolierte Verbenalin am Kaninchen u. a. eine Uteruskontraktion hervorruft« (Wichtl 1999). Pflanzenforscher konnten Effekte auf die Hirnanhangsdrüse nachweisen. In der Frauenpraxis wird die hormonartige Wirkung genutzt, um Eizellreifung und Eisprung anzuregen. Hebammen gebrauchen Eisenkraut als Uterustonikum gegen das Übertragen und wegen der oxytozinähnlichen Wirkung bei Wehenschwäche. Zudem kommt das Kraut zur Anregung der Milchbildung in Teemischungen zum Einsatz.

Studien

Nach Untersuchungen in den 1990er Jahren zeigte das Eisenkraut aktivierende Effekte auf die Hirnanhangsdrüse. Der Heißwasserextrakt des Krauts regte die LH- und FSH-Ausschüttung der Hypophyse an, was Einfluss auf Eizellreifung, Eisprung und Menstruation hat (Weber 1995).

Rezept

Milchbildungstee

Brennnesselblätter	20 g
Eisenkraut	30 g
Frauenmantelkraut	50 g
Geißraute	30 g
Löwenzahnblätter	20 g

Mischen. 2 Teelöffel pro Tasse mit kochendem Wasser überbrühen, 5 bis 8 Minuten ziehen lassen, dann abseihen. Jeweils ½ Stunde vor dem Stillen 1 Tasse trinken.

Praxistipps

- Bei Wehenschwäche empfiehlt es sich, Eisenkrauttee zu trinken oder Verbena officinalis Urtinktur einzunehmen.
  Dosis: Alle 10 bis 15 Minuten 10 bis 15 Tropfen Urtinktur in Wasser auflösen und einnehmen.
- Bei akutem Schnupfen oder Nebenhöhleninfekten bewährt sich Sinupret von Bionorica, das unter anderen Eisenkraut enthält.
  Dosis: Bei Bedarf 3- bis 5-mal täglich 1 bis 2 Dragees oder 15 bis 20 Tropfen einnehmen.

Hinweis

In der Literatur kommt es häufig zu Verwechslungen mit dem Apothekereisenkraut (Zitronenverbene, Verbena citriodorata), das wegen des erfrischenden Geschmacks und des zitronenartigen Duftes geschätzt wird. Wehenerregend sind jedoch weder der Tee noch Extrakte oder das ätherische Öl des Apothekereisenkrauts! Das Echte Eisenkraut, *Verbena officinalis*, enthält nur sehr wenig ätherisches Öl, dafür kommt im Kraut das bitter schmeckende und wehenerregende Verbenalin vor.

Gegenanzeigen

Schwangerschaft.

Lieferbare Produkte

Verbenae herba (Eisenkraut)
Verbena officinalis Urtinktur von DHU, Spagyra u. a.
Verbena officinalis spagyrische Urtinktur von Spagyra, Spagyrik Pharma u. a.

Erdrauch

(Fumaria officinalis)

Erdrauchgewächse *(Fumariaceae)*

Synonyme: Grindkraut, Erdrautenkraut, Hexenrauch, Taubenkerbel.
Wirkstoffe: Alkaloide (Protopin = Fumarin), Flavonoide, Fumarsäure, Schleimstoffe, Cholin.
Heilkräfte: Galletreibend, gallenflussregulierend, harntreibend, krampflösend, cholesterinsenkend, verdauungsfördernd.
Anwendungsgebiete: Milchschorf, Neurodermitis, Schuppenflechte, chronische Scheidenhauterkrankungen wie Kraurose (Lichen). Verdauungsstörungen nach Gallenblasenentfernung.

Der Beiname »Grindkraut« weist auf die Verwendung bei Hautleiden aller Art hin. Das Kraut enthält Fumarsäure, die auch synthetisch hergestellt bei Schuppenflechte (Psoriasis) angewendet wird. Der Tee bewährt sich bei Milchschorf, Neurodermitis oder medikamentös bedingten Hautausschlägen (Arzneimittelexanthem). In der Frauenheilkunde eignen sich Teekuren wie auch Kombinationspräparate mit *Fumaria* zur Entlastung des Hautstoffwechsels bei chronischen Hautleiden wie Sklerodermie oder Scheidenhauterkrankungen wie Kraurose (Lichen). Empfehlenswert sind bei Hautleiden aller Art auch Waschungen mit dem Tee.

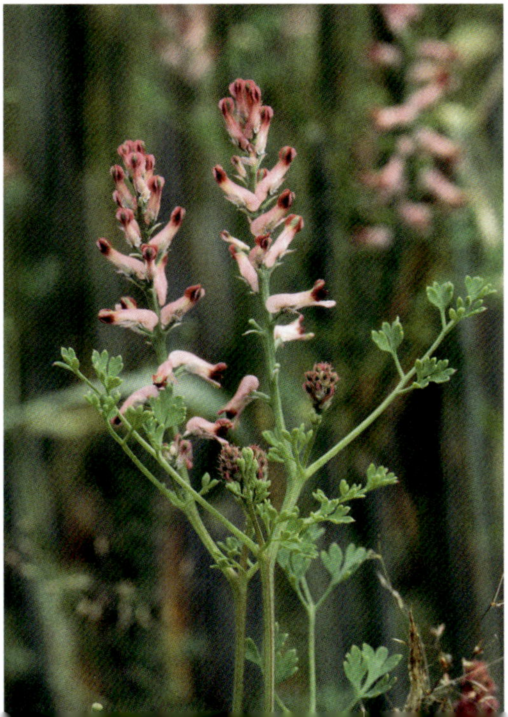

Studien

In einer klinischen Studie konnte dem Erdrauchkraut eine gallenflussregulierende und krampflösende Wirkung nachgewiesen werden. Davon profitieren Patienten, die nach Gallenblasenentfernung Verdauungsprobleme haben (Hentschel/Dressler/Hahn 1995).

Rezept

Myomtee nach Ingrid Gerhard

Mädesüßblüten	60 g
Erdrauchkraut	25 g
Gänsefingerkraut	25 g
Frauenmantelkraut	15 g
Heidekrautblüten	10 g

Mischen. 1 Teelöffel pro Tasse mit heißem Wasser überbrühen, 10 bis 12 Minuten ziehen lassen. Durchgehend 4 Wochen lang 2 bis 4 Tassen täglich trinken.

Rezept

Hautentlastungstee

Erdrauchkraut	30 g
Stiefmütterchenkraut	40 g
Walnussblätter	30 g

Mischen. 2 Teelöffel pro Tasse heiß überbrühen, 8 bis 12 Minuten ziehen lassen. Bei chronischen Hautleiden mindestens 2 bis 3 Monate lang täglich 2 bis 3 Tassen trinken und 1 Tasse zur Waschung gebrauchen.

Praxistipp

Als Kur bei chronischen Hautleiden wie Schuppenflechte lohnt sich ein Versuch mit Heweberberol Mischung von Hevert.
Dosis: 50 bis 60 Tropfen täglich in eine Flasche stilles Wasser geben und über den Tag verteilt trinken. *Kurdauer:* mindestens 8 bis 12 Wochen.

Gegenanzeigen

Gallenblasenentzündung, Gallenkolik oder Gallengangverschluss.

Lieferbare Produkte

Fumariae herba (Erdrauchtkraut)
Fumaria officinalis Urtinktur von DHU, Spagyra u. a.

Färberginster

(Genista tinctoria)
Schmetterlingsblütler *(Fabaceae)*

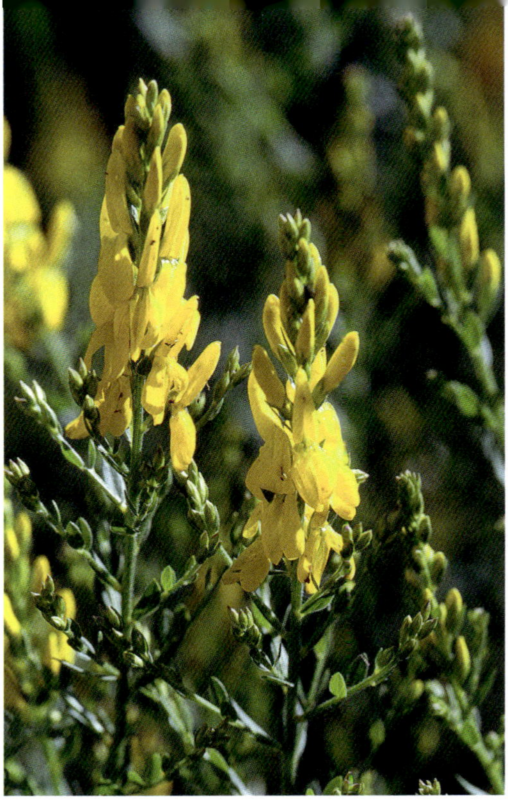

Synonyme: Drachenkraut, Farbkraut, Gilbblume, Goldkraut, Grünholz, Hasenbrot, Kuckucksblume, Weiberzorn.
Wirkstoffe: Flavonoide (Luteolin), Isoflavone (Genistin, Genistein), Alkaloide (Cytisin, n-Methylcytisin, Anagyrin, Lupanin), Gerbstoffe.
Heilkräfte: Harntreibend, entwässernd, stoffwechselaktivierend, mild abführend, östrogenähnlich, knochenschützend (osteoprotektiv).
Anwendungsgebiete: Harngrieß, Gicht, Rheuma, Menopausen-Syndrom, Osteoporoseprophylaxe.

Färberginster zählt zu den Pflanzenöstrogenen und enthält hormonähnliche Isoflavone wie Genistein. Genistein bindet sich im Körper an Östrogenrezeptoren. Pflanzenforscher gehen davon aus, dass Färberginster krebsfeindlich ist, indem die Isoflavone die Östrogenrezeptoren blockieren und verhindern, dass eine krebserregende Stimulation durch hormonaktive Chemikalien oder durch körpereigene Sexualhormone erfolgen kann. Färberginsterkraut empfiehlt sich somit als Hormonregulans und Knochenstärkungsmittel ab der Menopause.

Studien

Genistein hemmt den Knochenabbau, indem es die Osteoklasten inaktiviert, und eignet sich somit zur Osteoporoseprophylaxe (Morabito 2002). Genistein konnte im Reagenzglas das Tumorwachstum anregen und ist daher bei östrogenabhängigen Tumoren kontraindiziert. In kleinen Mengen, wie etwa in Tees, gilt das Kraut aber als unbedenklich (Briese 2010).

Rezept

Menopausentee

Färberginsterkraut	20 g
Frauenmantelkraut	30 g
Herzgespannkraut	20 g
Rotkleeblüten	20 g
Weidenröschenkraut	20 g
Weißdornblätter	40 g

Mischen. 2 Teelöffel pro Tasse mit heißem Wasser überbrühen, 8 bis 10 Minuten ziehen lassen, dann abseihen. Bei Bedarf über längere Zeit 2 Tassen täglich trinken.

Rezept

Knochenheiltee

Färberginsterkraut, Hohlzahnkraut, Sanikel, Vogelknöterich und Zinnkraut zu gleichen Teilen mischen. 2 Teelöffel der Mischung in 200 ml kaltem Wasser ansetzen, 1 bis 2 Stunden ziehen lassen, dann kurz aufkochen und nochmals 15 bis 20 Minuten ziehen lassen, abseihen und bei Bedarf mit etwas Bienenhonig süßen. Als Kur ab der Menopause 2-mal jährlich 6 Wochen lang 2 bis 3 Tassen täglich trinken.

Gegenanzeigen

Schwangerschaft, Bluthochdruck und östrogenabhängige Tumoren.

Lieferbare Produkte

Genistae herba (Färberginsterkraut)
Genista tinctoria Urtinktur von DHU, Spagyra u. a.

Fenchel

(Foeniculum vulgare)

Doldenblütler *(Apiaceae, Umbelliferae)*

Synonyme: Bitterfenchel *(F. vulgare var. vulgare)*, Süßfenchel *(F. vulgare var. dulce)*, Gewürzfenchel.

Wirkstoffe:

Bitterer Fenchel: 6 Prozent ätherische Öle (Anethol, Fenchon, Estragol, Alpha-Pinen, Limonen), Proteine, Flavonoide (Quercetin), Stilbenglycoside, Resveratrol u. a.

Süßer Fenchel: Bis 3 Prozent ätherische Öle (Fenchon, Estragol), fettes Öl, Proteine, Kohlenhydrate, Phenolcarbonsäuren, wenig Cumarine und Furanocumarine.

Heilkräfte: Antimikrobiell, krampflösend, harntreibend, schleimlösend, auswurffördernd, entzündungswidrig, galletreibend, menstruationsfördernd, milchflussanregend, östrogenartig, antimutagen, hautregenerierend.

Anwendungsgebiete: Magen-Darm-Beschwerden, Blähungen, krampfartige Regelbeschwerden, Wechseljahresbeschwerden, Anregung der Milchbildung.

Fenchel ist eine Gewürz- und Arzneipflanze für »Bauchmenschen« mit Neigung zu Blähungen und krampfartigen Magen-Darm- oder Unterleibsbeschwerden. Seit Langem volksmedizinisch zur Anregung der Milchbildung in der Stillzeit genutzt. Wissenschaftlich bestätigt sind krampflösende und östrogenartige Effekte, die seit den 1980er Jahren zunehmend in den Fokus der Pflanzenforschung rücken (Malini 1985).

Studien

In einer Studie erhielten 45 Frauen in der Menopause 10 Wochen lang ein Fenchelpräparat. Beschwerden wie Hitzewallungen, Schlafstörungen, Scheidentrockenheit und Angstzustände besserten sich in der Fenchel-Gruppe deutlich mehr als in der Placebogruppe (Rahimikan/Rahimi/Golzareh 2017). Laut einer klinischen Studie unter

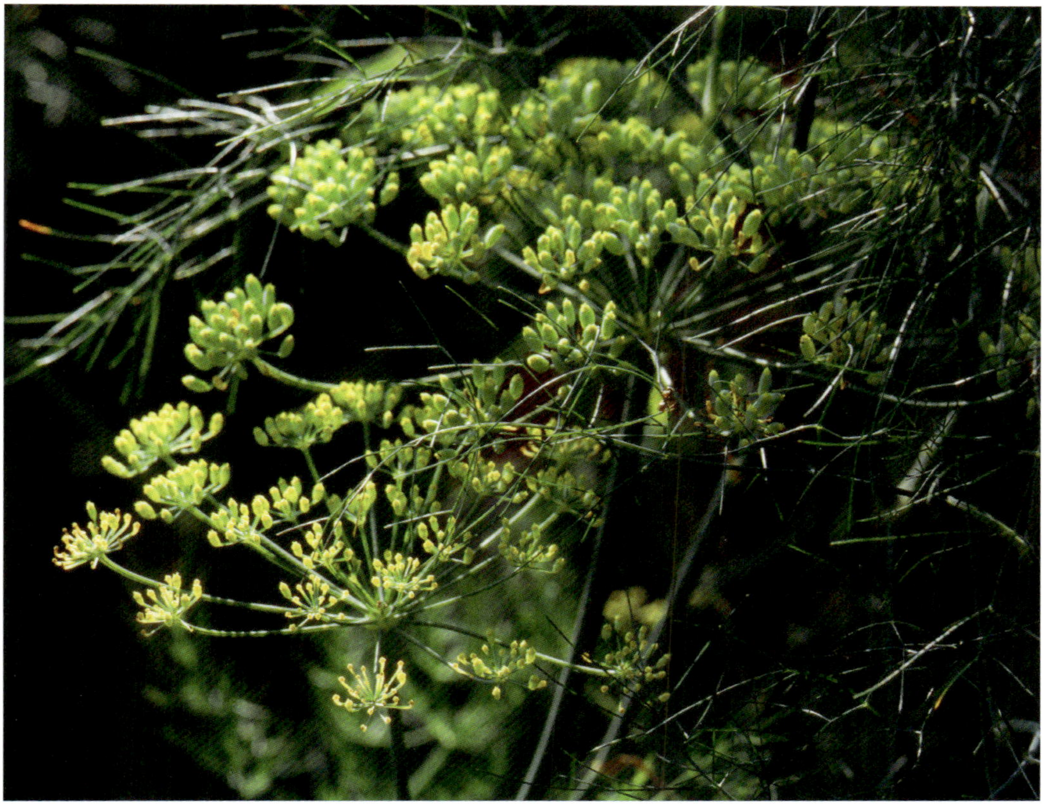

F

der Leitung von Dr. Abedi stellt Fenchelcreme eine Behandlungsmöglichkeit von Scheidentrockenheit in der Menopause (Vaginalatrophie) wie auch von Kraurose (Lichen) dar. Nach 8 Wochen zeigte die Fenchel-Gruppe eine bessere Zellregeneration, weniger Trockenheit und Schmerzen beim Geschlechtsverkehr als die Placebogruppe (Boggs 2015). Mehrere Studien befassen sich mit der Wirksamkeit von Fenchelextrakten bei krampfartigen Regelbeschwerden. Fenchel bewirkte eine Schmerzreduktion um bis zu 80 Prozent! (Sachse/Uehleke 2015).

Rezept

Milchbildungstee

Brennnesselblätter, Fenchelfrüchte, Frauenmantelkraut, Geißklee und Kümmelfrüchte zu gleichen Teilen mischen; die Früchte zuvor im Mörser etwas anquetschen. 1 bis 2 Teelöffel pro Tasse mit heißem Wasser überbrühen, 8 bis 10 Minuten ziehen lassen. Jeweils etwa ½ Stunde vor dem Stillen 1 Tasse trinken.

Praxistipps

- Zur Anregung der Milchbildung für unterwegs bietet sich der Weleda Bio Stilltee an. Jeweils ½ Stunde vor dem Stillen 1 Tasse trinken.
- Baucheinreibungen mit Melissenöl von Wala lindern Dreimonatskoliken wie auch krampfartige Regelbeschwerden.
  Anwendung: 1- oder mehrmals täglich im Uhrzeigersinn kreisend auf dem Bauch einreiben.

Gegenanzeigen

Allergische Reaktionen sind möglich. Aufgrund seiner östrogenähnlichen Wirkung sollte das ätherische Öl nicht bei hormonsensitiven Tumoren gebraucht werden.

Lieferbare Produkte

Foeniculi amari/dulci fructus (Fenchelfrüchte, bitter/süß)
Foeniculum vulgare Urtinktur von DHU, Spagyra u. a.
Ätherisches Fenchelöl von Maienfelser Naturkosmetik, Neumond, Primvera u. a.

F

Frauenhaarfarn

(Adiantum capillus-veneris)
Frauenhaarfarngewächse *(Adiantaceae)*

Synonyme: Frauenfarn, Frauenmoos, Haarfarn, Minnewurz, Steinraute, Venushaar.
Wirkstoffe: Flavonglykoside (Kämpferol, Quercitin), Flavonoide (Rutin, Isoquercetin), organische Säuren (z. B. Chinasäure), Triterpene, Bitterstoffe, Gerbstoffe.
Heilkräfte: Harntreibend, antibakteriell, antimykotisch, blutflussregulierend, blutzuckersenkend, krampflösend, entzündungswidrig, abschwellend, juckreizlindernd, wundschlussfördernd.
Anwendungsgebiete: Begleitend bei Diabetes. Anregung des Haarwuchses. Harnblasengrieß, Liegegeschwüre, Wunden, Verbrennungen, Strahlenschäden.

Die Pflanze genoss einst den Ruf eines haarwuchsfördernden Verjüngungsmittels: »Frauenhaar hat seinen Namen / dass es dick und schön Haar machen soll / wann man es in den Laugen brauchet« (Tabernaemontanus 1731). In der Volksmedizin erhielt sich die Verwendung als steinbrechende Nierenheilpflanze wie auch als Wundarznei sowohl bei Hautgeschwüren als auch bei Verbrennungen. Diese Farnart wirkt kühlend und nierenstärkend. Dem Kraut konnte auch eine antibiotische Wirkung nachgewiesen werden, welche die Anwendung bei frischen Wunden, Liegegeschwüren und Hautentzündungen nach Strahlentherapie rechtfertigt.

Studien

Frauenhaarfarn verfügt über antibakterielle und pilzfeindliche Kräfte, die auch gegen resistente Krankenhauskeime wirksam sind. Im Reagenzglas zeigten Extrakte eine starke antibiotische Aktivität, regten den Wundschluss und die Hautregeneration an (Ishaqet al. 2014).

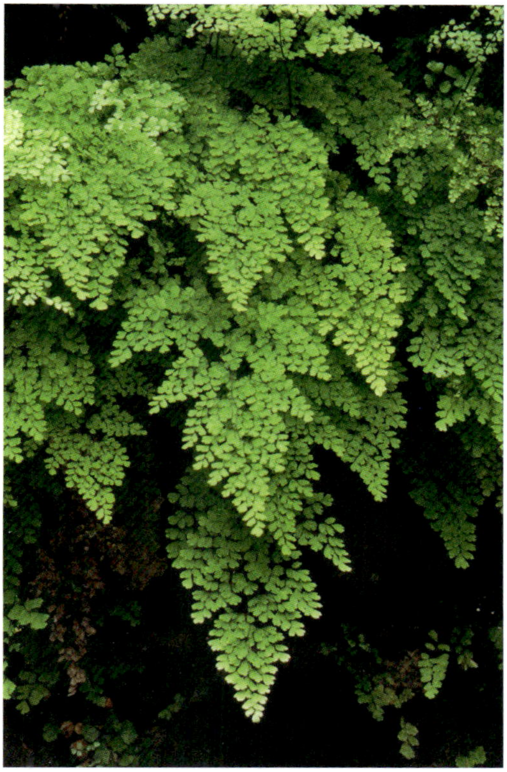

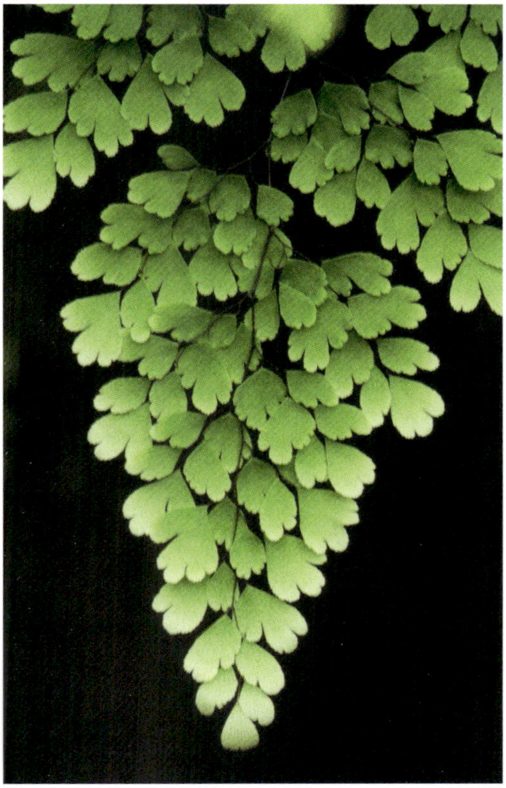

Rezept

Venusmischung für die Nieren

Birkenblätter	20 g
Betonienkraut	20 g
Brennnesselblätter	20 g
Frauenhaarfarn	20 g
Schafgarbe mit Blüten	20 g

Die Kräuter in ein sauberes Schraubglas (ca. 500 ml Inhalt) geben und randvoll mit Weinbrand übergießen. Das Glas an einen zimmerwarmen, dunklen Ort stellen und ab und zu schütteln. Nach 4 Wochen die Mischung durch ein sauberes Leinentuch abfiltern und auspressen. Den Extrakt in ein Braunglas füllen und beschriften. Dunkel aufbewahrt, hält sich der Auszug mehrere Jahre lang.

Anwendung: Kurmäßig bei Neigung zu Harnblasengrieß sowie zur Nierenstärkung 2- bis 3-mal täglich 1 Teelöffel in etwas Wasser einnehmen.

Rezept

Frauenfarn-Haarspülung

Je 25 g Brennnesselblätter und Frauenhaarfarn in 300 ml Bio-Apfelessig etwa 5 Minuten auf kleiner Flamme sieden. Das Ganze zugedeckt abkühlen lassen, dann durch ein sauberes Leinentuch abfiltern und den Rückstand auspressen. Die Essigabkochung in einen Messbecher geben und mit 70 ml 95-prozentigem Trinkalkohol auffüllen, sodass ein Mischverhältnis von 4 zu 1 (4 Teile Essigabkochung, 1 Teil Alkohol) entsteht. Das Essig-Alkohol-Gemisch zur Aufbewahrung in eine Braunglasflasche umfüllen.

Anwendung: 2 Esslöffel auf ¼ Liter warmes Wasser geben und die Haare nach dem Waschen damit spülen; dann glänzen sie und sind leichter kämmbar.

Gegenanzeigen

Keine.

Lieferbare Produkte

Adiantii herba (Frauenhaarfarn)

Frauenmantel

Gewöhnlicher
(Alchemilla vulgaris = A. xanthochlora)
Alpen-Frauenmantel *(Alchemilla alpina)*
Rosengewächse *(Rosaceae)*

Synonyme: Alchemilla, Alchimistenkraut, Allerfrauenheil, Frauenmänteli, Marienmantel, Silbermantel (A. alpina), (Berg-)Sinnau, Taubecher, Taurose, Tauschüsselchen, Venusmantel u. v. m.
Wirkstoffe: Gerbstoffe (Ellagitannine wie Agrimoniin, Laevigatin, Pedunculagin), Flavonoide (Quercetin, Kämpferol), Triterpene u. v. m.
Heilkräfte: Entzündungswidrig, krampflösend, antibakteriell, antiviral, fungizid, wundheilend, blutflusshemmend, antirheumatisch, hormonell ausgleichend, empfängnisfördernd.
Anwendungsgebiete: Durchfall. Frauenleiden aller Art, z. B. Ausfluss, Endometriose, Fehlgeburtsneigung, Feigwarzen, Kindbettfieber, Menstruationskopfschmerzen, krampfartige Regelbeschwerden, Myome, Prämenstruelles Syndrom (PMS), Eierstockzysten, Zyklusstörungen, Unfruchtbarkeit infolge von Gelbkörperschwäche.

F

Frauenmantel ist eine überlieferte volksmedizinische Frauenheilpflanze. Egal ob Ausfluss, Regelbeschwerden, Zyklusstörungen, zu starke, zu lange oder zu häufige Blutungen, Myome, Zysten, Fehlgeburtsneigung oder Unfruchtbarkeit – *Alchemilla* ist eine Alchemistin und eine heilsame Begleiterin von der Pubertät bis in die Menopause. Zwar liegen keine Studien über die hormonelle Wirksamkeit vor, aber die Effekte von Tee oder Urtinktur werden von Anwenderinnen durchweg positiv beschrieben. Frauen berichten, dass der regelmäßige Genuss von Frauenmanteltee Unterleibskrämpfe lindert, das Myomwachstum bremst, den Zyklus reguliert, die Empfängnis begünstigt, die Schwangerschaft hormonell stabilisiert und seelisches Wohlbefinden vermittelt. Erfahrungsgemäß ersetzt die hochwertige Ceres Alchemilla Urtinktur bei leichten Formen von Progesteronmangel sogar Hormonpräparate. Frauenmantel sorgt in den Tagen vor der Regel wie auch in den Wechseljahren für mehr Ausgeglichenheit. Tee und Extrakte kräftigen die Gebärmutter für die Geburt und regen die Milchbildung an. Frauenmantel stärkt den Yin-Pol und eignet sich daher besonders für Frauen, die ihre Weiblichkeit und Empfängnisfähigkeit steigern wollen.
Der Alpen-Frauenmantel wirkt ähnlich wie der Gewöhnliche Frauenmantel. Weil er an seinem Standort bestimmte Wirkstoffe vermehrt bildet (z. B. Flavonoide), wirkt er stärker bindegewebskräftigend und blutflusshemmend und eignet sich als Begleitmittel bei Myomen oder Zysten und Senkungsbeschwerden.

Studien

Eine der wenigen vorliegenden Studien beweist, dass Frauenmantelextrakte den Wundschluss beschleunigen und, äußerlich angewandt, die Wund-

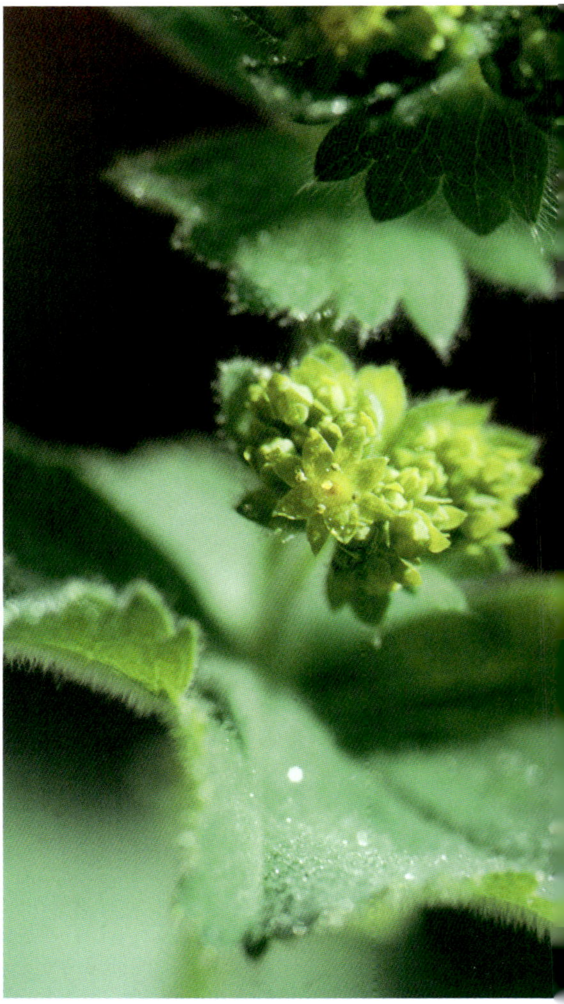

heilung verbessern (Shrivastava/Cucuat/John 2007). Ferner zeigten wässrige wie auch alkoholische Extrakte eine gefäßentspannende und leicht blutdrucksenkende Wirkung, was auch die volksmedizinische Verwendung von Frauenmanteltee bei Kopfschmerzen rechtfertigt (Takir et al. 2015).

Rezept

Fettsucht-Tee nach Pfarrer Künzle

»Bei Fettleibigkeit und aufgedunsenem Leib, sofern dies nicht von gutem Tisch und Mangel an Bewegung herrührt, hilft bei längerem Gebrauch das Silbermänteli *(Alchemilla alpina)*.« (Künzle 1935)

2 Teelöffel pro Tasse mit heißem Wasser überbrühen, 8 bis 10 Minuten ziehen lassen, dann abseihen. Ungesüßt trinken. 2 bis 3 Monate lang täglich 3 bis 4 Tassen.

Rezept

Mischung bei Fehlgeburtsneigung

Alchemilla vulgaris (Frauenmantel) Urtinktur	20 ml
Aurum chloratum (Goldchlorid) Dil. D8	20 ml
Chamaelirium luteum (Helonias/ Einhorn) Dil. D2	20 ml
Corpus luteum (Gelbkörper) Dil. D6	20 ml
Kalanchoe (Bryophyllum/Keimzumpe) Urtinktur	20 ml

Über eine Apotheke von Spagyra bestellen und mischen lassen oder selber mischen.

Dosis: Ab dem Eisprung bis zur nächsten Blutung 2-mal täglich 15 bis 20 Tropfen in etwas Wasser einnehmen. Ab dem positiven Schwangerschaftstest mit 2-mal täglich 8 bis 10 Tropfen in etwas Wasser bis Ende des dritten Monats fortfahren.

Rezept

Akne-Gesichtswasser

95 ml Rosengeranienwasser (Maienfelser Naturkosmetik) mit 5 ml Ceres Alchemilla Urtinktur in einer 100-ml-Braunglasflasche mischen. Vor Gebrauch schütteln.

Anwendung: 2-mal täglich 1 Teelöffel als Gesichtswasser verwenden.

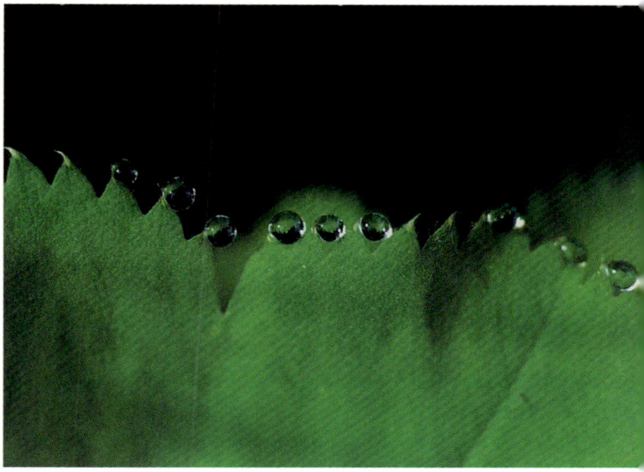

Praxistipps

- Frauen, die ihre Empfängnisfähigkeit steigern und die Gelbkörperphase stabilisieren wollen, können Ceres Alchemilla Urtinktur einnehmen.
  Dosis: Durchgehend über längere Zeit 1- bis 2-mal täglich 6 bis 7 Tropfen.
- Zur Stärkung des Yin-Pols wurde Ceres Frauenmantel Kombination entwickelt. Die Kombination gleicht hormonell aus und lindert die Reizbarkeit vor der Regel oder in den Wechseljahren.
  Dosis: 2-mal täglich 6 bis 7 Tropfen.
- Eine heilsame und wohlriechende Intimpflegecreme mit Frauenmantel- und Taubnesseltinktur hat die Limes-Apotheke in Pohlheim entwickelt (siehe Adressen Seite 220).
  Anwendung: 1-mal täglich zur Scheidenhauteinreibung.

Gegenanzeigen

Der Tee kann aufgrund der Gerbstoffe eine Stuhlverstopfung verstärken.

Lieferbare Produkte

Alchemillae herba (Frauenmantelkraut)
Alchemilla vulgaris Urtinktur von Ceres, DHU, Spagyra u. a.

Frauenwurzel

(Caulophyllum thalictroides)
Sauerdorngewächse, Berberitzengewächse *(Berberidaceae)*

Synonyme: Blauer Cohosh, Blauer Hahnenfuß, Löwenblattwurzel, Squaw Root. »Cohosh« ist ein Wort aus der Algonkin-Sprache und bedeutet »behütet Frauen«.
Wirkstoffe: Alkaloide (Methylcytisin, Anagyrin), Triterpensaponine (Caulosaponin, Caulophyllosaponin), Gerbstoffe, ätherisches Öl, Harze, Glykoside (Leontin), Stärke, Mineralstoffe (Kalium, Magnesium, Calcium, Eisen, Phosphor usw.).
Heilkräfte: Harntreibend, krampflösend, menstruationsfördernd, geburtserleichternd, wehenerregend, uterustonisierend, nikotinartig, östrogenartig.
Anwendungsgebiete: Fehlgeburtsneigung, Geburtserleichterung, Krampfwehen, Wehenschwäche, krampfartige Regelbeschwerden, Prämenstruelles Syndrom (PMS), Menstruationskopfschmerzen, rheumatische Gelenkentzündungen in der Menopause.

F

Frauenwurzel ist eine geburtserleichternde Indianerpflanze: »Eine Woche vor der zu erwartenden Niederkunft wurde aus einem heißen Auszug der Wurzel eine konzentrierte Lösung hergestellt und diese in verdünnter Form täglich in vielen kleinen Schlucken genommen. Die frühen Squatter, Pioniere und Siedler vermerkten mit höchstem Erstaunen, dass hiernach die Niederkunft nahezu schmerzlos und sehr rasch verlief« (Stammel 2000). Julius Mezger fasst zusammen: »Die Frauenwurzel entfaltet ihre Wirksamkeit an den weiblichen Geschlechtsorganen, besonders an der Muskulatur der Gebärmutter, und wird mit Erfolg sowohl gegen krampfartige Zustände der Gebärmutter (Dysmenorrhoe, Krampfwehen, Nachwehen, falsche Wehen in der Schwangerschaft, drohender Abort) als auch gegen Uterusatonie (Wehenschwäche und fehlende Wehen, Blutungen nach Abort und im Wochenbett) angewendet« (Mezger 2005, Bd. 2: 432). Hebammen nutzen die Urtinktur wie auch Tiefpotenzen bei Wehenschwäche sowie zur Anregung des Wochenflusses und der Rückbildung nach der Geburt.

Studien

Es liegen nur ältere Studien vor, welche die östrogenähnlichen Effekte untersuchen (Jänicke/Grünwald/Brendler 2003).

Rezept

Krampflösende Mischung $

Alchemilla vulgaris (Frauenmantel) Urtinktur	20 ml
Caulophyllum thalictroides (Frauenwurzel) Dil. D2	20 ml
Cuprum metallicum (Kupfer) Dil. D6	20 ml
Nux vomica (Brechnuss) Dil. D6	20 ml
Potentilla anserina (Gänsefingerkraut) Urtinktur	20 ml

Über eine Apotheke von Spagyra bestellen und mischen lassen oder selber mischen.
Dosis: Bei Bedarf (bei Regelkrämpfen) 3- bis 5-mal täglich 15 bis 25 Tropfen in etwas Wasser einnehmen.

Praxistipp

Bei Wehenschwäche mit Leitsymptom »Zittern ohne Geburtsfortschritt« halbstündlich 10 Globuli Caulophyllum D6 im Mund zergehen lassen.

Gegenanzeigen

Keine bekannt. Die beerenartigen Samen der Pflanze sind giftig.

Lieferbare Produkte

Caulophylli radix, C. rhizoma (Frauenwurzel, -wurzelstock)
Caulophyllum thalictroides Urtinktur von DHU, Spagyra u. a.

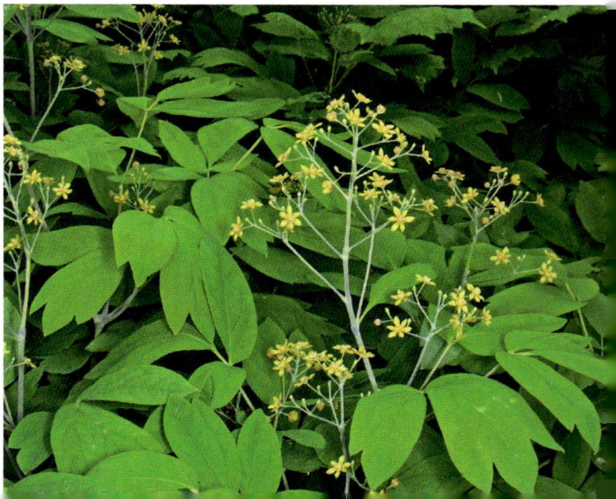

Gänseblümchen

(Bellis perennis)

Korbblütler *(Asteraceae)*

Synonyme: Marienblume, Maßliebchen, Schicksalsblümchen, Tausendschön.
Wirkstoffe: Triterpensaponine (Bellisaponin), Flavonoide (Apigenin, Quercetin, Kämpferol, Rutin), Schleimstoffe, Bitterstoffe, Gerbstoffe, Anthocyane, ätherisches Öl.
Heilkräfte: Antioxidativ, antiviral, blutreinigend, verdauungsfördernd, menstruationsfördernd, neuroprotektiv (nervenschützend), wundheilend, entzündungswidrig, hautstoffwechselaktivierend.
Anwendungsgebiete: Blutreinigung, Akne, Furunkel oder Ekzeme, Lippen- und Nasenherpes. Homöopathisch: Spezifikum bei Blutergüssen, Bauchdeckenschmerz in der Schwangerschaft, Rückbildung (»Arnika der Gebärmutter«).

Als Attribut der Liebesgöttin Freya ist das Gänseblümchen ein Symbol für Unschuld und Neubeginn. Heute vor allem homöopathisch bei Blutergüssen und Quetschungen gebräuchlich. Schlüren (1992) empfiehlt Bellis D3 als »Arnika der Gebärmutter« nach der Geburt, um die Rückbildung zu fördern. Als pflanzliches Konstitutionsmittel kommt Bellis Urtinktur nach Verletzung und Vergewaltigung in Frage: »Das Gänseblümchen ist eine wunderbare Hilfe bei allen seelischen und körperlichen Verletzungen, die durch ungestüme Gewaltanwendung, vor allem auch durch sexuelle Aggression entstanden sind« (Kalbermatten 2011). Der sonnenhafte Korbblütler bewährt sich innerlich und äußerlich als antivirale Arzneipflanze bei Lippen- oder Nasenherpes.

Studien

Flavonoide, Gerbstoffe und Triterpensaponine verleihen dem Gänseblümchen antimikrobielle Kräfte. Im Reagenzglas zeigten Inhaltsstoffe des Korbblütlers sogar Anti-HIV-Aktivität. Die Triterpensaponine erwiesen sich zudem als pilzwachstumshemmend (Avato et al. 1997).

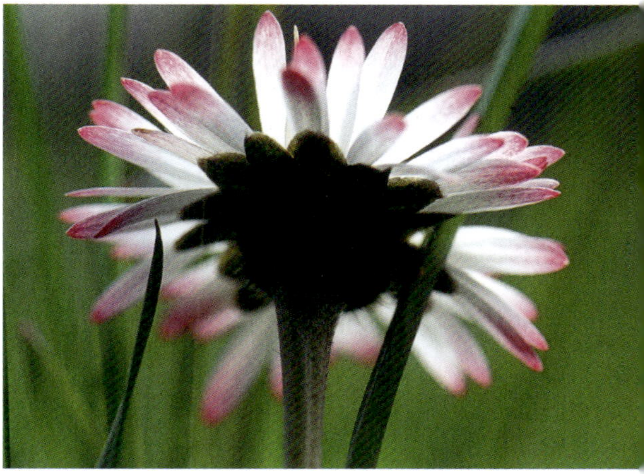

Rezept

Rückbildungstropfen

Alchemilla vulgaris (Frauenmantel) Urtinktur	20 ml
Bellis perennis (Gänseblümchen) Dil. D3	20 ml
Calcium fluoratum (Flussspat) Dil. D8	20 ml
Capsella bursa-pastoris (Hirtentäschel) Urtinktur	20 ml
Stannum metallicum (Zinn) Dil. D8	20 ml

Über eine Apotheke von Spagyra bestellen und mischen lassen.
Dosis: Nach der Geburt 6 bis 8 Wochen lang 2-mal täglich 15 bis 20 Tropfen in etwas Wasser einnehmen.

Praxistipps

- Hautkur bei Akne: Akne-Gesichtsdampfbad und Akne-Kapseln von Wala, beide enthalten auch Gänseblümchen, mindestens ein Jahr lang anwenden.
- Bei Prellungs- oder Quetschungsgefühl im Bauchraum und bei Blutergüssen nach Operationen empfiehlt sich eine Einzeldosis von 5 Globuli Bellis C30.

Gegenanzeigen

Keine. Eine Allergie ist möglich.

Lieferbare Produkte

Bellidis flores (Gänseblümchenblüten)
Bellis perennis Urtinktur von Ceres, DHU, Spagyra u. a.
Bellis perennis spagyrische Urtinktur von Spagyros, Spagyrik Pharma

Gänsefingerkraut

(Potentilla anserina)

Rosengewächse *(Rosaceae)*

Synonyme: Anserine, Fingerkraut, Gänserich, Genßerich, Krampfkraut, Silberkraut.
Wirkstoffe: Gerbstoffe (Ellagitannine), Flavonoide (Kämpferol, Quercetrin, Quercetin), Leucocyanidine, Cholin, Phenolcarbonsäuren, Triterpene, Cumarine, Vitamin C.
Heilkräfte: Antioxidativ, entzündungswidrig, zusammenziehend, wundheilend, krampflösend, antibakteriell, antiviral, durchfalllindernd, immunmodulierend.
Anwendungsgebiete: Beckenbodenschwäche, Darmkrämpfe, Durchfall, krampfartige Regelbeschwerden, Endometriose, Gallenkoliken, Asthma, Migräne, Schlafstörungen. Äußerlich bei Ausfluss und zur Wundbehandlung.

Gänsefingerkraut ist das »Krampfkraut« von Pfarrer Kneipp: »Viele Leute haben ihm, nach seiner Wirkungsweise, den Namen Krampfkraut gegeben. Tee von Anserinenkraut ist ein vortreffliches Mittel bei Krampfanfällen, seien dieselben im Magen, im Unterleib oder wo immer« (Kneipp 1892). Gänsefingerkraut lindert Krämpfe der glatten Muskulatur in Uterus, Darm, Harntrakt oder Gallenblase und Krampfleiden wie Asthma oder Migräne. Gänsefingerkraut kommt für nervöse Frauentypen mit Neigung zu körperlicher oder seelischer Verkrampfung in Frage, die Stress im Unterleib austragen. Wegen des Gerbstoffgehalts kräftigen Sitzbäder mit Abkochungen aus dem Kraut den Beckenboden. Vaginalspülungen mit verdünnten Extrakten (z. B. 10-prozentig) lindern Entzündungen am Muttermund und reduzieren Ausfluss.

Studien

Statt einer Studie eine ärztliche Anwendungsbeobachtung: »Bliss behandelte in Kooperation mit anderen Kollegen 25 Patientinnen, die wegen starker Regelbeschwerden nicht arbeitsfähig waren, mit Gänsefingerkraut über mehrere Monate. Die Hälfte der Patientinnen reagierte mit nahezu völliger Beschwerdefreiheit« (Harnischfeger/Stolze 1983). Neuere Studien zeigen, dass ein Wirkstoff (Potentilla-anserina-Polysaccharid, PAP) in der Lage ist, die Reparatur von oxidativen Schäden im Immunsystem voranzutreiben (Chen et al. 2010, vgl. Schimmer/Lindenbaum 1995).

Rezept

Migränetee

Frauenmantelkraut	60 g
Gänsefingerkraut	30 g
Mädesüßblüten	20 g
Mutterkraut	20 g
Schlüsselblumenblüten	20 g

Mischen. 2 Teelöffel pro Tasse mit heißem Wasser überbrühen, 5 bis 8 Minuten ziehen lassen. Langfristig 1 bis 2 Tassen täglich trinken.

Rezept

Krampflösender Menstruationstee

Damianablätter	20 g
Frauenmantelkraut	40 g
Gänsefingerkraut	30 g
Herzgespannkraut	20 g
Melisse	20 g
Schafgarbe	20 g

Mischen. 2 Teelöffel pro Tasse mit heißem Wasser überbrühen, 8 bis 10 Minuten ziehen lassen. 1 bis 2 Wochen vor Eintritt der Regelblutung mit 1 Tasse täglich beginnen, während der Regelblutung 2 bis 3 Tassen über den Tag verteilt trinken.

Praxistipp

Bei Harnblasenkrämpfen kann man ergänzend zu medizinisch notwendigen Maßnahmen Solidagoren Liquid von Klein versuchen, das auch Gänsefingerkraut enthält.
Dosis: Bei akuten Beschwerden 3- bis 5-mal täglich 20 bis 30 Tropfen.

Gegenanzeigen

Keine. Kann Stuhlverstopfung verstärken.

Lieferbare Produkte

Anserinae herba (Gänsefingerkraut)
Potentilla anserina Urtinktur von DHU, Spagyra u. a.
Potentilla anserina spagyrische Urtinktur von Spagyrik Pharma

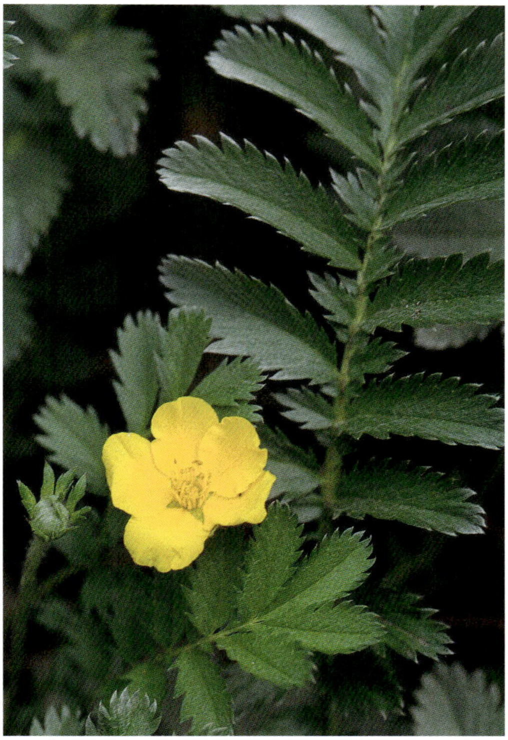

Gänsefingerkraut

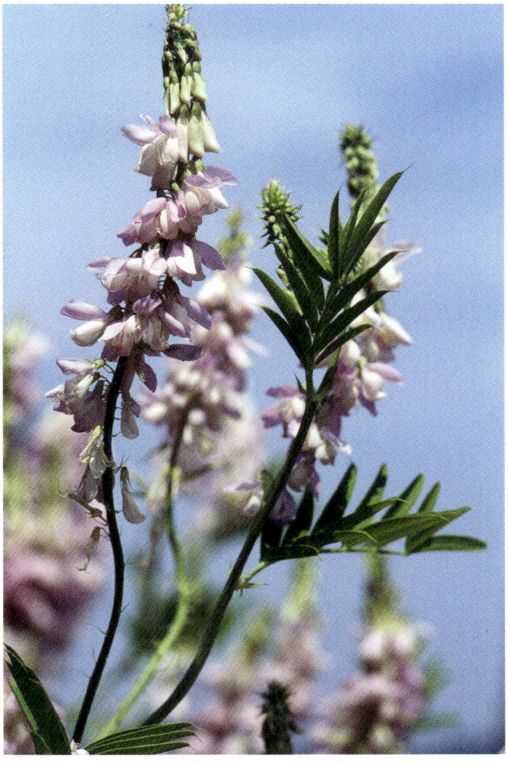

Geißraute, Geißklee

Geißraute, Geißklee

(Galega officinalis)

Schmetterlingsblütler *(Fabaceae)*

Synonyme: Bockskraut, Fleckenkraut, Geißklee, Pockenkraut, Suchtkraut, Ziegenraute. *Galega* leitet sich von griechisch *gála* (Milch) und *ágain* (treiben) ab.
Wirkstoffe: Guanidinderivate (Galegin), wenig Chinazolinalkaloide, Flavonoide, Gerbstoffe, Saponine, Chromsalze.
Heilkräfte: Insulinähnlich, leicht blutzuckersenkend, milchflussfördernd.
Anwendungsgebiete: Anregung der Milchbildung und Verbesserung der Milchqualität. Begleitend bei prädiabetischer Stoffwechsellage.

Die in der Geißraute entdeckten Guanidine waren einst eine große Hoffnung bei Diabetes. Der reine Wirkstoff erwies sich aber als reich an Nebenwirkungen. Daher wurden synthetische Biguanidine entwickelt, die heute gebräuchlichen oralen Antidiabetika. Die Geißraute gilt als Quelle von Chromsalzen, die auch blutzuckerregulierende Kräfte haben (Blaschek 2016: 278). Hauptanwendungsgebiet ist die Anregung der Milchbildung. Untersuchungen ergaben, dass Säuglinge, deren Mütter Geißrautentee tranken, sich besser entwickelten und ruhiger als andere Säuglinge waren. Als Futterpflanze soll Geißklee die Milchleistung von Kühen um bis zu 30 Prozent steigern. Beim Menschen erhöhen der Tee oder Extrakte die Milchmenge und verbessern die Qualität. Die Muttermilch wird durch Galega nahrhafter, wodurch beim Baby die Abwehr gestärkt wird (Weiss 1991: 398).

Studien

Weil sich der Inhaltsstoff Galegin in Studien als blutzuckersenkend erwies, wurde dieser Pflanzenwirkstoff isoliert und getestet. Leider erwies sich der reine Wirkstoff als reich an Nebenwirkungen. Die synthetisch veränderten Wirkstoffe (Biguanidine) sind heute als Metformin bei Diabetes gebräuchlich (Baily/Day 2004).

G

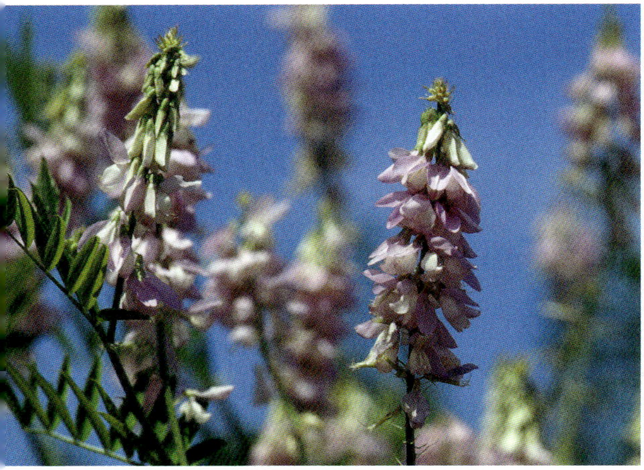

Rezept

Diabetestee

Der Tee eignet sich für grenzwertige oder leicht schwankende Blutzuckerwerte.

Brombeerblätter, Geißrautenkraut, Heidelbeerblätter und Walnussblätter zu gleichen Teilen mischen. 1 bis 2 Teelöffel pro Tasse mit kochendem Wasser überbrühen, 5 bis 8 Minuten ziehen lassen. Jeweils 1 Tasse vor dem Essen.

G

Rezept

Milchbildungstee

Brennnesselblätter	20 g
Frauenmantelkraut	50 g
Geißrautenkraut	30 g
Bitteres Kreuzblumenkraut	20 g
Mariendistelkraut	30 g

Mischen. 1 bis 2 Teelöffel pro Tasse mit heißem Wasser überbrühen, 8 bis 10 Minuten ziehen lassen. Jeweils ½ Stunde vor dem Stillen 1 Tasse trinken.

Gegenanzeigen

Keine. Nebenwirkungen wurden bislang nur auf den isolierten Wirkstoff Galegin oder auf die synthetischen Biguanidine hin beobachtet.

Lieferbare Produkte

Galegae herba (Geißrautenkraut)
Galega officinalis Urtinktur von DHU,
Spagyra
u. a.

Gelbwurz, Kanadische

(Hydrastis canadensis)
Hahnenfußgewächse *(Ranunculaceae)*

Synonyme: Goldsiegel, Hydrastis, Kanadisches Wasserkraut.
Wirkstoffe: Alkaloide (Hydrastin, Berberin, Canadin), Flavonoide, Sitosterolglucosid, Gerbstoffe, Harze, ätherisches Öl.
Heilkräfte: Antibakteriell (Escherichia coli, Streptokokken), antiviral (Herpes labialis, Influenza), amöbizid, entzündungswidrig, krebsfeindlich (proapoptotisch), zusammenziehend, krampflösend, blutflusshemmend, uterustonisierend.
Anwendungsgebiete: Chronische Schleimhautentzündungen (Polypen, Muttermundentzündungen und -geschwüre), Ektopie, Kontaktblutungen, (atonische) Blutungen (v. a. Geburts- und Myomblutungen), Regelkrämpfe, Gallenkolik.

Die Pflanze ist eine blutstillende Frauenpflanze der kanadischen Volksmedizin. Für die gefäßverengende und blutflusshemmende Wirkung sind Gerbstoffe und Alkaloide verantwortlich. Tiefpotenzen (z. B. Hydrastis D4) zeigen gute Effekte bei den Blutungen junger Frauen wie auch bei Myomblutungen (Schramm 2009: 186).
Wegen der leichten Giftigkeit sind homöopathische Verdünnungen erst ab D4 rezeptfrei. Hydrastis ist ein Kardinalmittel bei Entzündungen und virusbedingten Zellveränderungen am Muttermund. Tiefpotenzen sind auch bei Lippen- und Nasen-Herpes gebräuchlich. »Äußerlich wird Hydrastis gebraucht bei Haut- und Krebsgeschwüren in Form von Umschlägen (1:10) oder als Hydrastis-Glyzerin (1:20) bei Schleimhautgeschwüren und chronischen Katarrhen der Nase und des Uterus in Form von Bepinselungen oder Tampons« (Stauffer 1988).

Studien

In der Kanadischen Gelbwurzel fanden Pflanzenforscher bislang 21 verschiedene Alkaloide, deren Wirkung den Mutterkornalkaloiden ähnlich ist. Dies erklärt den Gebrauch von der Pflanze in der kanadischen Volksmedizin zur Stillung von Geburtsblutungen (Hwang et al. 2003). Verantwortlich für die blutstillende Wirkung ist vor allem Hydrastin, das eine Gefäßkontraktion bewirkt (Pohl/Melzig 2015).

Rezept

Antivirale Vaginalkugeln ⚕

Echinacea (Sonnenhut) Urtinktur	1 ml
Hydrastis canadensis (Kanad. Gelbwurz) Dil. D4	1 ml
Vitamin D3	15 Tropfen à 1000 I. E.
Echtes ätherisches Rosenöl	3 Tropfen
Adeps solidus (Hartfett)	27 g

Das Hartfett im Wasserbad erwärmen, bis es sich vollständig verflüssigt. Dann die Urtinktur, Hydrastis, Vitamin D3 und Rosenöl einrühren und unter ständigem Umrühren abkühlen lassen. Wenn die Masse milchig und fester wird, jeweils ½ Teelöffel davon zu Kugeln formen. In einem Döschen auf Watte gelegt und im Kühlschrank aufbewahrt, halten sie sich einige Monate.

Anwendung: Bei Entzündungen oder virusbedingten Zellveränderungen am Muttermund (Pap III) in Absprache mit der Frauenärztin bis zur nächsten Kontrolluntersuchung täglich eine Vaginalkugel einführen.

Rezept

Glyzerintamponade bei Polypen (⚕, rezeptpflichtig)

Hydrastis canadensis (Kanad. Gelbwurz) Urtinktur (= D1)	3 ml
Sanicula europaea (Sanikel) Urtinktur	30 ml
Glyzerin	44 ml

Alles in eine Braunglasflasche geben und vor Gebrauch kräftig schütteln.

Anwendung: Bei kleineren Muttermundpolypen mindestens 4 bis 6 Wochen lang 1- oder 2-mal täglich 15 Tropfen auf einen Minitampon geben und für 1 bis 2 Stunden in die Scheide einführen.

Praxistipps

- Zum Abschwellen der Nasenschleimhaut bei Schnupfen empfehlen sich Rapako comp. Nasentropfen von Truw, die unter anderem Hydrastis D4 enthalten.
- Bei Schleimhautwucherungen (z.B. Polypen oder Warzen am Muttermund) empfiehlt sich begleitend zu den ärztlichen Maßnahmen eine Kur mit Thuja F Komplex Nr. 62 von Nestmann.

Dosis: 2-mal täglich 15 bis 20 Tropfen in etwas Wasser einnehmen.

Gegenanzeigen

Schwangerschaft. Kann Gebärmutterkontraktionen, Erregung und lähmungsartige Zustände hervorrufen.

Lieferbare Produkte

Hydrastii rhizoma (Kanadische Gelbwurz)
Hydrastis canadensis ab D4 von DHU, Spagyra u. a.
Hydrastis canadensis spagyrische Urtinktur von Spagyrik Pharma

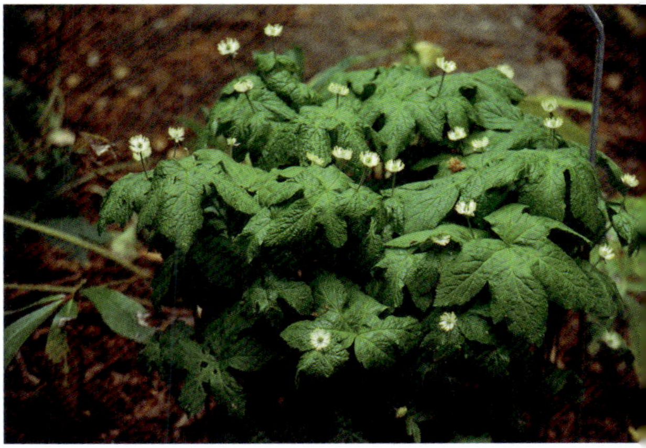

Ginseng

(Panax ginseng)

Efeugewächse *(Araliaceae)*

Synonyme: Allheilkraut, Kraftwurzel, Lebensverlängerungswurzel, Menschenwurzel, Samwurzel. *Panax* leitet sich von griechisch *pan* (all, jeder) und *akos* (Heilung, Heilmittel) ab.

Wirkstoffe: Triterpensaponine (mindestens 30 verschiedene Ginsenoside, z. B. Ginsenoside Rg1 und Rb1), Polyacetylene (Falcarinol, Panaxynol), Sesquiterpenkohlenwasserstoffe (Panaxen, Panaginsen, Ginsinsen), Phenolkarbonsäuren, Peptidoglykane (Panaxane A–U), Polysaccharide, ätherisches Öl (Limonen, Citral), Stärke.

Heilkräfte: Kreislaufanregend, leistungssteigernd, hormonartig, blutzuckersenkend, antioxidativ, entzündungswidrig, herz- und gefäßschützend, immunmodulierend, steigert Belastbarkeit wie auch kognitive Leistung (Konzentration, Lernfähigkeit, Merkfähigkeit) und aktiviert die Nebennieren.

Anwendungsgebiete: Libidoschwäche, Nebennierenschwäche, Stress und Burnout, Gedächtnisschwäche und Erschöpfung in der Menopause, Yang-Mangel (TCM).

Dieses Allheilmittel und Sexualtonikum der chinesischen Medizin (TCM) gleicht die Yin- und Yang-Kräfte aus und bewirkt als Adaptogen eine körperliche wie auch geistige Leistungssteigerung. Ginseng stärkt die Sexualkraft, senkt den Blutzuckerspiegel und beeinflusst die Ausschüttung mehrerer Hormone: DHEA, Noradrenalin, Dopamin, Serotonin. Ginseng spendet neue Lebenskraft, stärkt den Funktionskreis von Nieren und Nebennieren und füllt somit das »Meer der Energie« auf. In der Traditionellen Chinesischen Medizin gehört Ginseng hauptsächlich zu den Alters- und Männerheilmitteln. Die Wurzel kommt aber auch bei Erschöpfung und Nebennierenschwäche von Frauen zum Einsatz. Die kurmäßige Einnahme steigert die Belastbarkeit und die Gedächtnisleistung (Brandl 2008). Ginseng eignet sich besonders für seelisch und körperlich erschöpfte und (neben-)nierenschwache Frauen, die ab der Menopause über nachlassende Gedächtnisleistung klagen.

Studien

Zahlreiche Studien belegen die Wirksamkeit von Ginsengextrakten auf die körperliche und die geistige Leistungsfähigkeit (Cho 2012). Eine Doppelblindstudie an 40 stressbelasteten Frauen ergab einen positiven Effekt auf die kognitive Leistung der Ginseng-Gruppe. Unter der Einnahme einer Kombination aus Ginseng, Rosenwurz und Schisandra verbesserten sich Aufmerksamkeit, Schnelligkeit und Genauigkeit (Aslanyan et al. 2010).

Rezept

Nebennierenmischung
bei Erschöpfungsdepression ⚕

Artemisia vulgaris (Beifuß) Dil. D6	20 ml
Aurum metallicum (Gold) Dil. D6	20 ml
Crocus sativus Dil. (Safran) D4	20 ml
Glandula suprarenales (Nebenniere) Dil. D8	20 ml
Panax ginseng (Ginseng) Urtinktur (= D1)	20 ml

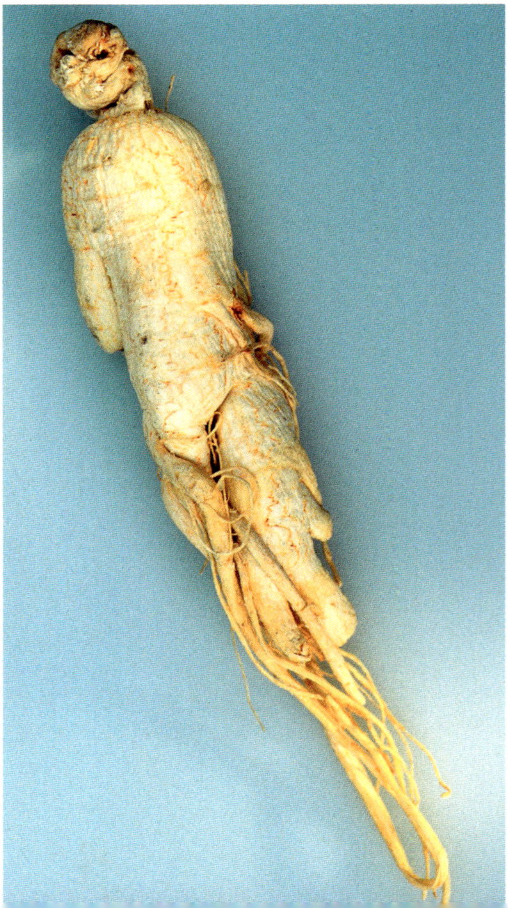

G

Über eine Apotheke von Spagyra bestellen und mischen lassen.
Dosis: Morgens 20 bis 30 Tropfen in etwas Wasser einnehmen.

Rezept

Frauentonikum für die Menopause

Weiße Ginsengwurzel, gemahlen	50 g
Rosmarin	30 g
Rotkleeblüten	30 g
Silberkerzenwurzel, gemahlen	40 g
Weißdornblätter	50 g
Weinbrand	600 ml

Die Pflanzenteile in ein Schraubglas (750 ml Inhalt) geben, mit Weinbrand übergießen und verschlossen an einen dunklen Ort stellen; ab und zu schütteln. Nach 40 Tagen das Tonikum durch ein Tuch abseihen, den Rückstand auspressen. Den Extrakt in eine Braunglasflasche umfüllen, beschriften, kühl und dunkel aufbewahren. Die Haltbarkeit beträgt mehrere Jahre.
Dosis: Als Kur 6 bis 12 Wochen lang 1-mal täglich 1 bis 2 Teelöffel in etwas Wasser einnehmen.

Praxistipps

- Bei nachlassender Spannkraft und Merkfähigkeit in der Menopause lohnt sich eine 3-monatige Kur mit Ginseng (z.B. Ginseng, ethanol. Decoctum Urtinktur von Weleda).
  Dosis: Morgens 30 Tropfen in etwas Wasser einnehmen.
- Ein Sexual- und Vitaltonikum für den Mann über fünfzig sind die Ginseng SL Kapseln von FloraFarm.
  Dosis: Morgens oder vormittags 2 bis 3 Kapseln mit etwas Wasser einnehmen.

Gegenanzeigen

Bluthochdruck. Nicht geeignet für Schwangere, Stillende oder insulinpflichtige Diabetiker.

Lieferbare Produkte

Ginseng radix (Ginsengwurzel)
Panax ginseng ab D3 von DHU
Ginseng, ethanol. Decoctum von Weleda
Panax ginseng spagyrische Urtinktur von Spagyra, Spagyrik Pharma u.a.
Ginseng SL Kapseln von FloraFarm

Goldrute

(Solidago virgaurea)
Korbblütler *(Asteraceae)*

Synonyme: Edelwundkraut, Goldwundkraut, Heidnisch Wundkraut, Schoßkraut.
Wirkstoffe: Flavonoide (Hyperosid, Quercetin, Kämpferol, Rutosid), Triterpensaponine, Diterpene, Phenolglykoside (Leiocarposid, Virgaureosid), Catechingerbstoffe, Carotinoide, Xanthophylle, ätherisches Öl.
Heilkräfte: Harntreibend, entzündungshemmend, abschwellend, antibakteriell, pilzfeindlich, nierenstärkend, nebennierenaktivierend (verstärkt die Bildung von Glukocortikoiden), krampflösend, schmerzlindernd, immunmodulierend.
Anwendungsgebiete: Blasenentzündungen, Blasenhalsreizung durch Katheter, Harnblasengrieß, Reizblase, Anregung der Ausscheidung von Harnstoff, daher begleitend bei beginnender Gestose, Schrumpfniere, Nephrose oder Nierenversagen (Urämie). Proteinurie und Wassereinlagerungen, auch in der Schwangerschaft, Menstruationskopfschmerzen. Äußerlich bei Hautpilz und Strahlendermatitis.

Die entzündungswidrigen, abschwellenden und harnwegsdesinfizierenden Kräfte machen Solidago zu einem unverzichtbaren Frauenheilkraut. Hoch dosiert können Tee oder Extrakte beim Beginn einer Blasenentzündung oft Antibiotika überflüssig machen (z.B. Solidagoren mono Kapseln von Klein, 3- bis 5-mal täglich 1 bis 2 Kapseln). Hilfreich ist Goldrute auch bei Reizblase nach einer Entzündung oder nach Kathetereinsatz. Wenn Harnbeschwerden wie Brennen beim Wasserlassen andauern, obwohl keine Bakterien mehr im Harn nachweisbar sind, regeneriert Solidago die Schleimhäute. Goldrute kommt auch bei Nierenleiden aller Art zum Einsatz: bei beginnender Niereninsuffizienz, Schrumpfniere, Nephrose u.v.m. Bei Schwangeren wirkt sie einer Schwangerschaftsvergiftung entgegen, reduziert Wassereinlagerungen und Eiweißverluste über den Harn (z.B. Solidago Steiner Tabletten, 2- bis 3-mal täglich 2 bis 3 Tabletten). Äußerlich angewandt, regeneriert Goldrute Strahlenschäden der Haut. Sie wirkt über die Nieren auch stabilisierend auf die Psyche: »Solidago kräftigt die Nieren und verleiht emotionale Ausdauer« (Huibers 1983).

Studien

Studien an 640 Patienten und Patientinnen mit Reizblase zeigten, dass *Solidago* Völlegefühl der Blase oder Brennen beim Harnlassen um bis zu 90 Prozent mindert und unfreiwilligen Harnabgang um 65 Prozent reduziert (Pfannkuch/Stammwitz 2002).

Rezept

Teemischung bei Reizblase

Breitwegerichblätter	30 g
Goldrutenkraut	40 g
Johanniskraut	20 g
Weidenröschen	30 g
Zinnkraut	30 g

Mischen. 2 Teelöffel pro Tasse mit heißem Wasser überbrühen, etwa 10 Minuten ziehen lassen, dann abseihen. Über einige Wochen hinweg 3 Tassen täglich trinken.

G

Praxistipps

- Wenn einem etwas an die Nieren geht, egal ob Dauerstress oder Sorgen, verhilft die Goldrute zu mehr emotionaler Ausdauer, z. B. Ceres Solidago Urtinktur 2- bis 3-mal täglich 3 bis 4 Tropfen pur oder in etwas Wasser einnehmen.
- Zur entzündungswidrigen und krampflösenden Durchspülung der Harnwege eignet sich Heumann Blasen- und Nierentee Solubitrat, das Birke und Goldrute enthält. Anwendung und Dosierung laut Beipackzettel.

Gegenanzeigen

Korbblütlerallergie.

Lieferbare Produkte

Solidaginis virgaureae herba (Goldrutenkraut)
Solidago Urtinktur von Ceres, DHU, Spagyra u. a.
Solidagoren mono Kapseln von Klein, Solidago Steiner Tabletten u. a.
Hinweis: Unter der Bezeichnung Goldrutenkraut (Solidaginis herba) wird mitunter auch Riesengoldrute *(S. gigantea)* oder Kanadische Goldrute *(S. canadensis)* gehandelt.

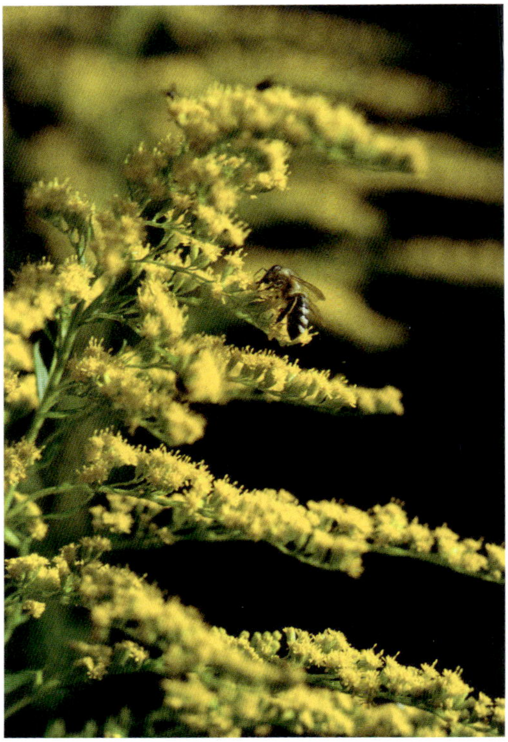

Goldrute

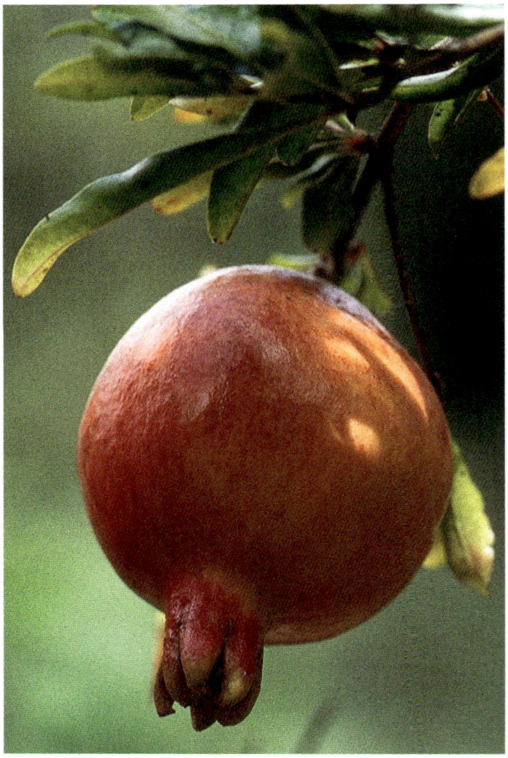

Granatapfel

Granatapfel

(Punica granatum)
Granatapfelgewächse *(Punicaceae)*

Synonyme: Granatbaum, Grenadine, Paradiesapfel.
Wirkstoffe: Aus den Samen wurde Östron isoliert (Weiss 1991: 397). Granatapfelkernöl enthält Beta-Sitosterol und mehrfach ungesättigte Fettsäuren (Pumicinsäure), die Rinde Gerbstoffe (Gallotannine) und Piperidin-Alkaloide (Pelletierin).
Heilkräfte:
Samenöl: Antioxidativ, hautregenerierend, feuchtigkeitspendend, faltenreduzierend, östrogenartig, krebsfeindlich.
Rinde: Antiparasitär, amöbizid, antibiotisch, antimykotisch, wurmtreibend, toxisch.
Anwendungsgebiete: Östrogenmangel, Wechseljahresbeschwerden. In der TCM wird die Granatapfelschale pulverisiert bei Ausfluss und Gebärmutterblutungen eingesetzt. Pelletierin wirkt strychninähnlich und war in der Antike ein Bandwurmmittel.

Der Granatapfel ist ein Attribut vieler Liebes-, Vegetations- und Muttergöttinnen, Aphrodisiakum und Symbolpflanze der ewigen Jugend. In arabischen Ländern kauen Frauen wie Männer die Samen als Verjüngungsmittel. Die Wirkung beruht unter anderem auf Östron, das sich im Samenmantel findet. Zubereitungen aus den Samen sind heute als Nahrungsergänzungsmittel für die Wechseljahre und in Form von Vaginalzäpfchen gegen Scheidentrockenheit im Handel.

Studien

Pflanzenforscher fanden heraus, dass der tägliche Genuss von Granatapfelsaft ein erneutes Wiederauftreten von Prostatakrebs verzögert. Verantwortlich sind Vitamin C und Polyphenole (Brodschelm/Schurz/Egger 2005/2007). Eine Studie an 78 Frauen in der Menopause erbrachte, dass die Einnahme von Granatapfelsamenöl Scheidentrockenheit deutlich bessern konnte (Huber et al. 2017), und dies ohne Einfluss auf den Östrogenspiegel!

Rezept

Granatapfeltropfen für den Wechsel
Benötigt werden frische Samen nach dem Entsaften oder getrocknete Samen aus dem Chinaladen. Die Granatapfelsamen wiegen und im Mörser anquetschen. In ein sauberes Schraubglas geben und mit der fünffachen Menge Weinbrand übergießen; die Samen sollten ein Drittel des Glases ausmachen. Das Glas etwa 40 Tage lang an einen sonnigen Ort (Fensterbank) stellen. Dann den Extrakt durch ein Leinentuch abseihen und den Rückstand auspressen. Die Granatapfeltropfen in eine Braunglasflasche füllen und diese beschriften. Kühl und dunkel aufbewahrt, halten sie mehrere Jahre lang.
Dosis: Langfristig 1-mal täglich 30 Tropfen in etwas Wasser einnehmen.

Praxistipps

- Zur Vaginalpflege bei Scheidentrockenheit bietet Pekana Vaginalzäpfchen mit Granatapfelsamenöl an: delima feminin Vaginalovula.
  Anwendung: Bei Bedarf bis zu 1-mal täglich ein Ovulum in die Scheide einführen.
- Bei leichten Wechseljahresbeschwerden kann Granatapfelsamenöl in Form eines Nahrungsergänzungsmittels helfen, z. B. delima Kapseln von Pekana.
  Dosis: Langfristig 2-mal täglich 1 Kapsel.

Gegenanzeigen

Die Rinde enthält strychninähnliche Alkaloide (Pelletierin) und ist daher nicht geeignet für Schwangere, Stillende oder Leberkranke.

Lieferbare Produkte

Granatapfelsamen (Chinaladen)
Granatapfelkernöl von Maienfelser Naturkosmetik, Primavera, Sinoplasan u. a.

Grüntee

(Camellia sinensis)

Teestrauchgewächse *(Theaceae)*

Synonyme: Green tea, Gunpowder.
Wirkstoffe: 90 verschiedene Polyphenole, Gerbstoffe (Gallotannin, Ellagitannin), ätherisches Öl (Geraniol, Linalool), Alkaloide (Koffein, Theobromin, Theophyllin), Flavonoide (Quercetin, Kämpferol), Aminosäuren, Ascorbinsäure.
Heilkräfte: Vitalisierend, antioxidativ, antisklerotisch, blutfettsenkend, entzündungswidrig, stoffwechselanregend, immunmodulierend, neuroprotektiv (nervenschützend), krebsvorbeugend (steigert Apoptose, hemmt Neoangiogenese, erhöht intrazelluläres Glutathion).
Anwendungsgebiete: Erschöpfungszustände, Migräne, Durchfallerkrankungen, Übergewicht, begleitend bei Endometriose, Tumoren (Myome) und Krebserkrankungen.

Durch Hitzebehandlung mit Heißdampf werden die Blätter des Teestrauchs zu Grüntee, der besonders reich an Polyphenolen ist. Sofern der Grüntee nicht pestizidbelastet ist, vermittelt er viele gesundheitsfördernde Effekte. Bei Übergewicht bremst er die Aufnahme von Fetten im Darm und kurbelt die Fettverbrennung an (Nieber 2018). Bereits täglich eine Tasse Grüntee senkt den Blutdruck und schützt die Herzkranzgefäße! (Wang et al. 2011). Die im Grüntee enthaltenen Polyphenole wirken auf mehreren Wegen einer Krebsentstehung entgegen (Yang et al. 2009) und verbessern die Prognose bei Krebserkrankungen: »Der Genuss von grünem Tee schützt auch nach der Tumorentstehung, wie dies bei 472 Japanerinnen mit Brustkrebs gezeigt wurde. So wiesen Brustkrebspatientinnen im Stadium I bis II, welche mehr als fünf Tassen Grüntee tranken, eine reduzierte Rezidivrate von 16,7 Prozent innerhalb von sieben Jahren nach der Diagnose auf« (Netsch 2003). Die Umweltmedizinerin Ingrid Gerhard empfiehlt den Grüntee auch als tumorwachstumshemmendes Genussmittel bei Myomen (Gerhard, Rias-Bucher 2018).

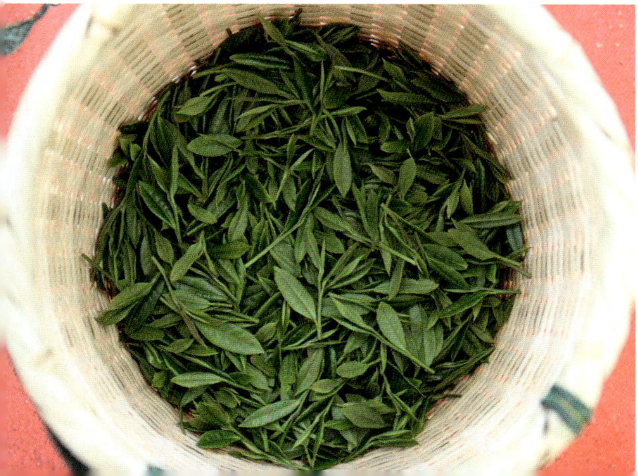

Studien

Die Polyphenole des Grüntees hemmen krebserregende Enzyme, wirken zellschützend, steigern die intrazelluläre Entgiftung (Glutathionkonzentration), drosseln das Tumorwachstum, blockieren die Gefäßneubildung (Neoangiogenese), aktivieren den natürlichen Tumorzelltod (Apoptose), hemmen die Metastasierung u. v. m. (Beltz et al. 2006). In einer klinischen Studie bewirkte Grüntee-Extrakt (z. B. Tigovit von Tigogreen) eine deutliche Rückbildung von Myomen, und im Tierversuch unterdrückten die Grüntee-Wirkstoffe Epigallocatechin-3-Gallate das Wachstum von Endometriosezellen (Ebert/David 2015). Diskutiert wird auch eine positive Wirkung von Grüntee-Extrakt bei polyzystischem Ovarialsyndrom (PCO). Denn bereits nach 45 Tagen konnte ein deutlicher Rückgang von Gewicht, BMI, Taillenumfang und Körperfett festgestellt werden (Mombaini et al. 2017).

Praxistipp

Grünen Tee richtig zubereiten

Um die antioxidative Wirkung von grünem Tee maximal auszuschöpfen, gilt folgende Zubereitungsempfehlung: 1 Esslöffel grünen Tee aus kontrolliert biologischem Anbau mit 250 ml kochend heißem Wasser überbrühen, nach 1 bis 2 Minuten diesen ersten Aufguss entsorgen. Dann den Tee nochmals mit 70 Grad heißem Wasser überbrühen, 2 bis 3 Minuten ziehen lassen und abseihen. Die wirsame Dosis beginnt bei ½ Liter täglich.

Gegenanzeigen

Keine.

Lieferbare Produkte

Grüner Tee, diverse Sorten im Teehandel
(Theae viridis folium)
Grüntee-Extrakt Kapseln (z. B. von Hecht Pharma)

Gundelrebe

(Glechoma hederacea)

Lippenblütler *(Lamiaceae)*

Synonyme: Donnerrebe, Erdefeu, Frauenrebe, Grindrebe, Gundermann, Herr des Eiters, Wunderrebe.

Wirkstoffe: Labiatengerbstoffe (Hydroxyzimtsäurederivate), Bitterstoff Glechomin, Flavonoide, Triterpencarbonsäuren (Ursolsäure), ätherisches Öl (Germacren D, Menthon, Pulegon, Pinocarvon), Alkaloide (Hederacin A und B), Lektine.

Heilkräfte: Blutreinigend (Blei, Bakterientoxine), entzündungswidrig, wundheilend, antibakteriell.

Anwendungsgebiete: Eitrige Leiden aller Art (Abszesse, Bartholinitis), bakterieller Ausfluss, Fruchtbarkeitssteigerung, toxische Belastung (Blei), schlecht heilende Wunden, Brustentzündung in der Stillzeit.

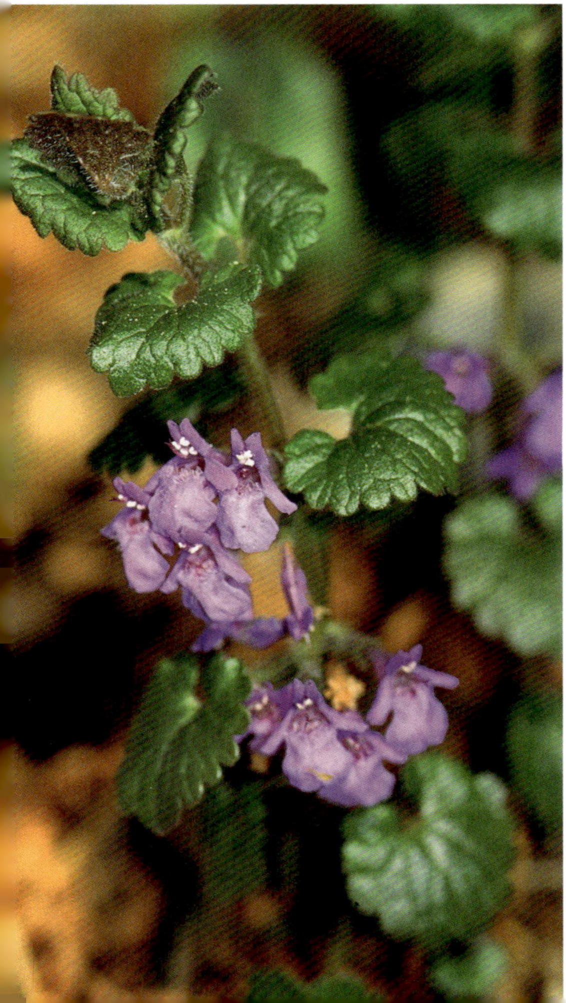

Der »Herr des Eiters« findet als »pflanzliches Mercurius« (R. Kalbermatten) dank seiner antibiotischen Kräfte bei eitrigen Leiden aller Art Anwendung. Sitzbäder, Spülungen oder feucht-warme Auflagen mit Gundelrebe lindern Ausfluss ebenso wie Brustentzündungen in der Stillzeit. Meist genügt es, über mehrere Wochen hinweg täglich einen halben Liter Gundelrebentee zu trinken, um tiefsitzende Eiterherde aufzulösen. Bei eitriger Bartholinitis (Entzündung der Scheidenvorhofdrüse) genügt es meist, wenige Tropfen der Urtinktur täglich in die Drüse einzumassieren. Gundelrebe ist auch Bestandteil der Gründonnerstagssuppe und bietet sich für Blutreinigungskuren im Frühling an. Maler leiteten mit dem Lippenblütler einst Blei aus. Doch der Tee wie auch die Extrakte wirken generell auch einer toxischen Belastung mit anderen Schwermetallen entgegen und leiten ebenso Bakterientoxine aus.

Studien

Einer Studie zufolge konnte eine Lotion, die Gundelrebenextrakt enthielt, nach 8-wöchiger Anwendung auf der Haut die durch UV-Strahlen hervorgerufenen Pigmentflecken deutlich reduzieren (Jae Hyoun 2011). Außerdem zeigten Gundelrebenextrakte eine hautkrebsfeindliche Wirkung speziell auf B16-Melanomzellen (Quiao et al. 2012).

Rezept

Myomelixier nach Hildegard von Bingen ⚕

Glechomae hederaceae herba (Gundelrebenkraut)	2 g
Anethi herba (Dillkraut)	1 g
Millefolii herba (Schafgarbenkraut)	2 g
Zingiberis rhizoma (Ingwer)	1 g
Caryophylli flos (Gewürznelken)	2 g
Apii semen (Selleriefrüchte)	1 g
Weißwein	450 ml
Honig	50 ml

Die zerkleinerten Kräuter in einen Topf geben, mit dem Weißwein übergießen und zum Kochen bringen. Sobald es kocht, den Topf vom Herd nehmen, etwas abkühlen lassen und den Honig unterrühren. Alles durch ein sauberes Tuch abfiltern und auspressen. Das Elixier in eine saubere Flasche füllen und beschriften. Kühl aufbewahrt, hält sich der Wein einige Wochen.

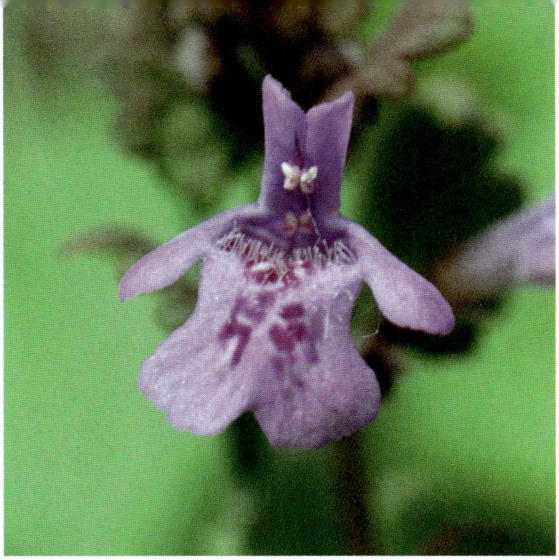

Anwendung: 8 bis 12 Wochen lang 3-mal täglich 1 Esslöffel vor dem Essen.

Rezept

Nestreinigungstee

Brennnesselblätter	2 Teile
Goldrutenkraut	2 Teile
Gundelrebe	3 Teile
Frauenmantelkraut	3 Teile
Schafgarbe	2 Teile
Stiefmütterchenkraut	1 Teil
Storchschnabel	2 Teile
Taubnesselkraut	3 Teile

Mischen. 2 Teelöffel pro Tasse mit heißem Wasser überbrühen, 8 bis 10 Minuten ziehen lassen. 6 bis 8 Wochen lang 3 bis 4 Tassen täglich trinken.

Praxistipps

- Zur Blutreinigung bei toxischer Belastung (z. B. Blei) täglich 1 oder 2 Tassen Gundelrebentee mit jeweils 15 bis 20 Tropfen To-Ex spag. Peka N von Pekana trinken.
  Kurdauer: 6 bis 8 Wochen.
- Bei eitriger Bartholinitis (Entzündung der Scheidenvorhofdrüse) die schmerzende Drüse täglich mehrfach mit 3 bis 4 Tropfen Ceres Gundelrebe Frischpflanzen-Extrakta einmassieren.

Gegenanzeigen

Keine. Für Pferde ist das Kraut giftig.

Lieferbare Produkte

Glechomae herba (Gundelrebenkraut)
Glechoma hederacea Urtinktur von Ceres, DHU, Spagyra u. a.

Hafer

(Avena sativa)

Süßgräser *(Poaceae = Gramineae)*

Synonyme: Haber, Futterhafer, Saathafer.
Wirkstoffe: *Im grünen Haferkraut:* Kohlenhydrate, Flavonoide (Vitexin, Apigenin), Flavonolignane, Steroidsaponine (Avenacosid A und B), Mineralstoffe (Kieselsäure, Eisen, Mangan, Zink), Aminosäuren (Avenasäuren).
Heilkräfte: Harntreibend, blutreinigend (Harnsäure), antidiabetisch, konzentrationsfördernd, nervenstärkend.
Anwendungsgebiete: Ausleitung von Harnsäure und Harngrieß, nervöse Erschöpfung, Konzentrationssteigerung, Nervenstärkung, Rekonvaleszenz, Stresserkrankungen, Suchtentwöhnung, Gicht und Rheuma (Haferstrohbäder).

Hafer ist eine mineralstoffreiche Arzneipflanze. Das grüne Haferkraut enthält viel Kieselsäure, Eisen und Zink. Zubereitungen daraus werden bei nervöser Erschöpfung sowie zur Nervenstärkung bei Stress verwendet. Die aus dem blühenden Haferkraut hergestellte homöopathische Urtinktur bewährt sich zur Begleitbehandlung stressbedingter Schlafstörungen sowie bei Unruhe im Rahmen einer Suchtentwöhnung. Einst war der Hafer sogar als Gegenmittel bei Morphiumsucht gebräuchlich (Mezger 2005). Hafer stärkt die Nerven und richtet seelisch auf und ist dadurch bei oder nach Dauerstress hilfreich. Bei nervösen Erschöpfungszuständen und beim Verlust des Rhythmus oder nach zehrenden Krankheiten wirkt Hafer nervenstärkend und vermag den gestörten Schlaf-Wach-Rhythmus wieder einzupendeln (Kalbermatten 2005).

Studien

Klinischen Beobachtungen zufolge verbessern Haferextrakte die Aufmerksamkeit und Konzentrationsfähigkeit (Berry 2011, Dimpfel/Storni/Verbruggen 2011). Bei Insulinresistenz empfiehlt sich ein Hafertag pro Woche: Haferkost konnte in einer klinischen Anwendungsbeobachtung den Insulinbedarf und den Blutzuckerspiegel deutlich senken (Zerm 2009).

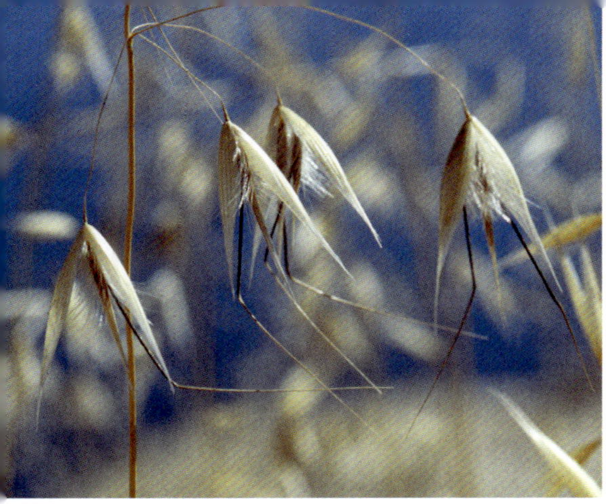

Rezept

Mischung zur Nikotinentwöhnung ⚕

Da das Rauchen die Fruchtbarkeit herabsetzt, hier eine Mischung, die den Nikotinentzug erleichtert und zusammen mit Nikotinpflastern die Erfolgsquote steigert.

Avena sativa (Hafer) Urtinktur	20 ml
Ferrum arsenicosum (Eisenarsenat) Dil. D8	20 ml
Hypericum perforatum (Johanniskraut) Urtinktur	20 ml
Nicotiana tabacum (Tabak) Dil. D 6	20 ml
Plantago major (Breitwegerich) Urtinktur	20 ml

Über eine Apotheke von Spagyra bestellen und mischen lassen oder selber mischen.

Dosis: Bei Nikotinverlangen mehrmals täglich 5 Tropfen im Mund zergehen lassen.

Praxistipps

- Zur Nervenstärkung bei Stress empfiehlt sich Ceres Avena sativa Urtinktur.
  Dosis: 2- bis 3-mal täglich 4 bis 5 Tropfen pur oder in etwas Wasser einnehmen.
- Zur Ausleitung von Harnsäure oder bei Harnblasengrieß empfiehlt sich eine Kur mit Vollmers Grünem Hafertee. Zubereitung gemäß Packungsangabe. 1- bis 2-mal jährlich 6 Wochen lang täglich ½ Liter des Tees trinken.

Gegenanzeigen

Keine.

Lieferbare Produkte

Avenae herba (grünes Haferkraut)
Avena sativa Urtinktur von Ceres, DHU, Spagyra u. a.

Hamamelis

(Hamamelis virginiana)
Zaubernussgewächse *(Hamamelidaceae)*

Synonyme: Hexenhasel, Virginische Zaubernuss, Zauberhasel, Zauberstrauch.
Wirkstoffe: Gerbstoffe (Pyrogallol, Hamamelitannin), Kaffeesäure, China- und Gallussäure, Flavonoide (Kämpferol, Quercetin), ätherisches Öl (Safrol, Ionon). In den Blättern überwiegen Catechingerbstoffe, in der Rinde Gallotannine.
Heilkräfte: Antibakteriell, antiviral, antioxidativ, antimutagen, antiödematös, entzündungswidrig, juckreizlindernd, wundheilend, venenkräftigend.
Anwendungsgebiete: Hautleiden wie Afterfissuren, Dammekzem, Hauttrockenheit, Neurodermitis, Verbrennungen, schlecht heilende, nässende oder blutende Wunden, Hämorrhoiden, Analthrombosen, Venenentzündungen, Unterschenkelgeschwüre. In der Indianermedizin: Menstruationskrämpfe, drohende Fehlgeburt, Geburtsblutungen.

Hamamelis ist eine Hautheilpflanze und ein medizinisches Kosmetikum, das bei Wunden und Geschwüren wie auch bei Venenleiden zum Einsatz kommt. Sie gilt als Spezifikum bei schlecht heilenden Wunden und chronischen Hautentzündungen (z. B. »offenes Bein«) und ist hilfreich in Form von Wundsalben, entzündungswidrigen Umschlägen (10-prozentig mit Hamamelisessenz) oder als Bestandteil von Hämorrhoidalzäpfchen.

Studien

Wissenschaftlich bestätigt sind die antimikrobielle, wundschlussfördernde, schmerz- und juckreizlindernde Wirkung (Niedenthal/Mayer 2017).

Rezept

Sitzbad bei Dammekzem

Hamamelisblätter, Rotkleeblüten und Walnussblätter zu gleichen Teilen mischen. 3 Esslöffel der Mischung mit 1 Liter kochend heißem Wasser überbrühen, 15 bis 20 Minuten ziehen lassen, dann abseihen.

Anwendung: Bei Bedarf 1- bis 2-mal täglich zur Waschung gebrauchen oder dem Sitzbadewasser

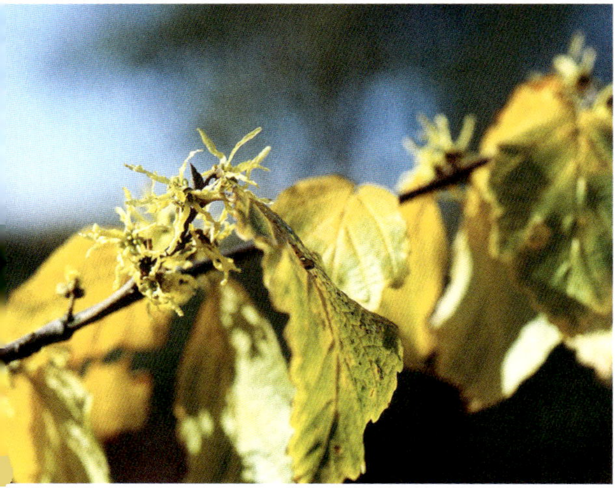

beimengen. Anschließend empfiehlt sich das Auftragen von Nachtkerzensamenöl oder Hamamelis comp., Salbe von Weleda.

Praxistipps

- Zur Vaginalpflege bei Scheidentrockenheit wie auch als Gleitmittel eignet sich Remifemin Feuchtcreme von Schaper & Brümmer.
- Bei entzündeten Afterknoten empfehlen sich Weleda Hämorrhoidal-Suppositorien.
  Dosis: Langfristig 2- bis 3-mal wöchentlich 1 Zäpfchen in den Mastdarm einführen.
- Bei Hämorrhoiden oder Venenentzündungen kann man begleitend zu den schulmedizinisch notwendigen Maßnahmen Hirudo comp. von Wala einnehmen.
  Dosis: 3- bis 5-mal täglich 10 bis 15 Globuli im Mund zergehen lassen.
- Bei akut entzündetem Analbereich eine feuchte Kompresse mit Hamamelis-Essenz von Wala, verdünnt mit Wasser oder Tee im Verhältnis 1 zu 1, auflegen.

Gegenanzeigen

Keine.

Lieferbare Produkte

Hamamelidis folium (Hamamelisblätter)
Hamamelis Urtinktur (= D1) von DHU, Urtinktur von Spagyra, Weleda u. a.
Hamamelis-Salbe 10 % oder Hamamelis, Folium 5 % Zäpfchen von Weleda
Hamamelis-Essenz von Wala

H

Herzgespann

(Leonurus cardiaca)
Lippenblütler *(Lamiaceae)*

Synonyme: Bärenschweif, Herzkraut, Löwenschwanz, Wolfstrapp. Der Namenszusatz *cardiaca* leitet sich von griechisch *kardia* ab und bedeutet »zum Herzen gehörig«.
Wirkstoffe: Iridoidglykoside (Ajugol = Leonurid), Bitterstoffe (Diterpene wie Leosibiricin, Leocardin), Flavonoide (Hyperosid, Quercetin, Kämpferol, Stachydrin, Kaffeesäurederivate), Triterpene (Ursolsäure), Gerbstoffe, ätherisches Öl.
Heilkräfte: Angstlösend, antioxidativ, blutdrucksenkend, kardioprotektiv (herzschützend), krampflösend, menstruationsfördernd, schlaffördernd.
Anwendungsgebiete: Bluthochdruck, nervöse Herzbeschwerden, Herzangst, Kropfherz, Herzrhythmusstörungen, Menstruationsbeschwerden (ausbleibende Regelblutung oder Unterleibskrämpfe), Unfruchtbarkeit, Schlafstörungen.

Herzgespann lindert Herzängste und Beklemmungszustände. Tee oder Extrakte aus der Pflanze senken den Blutdruck und die Herzfrequenz, beruhigen und vertiefen den Schlaf. Hilfreich ist dies auch bei Herzbeschwerden von Schilddrüsenpatientinnen.
Eine in der chinesischen Medizin verwendete Unterart, das »Chinesische Mutterkraut« *(Leonurus sibiricus, L. heterophyllus)*, findet frauenheilkundliche Verwendung. Aber auch das heimische Herzgespannkraut löst Stauungen im Unterleib, lindert Regelkrämpfe und Gebärmutterschmerzen nach der Geburt und findet Anwendung bei Unfruchtbarkeit infolge von Endometriose, Myomen oder Entzündungen der Beckenorgane.

Studien

An einer klinischen Studie nahmen 50 Patienten und Patientinnen mit leichtem Bluthochdruck, Herzbeklemmung und Schlafstörungen teil. Durch die Einnahme eines Herzgespannextraktes besserten sich innerhalb von 4 Wochen der Blutdruck wie auch die psychischen Beschwerden (Shikow et al. 2010, zitiert in Blaschek 2016). Als wissenschaftlich belegt gilt auch die angstlösende Wirkung von Herzgespann (Wojtyniak et al. 2012, zitiert in Blaschek 2016).

Rezept

Herz- und Blutdrucktee

Der Tee soll bei Neigung zu Herzstolpern und Herzrhythmusstörungen über längere Zeit getrunken werden. Er verbessert die Durchblutung der Herzkranzgefäße, wirkt leicht blutdrucksenkend und beruhigt die Herzfrequenz.

Herzgespannkraut	30 g
Melissenblätter	20 g
Weißdornblätter	50 g

Mischen. 2 Teelöffel pro Tasse mit heißem Wasser überbrühen, 8 bis 10 Minuten ziehen lassen. Bei Bedarf 2 bis 3 Tassen täglich trinken.

Praxistipp

Bei Endometriose empfiehlt sich der langfristige Genuss von Herzgespannkraut als Tee, weil dies die chronische Entzündung sowie die krampfartigen Unterleibsbeschwerden lindert.

Gegenanzeigen

Keine. Die chinesische Unterart ist nicht geeignet für Schwangere und darf nicht zusammen mit Blutgerinnungshemmern eingesetzt werden.

Lieferbare Produkte

Leonuri cardiacae herba (Herzgespannkraut)
Leonurus cardiaca Urtinktur von DHU, Spagyra u. a.
Leonurus cardiaca spagyrische Urtinktur von Spagyra, Spagyrik Pharma u. a.

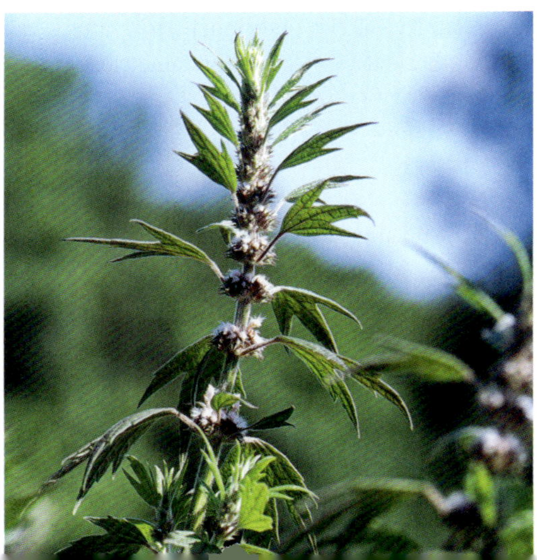

Himbeere

(Rubus idaeus)

Rosengewächse *(Rosaceae)*

Synonyme: Haarbeere, Hochbeere, Mutterbeere. Der deutsche Name ist abgeleitet von althochdeutsch *hintperi*, »Beere der Hirschkuh«.
Wirkstoffe: Gerbstoffe, Flavonoide (Kämpferol- und Quercetinglykoside), Vitamine (C, E), Aromastoffe (Hexenal), Kaffee- und Chlorogensäuren.
Heilkräfte: Entzündungswidrig, stopfend, hormonähnlich (östrogenartig), krampflösend, bindegewebskräftigend, geburtserleichternd, muttermunderweichend.
Anwendungsgebiete: Geburtsvorbereitung, Dammschnittprophylaxe, krampfartige Regelbeschwerden. In der Gemmotherapie als hormonell ausgleichendes Mittel bei Prämenstruellem Syndrom, Kinderwunsch sowie zur Yin-Stärkung bei Polyzystischem Ovarialsyndrom (PCO) und ab dem Wechsel.

Die Himbeere ist eine Pionier- und Blutreinigungspflanze. Hebammen verordnen Himbeerblättertee zur Geburtsvorbereitung: Er erweicht den Muttermund und beugt Dammschnitten vor. Die jungen Blattknospen wirken außerdem krampflösend und und gelten in der Gemmotherapie als das Frauenmittel schlechthin, das von der Pubertät bis in die Menopause hinein Hormondefizite ausgleicht und die Weiblichkeit stärkt.

Studien

Obwohl Himbeerblättertee zu den häufigsten Empfehlungen für Schwangere gehört, liegen kaum Studien zu seiner Wirksamkeit vor (vgl. Smollich 2014, Nieber/Kraft 2013). Im Reagenzglas konnte man Himbeerblättern jedoch eine entkrampfende Wirkung auf isolierte Darmzellen nachweisen (Rojas-Vera et al. 2002). Eine Studie an 192 Schwangeren, die ab der 32. Woche Tabletten mit 2,4 Gramm Himbeerblättern erhielten, zeigte, dass sich dadurch die Geburtsdauer geringfügig verkürzte und dass es seltener zu einer Zangengeburt kam (Dante et al. 2013).

H

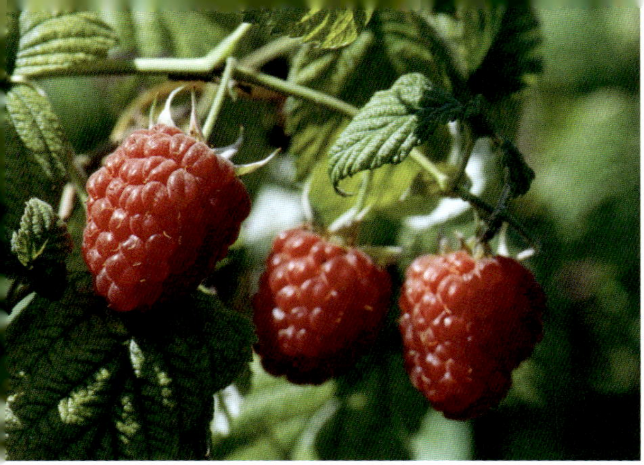

Rezept

Himbeerknospen für die Weiblichkeit
nach Gabriela Nedoma

Frische Himbeerknospen	20 g
Trinkalkohol, 40-prozentig	60 ml
Glyzerin	60 ml
Quellwasser	60 ml

Die Blattknospen verlesen, 20 Gramm davon abwiegen und fein zerkleinern. Den Brei in ein Schraubglas geben. Alkohol, Glyzerin und Wasser mischen, hinzufügen und kräftig verschütteln. Etwa 3 Wochen lang an einem dunklen Ort ziehen lassen; ab und zu das Wasser vom Deckel abtupfen und das Glas schütteln. Anschließend den Gemmoextrakt abfiltern, in eine Braunglasflasche mit Zerstäuber füllen, beschriften, kühl und dunkel aufbewahren.

Anwendung: Zur Yin-Stärkung sowie für die hormonelle Balance bei PCO-Syndrom, Prämenstruellem Syndrom oder im Wechsel mehrmals täglich einen Sprühstoß in den Mund geben.

Praxistipp

Himbeerblättertee zur Geburtsvorbereitung
2 Teelöffel Himbeerblätter mit 200 ml kochendem Wasser übergießen, etwa 5 Minuten ziehen lassen. Ab der 34. Schwangerschaftswoche täglich 1 bis 2 Tassen trinken.

Gegenanzeigen

Keine. Kann Stuhlverstopfung verstärken.

Lieferbare Produkte

Rubi ideai folium (Himbeerblätter)
Rubus idaeus e foliis D2 von Spagyra
Rubus idaeus spagyrische Urtinktur von Spagyrik Pharma

Hirtentäschelkraut

(Capsella bursa-pastoris)
Kreuzblütler *(Brassicaceae)*

Synonyme: Bauernsenf, Beutelschneider, Blutkraut, Herzerlkraut, Säckelekraut, Täschelkraut.
Wirkstoffe: Proteine und Aminosäuren (Prolin, Valin, Ornithin), Flavonoide (Rutin), Sterole (Beta-Sitosterol), Alkaloide (Nortropanalkaloide), Calcium und Kaliumsalze.
Anwendungsgebiete: Verstärkte oder verlängerte Regelblutungen, atonische Geburtsblutungen, Blutungen bei Myomen, Spirale oder im Klimakterium, krampfartige Regelbeschwerden; Anregung des Wochenflusses.

Das Hirtentäschel galt lange Zeit als bewährte Apotheke des armen Mannes (engl. »poor man's pharmacy«). Hippokrates führte die Pflanze als Gebärmutterarznei auf, und auch Paracelsus kannte ihre blutstillende Wirkung. In der Volksmedizin diente Hirtentäschel lange als Ersatz für das giftige Mutterkorn. In den Anden stellen Frauen eine Abkochung der blühenden Pflanze zur Anregung der Wehentätigkeit her (Schwarzl 2015). Hebammen schätzen das Hirtentäschel als erste Hilfe bei Geburtsblutungen. Die oxytozinähnliche Wirkung führt zu Uteruskontraktionen, begünstigt die Austreibung der Nachgeburt und stillt auch atonische Blutungen (z.B. Ceres Bursapastoris Urtinktur alle 10 Minuten 8 bis 10 Tropfen). Die blutflusshemmenden Kräfte sind gleichermaßen bei Blutungen durch Spirale, im Klimakterium oder bei Myomen hilfreich. Hirtentäscheltee bewährt sich ebenso zur Anregung des Wochenflusses.

Studien

Extrakte zeigen kontraktionsfördernde Effekte auf muskuläre Organe wie Gebärmutter, Herz und Darmperistaltik. Für den blutstillenden Effekt soll ein Peptid verantwortlich sein, das im Reagenzglas eine oxytozinähnliche Wirkung zeigt; vermutlich tragen auch die Kaliumsalze zur Wirkung bei (Brock et al. 2006, Schulte-Löbbert 2010, Czygan 2004).

H

Rezept

Blutflusshemmender Frauentee

Brennnesselblätter	20 g
Frauenmantelkraut	30 g
Hirtentäschelkraut	40 g
Schafgarbenkraut	40 g
Silbermantelkraut	20 g

Mischen. 2 Teelöffel pro Tasse mit heißem Wasser überbrühen, 8 bis 10 Minuten ziehen lassen. Bei Bedarf 2 bis 3 Tassen täglich trinken.

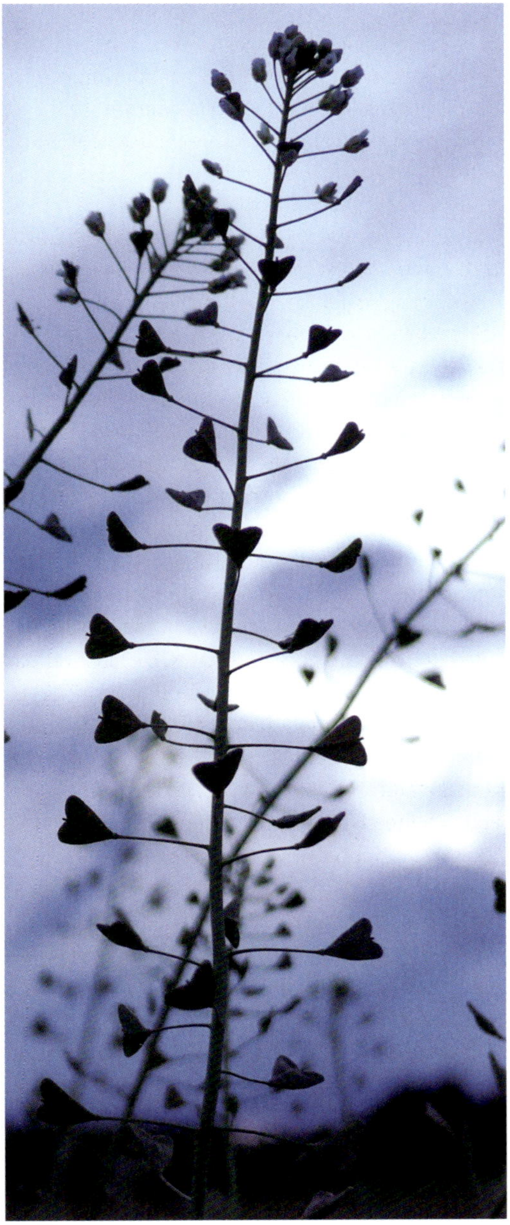

Rezept

Tee bei blutiger Blasenentzündung

Breitwegerichblätter, Goldrutenkraut, Hirtentäschelkraut, Schafgarbe mit Blüten und Weidenröschenkraut zu gleichen Teilen mischen. 2 gehäufte Teelöffel pro Tasse mit heißem Wasser überbrühen, 10 Minuten ziehen lassen. Bei akuten Beschwerden 3 bis 5 Tassen täglich trinken. Ergänzend Aconitum napellus (z.B. C30) und/oder Cystinol Lösung von Schaper & Brümmer einnehmen.

Rezept

Wochenbetttee

Die Mischung fördert den Wochenfluss, die Wundheilung und die Rückbildung.

Frauenmantelkraut, Hirtentäschelkraut, Schafgarbe, Sanikel und Taubnesselblüten zu gleichen Teilen mischen. 2 Teelöffel pro Tasse mit heißem Wasser überbrühen, 5 bis 6 Minuten ziehen lassen, dann abseihen. 3 bis 4 Tassen täglich trinken.

Praxistipps

- Bei zu starker Regelblutung kann Ceres Capsella bursa-pastoris Urtinktur Abhilfe schaffen.
  Dosis: 2-mal täglich 5 bis 6 Tropfen pur oder in etwas Wasser einnehmen.
- Um Zyklusunregelmäßigkeiten in den Wechseljahren entgegenzuwirken und um die Regelblutung in normalem Maß und Rhythmus zu halten, wurde von Weleda Menodoron entwickelt.
  Dosis: Bewährt ist die langfristige Einnahme von 1-mal täglich 30 Tropfen. Während der stärkeren Blutungstage kann die Dosis in Abhängigkeit von der Reaktion vorübergehend stark erhöht werden.

Gegenanzeigen

Nicht geeignet zur Behandlung von Blutungen in der Schwangerschaft. Im Einzelfall kann Hirtentäschel Blutungen verstärken.

Lieferbare Produkte

Bursae pastoris herba (Hirtentäschelkraut)
Bursa-pastoris Urtinktur von Ceres, DHU, Spagyra
Tinctura Bursae pastoris 70 % von Caelo
Styptysat von Bürger (Hirtentäschel-Trockenextrakt)

Holunder, Schwarzer

(Sambucus nigra)

Moschuskrautgewächse

(Adoxaceae, früher: Caprifoliaceae)

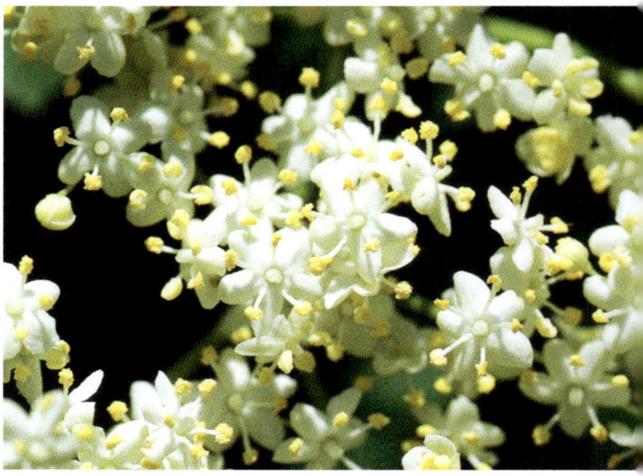

Synonyme: Allhorn, Frau Ellhorn, Fliedertee, Holder, Holler, Hundsflieder u. a.
Wirkstoffe:
Blüten: Flavonoide (Quercetin, Kämpferol, Rutin, Isorhamnetin, Hyperosid), Phenolkarbonsäuren (Chlorogensäure, Hydroxyzimtsäurederivate, Kaffeesäure), Schleimstoffe, Gerbstoffe, bis 9 Prozent Kaliumsalze, ätherisches Öl.
Beeren: Flavonoide (Rutin, Isoquercitrin, Hyperosid), Anthocyane, ätherisches Öl, Zucker, Fruchtsäuren (Zitronen- und Apfelsäure), Vitamine B1, B2, C, Folsäure, Kaliumsalze, Lektine.
Heilkräfte: Abwehrsteigernd, fiebersenkend, schweißtreibend, schleimlösend, östrogenartig (Blüten), antineuralgisch und antiviral (Beerensaft).
Anwendungsgebiete: Erkältungskrankheiten und grippale Infekte, Gürtelrose, Trigeminusneuralgie, Ischialgie, Blutreinigung, entgiftet über den Schweiß.

H

Der Schwarze Holunder gilt als Gedeihbaum der Sippe, als Fruchtbarkeitssymbol, Attribut der germanischen Muttergöttin Hulda und Schutzpflanze für Gebärende. Obwohl schon bei den Hippokratikern als gynäkologisches Mittel beschrieben und bei den Germanen zur Geburtserleichterung gebraucht, geriet der Holunder als Frauenheilpflanze in Vergessenheit. Seine reinigenden Kräfte sind hilfreich, um den Übergang in neue Lebensphasen zu erleichtern. Vom Holler profitieren vor allem jene Frauen, die unter mangelnder Lebenswärme leiden und die sich »vergiftet« fühlen, wenn ihr Mondblut versiegt. Holunder begünstigt die Ausscheidung von Giftstoffen über den Schweiß.

Studien

Pflanzenforscher stießen auf Blüteninhaltsstoffe (N-Phenylpropanoyl-L-Aminosäureamide), die das Anhaften von Helicobacter pylori an die Schleimhaut hemmen (Hensel et al. 2007). Im Reagenzglas zeigten Holunderbeeren antivirale Aktivität, speziell gegenüber Influenzaviren. Dies rechtfertigt die Empfehlung, bei Virusgrippe oder Gürtelrose Holundersaft zu trinken (Roschek et al. 2009).

Rezept

Schwitzhüttentee

Beifußkraut, Holunderblüten, Lindenblüten und Schafgarbe mit Blüten zu gleichen Teilen mischen. 2 Teelöffel pro Tasse mit heißem Wasser überbrühen, 8 bis 10 Minuten ziehen lassen. Etwa ½ Stunde vor der Schwitzhütte 1 bis 2 Tassen möglichst heiß trinken.

Praxistipps

- Zur Anregung der Entgiftung über den Schweiß verhilft Ceres Sambucus nigra Urtinktur.
  Dosis: 2-mal täglich 5 bis 6 Tropfen.
- Bei Allergien und Heuschnupfen kann Ceres Urtica-Sambucus comp. zur Desensibilisierung eingesetzt werden.
  Dosis: Langfristig 2-mal täglich 5 bis 6 Tropfen.

Gegenanzeigen

Die rohen Beeren sind drastisch abführend und brechreizerregend.

Lieferbare Produkte

Sambuci flos, S. fructus (Holunderblüten, -beeren)
Sambucus nigra Urtinktur von Ceres, DHU, Spagyra u. a.

Hopfen

(Humulus lupulus)

Hanfgewächse *(Cannabaceae)*

Synonyme: Bierhopfen, Feldhopfen, Hopfenblüten, Klimmauf, Mönchsriemen.
Wirkstoffe: Bitterstoffe (Humulon und Lupulon), ätherische Öle (Myrcen, Humulen, Caryophyllen), Flavonoide (Quercetin-, Kämpferolglykoside sowie 8-Prenylnaringenin, Xanthohumol, Coumestol, Genistein, Daidzein), Gerbstoffe und Proanthocyanidine.
Heilkräfte: Östrogenartig, menstruationsfördernd, beruhigend und einschlaffördernd (zentral sedierend), verdauungsfördernd, krampflösend, antibakteriell (Konservierungsmittel für Bier), triebdämpfend auf Männer.
Anwendungsgebiete: Wechseljahresbeschwerden wie Schlafstörungen oder Scheidentrockenheit, Neigung zu schwacher Regelblutung (»blutaufbauend« im Sinne der TCM), fruchtbarkeitssteigernd, Unruhezustände, Verdauungsschwäche.

Auf die hormonartige Wirkung des Hopfens stieß man, weil Hopfenpflückerinnen durch den Hautkontakt Zwischenblutungen bekamen. Die »Hopfenpflückerkrankheit« wird auf östradiolähnliche Inhaltsstoffe der weiblichen Blüten (8-Prenylnaringin) zurückgeführt. Frauen reagieren darauf mit gesteigerter sexueller Lust, wohingegen bei Männern die beruhigende und triebdämpfende Wirkung überwiegt.
Mit Hopfen lässt sich bei Kinderwunsch die Gebärmutterschleimhaut aufbauen, und in den Wechseljahren gleicht er Hormondefizite aus. Ein bewährter Wechseljahrestee besteht aus Hopfenzapfen, Salbei- und Walnussblättern. Da Hopfen das Wachstum des Brustgewebes anregt (siehe Studien), sollten Frauen statt der gefährlicheren Implantate Brusteinreibungen mit Hopfenöl versuchen, um ihren Brüsten mehr Volumen zu verleihen. Trotz der volksmedizinischen und erfahrungsheilkundlichen Beobachtungen, denen zufolge Hopfen auf Brustgewebe und Gebärmutterschleimhaut stimulierend wirkt, wird die Pflanze als sicher und unbedenklich eingestuft (Keiler et al. 2017).

Studien
Im Reagenzglas zeigte sich, dass Hopfenextrakt sich an Östrogenrezeptoren binden und das Wachstum von Brustdrüsenzellen stimulieren kann (Zava/Dollbaum/Blen 1998). In einer Studie konnte den Hopfenbitterstoffen eine krebsfeindliche Wirkung nachgewiesen werden (Biendl 1999). Vor allem das Hopfenflavonoid Xanthohumol hemmt das Wachstum von Krebszellen (Wichtl 2003). Vielfach untersucht wurde auch die östrogenartige Wirkung von Hopfen, die durch den Inhaltsstoff 8-Prenylnaringenin zustande kommt (Blaschek et al. 2006, Bd. 8: 568). In einer 6-wöchigen finnischen Studie an 36 menopausalen Frauen erwies sich Hopfenextrakt als wirksam bei Hitzewallungen und Schlafstörungen (Heyerick et al. 2006).

Rezept
Bier-Ei-Schampoo
Weil gehopftes Bier die Kopfhaut östrogenisiert, wachsen durch dieses Schampoo die Haare kräftig nach.
150 ml gehopftes Bier, 1 Eigelb und 3–4 Tropfen ätherisches Rosengeranienöl in einem Becher mit einer Gabel verquirlen und mit 150 ml heißem Wasser vermischen. Die Mischung wie ein Schampoo ins nasse Haar einmassieren, eventuell einige Minuten einwirken lassen, dann gründlich ausspülen.
Damit die Haare glänzen und sich besser kämmen lassen, empfiehlt sich, das Haar mit Essigwasser zu spülen: Dazu 1 Esslöffel Bio-Apfelessig auf 500 ml warmes Wasser geben.

Rezept
Öleinreibung zur Brustvergrößerung

Mandelöl	30 ml
Ätherisches Muskatellersalbeiöl	10 Tropfen
Ätherisches Rosengeranienöl	7 Tropfen
Ätherisches Hopfenöl	5 Tropfen

Das Mandelöl in eine 50-ml-Braunglasflasche füllen, die ätherischen Öle hineinträufeln, dann das Ganze kräftig schütteln und die Flasche beschriften.
Anwendung: Langfristig jeden Abend etwas Öl sanft kreisend in die Brüste einmassieren.

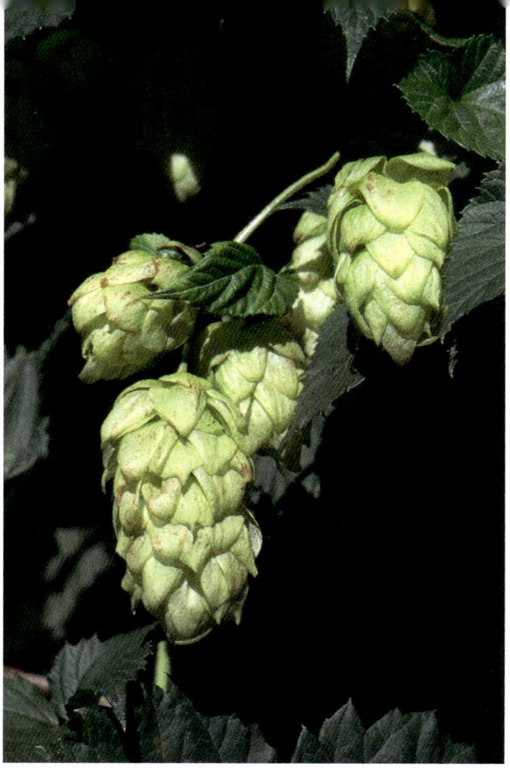

Praxistipps

- Bei Scheidentrockenheit kann Gynomunal Vaginalgel helfen. Das Gel enthält auch Hopfen und regeneriert bei langfristiger Anwendung die Scheidenhaut.
- Leichte Wechseljahresbeschwerden lassen sich mit Ceres Lupulus Urtinktur lindern.
  Dosis: 2-mal täglich 5 bis 6 Tropfen in etwas Wasser einnehmen.

Gegenanzeigen

Keine. Da Hopfen östrogenartige Wirkstoffe enthält, ist aus grundsätzlichen Erwägungen bei Östrogenüberschuss-Erkrankungen oder hormonabhängigen Krebsarten von einer langfristigen hoch dosierten Einnahme abzuraten.

Lieferbare Produkte

Lupuli flos, L. glandula (Hopfenzapfen, -drüsen)
Humulus lupulus Urtinktur von Ceres, DHU, Spagyra, Weleda u. a.
Hopfenkapseln von Allcura, Hecht Pharma u. a.
Ätherisches Hopfenöl von Maienfelser Naturkosmetik u. a.

Ingwer

(Zingiber officinale)
Ingwergewächse *(Zingiberaceae)*

Synonyme: Ginger, Imber, Ingberwurzel.
Wirkstoffe: Ätherisches Öl (Zingiberen, Zingiberol, Eudesmol, Citral), Scharfstoffe (Gingerole und Shogaole), Curcuminoide und Stärke.
Heilkräfte: Brechreizlindernd, magenstärkend, erwärmend, durchblutungsfördernd, blutdrucksenkend, entzündungshemmend, antibakteriell, antiparasitär, tumorwachstumshemmend.
Anwendungsgebiete: Magenschwäche, Darmträgheit, Bauchkrämpfe, Migräne, Schwangerschaftsübelkeit, Reisekrankheit, Begleitbehandlung während der Chemotherapie, seelische Erstarrung nach Schock (Ingwer-Nieren-Wickel).

Ingwer ist eine Gewürz- und Arzneipflanze aus den tropischen Regionen Indiens und Malaysias. Das scharf schmeckende Rhizom wirkt erwärmend und lebenskraftspendend. In der ayurvedischen Medizin kommt Ingwer unter anderem bei Migräne, Frigidität und Impotenz zum Einsatz. Heute findet sich Ingwer in vielen Frauentees, die die Verdauung anfeuern und die Sexualkraft stärken sollen. Weitere Anwendungsgebiete sind die Linderung von Brechreiz während der Chemotherapie und Schwangerschaftsübelkeit. Bei Bedarf kaut man einen Teelöffel frischen Ingwer, trinkt den Tee oder nimmt eine Messerspitze Ingwerpulver in etwas Wasser ein. Ingwer eignet sich besonders für Frauen, die leicht frieren und es scharf mögen. Die erhitzende und durchblutungssteigernde Wirkung lässt sich auch für Nierenwickel mit Ingwer nützen.

Studien

In der Zeit von 1991 bis 2011 nahmen 1278 Frauen an Studien zur Wirksamkeit von Ingwer gegen Schwangerschaftsübelkeit teil. Die Auswertung dieser Studien zeigte, dass der tägliche Genuss von 1 bis 2 Gramm Ingwer-Wurzelstock Schwangerschaftsübelkeit lindert – jedoch ohne Einfluss auf das Erbrechen (Smollich 2015, unter Bezug auf: Viljoen et al. 2014).

Rezept

Ingwer-Nierenwickel

Nach seelischen Traumen wie Fehlgeburten, Trennung oder Tod kann dieser Wickel die seelische Erstarrung lösen, Lebenswärme spenden und die Nieren stärken.

1 bis 2 Teelöffel Ingwerpulver in einer Schale mit 150 ml heißem Wasser überbrühen. Den Brei auf ein Leinentuch streichen und warm auf die Haut über die Nieren legen. Ein oder zwei Wärmflaschen auflegen und den Körperbereich in ein Wickeltuch aus Schafwolle oder in Handtücher und Decken hüllen. Bei Bedarf eine Wärmflasche an die Füße legen. Den Wickel etwa 20 Minuten einwirken lassen. Wenn es zu heiß wird, die Wärmflaschen entfernen. Anschließend die Haut reinigen und mit Johanniskraut-Rotöl einreiben. Viel trinken und mindestens 20 Minuten nachruhen.

Praxistipp

Zur Magenstärkung bei Völlegefühl und Übelkeit in der Schwangerschaft empfiehlt sich Wala Bitterelixier Sirup, der auch Ingwer enthält.

Dosis: Nach den Mahlzeiten 1 Esslöffel in etwas Wasser einnehmen.

Gegenanzeigen

Magengeschwüre, Reizmagen oder Reizdarm.

Lieferbare Produkte

Ingwerchips (Kräuterladen)
Zingiberis rhizoma (Ingwerwurzelstock)
Zingiberis officinale Urtinktur (= D1) von DHU, Spagyra u. a.
Zingiberis officinale spagyrische Urtinktur von Spagyrik Pharma
Ätherisches Ingweröl von Maienfelser Naturkosmetik u. a.

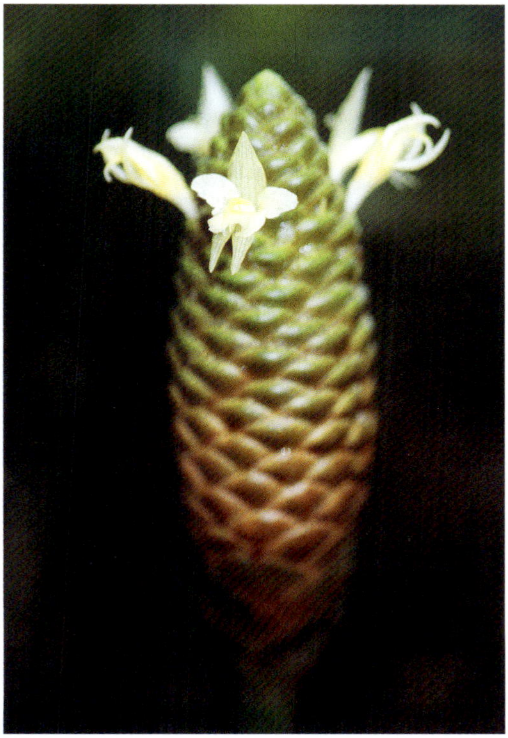

Ingwer

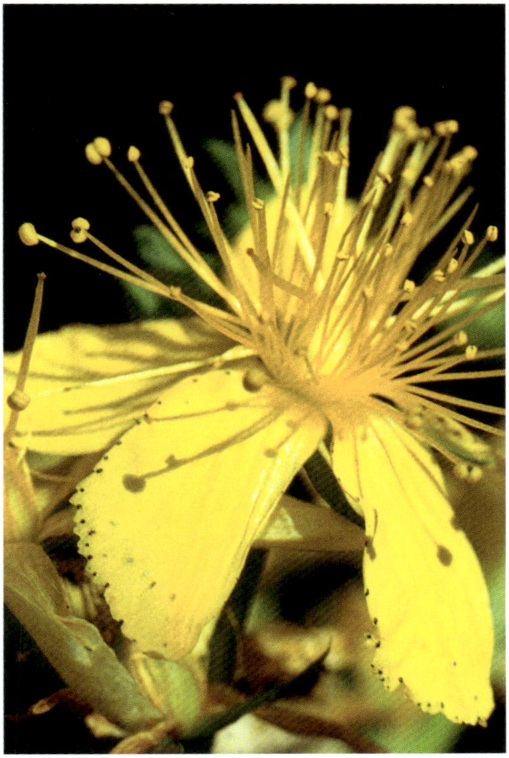

Johanniskraut

Johanniskraut

(Hypericum perforatum)

Johanniskrautgewächse

(Hypericaceae, Guttiferae)

Synonyme: Hartheu, Herrgottsblut, Johannisblut, Liebfrauenbettstroh, Perforata, Sankt-Johannes-Kraut, Sonnwendkraut, Tausendlöcherlkraut, Tüpfelhartheu.
Wirkstoffe: Hypericine (Naphthodianthrone), Hyperforine (Phloroglucinderivate), Flavonoide (Hyperosid, Rutosid), Procyanidine, Xanthone, Phenolkarbonsäure, wenig ätherisches Öl (Sesquiterpene) u. v. m. Der höchste Gehalt an Hypericin wird während der Hauptblüte erreicht, die meisten Hyperforine finden sich in den reifen Früchten.
Heilkräfte: Antidepressiv, antibakteriell, antiviral, antiparasitär, entzündungswidrig, wundschlussfördernd, zentral schmerzlindernd u. v. m. Verantwortlich für die stimmungsaufhellende Wirkung scheinen Hyperforine, Hypericine, Flavonoide und Biflavone zu sein (Blaschek 2016: 343).
Rotöl enthält kein Hypericin, sondern nur dessen unwirksame Abbauprodukte.
Anwendungsgebiete: Angsterkrankungen, leichte bis mittelschwere Depressionen, depressive Verstimmungszustände in den Wechseljahren, Dammpflege in der Schwangerschaft, Dammekzem, Sonnenbrand, Verbrennungen, Strahlendermatitis, Neurodermitis, Ischialgie, Kopfschmerzen, Migräne, Narbenpflege.

Johanniskraut ist ein Antidepressivum. Seine Wirksamkeit bei leichten bis mittelschweren Depressionen gilt als wissenschaftlich gesichert: Johanniskraut beeinflusst die Signalübertragung im Nervensystem und wirkt ähnlich wie ein schulmedizinisches Antidepressivum (Serotonin-Wiederaufnahmehemmer). Dabei zeichnet sich Hypericum durch gute Verträglichkeit aus: Zwischen 1991 und 2002 wurden weltweit mehr als 12 Millionen Menschen mit Johanniskraut behandelt. Trotzdem gab es nur 123 Berichte über Nebenwirkungen, die nach Absetzen des Präparats wieder verschwanden (Schulz/Toelg/Ploch 2006).
Mit Johanniskraut-Rotöl kann man frische OP-Wunden und entzündete Narben behandeln wie auch Hautentzündungen nach Bestrahlung oder nach Lasertherapie. Hebammen empfehlen die geburtsvorbereitende Dammpflege mit dem Rotöl. Öl- oder Salbenzubereitungen eignen sich auch zur Behandlung von Narbenwülsten, Dammekzemen, Neurodermitis oder Schmerzen am äußeren Genital (Vulvodynie). Außerdem kann die Stoßtherapie mit hoch dosiertem Johanniskraut Migräneattacken lindern. Experten vergleichen die schmerzlindernde Wirkung mit der von Opiaten.

Studien

Mehr als 10 000 depressive Patienten bekamen 83 Tage lang 2-mal täglich 450 mg Johanniskrautextrakt verabreicht. Am Ende hatten sich typische Symptome des depressiven Syndroms wie Herzbeschwerden, Kopfschmerzen, Niedergeschlagenheit, Unruhezustände oder Schlafstörungen um 70 Prozent gebessert (Linde et al. 2005). Eine weitere Studie zeigte, dass Frauen, die ihre Kaiserschnittnarben mit Johanniskrautsalbe behandelt hatten, über weniger Schmerzen und Juckreiz klagten als die Frauen der Placebo- und der Kontrollgruppe (Dante et al. 2013).

Rezept

Johanniskraut-Rotöl nach Kräuterpfarrer Künzle
»Nimm ein paar Handvoll Johannisblüten, zerquetsche sie, bis sie bluten, lege sie in Olivenöl, stelle es zehn Tage an die Sonne, bis das Öl rot wird; nimm nochmal so viel frische Blüten, zerquetsche sie wieder, lege sie wieder ins gleiche Öl und wieder an die Sonne zehn Tage; so kannst du es drei- bis viermal machen, bis das Öl dunkelrot wird.« (Künzle 1935)
Hinweis: Zur Herstellung des Rotöls werden traditionell die Blütentriebe ab Johanni (24. Juni) gesammelt. Der Wirkstoffgehalt ist höher, wenn man sie an einem Sonnentag mittags sammelt. Das Glas sollte zur Hälfte mit Blüten befüllt sein. Für den Ölauszug eignen sich Oliven- oder Sonnenblumenöl. Um Schimmel zu vermeiden empfiehlt es sich, immer wieder das kondensierte Wasser am Deckel mit einem Tuch zu entfernen.

Anwendung: Das Rotöl eignet sich zur Dammpflege vor der Geburt wie auch zur Haut- und Narbenpflege nach Damm- oder Kaiserschnitt, bei Dammekzem, Neurodermitis, Laserschäden, Sonnenbrand oder Strahlendermatitis sowie zur Behandlung von Muskel- und Nervenschmerzen.

Praxistipps

- Zur Dammmassage vor der Geburt eignet sich das Damm-Pflegeöl der OK-Apotheke in Karlsruhe (info@larome.de). Es besteht aus Johanniskraut- und Weizenkeimöl mit Muskatellersalbei- und Rosenöl.
- Zur Stimmungsaufhellung bei hellhäutigen und lichtempfindlichen Personen eignet sich Aurum/Apis regina comp. von Wala, das Johanniskraut in homöopathischer Verdünnung enthält. *Dosis:* Morgens 10 bis 15 Globuli. Diese feinstoffliche Arzneikombination darf auch mit Antidepressiva kombiniert werden.
- Im Beginn einer Migräneattacke bringt hoch dosiertes Johanniskraut oft Linderung, z.B. als Stoßtherapie mit 4 Filmtabletten Hyperforat 250 mg von Klein.

Gegenanzeigen

Nicht geeignet für hellhäutige oder lichtempfindliche Personen sowie für Schwangere und Stillende. Nicht gleichzeitig mit HIV-Medikamenten, Antidepressiva, Zytostatika, Gerinnungshemmern wie Macumar oder Antibabypille einnehmen. Bei langfristiger Einnahme hoch dosierter Johanniskrautpräparate sind Lichtsensibilisierung und sonnenbrandähnliche Hautentzündungen möglich.

Lieferbare Produkte

Hyperici herba (Johanniskraut)
Hypericum Urtinktur von Ceres, DHU, Spagyra, Weleda u.a.
Hypericum spagyrische Urtinktur von Spagyrik Pharma
Hypericum ex herba, Globuli D2/D3/D6 und Injektionslösung D3/D6/D12/D30 von Wala
Hypericum flos 25 %, Öl von Weleda
Monopräparate: Hyperforat, Jarsin, Laif u.a.

Kaffeestrauch

(Coffea arabica)
Rötegewächse *(Rubiaceae)*

Synonyme: Araberkaffeebaum, Arabischer Bohnenbaum.
Wirkstoffe: Kaffeebohnen enthalten Alkaloide (Koffein, Theobromin, Theophyllin), Chlorogen-, Zitronen-, Gallus- und Chinasäure, Diterpenalkohole, Trigonellin und Gerbstoffe.
Heilkräfte: Zentral stimulierend, tonisierend, harntreibend, verdauungsanregend, durchblutungsfördernd, wirkungsverstärkend auf Schmerzmittel und Antidepressiva durch Einfluss auf den Serotoninspiegel sowie auf die Prostaglandinausschüttung.
Anwendungsgebiete: Dammschnittprophylaxe, Geburtserleichterung, Kopfschmerzen, Migräne, Schmerzlinderung.

Hebammen bestreichen während der Geburt den Damm mit heißem Kaffee, um die Dehnbarkeit zu steigern und Dammrisse bzw. -schnitte zu verhüten. In der Homöopathie kommt Coffea unter anderem bei Schlafstörungen zur Anwendung (z.B. Calmedoron von Weleda). Hahnemann schrieb 1793 in seinem »Apothekerlexikon«: »Dieser Kaffeeaufguss ist eins der schätzbarsten Arzneimittel, die wir kennen: er erwecket und erhöhet die Reizbarkeit aller Muskelfasern des Körpers (...) und gibt daher das beste Erweckungsmittel für Scheintote ab (...) Er ist das wirksamste und beste Gegengift aller narkotischen Pflanzen, des Kirschlorbeerwassers, des Mohnsafts, des Bilsenkrautes, des Stechapfels, der Tollkirsche, des Wütherichs, des Schierlings, der Rebendolde usw.« Kaffee kann als Gegenmittel hilfreich sein, um die Wirkung etwa von Betäubungsmitteln rascher abklingen zu lassen. Während einer homöopathischen Behandlung muss man nur dann auf Kaffee verzichten, wenn dieser die Beschwerden ausgelöst hat. Kaffee begünstigt Bluthochdruck, Magengeschwüre, löst Gallenkoliken aus, verstärkt in den Wechseljahren Hitzewallungen wie auch Schweißneigung. Gemeinhin wird Kaffeetrinken fälschlicherweise mit Gastfreundlichkeit und Gemütlichkeit assoziiert. Dabei fördert

Koffein das Yang und erhöht die Erregbarkeit in einer ohnehin reizüberfluteten Zeit.

Studien

Kaffeetrinkerinnen dürfen sich freuen, denn Koffein hemmt die Prostaglandinsynthese, erhöht die Freisetzung von Serotonin und wirkt daher antidepressiv und schmerzlindernd. Kaffee verstärkt auch die Wirksamkeit von Schmerzmitteln und Antidepressiva (Bach-Rojecky 2003, vgl. Herdegen 2017).

Rezept

Erste Hilfe bei Migräne

Im Beginn einer Migräneattacke bringt Kaffee mit Zitrone Linderung. Dazu einen starken Kaffee, z. B. einen doppelten Espresso zusammen mit dem frischen Presssaft von 1 Zitrone (Bioqualität) trinken; der Zitronensaft darf mit Wasser verdünnt werden, und der Espresso kann direkt vor oder nach dem Zitronensaft getrunken werden.

Praxistipp

Bei Darmpilz oder Reizdarm haben sich 3-monatige Kuren mit Myrrhinil Intest von Repha bewährt. Dabei handelt es sich um eine Kombination von Kaffeekohle, Kamille und Myrrhe. Kaffeekohle bindet Darmgifte, Kamille wirkt krampflösend und antibakteriell, und Myrrhe lindert Entzündungen der Darmschleimhaut.

Dosis: 3- bis 5-mal täglich 4 bis 5 Tabletten einnehmen.

Gegenanzeigen

Bluthochdruck, Herzrhythmusstörungen, Sodbrennen, Reizdarm, Gallenkoliken, Schlafstörungen, Fehlgeburtsneigung, Wechseljahresbeschwerden.

Lieferbare Produkte

Coffea arabica Urtinktur (= D1) von DHU, Spagyra u. a.
Coffeinum ab D3 von Spagyra
Coffea arabica spagyrische Urtinktur von Spagyrik Pharma, Spagyros

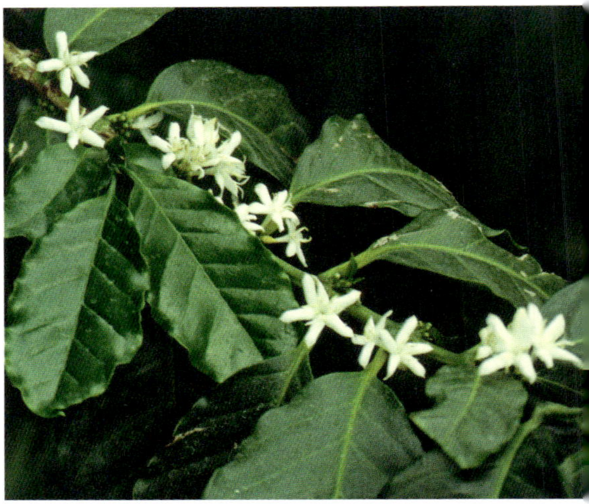

Kaffee

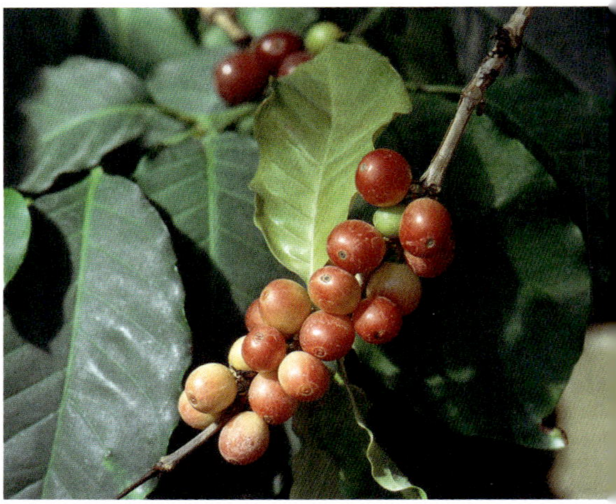

Kaffee

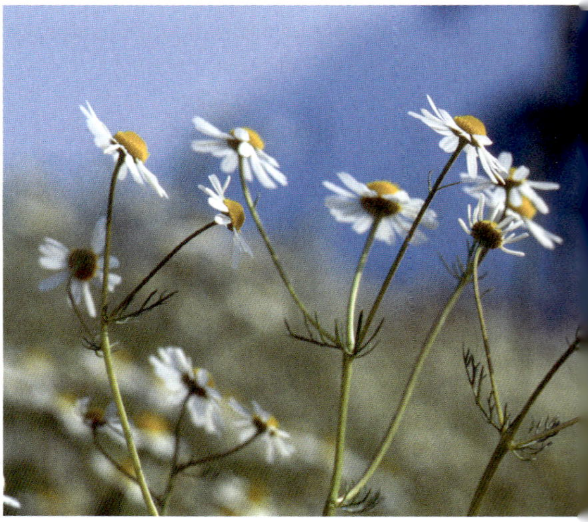

Kamille

Kamille

(Matricaria recutita)

Korbblütler *(Asteraceae)*

Synonyme: Apfelblume, Bauchwehkraut, Deutsche Kamille, Feldkamille, Kamellen. Der Name *Matricaria* leitet sich von lateinisch *matrix* (Mutter, Gebärmutter) ab.
Wirkstoffe: Ätherisches Öl (Alpha-Bisabolol, Chamazulen), Sesquiterpenlactone (Matricin, Matricarin), Flavonoide (Apigenin, Rutin, Quercetin, Hyperosid), Cumarine, Phenolcarbonsäuren, Schleimstoffe u. v. m.
Heilkräfte: Antibakteriell, bindet Staphylo- und Streptokokkengifte, antimykotisch, antiödematös, antiexsudativ, entzündungswidrig, krampflösend, juckreizlindernd, geschwürswidrig, wundschlussfördernd, beruhigend, angstlösend, muskelentspannend.
Anwendungsgebiete: Bakterieller Ausfluss, Entzündungen aller Art, Strahlendermatitis, Hautpilz, Haut- und Schleimhautgeschwüre, nässende Wunden, Bauchkrämpfe, Regelbeschwerden, Krampfwehen. Angsterkrankungen.

Kamillenblauöl hemmt das Wachstum von Bakterien und Pilzen wie Candida albicans und neutralisiert Bakterientoxine speziell von Strepto- und Staphylokokken. Kamille lindert Entzündungen und Juckreiz, heilt Wunden und Geschwüre. Bei Hautleiden lassen sich mit Kamille bis zu 80 Prozent Cortison einsparen! Feuchte Auflagen, Waschungen, Vaginalspülungen oder Zäpfchen sind angezeigt bei bakteriellem Ausfluss, Dammekzem, Brustentzündung in der Stillzeit oder bei Strahlendermatitis als Ersatz für Antibiotika und Cortison. Die Heckenthal-Apotheke in Heidenheim stellt ein Kamillengel für die Schilddrüse her, das die entzündlichen Autoimmunprozesse bei Hashimoto-Thyreoiditis reduziert.
Als »Bauchwehkraut« wirkt Kamille auch beruhigend und muskelentspannend. Wegen der krampflösenden Effekte sind Zubereitungen aus der Kamille bei Regelkrämpfen bis hin zu Krampfwehen während der Geburt hilfreich.

Studien
Die entzündungswidrigen, antimikrobiellen und wundheilenden Kräfte der Echten Kamille wurden vielfach wissenschaftlich bestätigt (Zanoli et al. 2000, Martins et al. 2009). Es liegen auch ältere Studien vor, in denen gezeigt werden konnte, dass Kamillenextrakte bei Brustkrebspatientinnen Strahlenschäden deutlich reduzieren konnten (Maiche/Gröhn/Mäki-Hokkonen 1991). Eine Studie, an der 57 Patienten mit Angsterkrankungen teilnahmen, ergab, dass die Echte Kamille über angstlösende Heilkräfte verfügt. Es wurden täglich bis zu 5 Kapseln mit je 220 mg eines auf 1,2 Prozent Apigenin standardisierten Kamillenextraktes verabreicht (Schulz 2010a, Amsterdam et al. 2009).

Rezept
Antibakterielle Kamillenzäpfchen ⚕
Für 30 Vaginalzäpfchen à 1 g:

Chamomilla (Kamille) Urtinktur	3 ml
Ätherisches Kamillenblauöl	3 Tropfen
Ätherisches Immortellenöl	3 Tropfen
Ätherisches Lavendelöl	6 Tropfen
Vitamin D3	ca. 500 I. E. pro Zäpfchen
Adeps solidus (Hartfett)	27 g

Über eine Apotheke bestellen und herstellen lassen oder selbst herstellen. Dazu das Hartfett im Wasserbad erwärmen, bis es sich vollständig verflüssigt hat. Dann Urtinktur, die ätherischen Öle und Vitamin D3 einrühren und unter ständigem Umrühren abkühlen lassen. In Zäpfchenformen gießen oder von Hand jeweils ½ Teelöffel der Masse zu Kugeln rollen. In einem Döschen auf Watte gelegt und im Kühlschrank aufbewahrt, halten sie sich einige Monate.
Dosis: Bei Bedarf täglich 1 Zäpfchen in die Scheide einführen, eine Binde oder Watte vorlegen!

Rezept
Schilddrüseneinreibung mit Kamillengel ⚕
Das Rezept stammt aus dem Heidenheimer Krankenhaus, wo einst Frau Dr. Kusserov damit bei Schilddrüsenentzündungen gute Heilerfolge erzielte.

Chamomilla (Kamille) planta tota Urtinktur	6 g
Corydalis cava (Lerchensporn) Dil. D4	10 g
HEC-Gel (Gelgrundlage)	24 g

Alles mischen und gründlich miteinander verrühren. In eine Dose oder ein Glas umfüllen und kühl aufbewahren. (Das fertige Gel ist zu beziehen bei: Heckenthal-Apotheke Heidenheim, Telefon 07321-43377.)
Anwendung: Im Entzündungsschub einer Hashimoto-Thyreoiditis 2-mal täglich eine nussgroße Menge Gel sanft kreisend am Hals über der Schilddrüse auftragen.

Praxistipps

- Bei krampfartigen Regelbeschwerden, Krampfwehen oder kolikartigen Bauchbeschwerden lohnt sich ein Versuch mit Chamomilla Cupro culta Dil. D2 oder D3 von Weleda.
  Dosis: Je nach Reaktion bis zu stündlich 8 bis 10 Tropfen.
- Zur antibakteriellen Vaginalspülung eignet sich die besonders hochwertige Ceres Chamomilla Urtinktur. Dazu einige Tage lang mehrmals täglich etwa 10 Tropfen Urtinktur mit einem Esslöffel Wasser verdünnen und mit einer sauberen 10-ml-Einmalspritze zur Spülung gebrauchen.

K

Gegenanzeigen

Keine. Eine Allergie gegen Echte Kamille ist extrem selten! Allergen sind Hundskamille, Römische Kamille sowie Auslandsimporte und Zuchtformen. In einer Studie an 540 Patienten wurden keine allergenisierenden Effekte beobachtet (Jablonska/Rudzki 1996).

Lieferbare Produkte

Matricariae flos (Kamillenblüten)
Chamomilla Urtinktur von DHU, Ceres, Spagyra u. a.
Ätherisches Kamillenblauöl von Maienfelser Naturkosmetik, Neumond, Primavera u. a.
Chamomilla Cupro culta, Radix D2/D3 von Weleda
Chamomilla e radice D3/D6 Globuli von Wala
Kamillosan-Konzentrat von Meda Pharma, Kamillenbad von Ritsert u. a.

Kapuzinerkresse

(Tropaeolum majus)
Kapuzinerkressegewächse *(Tropaeolaceae)*

Synonyme: Fensterguckerl, Klimmauf, Mönchskappe, Spanische Kapuzinerkresse.
Wirkstoffe: *In den Blättern:* Senföle (Glucosinolate wie Glucotropaeolin), Vitamin C, Oxalsäure, Flavonoide. Die *Blüten* enthalten auch Carotinoide. In den *Samen* finden sich abführende Curcubitacine und Xyloglucone.
Heilkräfte: Blutreinigend (Metalle, Antibiotikarückstände), abwehrsteigernd, erhöht die Lymphozytenzahl, antibakteriell und antimykotisch (Candida albcans). Benzylsenföl hemmt das Wachstum von Bakterien, auch MRSA (Methicillinresistenter Staphylococcus aureus), und krebsfeindlich (Bronchialkarzinom).
Anwendungsgebiete: Bakterielle Infekte, auch im Urogenitaltrakt, Pilzinfektionen (Candida albicans), Vermeidung von Resistenzbildung und Wirkungsverstärkung von Antibiotika, Hautpilz, Vorbeugung und Nachbehandlung von Scheidenpilz.

Als pflanzliches Antibiotikum ist Kapuzinerkresse eine der wenigen Arzneipflanzen, die sich aufgrund ihrer antibiotischen Kräfte einen Platz in Arztpraxen erobern konnten. Kapuzinerkresse empfiehlt sich bei bakteriellen Entzündungen der Bronchien, Nebenhöhlen, Harnblase oder der Eierstöcke. In manchen Krankenhäusern wird eine Kombination aus Kapuzinerkresse und Meerrettich, Angocin Antiinfekt Tabletten von Repha, sogar als Ersatz für chemisch definierte Antibiotika angeboten. Das Mittel muss jedoch möglichst hoch dosiert werden, wenn es Antibiotika ersetzen soll, zum Beispiel bei akuten Beschwerden – je nach Magenempfindlichkeit – mindestens 3- bis 5-mal täglich 4 bis 5 Tabletten (oder auch mehr!) zum Essen einnehmen. Durch den gleichzeitigen Einsatz von Antibiotika und Kapuzinerkresse lassen sich Resistenzen vermeiden und Rückfallquoten senken (vgl. www.pflanzliche-antibiotika.de).

Studien

An einer Studie nahmen 476 Patienten mit akuten Harnwegsinfekten teil, die 3- bis 5-mal täglich 4 Tabletten Angocin Antiinfekt N von Repha erhielten. *Ergebnis:* Die Wirksamkeit der Pflanzenkombi war – bei besserer Verträglichkeit – vergleichbar mit der eines Antibiotikums (Kraft 2014, Conrad et al. 2006). In einer Studie mit 219 Probanden, die unter chronisch wiederkehrenden Blasenentzündungen litten, traten innerhalb von 180 Tagen unter Angocin Antiinfekt N 43 Prozent weniger Rückfälle auf als in der Placebogruppe (Albrecht/Goos/Schneider 2007).

Rezept

Kapuzinerkresse-Verreibung

Aus den frischen Blättern der Kapuzinerkresse lässt sich ein Pulver herstellen, das vorbeugend oder als Alternative zu Antibiotika eingenommen werden kann.

Mehrere Handvoll frische Blätter ernten, verlesen und wiegen. Die Blätter fein zerschneiden und in einer Reibschale mit der doppelten Menge Milchzucker zu einem homogenen Brei verarbeiten. Den Brei messerrückendick auf Backpapier streichen und drei Tage lang an einem luftigen Ort ohne direkte Sonneneinstrahlung trocknen lassen. Dann die getrockneten Platten in der Reibschale zu feinem Pulver zerstoßen. Das Pulver in ein Braunglas füllen und beschriften. Kühl und dunkel aufbewahrt, hält es sich etwa ein Jahr.

Dosierung: Bei Bedarf 2- bis 5-mal täglich 1 Teelöffel Pulver in oder mit Wasser einnehmen.

Rezept

Pilzhemmende Vaginalzäpfchen $

Empfehlen sich zusammen mit Milchsäurezäpfchen als Nachkur nach Vaginalpilz.

Für 30 Vaginalzäpfchen à 1 g:

Borax Dil. D4 (DHU)	1 ml
Tropaeolum majus (Kapuzinerkresse) Urtinktur	2 ml
Ätherisches Lavendelöl	6 Tropfen
Ätherisches Niaouliöl	6 Tropfen
Adeps solidus (Hartfett)	27 g

Über eine Apotheke bestellen und herstellen lassen oder selbst herstellen. Dazu das Hartfett im Wasserbad erwärmen, bis es sich vollständig verflüssigt hat. Dann Borax, Urtinktur und die ätherischen Öle einrühren und unter ständigem Umrühren abkühlen lassen. In Zäpfchenformen gießen oder von Hand jeweils ½ Teelöffel der Masse zu Kugeln rollen. In einem Döschen auf Watte gelegt und im Kühlschrank aufbewahrt, halten sie sich einige Monate.

Anwendung: Bis zu täglich 1 Zäpfchen über Nacht in die Scheide einführen.

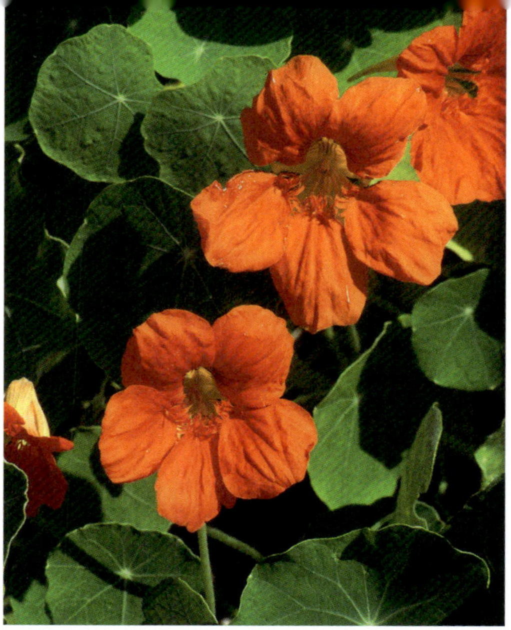

K

Praxistipps

- Die Pflanzenkombination aus Kapuzinerkresse und Meerrettichwurzel, Angocin Antiinfekt N von Repha, eignet sich auch, um Unterleibsinfekten (Harnwegsinfekten und Scheidenpilz) vorzubeugen.
  Dosis: Vorbeugend 2-mal täglich 2 Tabletten.
- Für eine antibakterielle Vaginalspülung 8 bis 10 Tropfen Ceres Tropaeolum majus Urtinktur mit 1 bis 2 Esslöffeln Wasser mischen, in eine saubere Einmalspritze aufziehen und 1- oder mehrmals täglich vorsichtig die Scheide damit spülen.

Gegenanzeigen

Reizmagen, Reizdarm, Schwangerschaft und Stillzeit.

Lieferbare Produkte

Kapuzinerkressekraut (Kräuterladen)
Tropaeolum majus Urtinktur von Ceres, DHU, Spagyra u. a.

Keimzumpe, Kalanchoe

(Bryophyllum calycinum = Bryophyllum pinnatum)
Dickblattgewächse *(Crassulaceae)*

Synonyme: Brutblatt, Goethepflanze, Kindlizweig, Lebenszweig, Mala Madre (»böse Mutter«, weil sie ihre Kinder von sich wirft). Der botanische Name bedeutet »sprossendes Blatt«, abgeleitet von griechisch *bryein* (sprossen) und *phyllon* (Blatt).
Wirkstoffe: Bufadienolide, Flavonoide (Quercetin, Kämpferol), Gerbstoffe, Triterpene (Beta-Sitosterol, Stigmasterol), Pflanzensäuren (Isocitronensäure).
Heilkräfte: Angstlösend, beruhigend, schlaffördernd, wehenhemmend (uterus-relaxierend und wehenrhythmisierend), tumorwachstumshemmend, antimikrobiell (z. B. gegen Staphylococcus aureus und Escherichia coli), antiallergisch, antidiabetisch.
Anwendungsgebiete: Frühgeburtsneigung, vorzeitige Wehentätigkeit, Geburtserleichterung (z. B. bei Krampfwehen), Ängste, Unruhezustände sowie Schlafstörungen in der Schwangerschaft und im Klimakterium.

K

Rudolf Steiner schlug die Keimzumpe, die auch als »pflanzliches Valium« bezeichnet wird, zur Behandlung von Hysterie vor, worunter er seelische Ausnahmezustände verstand, die mit einer Entgleisung des Stoffwechsels einhergehen (Rist et al. 2006). In anthroposophischen Geburtshäusern wird seit den 1970er Jahren Bryophyllum bei vorzeitigen Wehen eingesetzt. Die Erfolgsrate liegt bei über 80 Prozent bei bester Verträglichkeit (Fürer et al. 2016). Für die wehenhemmenden Effekte sind herzwirkame Bufadienolide verantwortlich, deren Wirkungseintritt durch zunehmende Müdigkeit gekennzeichnet ist. Die Keimzumpe lindert auch Ängste und verfügt zudem über antimikrobielle Kräfte. Weil bis zu 10 Prozent der Schwangeren unerkannte Blasenentzündungen (in 90 Prozent durch Coli-Bakterien) haben, die vorzeitige Wehen auslösen können, senkt Bryophyllum als mildes Harnwegsdesinfizienz das Frühgeburtsrisiko zusätzlich. Weil es die Wehen rhythmisiert, ist das Pulver auch bei ineffektiven Krampfwehen angezeigt.

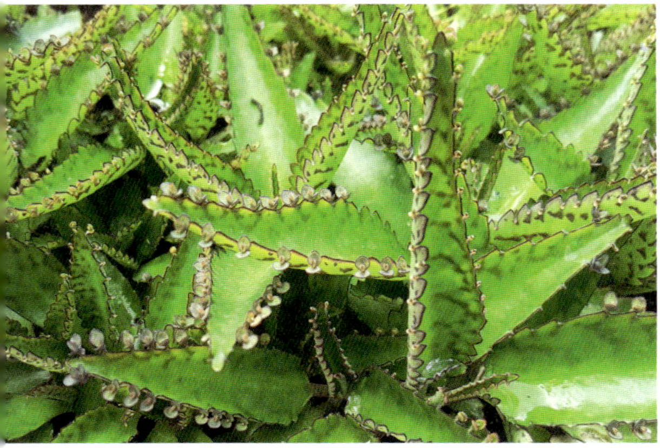

Studien

An einer Studie nahmen 49 schwangere Frauen mit Schlafstörungen teil. Sie erhielten Bryophyllum 50 % Kautabletten (Weleda Schweiz). Ergebnis: Ihr Schlaf wurde tiefer und erholsamer, und sie waren tagsüber weniger müde (Lambrigger-Steiner et al. 2014). Ein wässriger Bryophyllumextrakt erwies sich als ähnlich angstlösend wie Diazepam (Yemitan/Salahdeen 2005).

Rezept

Angstlösende Mischung ⚕

Agaricus muscarius (Fliegenpilz) Dil. D4	20 ml
Arsenicum album (weißer Arsenik) Dil. D12	20 ml
Kalanchoe (Keimzumpe) Urtinktur	40 ml
Lavandula officinalis (Lavendel) Urtinktur	20 ml

Über eine Apotheke von Spagyra bestellen und mischen lassen.
Dosis: Bei Bedarf und je nach Reaktion 2- bis 5-mal täglich 15 bis 25 Tropfen in etwas Wasser einnehmen.

Rezept

Pulver bei vorzeitigen Wehen ⚕

Bryophyllum (Keimzumpe) 50 % Verreibung	40 g
Cuprum metallicum praeparatum (Kupferspiegel) D6 Verreibung	20 g
Magnesit (natürliches Magnesiumkarbonat) D6 Verreibung	40 g

Über eine Apotheke von Weleda bestellen und mischen lassen.

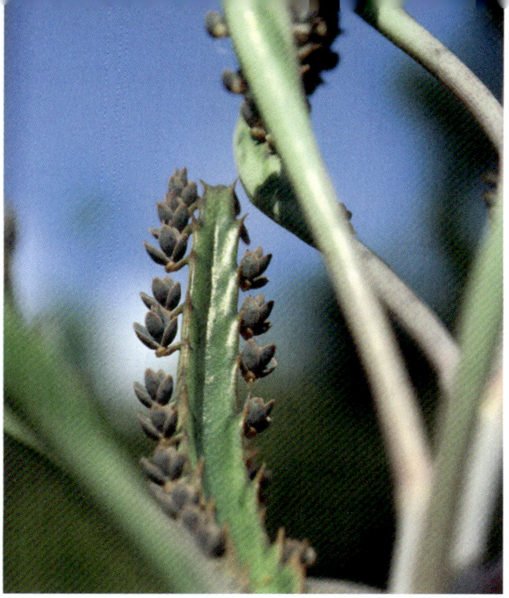

Dosis: Bei vorzeitigen Wehen und Frühgeburtsneigung – ergänzend zu den medizinisch erforderlichen Maßnahmen – 3- bis 5-mal täglich ½ Teelöffel oder mehr einnehmen.

Praxistipps

- Bei Gebärmutterschwäche und Fehlgeburtsneigung empfiehlt sich, vorbeugend in der Schwangerschaft Bryophyllum comp. von Wala einzunehmen.
  Dosis: 2- bis 3-mal täglich 10 Globuli.
- Bei vorzeitigen Wehen empfiehlt sich Bryophyllum 50 % Pulver von Weleda.
  Dosis: 3- bis 5-mal täglich oder auch häufiger 1 großzügige Messerspitze.
- Bei Ängsten, Unruhe und Schlafstörungen, auch in der Schwangerschaft und Stillzeit, bewährt sich Bryophyllum Argento cultum Rh Dil. D3 von Weleda (Rh bezeichnet eine rhythmisierte, alkoholfreie Zubereitung).
  Dosis: 2- bis 5-mal täglich 10 Tropfen.

Gegenanzeigen

Keine.

Lieferbare Produkte

Bryophyllum Urtinktur von DHU, Weleda
Kalanchoe Urtinktur von Spagyra
Bryophyllum 50 % Verreibung sowie
50 % Tabletten von Weleda/Weleda Schweiz
Bryophyllum 5 % Injektionslösung von Weleda
Bryophyllum Argento cultum D2/D3 von Weleda

Kermesbeere

(Phytolacca decandra)
Kermesbeerengewächse *(Phytolaccaceae)*

Synonyme: Alkermes, Amerikanischer Nachtschatten, Scharlachbeere.
Wirkstoffe: Triterpensaponine (Phytolaccatoxin), Lectine und Lignane (Samen).
Heilkräfte: Immunmodulierend, entzündungswidrig, milchflussregulierend, prolaktinsenkend.
Anwendungsgebiete: Kardinalpflanze zum Abstillen, homöopathisch bei Stillproblemen aller Art (Brustschmerz beim Stillen, Milchknoten, Milchstau, Brustentzündung), begeitend bei Hyperprolaktinämie, Mastopathie, Brustkrebs.

Die Kermesbeere ist eine alte Färberpflanze. Die Verwendung bei Stillproblemen und Erkrankungen der weiblichen Brust geht auf amerikanische Melker zurück, die die Wurzel verwendeten, um »Unregelmäßigkeiten in der Milchsekretion zu beseitigen, sei es, dass sie scharf, zu dick, zu dünn, geronnen, eitrig oder blutig sei. Bei Knoten in der Brust und bei Mastitis stillender Frauen hat sich die Anwendung bewährt« (Mezger 2005, Bd. II: 1142–1149). Der Arzt und Homöopath Erwin Schlüren berichtete über seine Erfahrungen mit Phytolacca, die er im Kreiskrankenhaus Reutlingen 467 Wöchnerinnen mit Stillproblemen verabreicht hatte. Ihm zufolge eignet sich Phytolacca: zur Erleichterung des Milcheinschusses bei harten, schmerzhaften Brüsten, zur Reduktion der Milchmenge bei übermäßiger Milchproduktion, zum Abstillen, vor allem wenn andere Abstillmittel versagt haben, zur Behandlung einer beginnenden Brustentzündung in der Stillzeit. Phytolacca bewährt sich in der Frauenpraxis bei leichtem Prolaktinüberschuss (Hyperprolaktinämie) sowie als Begleitmedikation bei Prolaktinom und Brustkrebs. Die Urtinktur und die Tiefstpotenzen eignen sich eher zum Abstillen sowie bei Milchüberschuss und Hyperprolaktinämie. Die mittleren bis hohen Potenzen (D12/C30) eignen sich eher zur Begleitbehandlung von Brustknoten, Milchstau, Schmerzen beim Stillen und Brustentzündung in der Stillzeit.

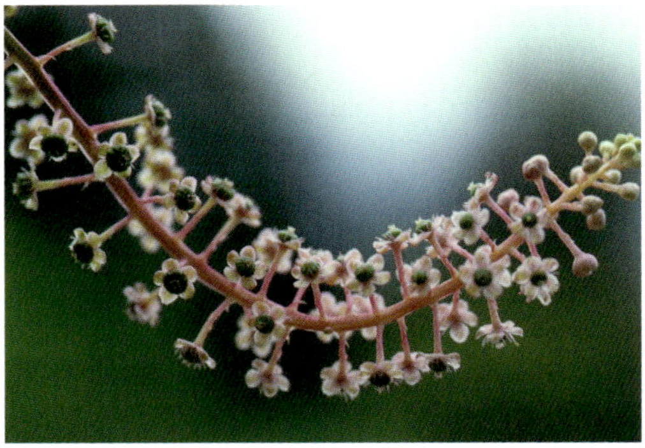

Studien

Untersucht wurden die in der Wurzel vorkommenden Lectine, die zu den »Pokeweed Mitogenen« zählen, weil sie das Wachstum von Lymphozyten stimulieren (McPherson 1979). Im Reagenzglas erwiesen sich homöopathische Verdünnungen von Phytolacca als wachstumshemmend auf menschliche Brustkrebszellen (MCF-7 und MDA-MB-231) (Frenkel et al. 2010).

Rezept

Prolaktinsenkende Mischung ⚕

Agnus castus (Mönchspfeffer)
Urtinktur (= D1) 20 ml
Lycopus europaeus (Wolfstrapp)
Urtinktur 10 ml
Phytolacca (Kermesbeere) Dil. D1 20 ml

Über eine Apotheke von DHU bestellen und mischen lassen.

Dosis: 8 bis 10 Wochen lang 2- bis 3-mal täglich 10 bis 15 Tropfen in etwas Wasser einnehmen.

Praxistipp

Zum Erleichtern des Abstillens bewährt sich Phytolacca Urtinktur von DHU. Je nach Reaktion bis zu stündlich 10 bis 15 Tropfen in etwas Wasser einnehmen. Ergänzend empfiehlt sich der Abstilltee (siehe Seite 144).

Gegenanzeigen

Alle Pflanzenteile sind leicht giftig und führen bei Überdosierung zu Magen-Darm-Problemen wie Durchfall, Krämpfe und Erbrechen.

Lieferbare Produkte

Phytolacca Dil. D1 von Weleda, ab D4 von DHU u.a.

Knoblauch

(Allium sativum)

Lauchgewächse *(Alliaceae)*

Synonyme: Bauerntheriak, Garlic, Gartenknoblauch, Knobloch, Knofel.

Wirkstoffe: Frischer Knoblauch enthält bis zu 1,5 Prozent geruchlose Alliine und das Enzym Alliinase, das Alliin im wässrigen Milieu in den instabilen Geruchs- und Geschmacksträger Allicin umwandelt. Ferner kommen vor: Steroid- und Triterpensaponine, Lektine, Flavonoide, Polysaccharide, Adenosin, Selen.

Heilkräfte: Blutreinigend (mobilisiert Schwermetalle wie Blei), blutdrucksenkend, blutfett- und cholesterinsenkend, antithrombotisch, antidiabetisch, antioxidativ, antisklerotisch, antimikrobiell, antibakteriell, antimykotisch.

Anwendungsgebiete: Arteriosklerose, Bluthochdruck, bakterielle Infekte, bakterieller Ausfluss, Scheidenhautreizung nach Antibiotika oder nach Scheidenpilz, Unfruchtbarkeit infolge toxischer Blockade (z. B. Blei- oder Quecksilberbelastung).

Als pflanzliches Breitbandantibiotikum hemmt Knoblauch das Wachstum vieler Bakterien und Pilze. Von Gynäkologen werden Knoblauch-Tamponaden bei bakteriellem Ausfluss wie auch zur Nachbehandlung von Scheidenpilz empfohlen (siehe Praxistipps). Außerdem beseitigt Knoblauch durch Blei verursachte Blutbildveränderungen (Tüpfelerythrozyten) innerhalb weniger Wochen (vgl. Weiss 1991). Im Ayurveda wird Knoblauch zum Entkalken der Blutgefäß, zur Blutreinigung sowie zur Ausleitung von Schwermetallen empfohlen. Erwünschter Nebeneffekt solcher Knoblauchkuren ist die steigende Fruchtbarkeit, wenn zuvor Metalle wie Blei oder Quecksilber die Hormonrezeptoren blockiert und eine hormonelle Dysbalance bewirkt haben. Bei Kinderwunsch »putzt« Knoblauch sozusagen die Hormonrezeptoren frei und verbessert meist auch die Spermaqualität.

Studien

Pflanzenforscher fanden heraus, dass Knoblauch den Blutzuckerspiegel leicht zu senken vermag (Gardner et al. 2007). Einer klinischen Studie zufolge senkte Knoblauch bei Schwangeren das Gesamtcholesterin und den Blutdruck (Nieber/Kraft 2013).

Rezept

Entgiftungstropfen bei Schwermetallbelastung ⚕

Allium sativum (Knoblauch) Dil. D3	50 ml
Sulfur (Schwefel) Dil. D6	50 ml

Über eine Apotheke von Spagyra bestellen und mischen lassen oder selber mischen.

Dosis: 6 bis 8 Wochen lang 2-mal täglich 15 bis 25 Tropfen in etwas Wasser einnehmen. Wichtig: Während der Entgiftungskur unbedingt sehr viel trinken!

Rezept

Ayurvedischer Knoblauchtrank

Der Trank mobilisiert Metalle wie Blei, Cadmium oder Quecksilber und löst Ablagerungen von den Gefäßwänden. Daher empfehlen sich Kuren bei Arteriosklerose und Bluthochdruck oder begleitend zu Ausleitungskuren.

1 bis 2 Knoblauchzehen (Bioqualität) sehr fein zerkleinern. Mit dem frisch gepressten Saft von ½ Zitrone, 1 Teelöffel Ahornsirup und 150 bis 200 ml abgekochtem, trinkwarmem Wasser verrühren.

Dosis: 6 Wochen lang 1 bis 2 Gläser täglich trinken.

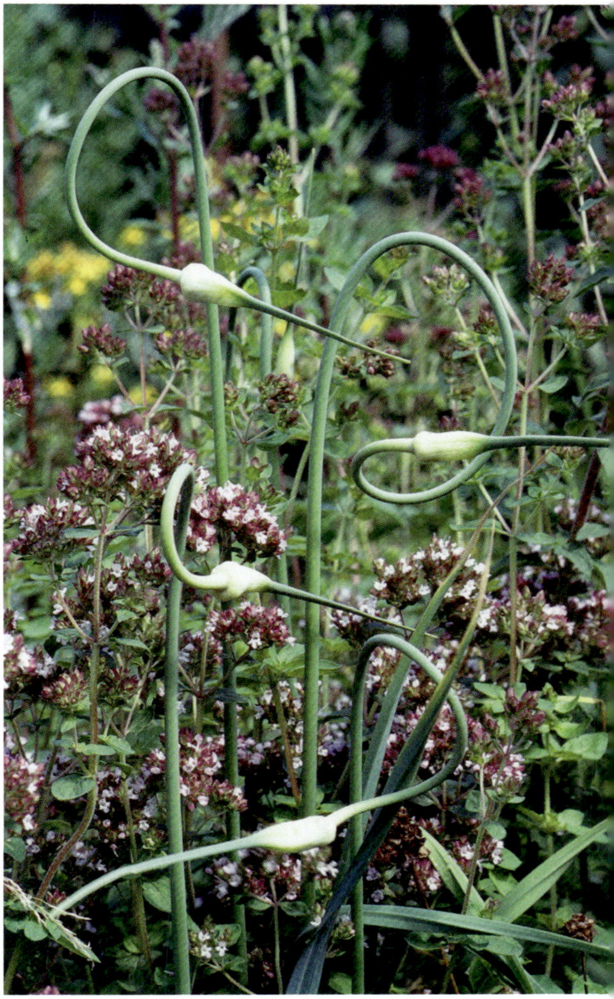

Praxistipps

- Bei bakteriellem Ausfluss in der Schwangerschaft können in Absprache mit der Frauenärztin an mehreren aufeinanderfolgenden Tagen 2-mal täglich 2 bis 3 Tabletten Allium sativum D2 von DHU in die Scheide eingeführt werden.
- Bei bakterieller Mischflora oder nach Scheidenpilz statt der Anwendung antibiotischer Salben oder Zäpfchen kann man eine 7- bis 10-tägige Knoblauchkur machen: Dazu jeweils 1 Knoblauchzehe (Bioqualität) schälen, mit einem Rückholfaden versehen und 1- bis 2-mal täglich jeweils eine neue Knoblauchzehe für 1 bis 2 Stunden oder über Nacht tief in die Scheide einführen.

Gegenanzeigen

Niedriger Blutdruck und Knoblauchallergie Knoblauch kann die Wirkung von Blutdrucksenkern oder Gerinnungshemmern verstärken und die von Anti-HIV-Arzneien oder Proteasehemmern abschwächen.

Lieferbare Produkte

Knoblauchgranulat (Kräuterladen)
Allii sativi pulvis (Knoblauchpulver)
Allium sativum Urtinktur von DHU, Spagyra u. a.

Koloquinte

(Citrullus colocynthis)

Kürbisgewächse *(Cucurbitaceae)*

Synonyme: Bitterapfel, Bittergurke, Wilder Kürbis, Panzerbeere, Purgiergurke, Teufelsapfel, Echte Zitrulle.
Wirkstoffe: Die Früchte enthalten Bitterstoffe und ein Harz mit Cucurbitacinen sowie Chlorogensäure, Kaffeesäure und Ferulasäure.
Heilkräfte: Je nach Dosis stuhlerweichend bis abführend und entstauend oder menstruationsfördernd bis abortiv, blutzuckersenkend.
Anwendungsgebiete: Vorwiegend homöopathisch bei Darm-, Gallen- oder Menstrualkoliken sowie bei Eierstockschmerzen, Eierstockzysten, Endometriose. Das Fruchtpulver (ohne Samen!) ist im Ayurveda bei Gelbsucht, als Wurmkur sowie, vaginal appliziert, bei Wehenschwäche gebräuchlich (Zoller/Nordwig 1997).

K

Wegen ihrer abführenden Wirkung zählt die Koloquinte zu den Drastika: Die entkernten »Bitteräpfel« wurden in der Antike mit Wein gefüllt und als Abführmittel gebraucht. Heute sind nur noch homöopathische Verdünnungen gebräuchlich und ab D4 rezeptfrei. Frauenheilkundliche Anwendungsgebiete sind schmerzhafte Eierstockzysten, Menstrualkoliken, auch bei Endometriose. Weil der Bitterapfel den Unterleib entstaut, eignen sich Tiefpotenzen eher für Frauen mit sitzender Tätigkeit und Neigung zu Verstopfung und zu schneidenden Kolikschmerzen.

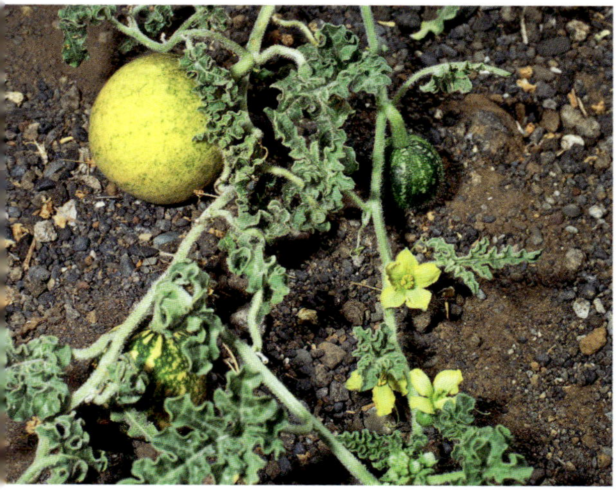

Studien

Eine Studie bestätigte, dass die Wirkstoffe der Koloquintenfrüchte an den GABA- und Opiatrezeptoren andocken und gute krampflösende Effekte zeigen (Mehrzadi/Pur 2016). In einer kleinen Studie mit 32 Diabetikern (Typ II) zeigte sich, dass die Koloquinte das Glucoselevel im Blut um 35 Prozent verringern konnte (Li et al. 2015).

Rezept

Zystenelixier ⚕

Die Rezeptur erwärmt und entstaut den Unterleib bei Neigung zu Eierstockzysten oder Polyzystischem Ovarial-Syndrom (PCO) und ergänzt Zystenmittel wie Magnesium sulfuricum/Ovaria comp. von Wala oder Mucokehl Zäpfchen von Sanum.

Angelica archangelica (Erzengelwurz) Urtinktur	20 ml
Apis mellifica (Honigbiene) Dil. D12	10 ml
Aurum metallicum (Gold) Dil. D12	10 ml
Colocynthis (Koloquinte) Dil. D4	20 ml
Discorea villosa (Yamswurz) Dil. D4	10 ml
Magnesium sulfuricum (Magnesiumsulfat) Dil. D6	20 ml
Ovarium (Eierstock) Dil. D8	10 ml

Über eine Apotheke von Spagyra bestellen und mischen lassen. Mit Likörwein auf 300 ml auffüllen.
Dosis: 6 bis 8 Wochen lang 2-mal täglich 1 Esslöffel pur oder in etwas Wasser einnehmen.

Praxistipp

Der Arzt und Homöopath Erwin Schlüren empfiehlt Colocynthis bei Polyzystischem Ovarial-Syndrom mit Eierstockschmerzen.
Dosis: Colcynthis D6, bei akuten Beschwerden bis zu stündlich 8 bis 10 Globuli.

Gegenanzeigen

Cucurbitacine führen zu Blutandrang im Becken, reizen Darm und Nieren, wirken abführend, abortiv und brechreizerregend.

Lieferbare Produkte

Citrullus colocynthis ab D4 von DHU,
Spagyra u. a.
Colocynthis D4 Injektionslösung von Weleda

Koriander

(Coriandrum sativum)

Doldenblütler *(Apiaceae, Umbelliferae)*

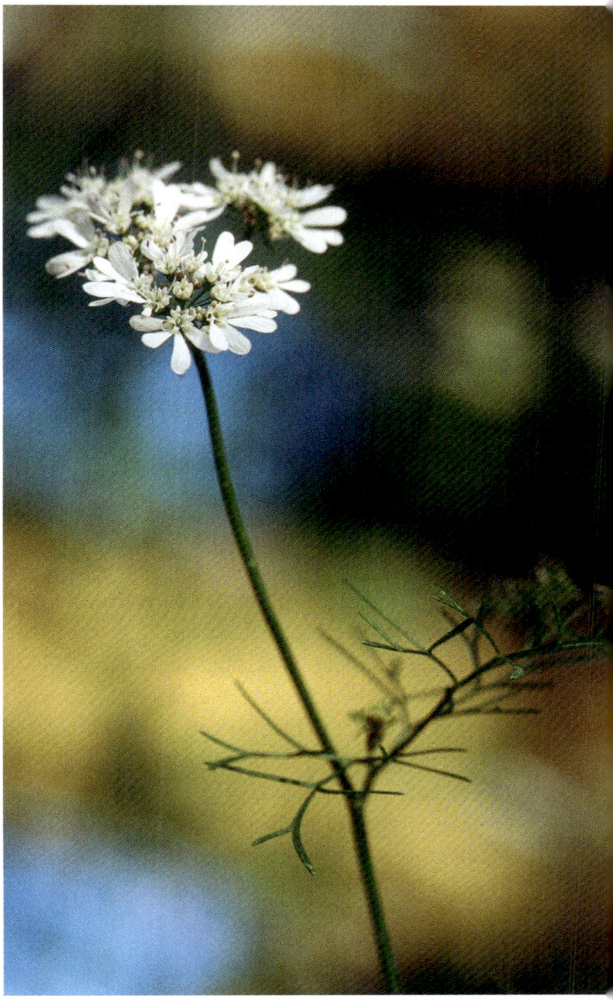

Synonyme: Brotsamen, Schwindelkörner, Stinkdill, Wanzendill (wegen des Geruchs).
Wirkstoffe: Die Früchte enthalten ätherisches Öl mit bis zu 75 Prozent Linalool und weiteren Komponenten (Geraniol, Alpha-Pinen), Phenolkarbonsäuren, fettes Öl mit Petroselinsäure, Proteine, Kohlenhydrate, Flavonoide, Cumarinderivate (Coriandrin), Kaffeesäurederivate u. v. m.
Heilkräfte: Antimikrobiell, antiparasitär, pilzfeindlich, blähungswidrig, krampflösend, magenstärkend, verdauungsfördernd, milchbildend, entzündungswidrig, juckreizlindernd, wundschlussfördernd. Koriander vermindert die Spermienmenge, und das ätherische Öl wirkt spermizid (vgl. Zoller/Nordwig 1997).
Anwendungsgebiete: Appetitlosigkeit, Verdauungsschwäche, krampfartige Darm- oder Unterleibsbeschwerden, Quecksilberausleitung (Kraut), Unfruchtbarkeit infolge toxischer Belastung, Schwangerschaftsübelkeit, Dammekzem, Neurodermitis, vaginaler Juckreiz.

Die Gewürzpflanze (Brot, Lebkuchen) wurde schon in der Bibel erwähnt und ist Bestandteil von Lebenselixieren wie Melissengeist. Wegen seiner krampflösenden Wirkung kommt Koriander bei Regelbeschwerden zum Einsatz (siehe Seite 113). Der Beiname »Schwindelkörner« weist darauf hin, dass Koriander den »Schwindel der schwangeren Weiber« lindert (Tabernaemontanus 1731). Inzwischen gilt als bewiesen, dass Koriander innerlich bei Magen-Darm-Beschwerden und äußerlich bei Hautleiden hilft. Das Sonnengewürz erwies sich sogar als wirksam gegen Salmonellen und hemmt das Wachstum resistenter Stämme von Staphylokokkus aureus (Casetti/Wölfle/Schempp 2012). Bei Hautpilz und Neurodermitis kann Korianderöl Linderung bringen.

Studien

Untersucht wurde die Hemmwirkung von ätherischem Korianderöl auf den Sprosspilz Candida albicans. *Ergebnis:* Verdünnungen von 0,01 bis 2 Prozent des ätherischen Öls erwiesen sich als genauso wirksam gegen den Pilz wie chemisch definierte Antimykotika wie Nystatin (Furletti et al. 2011, Casetti et al. 2011). In einer älteren Studie beobachteten Wissenschaftler zufällig, dass frisches Korianderkraut die Schwermetallausscheidung deutlich erhöhte. Darauf beruht die Empfehlung, mit Korianderkraut das Nervensystem zu entgiften (Omura/Lorberboym 1995).

Rezept

Reizlindernde Lipolotion

Die Grundrezeptur für diese Wasser-Öl-Scheinemulsion (ohne Aloe) stammt aus der Uni-Hautklinik Freiburg und wird dort als Antiseptikum auf entzündete Hautpartien aufgetragen.

Ätherisches Korianderöl	1 ml
Aloe-vera-Gel	20 ml
Quellwasser oder destilliertes Wasser	70 ml

Alles 2 bis 3 Minuten lang kräftig mixen und umfüllen oder gleich in eine Braunflasche geben und kräftig schütteln. Die Emulsion kann man direkt auf gereinigte Wunden oder entzündete Haut auftragen. Sie eignet sich beispielsweise zur Pflege von Hautirritationen nach Antibiotika, Scheidenpilz oder von Dammekzemen (Čavčić et al. 2009).

Praxistipps

- Zur Entgiftung des Nervensystems und zur Quecksilberausleitung empfiehlt sich eine Korianderkur, z. B. Cilantris Essenz von Nestmann. *Dosis:* 6 bis 8 Wochen lang 1- bis 2-mal täglich 5 bis 8 Tropfen in etwas Wasser einnehmen.
- Wer Cellulite oder Pigmentflecken zu Leibe rücken will, kann kaltgepresstes Koriandersamenöl von Maienfelser Naturkosmetik versuchen. *Anwendung:* Täglich einige Tropfen des Öls in Hautpflegeprodukte (z. B. Gesichtslotion) einarbeiten und auftragen.

Gegenanzeigen

Keine.

Lieferbare Produkte

Coriandri herba, C. fructus (Korianderblätter, -samen)
Coriandrum Urtinktur von Ceres, DHU, Spagyra u. a.
Cilantris Essenz oder Tabletten von Nestmann
Ätherisches Koriandersamenöl von Maienfelser Naturkosmetik, Neumond, Primavera u. a.
Fettes Koriandersamenöl, kaltgepresst, von Maienfelser Naturkosmetik

Krallendorn

(Uncaria tomentosa)
Rötegewächse *(Rubiaceae)*

Synonyme: Cat's claw, Peruanische Katzenklaue, Katzenkrallenwurzel, Una de Gato.
Wirkstoffe: Catechingerbstoffe, Indolalkaloide (pentazyklische Alkaloide wie Pteropodin, Mitraphyllin), Triterpene (Chinovinsäurederivate).
Heilkräfte: Antiviral, antioxidativ, immunstimulierend, tumorwachstumshemmend.
Anwendungsgebiete: Immunmodulation bei Brustkrebs, Gehirntumoren, Leukämie u. a., gutartige Tumore wie Myome, Viruserkrankungen und rheumatoide Arthritis.

Als »Wunderwurzel aus dem Regenwald« erlangte die Liane aus den Regenwäldern Perus in den 1980er Jahren Ruhm und stand bald in dem Ruf, sogar in hoffnungslosen Fällen etwa Leukämie zu heilen. Seither richtete die Wissenschaft ihren Fokus immer wieder auf die Wurzel, und es zeigte sich, dass der Krallendorn die Lymphozytenaktivität steigert. Inzwischen hat sich die Wurzel einen Platz in Kräuterläden erobert und wird als Immunstimulans bei Virusleiden (z. B. HPV, humane Papillomaviren, Herpes, Pfeiffersches Drüsenfieber) sowie als Begleitmittel bei Tumorleiden aller Art empfohlen. In der Frauenheilkunde ist die Katzenkralle vor allem in Form von Teeku-

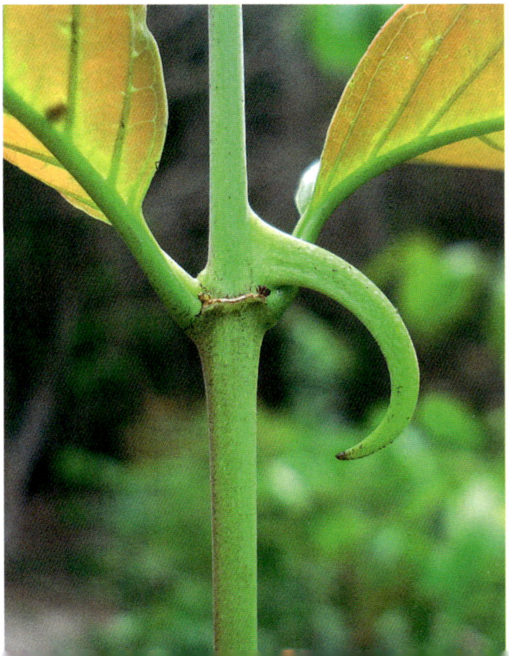

ren hilfreich, wenn es darum geht, das Myomwachstum zu bremsen und Krebstherapien naturheilkundlich zu begleiten.

Studien

Im Reagenzglas und in klinischen Studien zeigte Krallendorn antioxidative und immunstimulierende Effekte. Die Wurzelrinde steigert die Phagozytoseleistung von Granulozyten, hemmt Entzündungen, auch bei Rheuma, wirkt antiviral, bremst das Tumorwachstum und lindert die Nebenwirkungen bei Chemotherapie (Santos/Araujo et al. 2012).

Rezept

Myomtee

Frauenmantelkraut	40 g
Katzenklaue, Wurzelrinde	40 g
Walnussblätter	20 g

Mischen. 2 Teelöffel pro Tasse mit heißem Wasser überbrühen, 8 bis 12 Minuten ziehen lassen, dann abseihen. Über 3 bis 4 Monate hinweg 2 bis 3 Tassen täglich trinken.

Rezept

Krallendorntee

2 bis 3 Esslöffel der Wurzelrinde in 1 Liter Wasser 5 Minuten lang köcheln, dann 15 bis 20 Minuten ziehen lassen, abseihen und im Tageslauf trinken. *Kurdauer:* 3 Monate und länger. Krallendorndekokt eignet sich zur Immunmodulation bei gutartigen und begleitend auch bei bösartigen oder inoperablen Tumoren.

Praxistipp

Bei Hypophysenadenom oder Mikroprolaktinom kann eine 3-monatige Kur mit Krallendorntee schulmedizinisch notwendige Maßnahmen ergänzen.

Gegenanzeigen

Kann Stuhlverstopfung verstärken und die Harnsäurewerte erhöhen.

Lieferbare Produkte

Uncariae radix (Katzenklauenwurzel)
Dr. Wiemanns Immunotonikum

Küchenschelle

(Pulsatilla pratensis)

Hahnenfußgewächse *(Ranunculaceae)*

Synonyme: Bärblume, Eierblume, Kuckucksblume, Mutterblume, Osterblume.
Wirkstoffe: Das frische Kraut enthält Protoanemonine und Triterpensaponine. Protoanemonin (Pulsatillenkampfer) ist stark schleimhaut- und hautreizend und geht beim Trocknen in ungiftiges Anemonin über.
Heilkräfte: Menstruationsfördernd, wehenerregend, schleimlösend, krampflösend, antimikrobiell (Blattextrakte sind bakterizid und fungizid), homöopathisch fruchtbarkeitssteigernd und progesteronähnlich.
Anwendungsgebiete: Homöopathisch bei Blasenentzündungen, ausbleibender Regelblutung, Fehlgeburtsneigung, Gelbkörperschwäche, Prämenstruellem Syndrom (PMS), Unfruchtbarkeit, Wochenbettblues.

Die Küchenschelle ist eine Frühlingsbotin und Osterblume. Sie hatte den Ruf, dass Hühner mit dem Eierlegen aufhören, wenn man *Pulsatilla* in den Stall trägt. Dies ist ein Hinweis auf die abortive Wirkung der Pflanze, die schleimhautreizende Protoanemonine enthält. Im getrockneten Zustand wäre das Kraut ungiftig und könnte als blutflussanregendes Mittel gebraucht werden. Volksnamen wie »Bärblume« und »Mutterblume« deuten auf die ursprüngliche Verwendung in der Geburtshilfe hin. Heute werden homöopathische Zubereitungen unter anderem zur Geburtserleichterung eingesetzt. Schlüren empfiehlt die Tiefpotenz 4 bis 6 Wochen vor der Niederkunft als geburtsvorbereitende Maßnahme. Pulsatilla ist ein großes Frauenmittel der Homöopathie: Tiefpotenzen (D4, D6) helfen bei bakteriellen Blasenentzündungen und regen den Blutfluss an. Mittlere Potenzen (D12, D15) gleichen hormonell aus und wirken prämenstruellen Beschwerden wie Brustspannen oder Stimmungsschwankungen entgegen. Hohe Potenzen (D30, C30) dienen als Konstitutionsmittel für Frauen, die nah am Wasser gebaut haben, unter Drüsenschwäche (Hypophyse, Schilddrüse, Eierstöcke), Wassereinlagerungen, Zyklus- und Fruchtbarkeitsstörungen leiden.

Studien

Pflanzenforscher fanden heraus, dass Gaben der Hochpotenzen von Pulsatilla am Uterus von Ratten denselben Effekt wie Progesteron erzielten (Righetti 1988).

Rezept

Blutungsfördernder Küchenschellenwein

Die Küchenschelle steht unter Naturschutz, daher darf das Kraut nur von Topfpflanzen oder aus dem eigenen Garten geerntet werden.

Etwa 40 g getrocknetes und zerkleinertes Küchenschellenkraut zusammen mit 0,7 Liter Weißwein in einen Topf geben und unter Umrühren erhitzen. Sobald der Wein siedet, den Topf vom Herd nehmen, ½ Stunde zugedeckt stehen lassen, dann 1 bis 2 Teelöffel Bio-Imkerhonig unter den noch lauwarmen Weinabsud rühren. Den Wein durch ein Tuch abfiltern, die Rückstände auspressen und den Wein in die Flasche zurückfüllen. Im Kühlschrank aufbewahrt, hält er sich einige Wochen lang.

Dosis: Zur Anregung der Menstruationsblutung 2- bis 3-mal täglich 1 Likörglas voll trinken.

Praxistipp

Zur Begünstigung der Einnistung der befruchteten Eizelle bewährt sich Melissa/Phosphorus comp. Mischung von Weleda, die auch Pulsatilla D6 enthält.

Dosis: In der ersten Zyklushälfte 2-mal täglich 10 bis 15 Tropfen, in der zweiten Zyklushälfte 2-mal täglich 25 bis 30 Tropfen in etwas Wasser einnehmen, bei Schwangerschaft bis Ende des 3. Monats fortfahren mit 2-mal täglich 5 bis 8 Tropfen.

Gegenanzeigen

Eine Allergie ist möglich. Das frische Kraut enthält schleimhautreizende Protoanemonine.

Die Pflanze steht unter Naturschutz!

Lieferbare Produkte

Pulsatilla ab D4 von DHU, Spagyra u. a.

Pulsatilla e floribus D4 Globuli und Injektionslösung von Wala

Pulsatilla spagyrische Urtinktur von Spagyrik Pharma

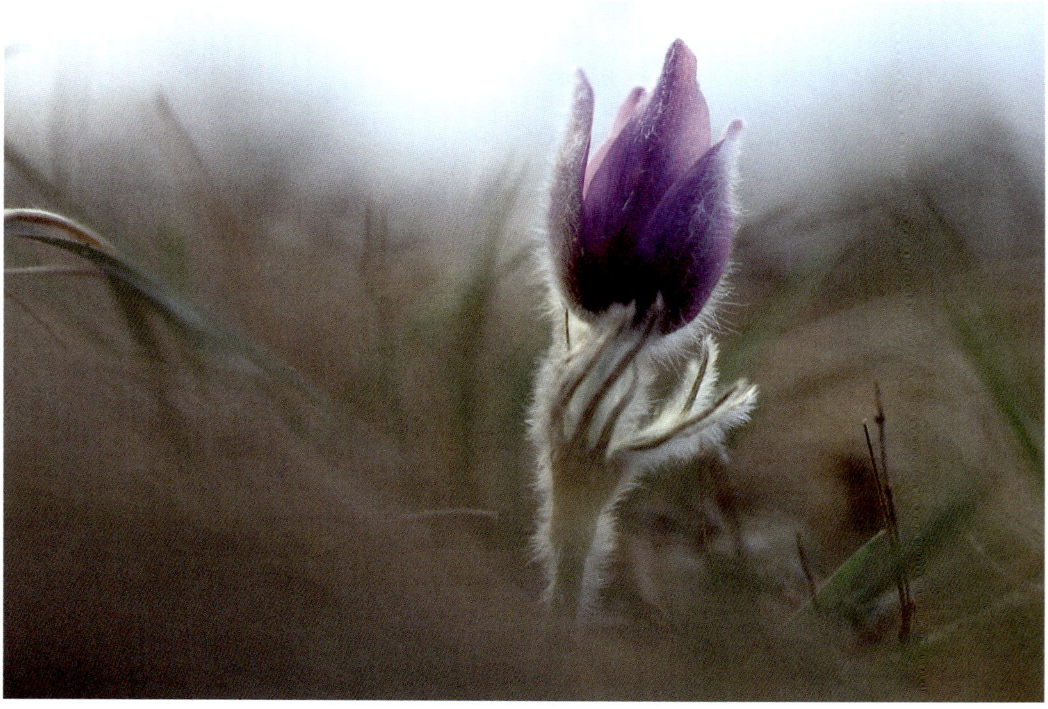

Kümmel

(Carum carvi)

Doldenblütler *(Apiaceae, Umbelliferae)*

Synonyme: Brotkümmel, Kimm, Echter Kümmel, Feld-/Wiesenkümmel, Kümmich.
Wirkstoffe: Ätherisches Öl (Monoterpenen wie Carven, Limonen und Monoterpenketone wie Carvon), fettes Öl, Flavonoide, Phenolkarbonsäuren.
Heilkräfte: Antibakteriell, pilzfeindlich, blähungstreibend, entzündungswidrig, gärungswidrig, krampflösend, regt Magensaft- und Bauchspeicheldrüsensekretion an, blutfettsenkend, milchbildend.
Anwendungsgebiete: Blähkoliken, Blähungen, Darmpilz, Gallenkolik, Menstrualkolik, Anregung der Milchbildung, Sodbrennen.

Bekannt ist der »Vier-Winde-Tee« mit Anis-, Fenchel-, Koriander- und Kümmelfrüchten als Erste Hilfe bei Blähkoliken der Kinder, er empfiehlt sich aber auch zur Anregung der Milchbildung oder bei Regelkrämpfen. In Milchbildungstees (z. B. Weleda Bio Stilltee Aufgussbeutel) verbessern Kümmelfrüchte die Verträglichkeit der Muttermilch. Bei Einnahme des Tees ab 2 bis 4 Wochen vor der Geburt gibt es beim Säugling meist weniger Verdauungsprobleme. Im Darm hemmt Kümmel nicht nur Fäulnisprozesse: »Für Kümmelöl ist eine beträchtliche fungizide Wirkung (vergleichsweise stärker als Nystatin) festgestellt worden« (Wichtl 2002). Daher eignet sich Kümmel auch begleitend zur Symbioselenkung nach Antibiotika-Einsatz. Bestandteilen des ätherischen Öls (Alpha- und Beta-Pinen) wurde eine blutfettsenkende Wirkung nachgewiesen. Albertus Magnus empfahl den Kümmel einst zur Fruchtbarkeitssteigerung: »Feldkümmel gessen / macht die frauwen fruchtbar«, schreibt er 1716 in seinem Traktat »Von den Geheimnissen derer Weiber«.

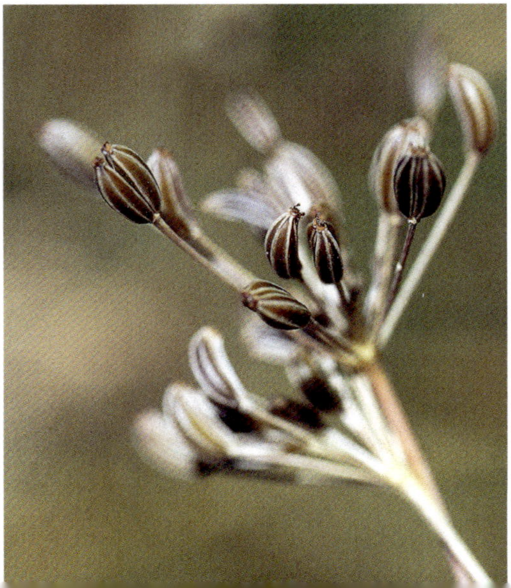

Studien

Alkoholische Kümmelextrakte erwiesen sich als antibakteriell. Sie konnten das Wachstum von Staphylokokken, Candida albicans, Helicobacter pylori, Cholera-Vibrionen und anderen Krankheitserregern hemmen (Mahady et al. 2000.)

Rezept

Vier-Winde-Tee

Anis-, Fenchel-, Koriander- und Kümmelfrüchte zu gleichen Teilen mischen (z. B. je 25 g). 1 Esslöffel pro Tasse erst etwas quetschen, dann mit heißem Wasser überbrühen, 5 bis 8 Minuten ziehen lassen und abseihen. Jeweils ½ Stunde vor dem Stillen 1 Tasse trinken. Der Tee wirkt auch krampflösend bei Menstrualkolik.

Praxistipps

- Zur Anregung der Milchbildung in der Stillzeit empfiehlt sich das Milchbildungsöl von Weleda, das auch Kümmelöl enthält. Das Öl wird nach dem Stillen in die Brüste (nicht auf die Brustwarzen) einmassiert.
- Nach Antibiotikagaben empfiehlt sich eine Kur mit Carum carvi Urtinktur von Weleda.
  Dosis: 2 bis 6 Wochen lang 2- bis 3-mal täglich 15 bis 25 Tropfen.

Gegenanzeigen

Eine Allergie ist möglich, aber sehr selten.

Lieferbare Produkte

Carvi fructus (Kümmelfrüchte)
Carum carvi Urtinktur (= D1) von DHU, Spagyra, Weleda u. a.
Ätherisches Kümmelöl von Maienfelser Naturkosmetik, Neumond, Primavera u. a.
Kümmelzäpfchen (Carum carvi Zäpfchen) von Weleda

Kurkuma

(Curcuma longa)

Javanische Gelbwurz *(Curcuma xanthorrhiza)*

Ingwergewächse *(Zingiberaceae)*

Synonyme: Gelbsuchtwurzel, Indischer Safran, Kurkumawurzel.

Wirkstoffe: Curcuminoide (Curcumin), ätherische Öle (Sesquiterpene wie Turmeron, Zingiberen, Bisabolol), Polysaccharide (immunstimulierendes Ukonan A). Die Javanische Gelbwurzel enthält mehr ätherische Öle und mehr Xanthorrhizol, aber weniger Curcuminoide.

Heilkräfte: Entzündungshemmend, antioxidativ, gallebildend und galletreibend, leberzellschützend und leberregenerierend, blutfettsenkend, immunmodulierend, krebsfeindlich, schmerzlindernd, antidepressiv, neuroprotektiv (nervenschützend).

Anwendungsgebiete: Leberleiden aller Art: Fettleber, Gelbsucht, Hepatitis, Leberzirrhose, von der Leber herrührende Verdauungsbeschwerden. Begleitend bei Brust- oder Hautkrebs, während Chemotherapie und Bestrahlung.

In asiatischen Ländern gebraucht man den Kurkumawurzelstock traditionell bei Gelbsucht und Leberleiden. Die Farbstoffe (Curcuminoide) schützen die Leberzelle vor Giftstoffen, regenerieren die Leber und hemmen das Wachstum von Tumorzellen. Sie verhindern die Anhaftung von krebserregenden Substanzen an die DNA, begünstigen den Zelltod von Krebszellen und verringern die Neubildung von Blutgefäßen, die den Tumor versorgen. Durch den Wirkstoff Xanthorrhizol konnte das Wachstum von Hautkrebszellen gebremst werden. Xanthorrhizol erwies sich auch als antibakteriell und pilzfeindlich, weswegen Gelbwurz bei Darmpilz empfehlenswert ist. In der Frauenheilkunde dient Kurkuma als universell einsetzbares Leberheilmittel, vor allem nach Verwendung der Antibabypille oder nach Hormonstimulation wie auch zur Wirkungsverstärkung der Chemotherapie bei Brustkrebs oder bei chronischen Hautleiden wie Kraurose.

Studien

2014 wurden Studien veröffentlicht, die zeigten, dass Krebspatienten weniger Nebenwirkungen auf Chemotherapie entwickeln, wenn sie 200 bis 300 mg Curcumin eingenommen hatten (Büttner 2017, Belcaro et al. 2014, Panahi et al. 2014).

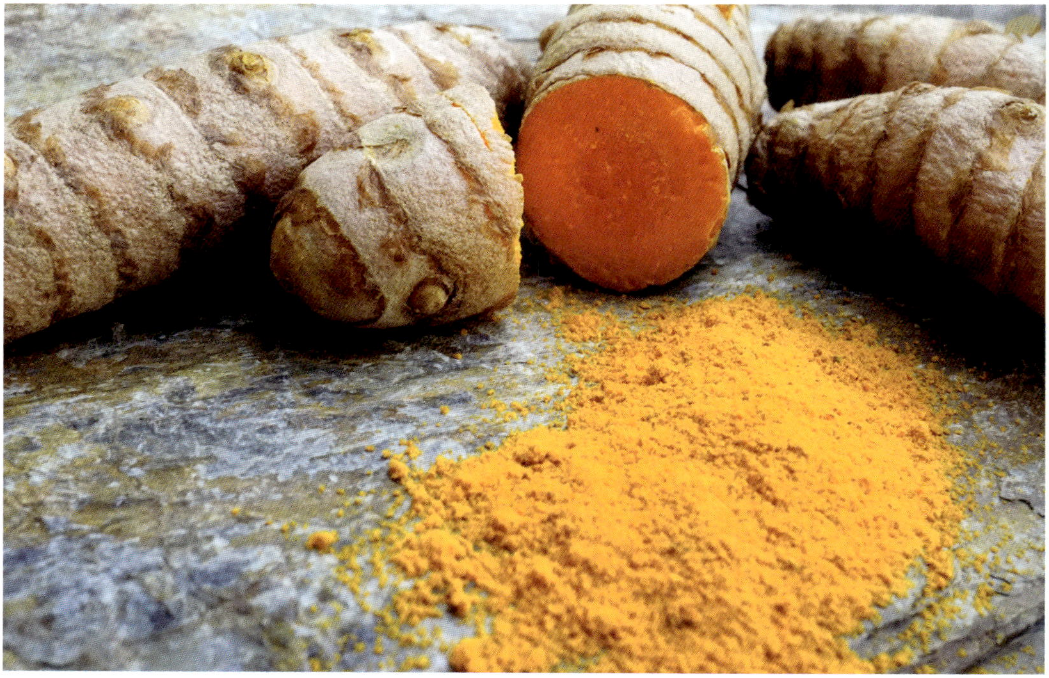

Rezept

Leberentlastungstrank

Der Trank regt den Gallenfluss an, schützt die Leberzellen und stärkt die Leberfunktion. Er entlastet und regeneriert die Leber, verbessert die Entgiftungsfunktion der Leberzellen, lindert Erschöpfungszustände, Kopfschmerzen und Migräne und steigert die Lebenskraft.

1 Messerspitze bis ½ TL Kurkumapulver (Bioqualität), den frisch gepressten Saft von ½ Zitrone (Bio), ½ bis 1 TL Ahornsirup (oder Bio-Imkerhonig), 1 Prise schwarzen Pfeffer und 150–200 ml abgekochtes, trinkwarmes Wasser in einer Tasse verrühren.

Dosis: 1 bis 2 Tassen täglich. Bei Neigung zu Gallensteinkoliken wie auch in der Schwangerschaft vorsichtig dosieren! *Kurdauer:* Unbegrenzt.

Praxistipp

Bei Verdauungsbeschwerden nach Gallenblasenentfernung wie auch zur Leberregeneration nach Verwendung der Antibabypille oder bei hormoneller Dysbalance wegen hormonaktiven Umweltproblemstoffen (z. B. Pestizide) hilft Bilisan duo von Repha, eine Kombination aus Mariendistel und Kurkuma, die Leber langfristig zu entlasten und zu stärken.

Dosis: 3 Monate oder auch länger 2-mal täglich 1 bis 2 Tabletten einnehmen.

Gegenanzeigen

Gallengangverschluss. Bei empfindlichem Magen können Sodbrennen, Übelkeit und Erbrechen auftreten. In der Schwangerschaft und bei Gallensteinen vorsichtig dosieren.

Lieferbare Produkte

Kurkuma/Gelbwurz (C. longa) (Kräuterladen)
Curcuma javanica/C. xanthorrhiza ab D4 von Spagyra
Curcuma longa Urtinktur (= D1) von DHU, Spagyra u. a.

Labkraut, Echtes

(Galium verum)
Rötegewächse *(Rubiaceae)*

Synonyme: Gelbes Labkraut, Käselabkraut, Liebfrauenbettstroh, Megerkraut (von *Mäger*, trockene Flechte oder Grind), gelbes Sternkraut, Waldstroh, Wegstroh.

Wirkstoffe: Flavonoide (Quercetin- und Kämpferolglykoside), Iridoidglykoside (Asperulosid, Monotropein), Phenolkarbonsäuren (Chlorogensäure), Monoterpenglykoside (Betulalbusid A), Spuren von Anthranoiden. Die frische Pflanze enthält eine Protease (Labferment), die Milch zum Gerinnen bringt.

Heilkräfte: Entzündungswidrig, harntreibend, schweißtreibend, krampflösend, nervenstärkend, wundheilend, immunmodulierend, tumorwachstumshemmend.

Anwendungsgebiete: Volkmedizinisch bei Schilddrüsenleiden bis hin zur Begleitbehandlung von Schilddrüsenkrebs.

Labkraut ist ein Attribut der Liebesgöttin Freya. Frauen tranken einst nach der Geburt einen Aufguss davon, der die Nachwehen lindern sollte. In alten Kräuterbüchern finden sich viele Hinweise auf die Verwendung bei Hautleiden und Geschwüren bis hin zu Krebs: »Das Megerkraut mit den geelen Blumen gestossen / löschet den Brand und was vom Feur versehret ist / wie ein Pflaster übergeleget. Gleicher Gestalt dienet es wider die Krebs der Brust / und heilet dieselben / deßgleichen auch die so sich in andern Orten des Leibs erzeigen« (Tabernaemontanus 1731). Die Kräuterfrau Maria Treben empfahl den Tee als Gurgelmittel bei Schilddrüsenleiden, vom gutartigen Kropf bis hin zu Schilddrüsenkrebs. Dies kann aufgrund der entzündungswidrigen Kräfte als Begleitmaßnahme versucht werden.

Studien

Der aus dem Echten Labkraut extrahierte Wirkstoff Diosmetin erwies sich als tumorwachstumshemmend (Zhao et al. 2011).

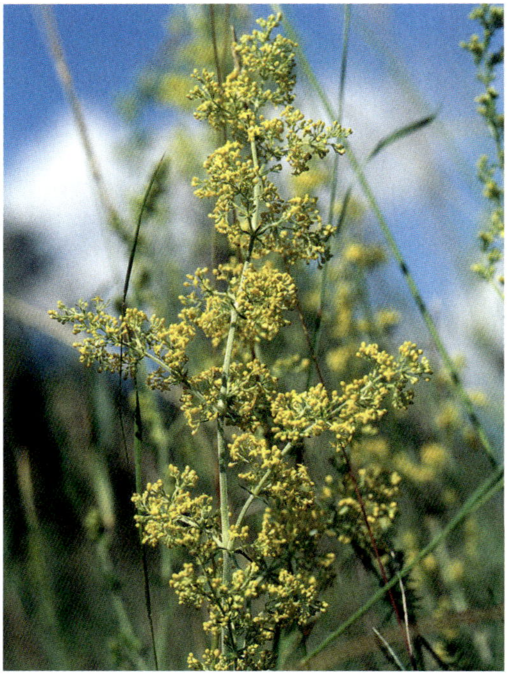

Rezept

Schilddrüsentee

Die Teemischung empfiehlt sich bei Tendenz zu Schilddrüsenüberfunktion mit nervösen Beschwerden und kann ergänzend zu Schulmedizin oder/ und Naturheilkunde eingesetzt werden.

Gewöhnliches Eisenkraut	30 g
Echtes Labkraut	20 g
Wolfstrappkraut	20 g
Zitronenmelisse	30 g

Mischen. 2 Teelöffel pro Tasse mit heißem Wasser überbrühen, 5 bis 8 Minuten ziehen lassen. Bei Bedarf mehrere Wochen lang 2 bis 3 Tassen täglich trinken.

Praxistipp

Als Gurgelmittel bei Kropf Labkraut-Urtinktur (z.B. Galium verum Urtinktur von DHU) verwenden. *Dosis:* 2-mal täglich 15 Tropfen in etwas Wasser zum Gurgeln gebrauchen.

Gegenanzeigen

Keine.

Lieferbare Produkte

Gallii veri herba (Echtes Labkraut)
Galium verum Urtinktur von DHU, Spagyra u.a.

Lavendel

(Lavandula officinalis)
Lippenblütler *(Lamiaceae)*

Synonyme: Balsamblümli, Bettstroh. Der Name *Lavandula* leitet sich von lateinisch *lavare* (waschen) ab, weil die Duftpflanze dem Waschwasser beigemengt wird.

Wirkstoffe: Ätherisches Öl (Linalylacetat, Linalool, Cineol), Labiatengerbstoffe (Chlorogen- und Rosmarinsäure), Phenolcarbonsäuren, Flavonoide u.v.m.

Heilkräfte: Bakteriostatisch (Methicillin-resistenter Staphylococcus aureus), pilzfeindlich, entzündungswidrig, wundheilend, beruhigend, angstlösend, einschlaffördernd, krampflösend, galletreibend.

Anwendungsgebiete: Angsterkrankungen, nervöse Unruhe, Einschlafstörungen, Gallenkoliken, bakterieller Ausfluss, Hautpilz, Hautentzündungen und Hautläsionen nach Bestrahlung, Brandwunden, Kraurose.

Als Symbolpflanze der Reinheit wurde Lavendel einst dem Waschwasser beigemengt und zur Mottenabwehr in die Schränke gelegt. Die desinfizierende Wirkung ist belegt und lässt sich vielfältig nutzen: Aromatherapeuten desinfizieren Wunden mit ätherischem Lavendelöl, vor allem Brandwunden sollen dadurch narbenlos abheilen. Feuchte Auflagen mit Lavendelhydrolat oder Einreibungen mit 10-prozentigem Lavendelöl lindern Hautentzündungen nach Bestrahlung. Das ätherische Öl erweist sich als heilsam bei bakteriellem Ausfluss, bei gereizter Haut nach Scheidenpilz sowie bei Kraurose (z.B. Deumavan Schutzsalbe Lavendel). Weitere Indikationen sind Unruhezustände und Schlafstörungen. Bei älteren Patienten wurde die Schlafdauer durch die Inhalation von Lavendel ähnlich verlängert wie unter Benzodiazepinen (verschreibungspflichtige Schlafmittel). Zudem lindert Lavendelöl auch Ängste.

Studien

Im Reagenzglas konnte 1-prozentig verdünntes Lavendelöl das Wachstum von Enterokokken und Krankenhauskeimen wie MRSA (Methicillin-resistenter Staphylococcus aureus) hemmen (Cavanagh/Wilkinson 2002). Lavendel ist auch bei Angsterkrankungen hilfreich: In einer Studie hielt ein Präparat mit ätherischem Lavendelöl einem Vergleich mit dem Psychopharmakon Lorazepam stand. Das Lavendelpräparat erwies sich als genauso angstlösend bei besserer Verträglichkeit (Schulz 2010b, Kasper et al. 2010).

Rezept

Baucheinreibung bei vorzeitigen Wehen

Ätherisches Lavendelöl	8–10 Tropfen
Ätherisches Rosenöl	2–3 Tropfen
Mandelöl	20 ml

Alles in einer Braunglasflasche mischen und vor Gebrauch kräftig schütteln. Bei vorzeitiger Wehentätigkeit damit, ergänzend zu den ärztlichen Anordnungen und zu Bryophyllum 50 % Pulver, mehrmals täglich sanft kreisend den Bauch einreiben.

Rezept

Antibakterielle Aromatamponade

Je 2 bis 3 Tropfen ätherisches Lavendelöl und ätherisches Niaouliöl in 1 bis 2 Teelöffel Bio-Naturjoghurt einrühren, in eine saubere Einmalspritze aufziehen und vorsichtig in die Scheide einbringen; Watte vorlegen. Diese Anwendung eignet sich – nach Rücksprache mit Hebamme und/oder Frauenärztin – auch für Schwangere und zeigt gute Effekte bei bakteriellem Ausfluss oder nach Pilzinfektion.

Praxistipps

- Bei nervöser Unruhe mit leichten Angstzuständen können Lasea Weichkapseln von Schwabe helfen. Die Kapseln enthalten das ätherische Öl von Lavandula angustifolia.
  Dosis: Langfristig 1-mal täglich 1 Kapsel.
- Zur Vorbeugung von bakteriellem Ausfluss oder Scheidenpilz empfiehlt sich die Aroma-Binde nach Gudrun Zeuge-Germann. Dazu 1 oder 2 Tropfen ätherisches Lavendelöl auf eine Binde träufeln und diese vorlegen.

Gegenanzeigen

Keine. Langfristig sind allergische Hautreaktionen möglich.

Lieferbare Produkte

Lavandulae flos (Lavendelblüten)
Lavandula officinalis Urtinktur von DHU, Ceres, Spagyra u. a.
Ätherisches Lavendelöl von Maienfelser Naturkosmetik, Primavera, Neumond u. a.
Lavendelöl 10 % von Weleda
Lavandula siccata D3 Injektionslösung von Weleda

L

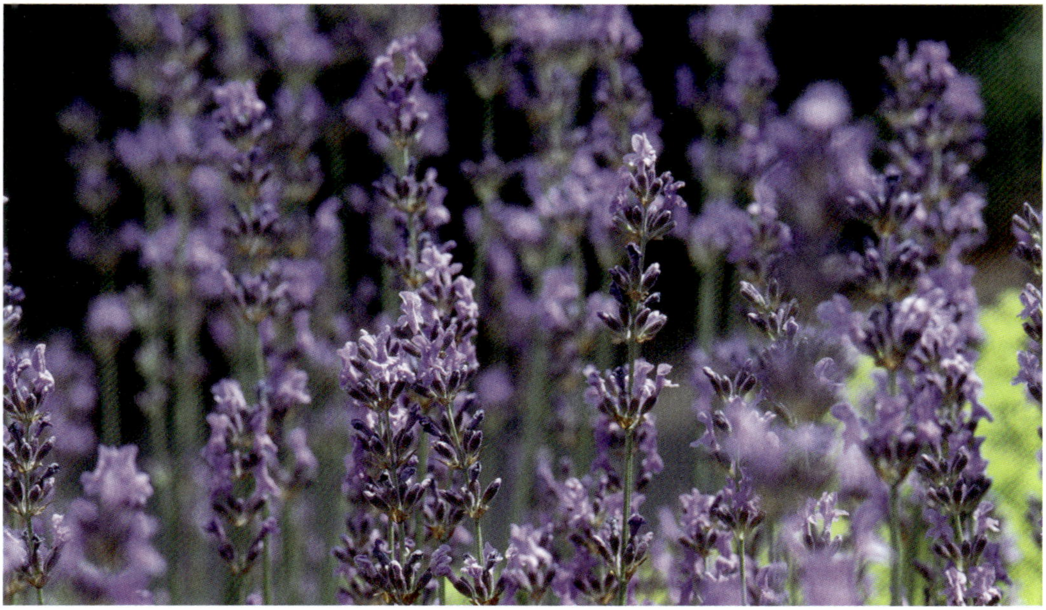

Lebensbaum

(Thuja occidentalis)

Zypressengewächse *(Cupressaceae)*

Synonyme: Abendländischer Lebensbaum, Balsambaum, Totenbaum, Trauerbaum.
Wirkstoffe: Ätherisches Öl mit Monoterpenen (50 bis 60 Prozent Thujon, Isothujon, Fenchon), Sesquiterpene (Occidentalol, Occidol, Eudesmol), Lignane (Desoxypodophyllotoxin), Tropolone (Thujaplicin), Flavonoide (Quercitrin), Polysaccaride, Podophyllotoxinderivate.
Heilkräfte: Antiviral und immunmodulierend, harntreibend, schweißtreibend. Das ätherische Öl wirkt krampferregend und menstruationsfördernd bis abortiv.
Anwendungsgebiete: Blasenentzündung, Herpesinfektionen, Feigwarzen, Warzen, Muttermundpolypen, Abwehrsteigerung, Virusleiden, Grippeprophylaxe.

L

Nordamerikanische Indianerstämme nutzten den Lebensbaum als Räuchermittel sowie zur Anregung des Blutflusses (Stammel 2000). In der Homöopathie ist Thuja ein bewährtes Warzenmittel: »Äußerlich wird die Thujaessenz auf Warzen und Kondylome aufgepinselt, bei Schleimhautwucherungen in der Nase und bei Cervixaffektionen, Polypen, Epitheliomen usw. kann eine Glycerinmischung (1:10) in Form von Pinselungen und Tampons mit Vorteil gebraucht werden« (Stauffer 1988). Frauenärztinnen bestätigen die antiviralen Effekte von Thuja bei Warzen am After, im Dammbereich oder am Scheideneingang. Hilfreich sind verdünnte Extrakte (äußerlich) oder Einzelgaben der Hochpotenzen (z. B. Thuja C30), vor allem wenn die Warzen nach Impfungen aufgetreten sind.
Das im ätherischen Öl des Lebensbaums enthaltene Thujon führt zu Blutandrang im Becken und kann einen Abort auslösen. Nach der Ähnlichkeitsregel kommen daher homöopathische Verdünnungen bei Fehlgeburtsneigung zum Einsatz (z. B. Thuja D6). Ein weiteres Anwendungsgebiet sind Blasenentzündungen, insbesondere wenn die Blase sich nicht vollständig leert und das Wasserlassen Schmerzen wie von glühenden Drähten verursacht (z. B. Thuja comp. N von Weleda, akut 3- bis 5-mal täglich 1 Messerspitze). Nicht zuletzt empfiehlt sich Thuja zur Abwehrsteigerung bei Erkältungen wie auch als Vorbeugungsmittel bei Grippewellen.

Studien

Mehrere Inhaltsstoffe verleihen dem Lebensbaum abwehrstärkende Kräfte: Lignane wie Desoxypodophyllotoxin wirken antiviral, und die Polysaccharide vermehren die T-Zellen und steigern die Bildung von Interleukin-2 (Wüstenberg et al. 2000, Bodinet et al. 2004).

Rezept

Antivirale Mischung ⚕

Die Anwendung bei virusbedingten Hauterscheinungen (z. B. Feigwarzen, Herpes genitalis) sollte mit der Frauenärztin abgesprochen werden, da es sich um sexuell übertragbare Erkrankungen handelt, deren Behandlung Ärzten vorbehalten ist!

Thuja occidentalis (Thuja) 20 %, Tinktur zum äußerlichen Gebrauch	50 ml
Tormentilla (Blutwurz), ethanol. Decoctum Urtinktur	50 ml

Über eine Apotheke von Weleda bestellen und mischen lassen.
Dosis: 1 bis 2 Teelöffel der Mischung mit 5 bis 10 Esslöffeln Wasser verdünnen und 1- bis 2-mal täglich zur Waschung der betroffenen Hautgebiete oder als feuchten Umschlag gebrauchen.

Praxistipp

Zur Abwehrsteigerung rund um Grippewellen empfehlen sich Esberitox Tabletten von Schaper & Brümmer, die auch Lebensbaumspitzen und -blätter enthalten.
Dosis: Vorbeugend 2-mal täglich 1 bis 2 Tabletten, akut 3- bis 5-mal täglich 1 bis 2 Tabletten.

Gegenanzeigen

Schwangerschaft und Stillzeit. Große Mengen wirken menstruationsfördernd bis abortiv, reizen den Magen, die Nieren und können Bluterbrechen auslösen.

Lieferbare Produkte

Thuja occidentalis Urtinktur von DHU, Spagyra, Weleda u. a.
Thuja occidentalis 10 % Salbe von Weleda
Thuja occidentalis 20 %, Tinktur zum äußerlichen Gebrauch von Weleda
Thuja occidentalis Rh Dilution D3 von Weleda
Thuja-Essenz von Wala

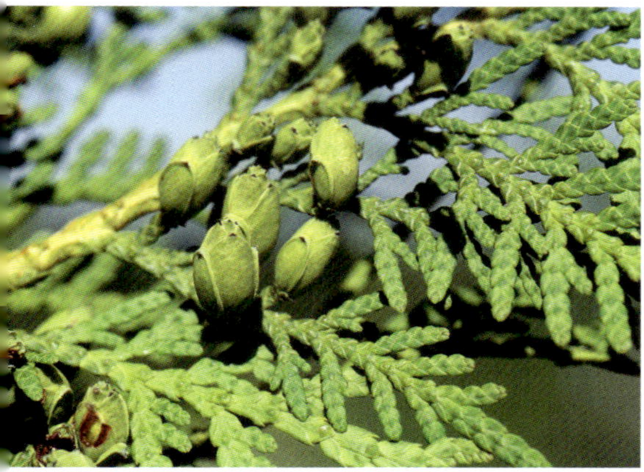

Lebensbaum

Lein

(Linum usitatissimum)
Leingewächse *(Linaceae)*

Synonyme: Flachs.
Hauptwirkstoffe: Schleimstoffe, fettes Öl (Linol- und Linolensäureester), Ballaststoffe, Spuren cyanogener Glykoside, Lignane, Beta-Sitosterol, Stigmasterol u. v. m.
Heilkräfte: Stuhlerweichend, schleimhautschützend, entzündungshemmend, cholesterinsenkend, blutzuckersenkend, hormonähnlich, tumorwachstumshemmend.
Anwendungsgebiete: Gastritis, Reizdarm, Stuhlverstopfung, Verdauungsanregung, Hypercholesterinämie, Krebsprophylaxe, Osteoporoseprophylaxe.

Lein ist eine alte Kulturpflanze, die seit Jahrtausenden zur Faser- und Ölgewinnung dient. Leinöl gilt als Multitalent unter den Pflanzenölen. Es verbessert aufgrund seines hohen Alpha-Linolensäure-Gehalts die Fließeigenschaften des Blutes und senkt das Thromboserisiko. Alpha-Linolensäure steigert außerdem die Calciumverwertung und wird daher zur Osteoporoseprophylaxe empfohlen (Braunschweig 2007: 79–81).

Lein

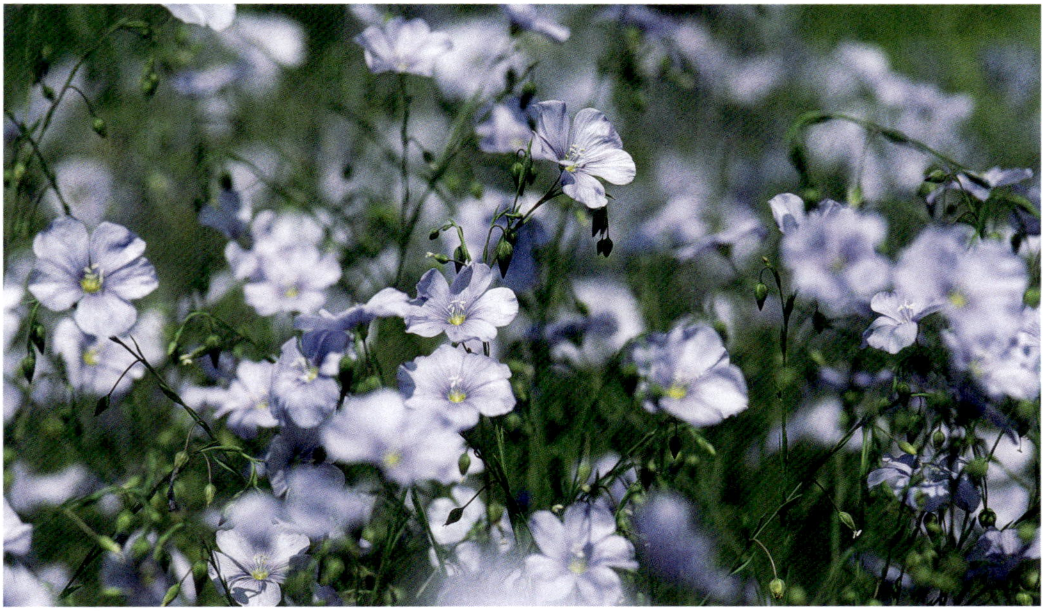

Studien
Im Leinsamen finden sich Lignane (Secoisolariciresinol), die im Darm zu Enterodiol und Enterolacton verstoffwechselt werden. Die Lignanabbauprodukte sind zwar einem Östrogen (Diethylstilbestrol) ähnlich, sie vermitteln jedoch antiöstrogene Effekte und hemmen die Entstehung östrogenabhängiger Tumore (Adlercreutz et al. 1987). An einer kleinen, in Teheran durchgeführten Studie nahmen 44 Patienten mit Metabolischem Syndrom teil. Die eine Hälfte trieb 5-mal pro Woche Sport. Die andere Hälfte nahm zusätzlich täglich 30 g gemahlene Leinsamen in Speisen zu sich. Die Leinsamen-Gruppe nahm deutlich mehr Gewicht und Taillenumfang ab, und auch Insulinresistenz und Blutfettwerte besserten sich (Yari et al. 2016).

Rezept
Budwig-Frühstück
Die Krebsforscherin Johanna Budwig (1908 bis 2003) erkannte die positiven hormonähnlichen Effekte des Leinöls und empfahl den regelmäßigen Genuss in Magerquark als gesundheitserhaltende Maßnahme. Das Budwig-Frühstück besteht aus 150 g Bio-Magerquark, 2 Esslöffel Leinöl, 1 Teelöffel Bio-Imkerhonig und 1 Handvoll frischer Früchte, am besten regional und saisonal.

Praxistipp
Therapeutisch wervoll ist nur schonend kaltgepresstes Leinöl. Leinöl verliert seine Wirksamkeit durch falsche Lagerung oder wenn es mit Sauerstoff in Kontakt kommt. Am besten kauft man nur kleine, im Kühlregal gelagerte Flaschen, bewahrt diese im Kühlschrank auf und braucht das Öl möglichst rasch auf.

Gegenanzeigen
Keine. Nicht geeignet bei Darmverschluss. Kann Blähungen auslösen. Weil Leinsamen die Aufnahme von Arzneimitteln herabsetzen, sollte ein Einnahmeabstand von ½ bis 1 Stunde eingehalten werden.

Lieferbare Produkte
Leinsamen (Kräuterladen, Reformhaus)
Leinöl (verschiedene Anbieter)

Liebstöckel

(Levisticum officinale)
Doldenblütler *(Apiaceae, Umbelliferae)*

Synonyme: Gebärmutterwurz, Gichtstock, Liebstängelwurzel, Luststock, Maggikraut.
Wirkstoffe: Ätherisches Öl mit bis zu 70 Prozent Alkylphthaliden, Beta-Phellandren, Citronellal, Limonen, Pinen; Hydroxyzimtsäurederivate, Cumarinderivate, Furanocumarine, Phytosterole, Isovaleriansäure.
Heilkräfte: Antibakteriell, harntreibend bis harnwegsreizend, entwässernd, menstruationsfördernd, aphrodisierend, östrogenartig (nach TCM »blutaufbauend«).
Anwendungsgebiete: Durchspülung der Harnwege bei Neigung zu Blasengrieß, Wassereinlagerungen, Schwermetallausleitung, Anregung der Regelblutung, Mittelohrentzündung, Nervenentzündung, Gewichtsreduktion.

Das beliebte Suppengewürz Liebstöckel entwässert und fördert die Verdauung. Ein Nebeneffekt ist die gesteigerte Ausscheidung von Problemstoffen wie Quecksilber über den Harn. Daher empfiehlt sich eine Wurzelteekur bei Schwermetallbelastung.
Das eigentümliche Aroma des Doldenblütlers geht auf Pheromone zurück, Duftstoffe mit hormonartiger Wirkung. Diese Inhaltsstoffe machen den Liebstöckel zur menstruationsfördernden Arzneipflanze. Hildegard von Bingen empfahl das Kraut gegen die »Verhocktheit« der Frau, worunter sie das Ausbleiben der Regelblutung verstand. Liebstöckel baut die Gebärmutterschleimhaut östrogenähnlich auf und bringt die versiegte Regelblutung wieder hervor. Die Pflanze eignet sich für Frauen mit Neigung zu schwacher Blutung, zu Wassereinlagerungen und Übergewicht.

Studien
Forschern gelang es, mit Liebstöckelwurzelextrakt die Aktivität der Pankreaslipase, einem für die Fettverdauung zuständigen Enzym, um bis zu 50 Prozent zu hemmen. Daher kann der Extrakt bei Übergewicht helfen, z. B. Levisticum officinale Urtinktur von DHU oder Spagyra, 15 bis 20 Trop-

fen vor dem Essen in etwas Wasser einnehmen (Gholamhoseinian et al. 2010). Als wissenschaftlich gesichert gilt auch die harntreibende Wirkung des Liebstöckels, die sich Studien zufolge zur Durchspülung der Harnwege bei Blasengrieß empfiehlt (Ceban 2012).

Rezept

Fatburner-Tee

Artischockenblätter	20 g
Ehrenpreis	20 g
Liebstöckelwurzel	40 g
Löwenzahnwurzel	20 g
Rosmarin	20 g
Schafgarbenkraut	30 g
Silbermantelkraut	30 g
Wegwartenwurzel	20 g

Mischen. 1 Esslöffel pro Tasse à 250 ml mit kochend heißem Wasser überbrühen, 8 bis 10 Minuten ziehen lassen. Über mehrere Wochen hinweg 2 große Tassen täglich trinken.

Rezept

Myomtee

Hier ein altes Frauenrezept des Münchener Kräuterparadies Lindig (siehe Seite 220), das bei Myomen die Blutungsstärke ein wenig drosselt und hormonell ausgleicht.

Basilikum	1 Teil
Edelgamander	1 Teil
Frauenmantelkraut	1 Teil
Hirtentäschelkraut	1 Teil
Liebstöckelkraut	1 Teil
Liebstöckelwurzel	½ Teil
Schafgarbe	1 Teil
Silbermantelkraut	1 Teil

Mischen. 1 bis 2 Teelöffel pro Tasse mit heißem Wasser überbrühen, 8 bis 12 Minuten ziehen lassen. 8 bis 10 Wochen lang täglich 2 bis 3 Tassen trinken, danach eventuell langfristig mit 1 bis 2 Tassen fortfahren.

Praxistipp

Bei zu schwacher Regelblutung kann frau Liebstöckelwurzel-Tropfen versuchen; erhältlich unter www.meine-teemischung.de.

Dosis: 1- bis 2-mal täglich 15 bis 20 Tropfen.

Gegenanzeigen

Schwangerschaft, Nierenentzündungen oder eingeschränkte Nierenfunktion. Nicht geeignet zur Entwässerung von Herzödemen.

Lieferbare Produkte

Levistici folium, L. radix (Liebstöckelblätter, -wurzel)

Levisticum officinale Urtinktur von DHU, Spagyra

Levisticum Rh D3 von Weleda

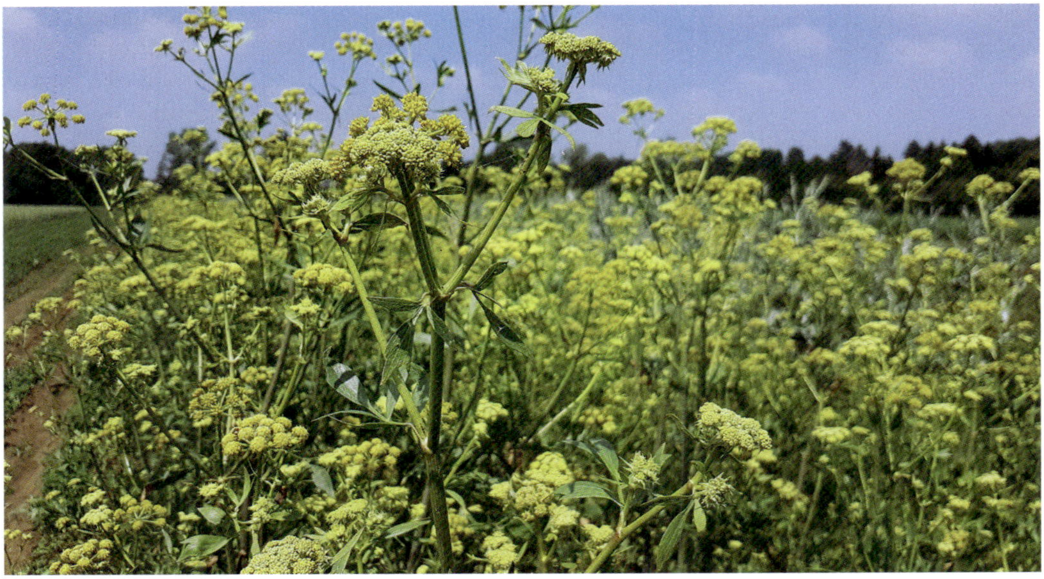

Löwenzahn

(Taraxacum officinale)
Korbblütler (*Asteraceae)*

Synonyme: Bettscheißer, Bettseicherwurzel, Kuhblume, Pfaffenröhrlein, Pissenlit, Pusteblume, Wiesenlattich.
Wirkstoffe: Bitterstoffe (Germacranolide und Eudesmanolide), Triterpene (Taraxasterol), Sterole (Sitosterol, Stigmasterol), Carotine, Flavonoide (Apigenin, Quercetin, Luteolin), Phenolcarbonsäuren (Kaffeesäure), Xanthophylle, phenolische Verbindungen (Taraxacosid), Glykoside, Cumarinderivate (Scopoletin, Aesculetin, Cichoriin), Schleimstoffe, Fructose (im Frühjahr bis 18 Prozent), Inulin (im Herbst bis 40 Prozent), Kalium (im Kraut mehr als in der Wurzel; bis ⅓ des Aschegehalts).
Heilkräfte: Blutreinigend, lymphentlastend, harntreibend, entwässernd, galletreibend, verdauungsfördernd, milchbildend, immunmodulierend, krebsfeindlich, thrombozytenaggregationshemmend.
Anwendungsgebiete: Blutreinigung (Pestizide), begleitend bei Brustknoten und Brustkrebs, Anregung der Milchbildung, Fettverdauungsstörungen, Lymphentlastung, Übergewicht, Durchspülung der Harnwege bei Blasengrieß und Nierensteinen.

Der bittere Löwenzahn gilt als »Reiniger der Bauchorgane«. Er fördert die Sekretion der Verdauungsdrüsen, steigert den Enzymgehalt des Bauchspeichels und verbessert dadurch die Nahrungsverwertung. Nebeneffekt von Kuren ist eine Gewichtsabnahme. Ein Teil des Gewichtsverlustes (bei Versuchstieren bis zu 30 Prozent des Körpergewichts!) geht auf die entwässernden Effekte zurück, ein anderer auf die Stoffwechselaktivierung. Der Korbblütler zeigt Resistenz gegenüber Umweltgiften und kommt bei Umwelterkrankungen wie Allergien zum Einsatz. Löwenzahn eignet sich ebenfalls zur Lymphentlastung bei Erkrankungen der weiblichen Brust: »Löwenzahn ist ein hervorragender Verbündeter der Leber und der Brust. Regelmäßige Anwendung vor den Mahlzeiten (innerlich) und vor dem Schlafengehen (äußerlich) hilft dir, deine Brüste gesund zu erhalten, macht krebsartige Veränderungen rückgängig und hält die Förderung von Onkogenen auf« (Weed 1997). Verantwortlich für die krebsfeindlichen Kräfte sind auch Carotinoide. Frische Löwenzahnblätter zählen mit 60 000 I. E. Carotin pro 100 Gramm zu den reichsten Carotinquellen. Vom Löwenzahn profitieren insbesondere übergewichtige Frauen mit toxischer Belastung, Neigung zu Lymphstau und familiärer Brustkrebsneigung.

Studien

Mehrere Studien belegen immunmodulierende (Apoptose) und tumorwachstumshemmende Effekte von Löwenzahnextrakten. Insbesondere ein wässriger Blattextrakt konnte das Wachstum von MCF-7-Brustkrebszellen effektiv blockieren (Sigstedt et al. 2008, Menghini et al. 2010). Manche Autoren preisen Löwenzahnwurzelextrakte sogar als Alternative zur Chemotherapie an (vgl. Ovadje/Hamm/Pandey 2012).

Rezept

Brustsalbe bei Mastopathie ⚕

Gelbes Bienenwachs	12–15 g
Wollwachs	20 g
Ringelblumenöl	90 ml
Conium (Schierling) Urtinktur	5 ml
Taraxacum (Löwenzahn) Urtinktur	5 ml
Ätherisches Rosenöl	4–5 Tropfen
Ätherisches Rosengeranienöl	2–3 Tropfen

Bienenwachs, Wollwachs und Ringelblumenöl in einer Schüssel im Wasserbad erhitzen (nicht kochen!). Wenn sich das Wachs verflüssigt hat, die Urtinkturen und die ätherischen Öle einrühren. Unter Umrühren abkühlen lassen und in ein Glas oder eine Salbendose umfüllen. Kühl aufbewahrt, hält sich die Salbe viele Monate.
Conium Urtinktur ist rezeptpflichtig! Eine rezeptfreie Alternative ist Conium Dil. D4.
Anwendung: Täglich eine nussgroße Menge sanft in die Brüste einmassieren.

Praxistipps

- Wer die Verdauung in Fluss bringen, den Stoffwechsel aktivieren oder bei Brustknoten oder -zysten das Blut reinigen und die Lymphe entlasten möchte, kann eine Kur mit Ceres Taraxacum Urtinktur machen.

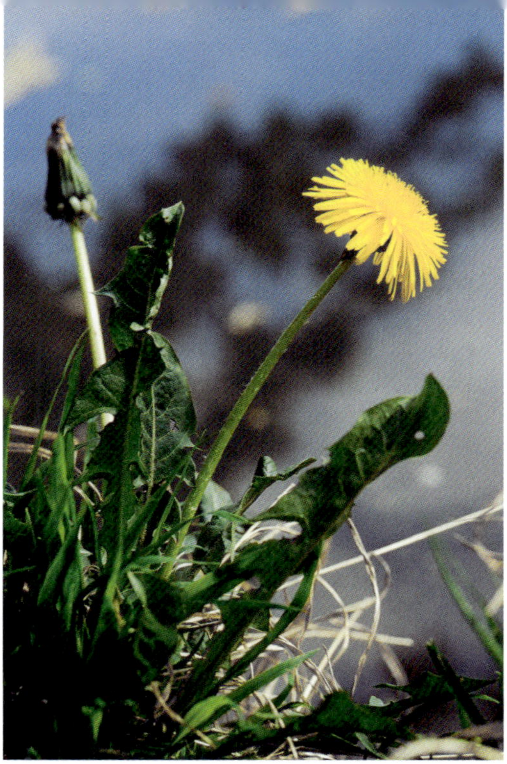

Dosis: Langfristig 2- bis 3-mal täglich 6 bis 7 Tropfen vor dem Essen in Wasser einnehmen.

- Bei Fettverdauungsstörungen (auch nach Gallenblasenentfernung) empfiehlt sich Ceres Taraxacum comp. Leber-Galle.
  Dosis: Vor jeder Mahlzeit 5 bis 6 Tropfen einnehmen.
- Bei toxischer Belastung lohnt sich zweimal jährlich eine Kur von 6 Wochen mit Lymphdiaral Basistropfen von Pascoe.
  Tagesdosis: 50 bis 60 Tropfen in eine Flasche stilles Wasser geben und im Tageslauf schluckweise trinken.

Gegenanzeigen

Korbblütlerallergie und Gallensteinkolik. Der Milchsaft reizt die Haut.

Lieferbare Produkte

Taraxaci officinalis herba cum radice (Löwenzahnkraut mit Wurzel)
Löwenzahnblüten, -blätter und -wurzel (Kräuterladen)
Taraxacum officinale Urtinktur von Ceres, DHU, Spagyra, Weleda u. a.
Taraxacum Stanno cultum Rh D2/D3 von Weleda

Madonnenlilie

(Lilium candidum)
Liliengewächse *(Liliaceae)*

Synonyme: Doktorlilie, Gilge, Weiße Lilie, Marienlilie, Unschuldsblume.
Wirkstoffe: *Blüten:* Ätherisches Öl, Saponine, Alkaloide. *Wurzel:* (Steroid-)Saponine, Schleimstoffe.
Heilkräfte: Hautregenerierend, hauterweichend, hormonähnlich, verjüngend, tumorwachstumshemmend.
Anwendungsgebiete: Anti-Aging, Analfissuren, Scheidenrhagaden, Scheidentrockenheit, Dammekzem.

Die Madonnenlilie ist eine Marienpflanze und Attribut des Erzengels Gabriel, Symbolpflanze der Reinheit und der Jungfräulichkeit. *Lilium candidum* galt in ihrer Heimat in Vorderasien als Gebärmutterarznei. Paracelsus empfahl sie bei Scheidenrhagaden. Hildegard von Bingen bemerkte (vgl. Physica, Kap. 1–23, Von der Lilie): »Der Duft ihrer Blumen erfreut das Herz des Menschen und bereitet ihm richtige Gedanken.« Ein griechisches Sprichwort lautet: »Wer dreimal an einer Lilie riecht, wird schwanger.«

Studien

Im Reagenzglas zeigte ein alkaloidreicher Madonnenlilien-Blattextrakt eine starke antiproliferative Wirkung: Der Extrakt hemmte das Wachstum von speziell für Forschungszwecke gezüchteten menschlichen Brustkrebszellen (MCF-7). Für die tumorwachstumshemmenden Effekte werden die Alkaloide verantwortlich gemacht (Al-Bayati 2018).

Rezept

Anti-Aging-Feuchtigkeitscreme
1 Madonnenlilienzwiebel waschen, zerkleinern, in den Mixer geben und fein pürieren. 20 g Bienenwachs im Wasserbad erhitzen. Sobald sich das Wachs verflüssigt, den Lilienwurzelbrei, 1 Esslöffel Bienenhonig, 1 Esslöffel Mandelöl und zuletzt 50 ml Rosenwasser einrühren. Die Masse unter Umrühen abkühlen lassen und in eine Salbendose umfüllen. Im Kühlschrank aufbewahrt, hält sich die Creme einige Wochen.

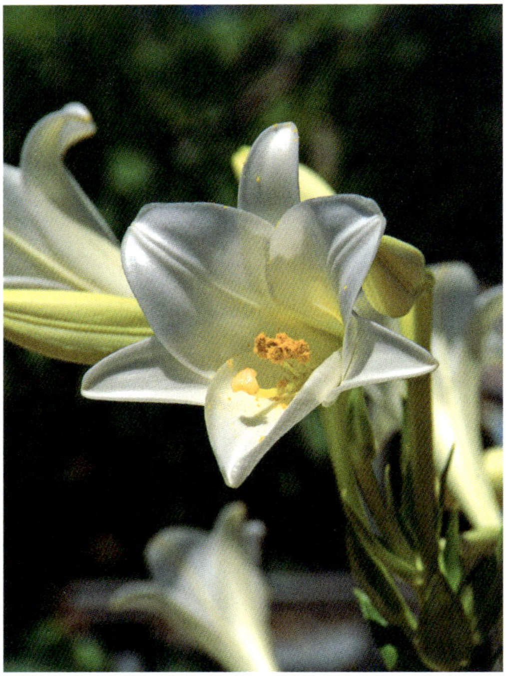

Anwendung: Abends in die Gesichtshaut, um die Augen herum und am Dekolleté auftragen. Dies glättet Fältchen und Krähenfüße.

Rezept

Fettes Lilienöl

Eine sich öffnende Madonnenlilienblüte in ein sauberes Schraubglas geben (ca. 300 ml Inhalt) und mit süßem Mandelöl übergießen. Alle 3 bis 4 Tage die Blüte erneuern. Frühestens nach 14 Tagen das duftende Öl abseihen und in eine Braunglasflasche umfüllen. Kühl und dunkel aufbewahrt, hält es sich einige Monate.

Der fette Ölauszug lässt sich auch mit Aloe-vera-Gel zu einem angenehm duftenden (Vaginal-)Pflegemittel mischen: 1 bis 2 ml fettes Lilienöl mit 20 ml Aloe-vera-Gel vermengen.

Anwendung: Zur Haut- und Vaginalpflege bis zu 1-mal täglich dünn auftragen.

Gegenanzeigen

Keine.

Lieferbare Produkte

Fettes Lilior-Lilienöl von NCM Nahrungsergänzung und Naturcosmetic

Lilium album Urtinktur von DHU

Majoran

(Origanum majorana)

Lippenblütler *(Lamiaceae)*

Synonyme: Gartenmajoran, Maran, Merum, Küchenkraut, Suppenkraut, Wurstkraut.

Wirkstoffe: Ätherisches Öl mit Monoterpenen (cis-Sabinenhydrat), Flavonoide (Diosmetin, Vitexin), Phenole und Phenolglykoside (Arbutin), Hydrochinon, Labiatengerbstoffe (Rosmarinsäure, Kaffeesäure), Triterpene und Sterole.

Heilkräfte: Antioxidativ, entzündungswidrig, antibakteriell, antimikrobiell, antiviral, pilzfeindlich, regt die Magensaftsekretion an, galletreibend, blähungswidrig, blutdrucksenkend, krampflösend, menstruationsfördernd, nervenstärkend.

Anwendungsgebiete: Darmpilz, Verdauungsstörungen, Hautpilz, nach Scheidenpilz oder Herpes genitalis, bakterieller Ausfluss, krampfartige Magen-Darm- und Regelbeschwerden.

Majoran ist ein mediterranes Gewürz (Fleisch, Wurst, Fisch, Kartoffeln), das über beachtliche antimikrobielle Kräfte verfügt. Seine Labiatengerbstoffe wie auch das ätherische Öl hemmen das Wachstum vieler Bakterien, Pilze und Viren. Candida albicans, Erreger von Darm- oder Scheidenpilz, und auch Herpes-Viren lassen sich mit verdünnten Majoranextrakten (10-prozentig) in Schach halten. Zur Behandlung von bakteriellem Ausfluss sowie zur Nachbehandlung nach Scheidenpilz oder zur Vorbeugung vor einem Rückfall empfiehlt sich beispielsweise Majorana Vaginalgel von Wala. Innerlich erwärmt der Lippenblütler Darm und Unterleib, stärkt den Magen und lindert Krämpfe. Majoran und Oregano (Letzterer auch »Wilder Majoran« genannt) genießen den Ruf, den Sexualtrieb zu dämpfen. In Oregano fand man Lithospermsäure, welche die Keimdrüsenaktivität dämpft. In Teemischungen mit Hopfen und Mönchspfeffer zügeln die Lippenblüter übermäßige Sexualkräfte bei Zwei- und Vierbeinern.

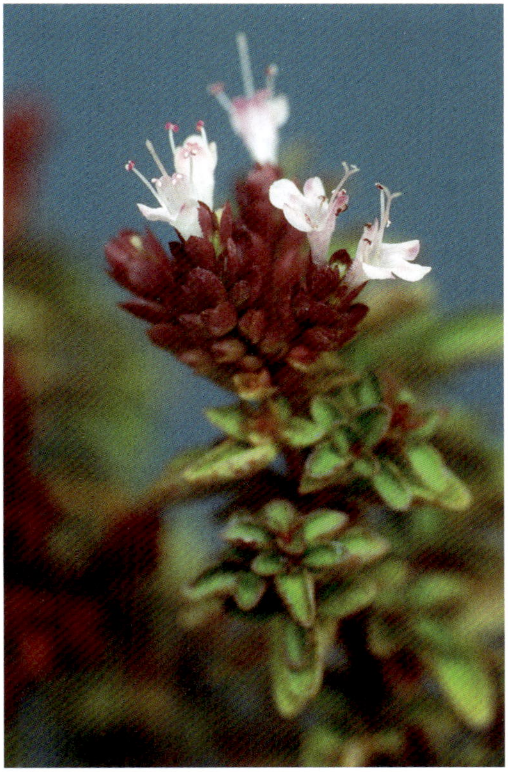

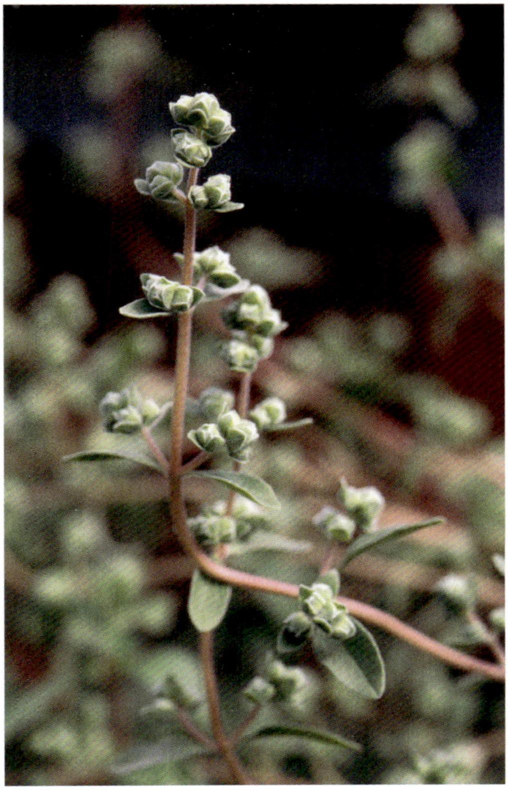

Studien

Bereits in den 1960er Jahren untersuchten Wissenschaftler Majoranöl und stellten gute antivirale Effekte speziell gegen Herpesviren fest (Herrmann/Kucera 1967, vgl. auch Saller/Reichling 1997).

Rezept

Milchbildungstee nach Bässler

Anisfrüchte, Dillsamen, Fenchelfrüchte und Majorankraut zu gleichen Teilen mischen; die Samen im Mörser vorher quetschen. 1 bis 2 Teelöffel pro Tasse mit heißem Wasser überbrühen, 5 bis 8 Minuten ziehen lassen, dann abseihen. Jeweils ½ Stunde vor dem Stillen 1 Tasse trinken.

Rezept

Triebdämpfende Kräutermischung

Baldrianwurzel, Hopfenzapfen, Majoran, Mönchspfefferfrüchte und Pfefferminzblätter zu gleichen Teilen mischen. 2 Teelöffel pro Tasse mit heißem Wasser überbrühen, etwa 10 Minuten ziehen lassen, mit etwas Honig süßen. 1 bis 2 Tassen täglich trinken oder dem Vierbeiner 1 bis 2 Esslöffel der Mischung im Futter verabreichen.

Praxistipps

- Bei bakteriellem Ausfluss kann eine Kur mit Majorana Vaginalgel von Wala helfen. *Anwendung:* Mehrere Tage lang 1- bis 2-mal täglich 3 bis 4 cm Gel in die Scheide einführen; Watte vorlegen.
- Bei Neigung zu Scheidenpilz kann die Frau vor dem Verkehr ihrem Partner Majorana 10 % Salbe von Weleda auf die gewaschene Eichel auftragen.

Gegenanzeigen

Keine. Majoranöl eignet sich nicht zur Dauereinnahme.

Lieferbare Produkte

Majoranae herba (Majoran)
Origanum majorana Urtinktur von DHU, Spagyra u. a.
Majorana 10 % Salbe von Weleda
Ätherisches Majoranöl von Maienfelser Naturkosmetik, Neumond, Primavera u. a.

Mariendistel

(Carduus marianus)

Korbblütler *(Asteraceae)*

Anwendungsgebiete: Leberschwäche, Fettleber, Leberzirrhose, Virushepatitis, Leber- und Lymphentlastung bei toxischer Belastung (Medikamente, Pille, Umweltgifte), Stuhlverstopfung, Anregung der Milchbildung, Begleitbehandlung bei Krebs.

Synonyme: Frauendistel, Milchdistel, Stechkraut, Stechkörner. Nach der Legende stammen die weißen Flecken auf den Blättern von der Milch der Muttergottes.

Wirkstoffe:

Früchte: Flavolignane (Silymarine wie Silibinin), Flavonoide (Apigenin, Quercetin), 35 Prozent fettes Öl (Linolsäure, Ölsäure), Triterpene, Sterole (Sitosterol), Schleimstoffe, Vitamin E.

Kraut: Flavonoide (Apigenin, Kämpferol, Luteolin), Sterole (Beta-Sitosterol, Stigmasterol), Triterpene, Polyacetylene u. v. m.

Heilkräfte: Antiviral, antioxidativ, leberschützend und leberzellregenerierend, gallebildend, cholesterinsenkend, milchbildend, menstruationsfördernd, krampflösend, stuhlerweichend, krebsfeindlich (Brust, Haut und Prostata). Silymarin schützt die Leberzellmembran vor dem Eindringen von Giftstoffen und Virustoxinen, stimuliert die Leberzellregeneration und stärkt die Entgiftungsfunktion der Leberzellen.

Die »Frauendistel« ist Bestandteil volksmedizinischer Teemischungen zur Förderung der Milchbildung und für die Lymphe. In Leber-Galle-Tees hat das Kraut jedoch nur geringen Nutzen. Die Leberschutzstoffe (Silymarine) stecken in den Fruchtwänden und sind kaum wasserlöslich. Für heilkundliche Zwecke empfehlen sich standardisierte Präparate aus Mariendistelfrüchten (z. B. Legalon von Madaus), deren leberschützende und -regenerierende Wirkung wissenschaftlich erwiesen ist. In der Frauenheilkunde kommt Mariendistel zum Einsatz, wenn die Leber entlastet, geschützt oder regeneriert werden muss. Dies ist nach Einnahme leberschädigender Medikamente wie Antibabypille, Antibiotika, Betäubungs- oder Schmerzmittel wie auch nach Hormonstimulation sinnvoll. Mariendistel erweist sich auch bei Brustkrebs als hilfreich, wenn die Leber während einer Chemotherapie entlastet werden muss. *Positiver Nebeneffekt:* Silibinin verstärkt die Wirkung der Chemotherapeutika.

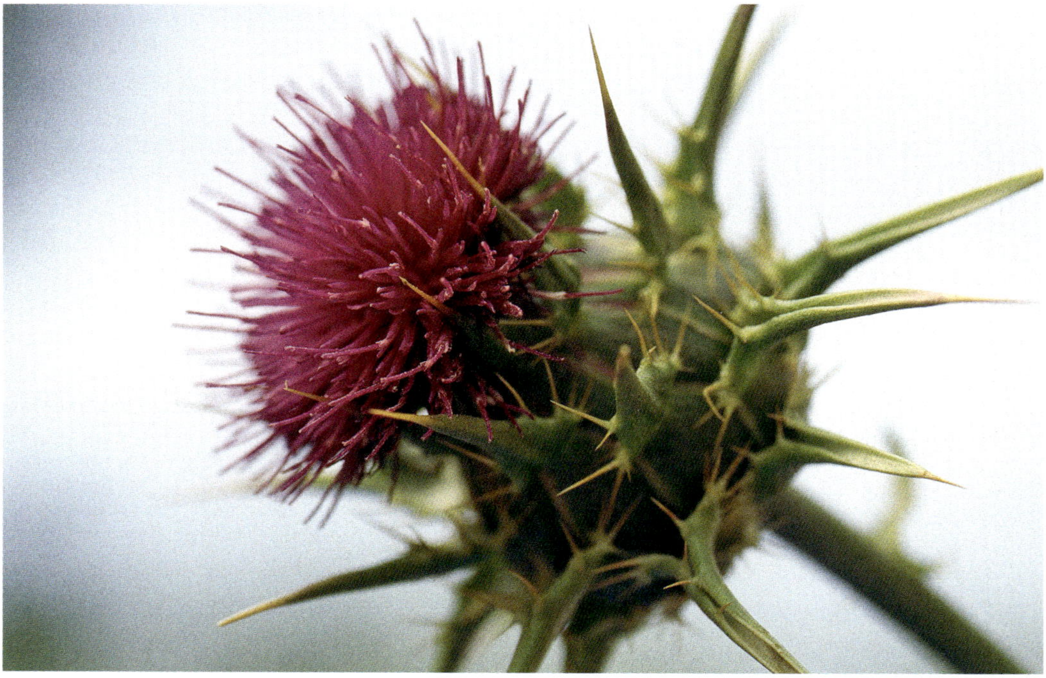

Studien

Im Reagenzglas zeigte Silibinin wachstumshemmende Effekte auf Brustkrebszellen und verstärkte die Wirkung von Cisplatin. Die Dosis der Chemotherapeutika konnte durch Silibinin halbiert werden, um den gleichen tumorwachstumshemmenden Effekt zu erzeugen (Büttner 2017, Tyagi et al. 2004).

Rezept

Lymphentlastungstee

Braunwurzkraut, Gundelrebe, Mariendistelkraut, Steinkleekraut, Storchschnabelkraut und Walnussblätter zu gleichen Teilen mischen. 2 Teelöffel pro Tasse mit heißem Wasser überbrühen, 8 bis 10 Minuten ziehen lassen. 2 bis 3 Tassen täglich trinken. *Kurdauer:* 6 bis 8 Wochen. Der Tee verbessert den Lymphabfluss und wirkt antiviral bei virusbedingten Lymphknotenschwellungen.

Praxistipps

- Wer nach Operationen oder Erkrankungen Betäubungs- oder Schmerzmittel ausleiten möchte, kann eine Kur mit Metaheptachol N Mischung von Meta Fackler durchführen.
  Anwendung: 6 bis 8 Wochen lang 2-mal täglich 25 bis 30 Tropfen.
- Zur Leberentlastung während der Chemotherapie empfiehlt sich die Einnahme hoch dosierter Mariendistel-Kapseln (z.B.Hepar-Pasc Tabletten).

Gegenanzeigen

Keine. Silymarin ist sogar in sehr großen Mengen ungiftig, bewirkt in hohen Dosen Stuhlerweichung.

Lieferbare Produkte

Cardui mariae herba (Mariendistelkraut),
Silybi mariani fructus (Mariendistelfrüchte)
Carduus marianus Urtinktur von Ceres, DHU, Spagyra u. a.
Mariendistel-Kapseln (z.B. Legalon forte von Madaus oder Silymarin-Loges)

Melisse

(Melissa officinalis)
Lippenblütler *(Lamiaceae)*

Synonyme: Frauenkraut, Herzkraut, Honigblume, Zitronenkraut, Zitronenmelisse.
Wirkstoffe: Hydroxyzimtsäurederivate (Rosmarinsäure), Flavonoide (Luteolin), Triterpene, Benzodioxoaldehyde, ätherisches Öl mit Citral und Geraniol.
Heilkräfte: Antioxydativ, antimikrobiell, antiviral (Herpes-simplex-Viren), krampflösend, beruhigend, blutdruckregulierend, schmerzlindernd, geschwürswidrig (hemmt die Säuresekretion und fördert die Schleimbildung im Magen).
Anwendungsgebiete: Krampfartige Magen-Darm- und Regelbeschwerden, nervöse Unruhe, funktionelle Herzbeschwerden, Herzängste, Schilddrüsenüberfunktion, Schlafstörungen, Stresserkrankungen, Virusinfekte (Lippen-, Nasenherpes)

Melisse ist Bestandteil von Lebenselixieren wie Melissengeist. Hildegard von Bingen und Paracelsus schätzten die beruhigende und herzerfreuende Wirkung des Lippenblütlers. In Teemischungen mit Lavendel, Passionsblume oder Herzgespann wirkt er der nervösen Unruhe entgegen, gleicht den Blutdruck aus, lindert Ängste und filtert Stressreize im limbischen System. Tee oder Urtinktur lindern stressbedingte Beschwerden wie Nervosität, Reizbarkeit oder Schlafstörungen. Melisse vermittelt Gelassenheit. Ihre Inhaltsstoffe wirken zudem antiviral. Vor allem Frauen, die unter stressbedingten Menstruationskrämpfen leiden und immer wieder Lippenbläschen bekommen, profitieren von der Melisse (Melissa Cupro culta Dilution D2 von Weleda). Innerlich wie äußerlich bringen vor allem wässrige Extrakte Linderung.

Studien

Für die antivirale Wirkung wird die im wässrigen Extrakt vorkommende Rosmarinsäure verantwortlich gemacht, denn sie verhindert das Eindringen des Virus in die Zelle. Die antivirale Wirkung richtet sich gegen Herpes-simplex-, Influenza-,

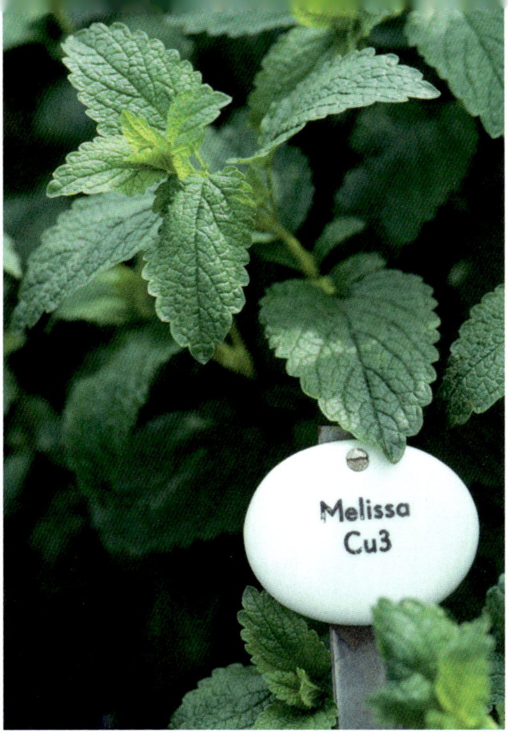

Myxoviren sowie gegen HIV-1. In einer placebokontrollierten Doppelblindstudie erwies sich das Auftragen einer 1-prozentigen Melissencreme als wirksamer gegenüber Herpes als Acyclovir (Koytchev/Alken/Dundarov 1999).

Rezept

Kräutertee für das innere Gleichgewicht

Gewöhnliches Eisenkraut, Frauenmantelkraut, Herzgespannkraut und Zitronenmelisse zu gleichen Teilen mischen. 1 bis 2 Teelöffel pro Tasse mit heißem Wasser überbrühen, 5 bis 8 Minuten ziehen lassen, dann abseihen. Nach Wunsch im trinkwarmen Zustand mit etwas Honig süßen. Bei Bedarf 2 bis 3 Tassen täglich trinken.

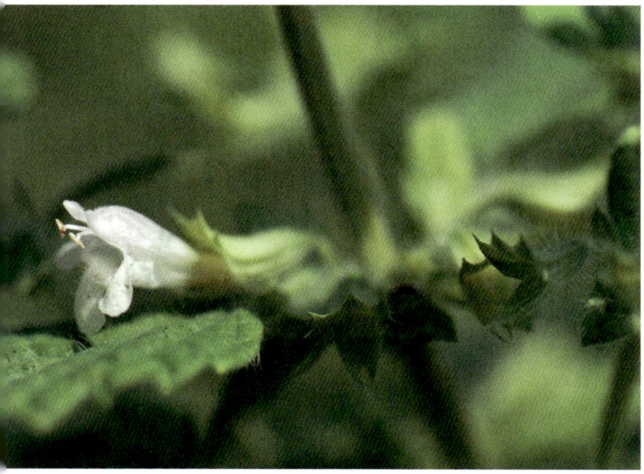

Rezept

Antivirale Kräutermischung fürs Sitzbad

Frauenmantelkraut, Melissenblätter, Storchschnabelkraut und Walnussblätter zu gleichen Teilen mischen. 5 bis 6 Esslöffel mit 1 Liter kochendem Wasser überbrühen, zugedeckt circa 20 Minuten ziehen lassen, dann abseihen und dem Sitzbadewasser (4 bis 5 Liter) beimengen. Sitzbäder von bis zu täglich 15 bis 20 Minuten vornehmen. *Hinweis:* Die Mischung kann auch zur Waschung oder als Kräuterauflage gebraucht werden.

Praxistipps

- Bei Lippen- oder Nasenherpes bewährt sich das Auftragen von Lomaherpan Creme von Lomapharm. Die Creme lässt Herpes rascher abheilen.
- Bei Stress und innerer Anspannung spendet Ceres Melissa Urtinktur ein wenig Gelassenheit.
  Dosis: 2- bis 5-mal täglich 3 bis 4 Tropfen.
- Bei Reizbarkeit in den Wechseljahren kann die anthroposophische Arzneikomposition Melissa/Sepia comp., Globuli von Wala helfen.
  Dosis: 2- bis 3-mal täglich 10 bis 15 Globuli im Mund zergehen lassen.
- Zur sanften Nervenberuhigung eignet sich der Melisse Komplex von Spagyrik Pharma.
  Dosis: Mehrmals täglich einen Sprühstoß in den Mund geben.

Gegenanzeigen

Keine.

Lieferbare Produkte

Melissae folium (Melissenblätter)
Melissa officinalis Urtinktur von Ceres, DHU, Spagyra u. a.
Melisse spagyrische Urtinktur von Spagyrik Pharma u. a.
Ätherisches Melissenöl von Maienfelser Naturkosmetik, Primavera, Neumond u. a.
Melissa Cupro culta D2/D3 Dilution und Injektionslösung von Weleda

Mistel

(Viscum album)

Mistelgewächse *(Viscaceae)*

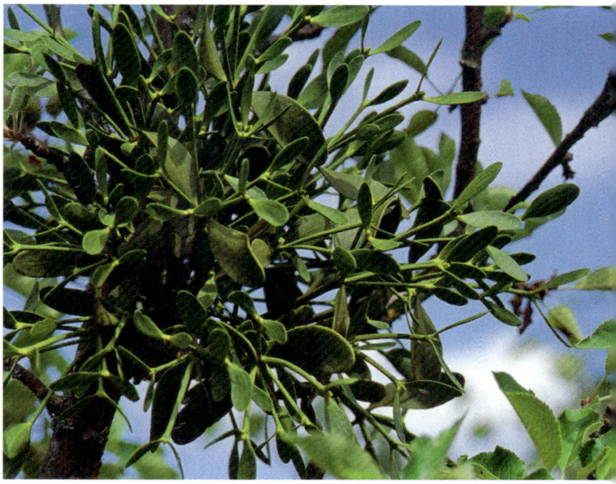

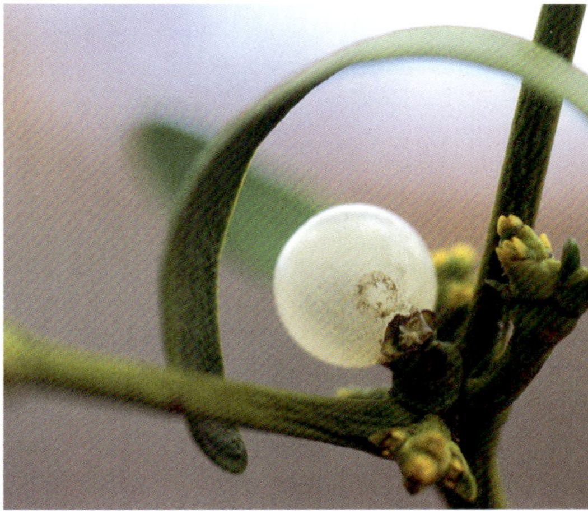

Synonyme: Donnerbesen, Drudenfuß, Gespensterrute, Heil aller Schäden (Omnia sanantem), Hexenbesen, Leimmistel, Marenzacken, Vogelmistel.

Wirkstoffe: Lektine (Mistellektine I, II, III u. a.; höchster Gehalt im Dezember), Viscotoxine (basische Polypeptide; höchster Gehalt im Juni), Flavonoide (Glykoside des Isorhamnetins), Schleimstoffe, Phenylpropane, Lignane, Kaffeesäurederivate. Die Mistel nimmt etwa die Hälfte ihrer Wirkstoffe vom jeweiligen Wirtsbaum auf.

Heilkräfte: Blutdrucksenkend, immunmodulierend und zytostatisch. Mistellektine aktivieren das Immunsystem (TNF-alpha, Interferon, Interleukin), erhöhen Anzahl und Aktivität immunkompetenter Zellen (T-Helferzellen, Granulozyten) und hemmen das Tumorwachstum (Apoptose) wie auch die Metastasenbildung.

Anwendungsgebiete: Bluthochdruck (Tee, Urtinktur), entzündliche Gelenkleiden, Immunmodulation, Krebsprophylaxe und Begleitbehandlung von gutartigen oder bösartigen Tumoren (z. B. Brustknoten, Mastopathie, Fibroadenome, Zysten), Endometriose, Myome, Brustkrebs, Eierstockkrebs, Gebärmutterkrebs.

Die Mistel ist Kultpflanze der Wintersonnenwende und Fruchtbarkeitssymbol. Ursprünglich waren Injektionskuren mit speziell aufbereiteten Mistelextrakten von Rudolf Steiner als vorbeugende Maßnahme bei familiärer Krebsbelastung empfohlen worden. Die immunstimulierende Wirkung konnte in vielen Studien belegt werden (Huber/Gründemann 2018). Injektionskuren heben die Körpertemperatur, verbessern den Schlaf und die Initiativkraft und steigern nachweislich die Lebensqualität während einer Chemo- oder Strahlentherapie. Positiver Nebeneffekt ist manchmal das Wiedererwachen der Libido. Mistelinjektionen verbessern messbar den Immunstatus. Umstritten ist die Lebensverlängerung durch die Mistel. Die Wirtsbaumwahl wie auch die Dosierung sollte von erfahrenen Misteltherapeuten unter Berücksichtigung von Allergien und Autoimmunleiden erfolgen. Gering dosierte Injektionspräparate (z. B. Iscucin Mali Potenzreihe I von Wala) eignen sich auch zur Immunmodulation und Fruchtbarkeitssteigerung bei Endometriose.

Studien

Interessant ist eine Anwendungsbeobachtung, bei der 270 Brustkrebspatientinnen (Stadium I bis III) Apfelmistel (Abnoba Viscum Mali 0,02 mg, 0,2 mg, 2 mg) in ansteigender Dosis über mehr als 20 Wochen hinweg injizierten. *Ergebnis:* »Zwischen initialer und letzter Kontrolle verbesserten sich nahezu alle Funktionsparameter zur Lebensqualität sowie eine Reihe von Skalen zur Bewertung einzelner Symptome (z. B. Brechreiz, Schmerzen, Appetitlosigkeit) statistisch hoch signifikant«

(Eisenbraun et al. 2011, zitiert nach Schulz 2011: 174–175). Eine Studie an 30 Brustkrebspatientinnen, die während der Chemotherapie Iscador erhielten, zeigte die Effekte der Mistelinjektionen auf das unspezifische Immunsystem (Granulozytenanstieg) und auf das spezifische Immunsystem (Stimulation von dendritischen Zellen und von T-Helferzellen usw.) (Tröger et al. 2009).

Rezept

Blutdrucksenkende Mischung ⚕

Kalanchoe pinnata (Bryophyllum) Urtinktur	20 ml
Crataegus (Weißdorn) Urtinktur	20 ml
Leonurus cardiaca (Herzgespann) Urtinktur	20 ml
Rauwolfia serpentina (Rauwolfia) Dil. D4	20 ml
Viscum album (Mistel) Urtinktur	20 ml

Über eine Apotheke von Spagyra bestellen und mischen lassen oder selber mischen.

Dosis: Je nach Reaktion 2- bis 5-mal täglich 10 bis 20 Tropfen in etwas Wasser einnehmen.

Rezept

Endometriosetee nach Heide Fischer *(vgl. Fischer 2006)*

Frauenmantelkraut	20 g
Johanniskraut	25 g
Majoran	20 g
Mistelkraut	30 g
Ringelblumenblüten	15 g
Weidenrinde	30 g

Mischen. 2 Teelöffel pro Tasse mit heißem Wasser überbrühen, 5 bis 6 Minuten ziehen lassen, dann abseihen. Ab der Zyklusmitte 2 bis 3 Tassen täglich trinken; lindert krampfartige Regelbeschwerden bei Endometriose.

Praxistipps

- Bei grenzwertigem Bluthochdruck lohnt sich ein Versuch mit Ceres Mistel Frischpflanzen-Extrakt.
  Dosis: 2- bis 3-mal täglich 4 bis 5 Tropfen pur oder in etwas Wasser einnehmen.
- Leicht blutdrucksenkend und herzkraftsteigernd wirken auch Homviotensin Tropfen von Homviora, die u. a. Mistel-Urtinktur enthalten.
  Dosis: 2- bis 3-mal täglich 15 bis 20 Tropfen in etwas Wasser einnehmen.

Misteln in der Frauenheilkunde

- Apfelmistel – die Fruchtbarkeitsmistel. Gebräuchlich bei Brust- oder Eierstockkrebs, eignet sich laut R. Steiner bei »weiblicher Konstitution« und somit zur Behandlung und Prophylaxe von Brustkrebs vor dem Wechsel.
- Eichenmistel. Eignet sich bei Tumorleiden oder Krebs mit Neigung zu Säfteverlusten (z. B. Myomblutungen oder Durchfallneigung).
- Eschenmistel – die »Burnout-Mistel«. Empfiehlt sich bei Krebs, der nach außergewöhnlichen Belastungen ausbricht.
- Kiefernmistel. Von R. Steiner empfohlen bei »männlicher Konstitution« (ab der Menopause) und eignet sich auch für »Kriegerinnen« mit OP-Narben sowie zur Begleitbehandlung von Schilddrüsenleiden infolge von Strahlenbelastung.
- Tannenmistel. Besonders gut verträgliche Mistel, darf auch zur Immunmodulation bei Allergien und Autoimmunleiden verwendet werden.
- Weidenmistel. Empfiehlt sich bei schmerzhaften Entzündungen der Muskeln und Gelenke oder bei schmerzhaften Frauenleiden wie Endometriose.
- Weißdornmistel – die »Managermistel«. Eignet sich bei Krebs in Kombination mit Herzbeschwerden und Schlafstörungen.

Gegenanzeigen

Bei Allergien und Autoimmunleiden sind hoch dosierte Injektionspräparate kontraindiziert. Bei Hirntumoren ist eine Hirndrucksteigerung möglich. Nicht geeignet für Schwangere, Stillende oder Tuberkulosekranke.

Lieferbare Produkte

Visci herba (Mistelkraut)
Viscum album Urtinktur von Ceres, DHU, Spagyra u. a.
Speziell aufbereitete Mistelextrakte für Injektionszwecke von verschiedenen Wirtsbäumen und in unterschiedlichen Konzentrationen sind von mehreren Herstellern erhältlich (z. B. Abnoba, Helixor, Wala, Weleda).

Mönchspfeffer

(Vitex agnus-castus)

Eisenkrautgewächse *(Verbenaceae)*

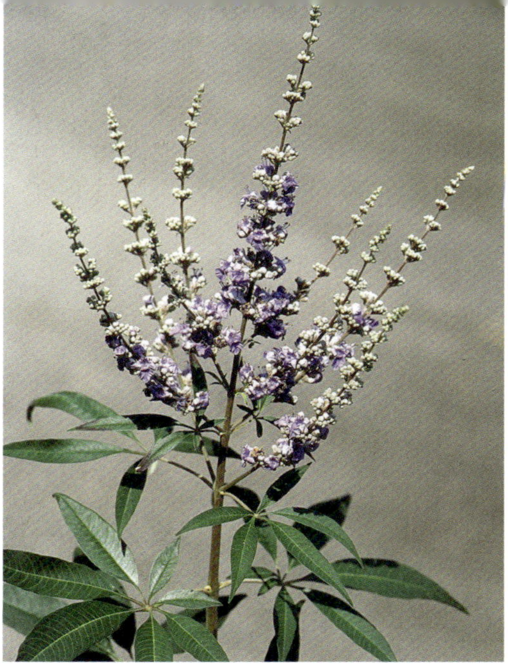

Synonyme: Keuschbaum, Keuschlamm, Klosterpfeffer, Pfefferbaum, Schafsmühle.
Wirkstoffe: Iridoidglykoside (Agnusid, Aucubin), Flavonoide (Casticin, Apigenin, Luteolin, Vitexin), ätherisches Öl (Sabinen, Cineol, Alpha-Pinen, Limonen), Labdan-Diterpene (Rotundifuran und Clerodadienol), Polyphenole und Gerbstoffe, fettes Öl.
Heilkräfte: Milchbildend, progesteronähnlich, triebdämpfend, zyklusverlängernd, prolaktinsenkend (die Diterpene hemmen die Prolaktinausschüttung).
Anwendungsgebiete: Prämenstruelles Syndrom (PMS), Brustspannen vor der Regel, Unfruchtbarkeit oder Zyklusstörungen infolge von Progesteronmangel und Hyperprolaktinämie, Anregung des Milcheinschusses.

Der Mönchspfeffer ist die Symbolpflanze der Enthaltsamkeit. Im Demeterkult nutzten Priesterinnen die Blätter als Schlaflager, um sich ihre Keuschheit zu bewahren. Im Mittelalter gebrauchten Mönche die Früchte als triebdämpfenden Pfefferersatz. Heute ist der Mönchspfeffer eine der meistverordneten Arzneipflanzen für Frauen. Egal ob Brustspannen, Menstruationskopfschmerzen, Stimmungsschwankungen oder Wassereinlagerungen vor der Regel, Zyklusstörungen oder Unfruchtbarkeit – viele Frauenärztinnen empfehlen dreimonatige Kuren mit Mönchspfeffer. Pflanzenforscher fanden heraus, dass Agnus castus die Ausschüttung von Prolaktin senkt. Erhöhtes Prolaktin ist eine häufige Ursache von prämenstruellen Beschwerden, Zyklusstörungen und Unfruchtbarkeit (vgl. Struck 2005). Zudem stellt Agnus castus das relative Gleichgewicht zwischen Östrogenen und Gestagenen her und wirkt einer Östrogendominanz entgegen. Für die hormonelle Balance bei Prämenstruellem Syndrom und Kinderwunsch empfehlen sich Kuren mit hoch dosierten Präparaten. Mönchspfeffer stabilisiert die Gelbkörperphase, begünstigt die Einnistung und kann den Zyklus um ein bis zwei Tage verlängern. Ein weiteres frauenheilkundliches Anwendungsgebiet ist die Milchbildung. Kräuterkundige Hebammen raten bei verzögertem Milcheinschuss dazu, 10 Tage lang morgens nüchtern 30 bis 40 Tropfen Agnus-castus-Tinktur einzunehmen.

M

Studien

Doppelblindstudien wie auch Anwendungsbeobachtungen zufolge bewirken Mönchspfefferextrakte bei Prämenstruellem Syndrom »eine signifikante Milderung der Symptome wie Reizbarkeit, Stimmungsschwankungen, Ärgerlichkeit, Kopfschmerzen und Spannungsgefühl in den Brüsten« (Schellenberg 2001). Mehrere Studien konnten belegen, dass Mönchspfeffer die Prolaktinauschüttung hemmt. Deswegen bewirken Mönchspfefferextrakte eine Zyklusverlängerung und haben positiven Einfluss auf die Eizellreifung und die Fruchtbarkeit (Jarry 2000).

Rezept

Gelbkörpermischung ⚕

Alchemilla vulgaris (Frauenmantel) Urtinktur	20 ml
Calcium carbonicum (Austernschalenkalk) Dil. D6	20 ml
Corpus luteum (Gelbkörper) Dil. D6	20 ml
Pulsatilla (Küchenschelle) Dil. D6	20 ml
Vitex agnus-castus (Mönchspfeffer) Dil. D4	20 ml

Über eine Apotheke von Spagyra bestellen und mischen lassen oder selber mischen.
Dosis: Bei prämenstruellen Beschwerden sowie bei Unfruchtbarkeit infolge von Gelbkörperhormon-Mangel jeweils in der zweiten Zyklushälfte (vom Eisprung bis zum Blutungseintritt) zweimal täglich 20 bis 30 Tropfen einnehmen.

Rezept

Menstruationsteemischung
Bei leichten prämenstruellen Beschwerden hat sich dieser Frauenkräutertee bewährt.

Frauenmantelkraut	40 g
Johanniskraut	20 g
Liebstöckelwurzel	20 g
Melissenblätter	30 g
Mönchspfefferfrüchte	40 g
Schafgarbe	30 g
Wolfstrappkraut	20 g

Mischen. 2 Teelöffel der Mischung pro Tasse mit heißem Wasser überbrühen, 8 bis 12 Minuten ziehen lassen, dann abseihen.
Dosis: Ab dem Eisprung 1 bis 2 Tassen täglich trinken.

M

Praxistipp

Bei Unfruchtbarkeit infolge von Gelbkörperschwäche und Prolaktinüberschuss empfiehlt sich eine dreimonatige Kur mit Mönchspfeffer (z. B. Agnucaston von Bionorica oder Agnolyt von Madaus). Dosierung laut Beipackzettel.

Gegenanzeigen

Schwangerschaft, Brustkrebs, Hypophysentumore. Mögliche Nebenwirkungen sind Hautjucken, Kopfschmerzen, Antriebsschwäche, Libidoverlust.

Lieferbare Produkte

Agni casti fructus (Mönchspfefferfrüchte)
Agnus castus Urtinktur, Vitex agnus-castus Urtinktur (= D1) von DHU, Spagyra u. a.
Monopräparate: z. B. Agnucaston von Bionorica, Agnolyt von Madaus
Ätherisches Mönchspfefferöl von Maienfelser Naturkosmetik u. a.

Muskatellersalbei

(Salvia sclarea)
Lippenblütler *(Lamiaceae)*

Synonyme: Königsstab, Muskatellerkraut, Mutterkraut, Römischer Salbei, Scharlachsalbei.
Wirkstoffe: Ätherisches Öl (Linalylacetat, Linalool, Myrcen, Nerolidol, Sclareol), Labiatengerbstoffe, Cumarine. Sclareol ist chemisch verwandt mit Östrogenen.
Heilkräfte: Antiseptisch, hautregenerierend, aphrodisierend und euphorisierend, fruchtbarkeitssteigernd, östrogenähnlich, krampflösend, menstruationsfördernd.
Anwendungsgebiete: Nervöse Erschöpfung, Raucherentwöhnung, erotische Räucherungen, Yin-Stärkung, krampfartige Regelbeschwerden, Wochenbettdepression, Libidoverlust in den Wechseljahren.

Muskatellersalbei ist eine die Liebeslust steigernde Aromapflanze, die auch zum Aromatisieren von Wein gebraucht wurde. »Die Samen in Wein getrunken, fördern die ehelichen Werke [Geschlechtsverkehr]«, schrieb Hieronymus Bock (Bock 1577). Die als aphrodisierend und euphorisierend beschriebene Wirkung geht auf hormonartige Aromalockstoffe wie Sclareol zurück. Von dem mild östrogenisierenden Effekt profitieren vor allem jene Frauen, die zu Östrogenmangel neigen und unter sexueller Unlust leiden. Denn Muskatellersalbei »macht unbesonnen und euphorisch. Er hat Tiefenwirkung, vertreibt Melancholie, Stress und Paranoia. Er weckt die sexuelle Frau in Ihnen« (Worwood 1987).

Studien

Pflanzenforscher untersuchten die euphorisierende Wirkung des Lippenblütlers. Sie fanden heraus, dass Muskatellersalbei eine Gehirnregion, den Thalamus, stimuliert und die Ausschüttung körpereigener »Glückseligkeitshormone« (Endorphine) bewirkt (Price 2006, zitiert in Wabner/Beier 2009).

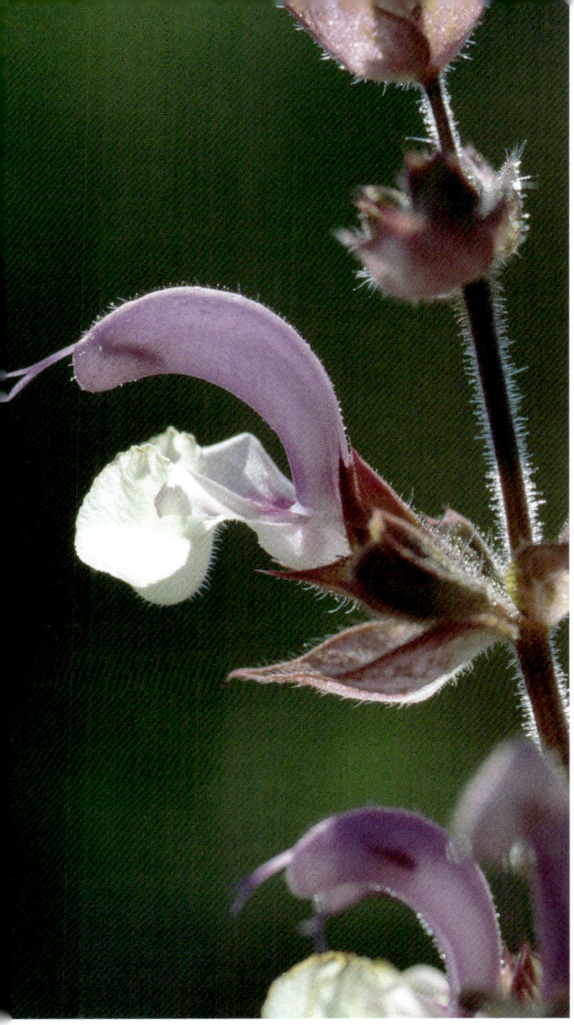

Rezept
Venustee

Dieser Frauentee wirkt seelisch wie auch körperlich krampflösend, euphorisierend und hormonell anregend und eignet sich für Frauen, die ihr Frausein genießen wollen.

Damianablätter	30 g
Frauenmantelkraut	30 g
Gänsefingerkraut	20 g
Muskatellersalbei	30 g
Rosenblütenblätter	20 g
Rosmarinblätter	20 g

Mischen, 2 Teelöffel pro Tasse mit heißem Wasser überbrühen, 5 bis 8 Minuten ziehen lassen. Bei Bedarf 2 bis 3 Tassen täglich trinken.

Rezept
Sinnliche Aromaspülung

Rosenwasser	20 ml
Ätherisches Muskatellersalbeiöl	1–2 Tropfen
Warmes Wasser	100 ml

Alles in eine saubere Flasche geben, verschließen und kräftig verschütteln. Den Inhalt in eine Frauendusche füllen und damit die Scheide spülen.

Rezept
Bad der Aphrodite

Kokosmilch	ca. 200 ml
Ätherisches Benzoeöl	5 Tropfen
Ätherisches Muskatellersalbeiöl	10 Tropfen
Ätherisches Rosenöl (10-prozentig)	5 Tropfen
Ätherisches Sandelholzöl	5 Tropfen
Ätherisches Tuberosenöl	5 Tropfen
Ätherisches Ylang-Ylang-Öl	5 Tropfen

Die Kokosmilch ins Badewasser geben, dann die ätherischen Öle beigeben. Nach Belieben als sinnliches Bad vor dem Liebesspiel gebrauchen.

Praxistipp

Wer sich das Rauchen abgewöhnen will, kann selbst gezupfte und schonend getrocknete Muskatellersalbeiblüten als Tabakersatz gebrauchen. Der Rauch ist nikotinfrei und birgt damit keine Sucht- oder Rückfallgefahr!

Gegenanzeigen

Schwangerschaft und Stillzeit. Aufgrund der östrogenartigen Wirkung nicht bei hormonsensitiven Tumoren anwenden oder einnehmen.

Lieferbare Produkte

Salviae sclareae herba (Muskatellersalbeikraut)
Salvia sclarea ab D4 von DHU, ab D2 von Spagyra
Ätherisches Muskatellersalbeiöl von Maienfelser Naturkosmetik, Neumond, Primavera u. a.

Mutterkraut

(Tanacetum parthenium = Chrysanthemum parthenium)
Korbblütler *(Asterceae)*

Synonyme: Falsche Kamille, Fieberkraut, Jungfernkraut, Mutterkamille.
Wirkstoffe: Sesquiterpenlactone (Parthenolid), Flavonoide (Apigenin, Luteolin), Flavone (Kämpferol, Quercetin), Chlorogensäure, ätherisches Öl, Sterole.
Heilkräfte: Entzündungshemmend und schmerzlindernd (hemmt die Freisetzung von Serotonin, Prostaglandin und Histamin), fiebersenkend, krampflösend auf die glatte Muskulatur der Gefäßwände, blutungsfördernd, antibakteriell, krebsfeindlich.
Anwendungsgebiete: Vorbeugung von Kopfschmerzen und Migräne, Histaminose, Begleitbehandlung bei Gelenkschmerzen, krampfartige Regelbeschwerden, Fehlgeburtsneigung, Geburtserleichterung, Wochenbettfieber.

M

Angelsächsische Hebammen nutzen die Abkochung von Mutterkraut, um die Wehen anzuregen, die Nachgeburt auszutreiben und Wochenbettfieber zu bekämpfen. Auf die schmerzlindernde Wirkung kam man, weil die Frau eines walisischen Arztes durch Mutterkraut von ihrer seit fünfzig Jahren bestehenden Migräne geheilt wurde. In den 1980er Jahren wurden die Inhaltsstoffe erforscht und eine Anwendungsbeobachtung an 300 Migränepatientinnen durchgeführt. Alle hatten täglich 2 bis 4 frische Blätter zu sich genommen, entweder mit Honig vermischt oder in Form von Bonbons oder in einem Sandwich verspeist. 70 Prozent der Beteiligten gaben an, dass sie seltener unter Migräne litten und dass die Attacken weniger schmerzhaft waren. Bei einem Drittel war die Migräne verschwunden. Bei 80 Prozent setzte sie bald nach Absetzen des Mutterkrauts wieder ein (Stahl-Biskup 2007). Als wissenschaftlich gesichert gilt die Hemmwirkung von Mutterkrautextrakt wie auch von Parthenolid auf die Serotoninsekretion, die Prostaglandinsynthese und die Histaminfreisetzung. Mutterkraut eignet sich daher zur Behandlung der Histaminose und der Migräne auf Rotwein als flankierende Maßnahme zur Darmsanierung.

Studien

In zwei Studien konnte die positive Wirkung eines Mutterkrautextrakts auf die Häufigkeit und Intensität von Migräneattacken erneut bestätigt werden (Pfaffenrath et al. 2002, Diener et al. 2005). Im Reagenzglas konnte der Pflanzeninhaltsstoff Parthenolid das Wachstum von Krebszellen hemmen (v. a. von Blase, Brust, Muttermund, Leukämie). Der Wirkstoff steigerte sogar den Tumorzelltod (Wyrębska et al. 2013).

Rezept

Migränetee

Frauenmantelkraut, Gänsefingerkraut, Mädesüßblüten, Mutterkraut und Schlüsselblumenblüten zu gleichen Teilen mischen. 1 bis 2 Teelöffel pro Tasse mit heißem Wasser überbrühen, 8 bis 10 Minuten ziehen lassen. Langfristig täglich 1 bis 2 Tassen trinken.

Praxistipp

Bei Neigung zu Kopfschmerz oder Migräne empfiehlt sich eine Kur mit Nemagran von Nestmann. *Dosis:* 1-mal täglich 30 bis 40 Tropfen in einem Glas Wasser einnehmen, bei akuten Beschwerden bis zu stündlich 10 Tropfen.

Gegenanzeigen

Korbblütlerallergie, Schwangerschaft und Stillzeit.

Lieferbare Produkte

Tanaceti parthenii herba, T. p. folium (Mutterkraut, -blätter)
Nemagran Tropfen (Mutterkrauttinktur) von Nestmann
Chrysanthemum/Tanacetum parthenium ab D1 von DHU, ab D2 von Spagyra u. a.

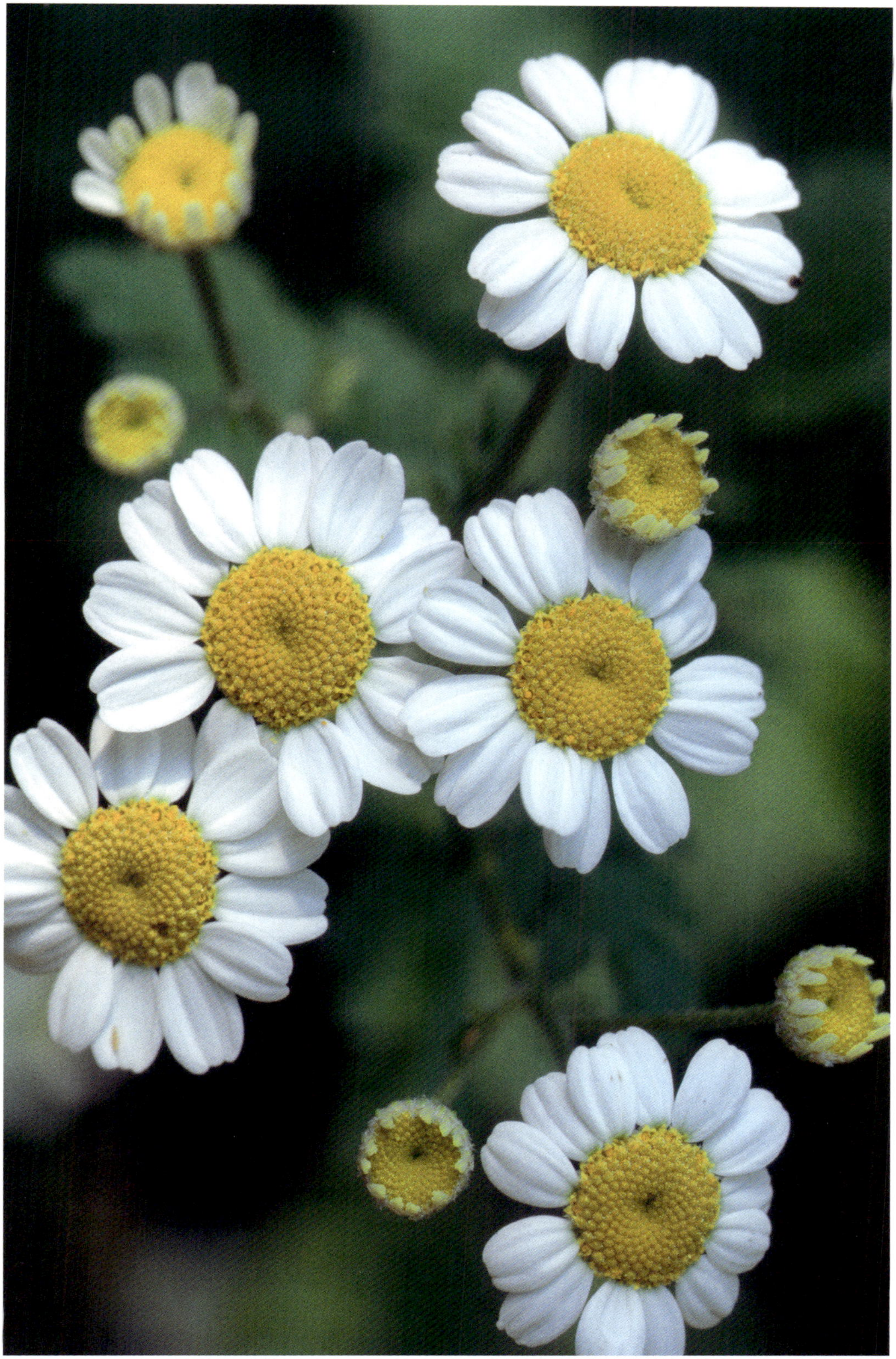

Mutterkümmel

(Cuminum cyminum)

Doldenblütler *(Apiaceae, Umbelliferae)*

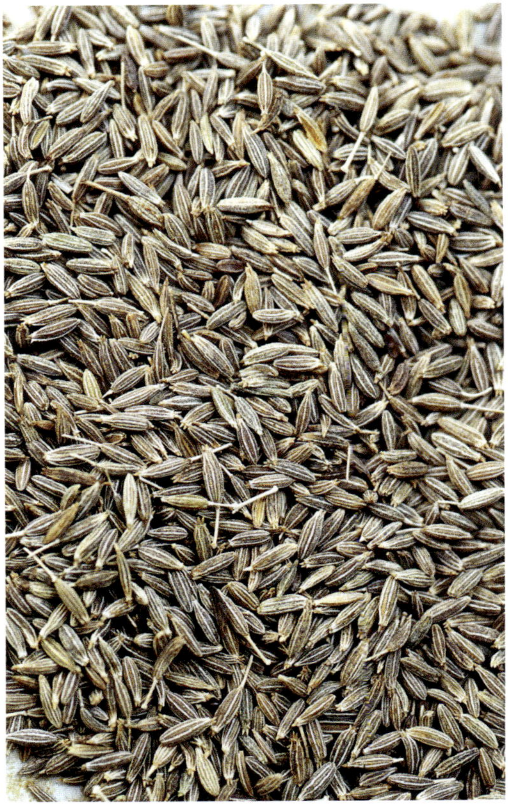

Synonyme: Cumin, Kreuzkümmel, Pfefferkümmel, Römischer Kümmel, Wanzenkümmel (wegen seines wanzenartigen Geruchs).
Wirkstoffe: Ätherisches Öl (Cuminaldehyd, Myrcen, Pinen, Alpha-Terpinol), Flavonoide (Apigenin).
Heilkräfte: Antimikrobiell, blähungswidrig, blutfettsenkend, magenstärkend, krampflösend, milchbildend, angstlösend, hormonähnlich, menstruationsfördernd.
Anwendungsgebiete: Darmsanierung, Nahrungsunverträglichkeiten wie Laktoseintoleranz, Verdauungsschwäche, Milchbildung, Schwangerschaftsübelkeit.

M

Mutterkümmel ist ein arabisch-asiatisches Gewürz mit verdauungsfördernder und liebesluststeigernder Wirkung, Bestandteil von Masala- und Currymischungen. Mutterkümmel gehört wegen seiner Aromastoffe (Cuminaldehyde) zu den Pheromonpflanzen mit leicht hormonartiger Wirkung. Er bewährt sich zur Beruhigung der Magensäfte bei Schwangerschaftsübelkeit wie auch als milchbildendes Gewürz zur Anwendung in der Stillzeit, auch weil es die Muttermilch leichter verdaulich macht, Blähungen entgegenwirkt und heilsam auf die Verdauungsorgane von Mutter und Kind wirkt.

Studien

Einer Metaanalyse zufolge empfiehlt sich Cumin als blutfettregulierendes Gewürz und Nahrungsergänzungsmittel (Hadi et al. 2018).

Rezept

Magenberuhigende Gewürzmischung
nach Hildegard
Bewährt bei Magenschwäche und Übelkeit der Schwangeren.

Bibernellwurzelpulver	2 g
Mutterkümmelpulver	7 g
Weißer Pfeffer	1 g

Die Pulver mischen und je nach Verlangen ein- oder mehrmals täglich 1 Messerspitze in die Speisen geben (z. B. aufs Butterbrot streuen).

Rezept

Trank gegen Schwangerschaftsübelkeit
Den frisch gepressten Saft von ½ Zitrone (Bioqualität), 100 ml abgekochtes, trinkwarmes Wasser, 1 Teelöffel Bio-Imkerhonig und 1–2 Messerspitzen Cumin mischen. Je nach Bedarf und Reaktion 1- bis 2-mal täglich 1 Glas trinken.

Gegenanzeigen

Keine.

Lieferbare Produkte

Kreuzkümmel, ganz oder gemahlen (Kräuterladen)

Myrrhe

(Commiphora molmol)

Balsambaumgewächse *(Burseraceae)*

Synonyme: Balsambaum, Balsamstrauch, Echte Myrrhe.

Wirkstoffe: Ätherisches Öl (Alpha-Pinen, Eugenol, Zimtaldehyd), Harze mit Arabinose, Galatose, Methylglukuronsäure und Triterpensäuren, Guggusterole (cholesterolähnliches Steroidgemisch), Spuren von Ameisensäure.

Heilkräfte: Desinfizierend, antibakteriell, antiviral, pilzfeindlich, entzündungshemmend, wundheilend, schleimhautsanierend, schmerzlindernd.

Anwendungsgebiete: Entzündungen von Haut und Schleimhaut, Aphthen, Zahnfleischentzündungen, bakterieller Ausfluss, Darmsanierung, Feigwarzen, virusbedingte Muttermundentzündungen, Narbenpflege, Wundreinigung.

Das wohlriechende Harz war im alten Ägypten Bestandteil von Räucherungen wie auch von Salbölen, die wegen ihrer antimikrobiellen Kräfte die Mumien für Jahrtausende konservierten. In der griechischen Antike kam die Nutzung als Schmerzmittel und Infektionsschutz hinzu. Paracelsus kaute zum Schutz vor der Pestilenz Myrrhe und Meisterwurz. Die traditionellen Anwendungsgebiete konnten wissenschaftlich bestätigt werden: Das ätherische Öle verfügt über stark keimhemmende Bestandteile, weswegen Alkoholextrakte wie auch das ätherische Öl in vielen Gurgelwässern, Mund- und Zahnpflegeprodukten enthalten sind. Hippokrates gebrauchte das balsamische Harz als Gebärmutterarznei. Es lindert Muttermund- und Scheidenhautentzündungen und durchlichtet Narben.

Studien

Pharmakologen konnten dem ätherischen Myrrhenöl unter anderem eine die Hautalterung reduzierende Wirkung nachweisen (Auffrey 2007). Gründlich untersucht wurde auch die Arzneikombination Myrrhinil Intest von Repha (siehe auch Seite 100): In einer Doppelblindstudie zeigte das Präparat eine gute krampflösende Wirkung, es eignet sich zur Stärkung der Darmbarriere auch bei Autoimmunerkrankungen wie Colitis ulcerosa (Langhorst et al. 2013).

Rezept

Mutterzäpfchen nach Hippokrates ⚕

Weihrauch, pulverisiert	2 g (1 TL)
Kakaobutter	56 g
Ätherisches Myrrhenöl	1 ml
Echtes ätherisches Rosenöl	6–7 Tropfen

Den Weihrauch im Mörser pulverisieren. Die Kakaobutter in einer Schüssel im Wasserbad erhitzen. Sobald sie sich verflüssigt hat, Weihrauchpulver, Myrrhen- und Rosenöl einrühren. Das Ganze unter ständigem Umrühren abkühlen lassen. Wenn die Masse wachsartig wird, jeweils ½ Teelöffel davon zu Kugeln formen und diese auf Watte in ein Döschen legen. Im Kühlschrank aufbewahrt, halten sich die Vaginalkugeln monatelang.

Anwendung: Bei Narben nach Gebärmutter-OP, Muttermundentzündungen oder -geschwüren, Feigwarzen oder Scheidenpilz mehrere Wochen lang, begleitend zu den ärztlichen Verordnungen, täglich 1 Vaginalkugel einführen.

Praxistipps

- Zur durchlichtenden Narbenpflege (z.B. nach Damm- oder Kaiserschnitt) empfiehlt sich die tägliche Massage mit Aurum comp. Salbe von Wala, die Gold, Weihrauch und Myrrhe enthält.
- Ein volksmedizinisches Allheilmitttel sind die Schwedenkräuter nach Maria Treben, die auch Myrrhe enthalten (in Kräuterläden oder Reformhäusern erhältlich). Innerlich lindern Schwedenkräuter Magen-Darm-Beschwerden, äußerlich gebraucht man sie zur Schmerzlinderung , beispielsweise bei Rheuma, als Wickel.

Gegenanzeigen

Keine. Eine Allergie ist möglich.

Lieferbare Produkte

Myrrhenharz-Erbsen (Kräuterladen)
Myrrhae tinctura (Myrrhentinktur)
Myrrha Urtinktur (= D1) von DHU, Spagyra u. a.
Ätherisches Myrrhenöl von Maienfelser Naturkosmetik, Neumond, Primavera u. a.

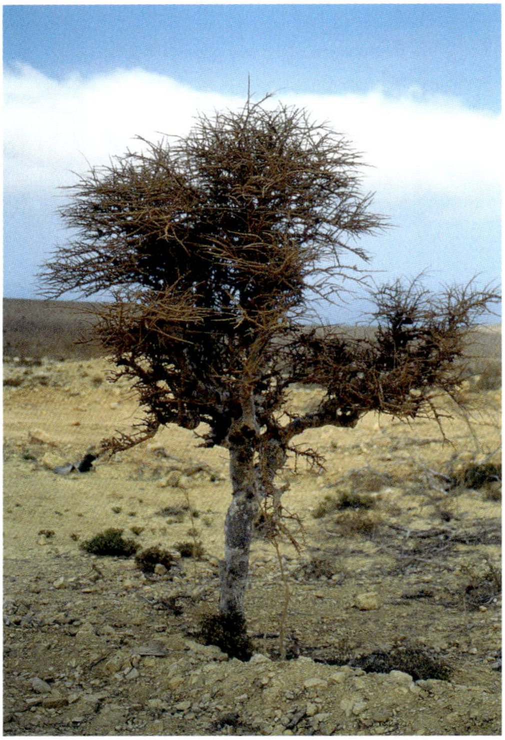

Myrrhe

N

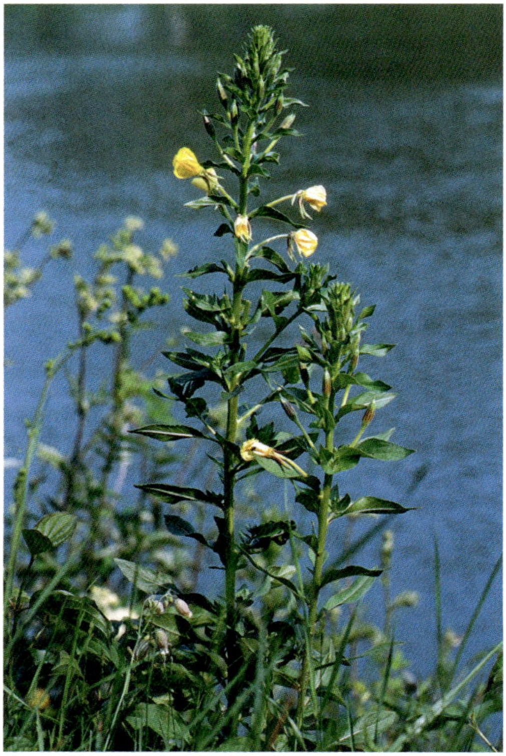

Nachtkerze

Nachtkerze

(Oenothera biennis)

Nachtkerzengewächse *(Onagraceae)*

Synonyme: Eisenbahnerlaterne, Stolzer Heinrich, Nachtschlüsselblume, Gelbe Rapunzel, Schinkenwurzel.

Wirkstoffe: Das Samenöl ist reich an essenziellen Fettsäuren (bis 75 Prozent Linolsäure, bis 12 Prozent Gamma-Linolensäure). Die Blätter enthalten Phytosterin, Harze, Gerbstoffe, Phlobaphene, Flavonoide, Schleimstoffe.

Heilkräfte: Hautstoffwechselanregend, hautregenerierend, entzündungswidrig, reizlindernd, beruhigend, leicht blutfett- und blutdrucksenkend.

Anwendungsgebiete: Äußerlich zur Hautpflege bei Dammekzem, Kraurose, Neurodermitis. Innerlich bei Kraurose, Neurodermitis, Hauttrockenheit; Prämenstruellem Syndrom.

Der Wurzelbrei der Nachtkerze diente den Ureinwohnern Nordamerikas als reizlinderndes Hautheilmittel. Hierzulande gilt das aus den Samen gewonnene Nachtkerzenöl als reichhaltige Quelle essenzieller Fettsäuren, die bei chronischen Hautleiden wie Neurodermitis oder Schuppenflechte heilsam sind. Nachtkerzenöl lindert auch Erkrankungen der Scheidenhaut (Kraurose, Lichen), Neigung zu trockener Haut oder Scheidentrockenheit und eignet sich zur Pflege von Dammekzemen und Scheidenrhagaden. Innerlich verbessern Kuren mit Nachtkerzenöl die hormonelle Balance, z. B. bei prämenstruellen Beschwerden wie Brustspannen.

Studien

Mehrere Veröffentlichungen befassen sich mit der Wirksamkeit von Nachtkerzenöl bei Neurodermitis. Mit Nachtkerzenöl, das bis zu 12 Prozent Gamma-Linolensäure enthält, lässt sich der bei Hautpatienten häufige Mangel an Gamma-Linolensäure ausgleichen und die Aktivität des Enzyms Delta-6-Desaturase steigern (Kämmerer 1994, zitiert in Frohne 2006).

Rezept

Omega-Kick

Dieses Rezept ist reich an essenziellen Fettsäuren, welche die Hautregeneration anregen.

Walnüsse	40 g
Mandeln	40 g
Kürbiskerne	40 g
Sesam	100 g
Leinsamen	200 g
Nachtkerzenöl	20 ml
Bienenhonig	4–5 EL

Die Nüsse und Samenkörner so fein wie möglich schroten. Das Nachtkerzenöl und den Bienenhonig mit der Nussmasse mischen und das Ganze im Mixer gründlich pürieren.

Anwendung: Bei Neigung zu Hautleiden langfristig 1 bis 2 Teelöffel täglich pur oder als Brotaufstrich genießen.

Praxistipps

- Bei Hauttrockenheit kann eine Zubereitung aus der blühenden Nachtkerze den Hautstoffwechsel entlasten: Oenothera Argento culta Dil. D3 von Weleda ist ein »vegetabilisiertes Metall«, das durch spezielle Düngung die hautregenerierenden Eigenschaften von Nachtkerze und Silber in sich vereint.
  Anwendung: Langfristig 1-mal täglich 30 Tropfen einnehmen.
- Zur Scheidenhautpflege nach Scheidenpilz stellt die Limes-Apotheke in Pohlheim ein Vaginalöl her, das aus ätherischen Ölen wie Teebaum, Lavendel, Rose und Manuka in Mandel- und Nachtkerzenöl besteht.
  Anwendung: Mehrmals täglich auf die betroffenen Hautpartien auftragen.
- Zur feuchtigkeitsspendenden Pflege sehr trockener Haut empfiehlt sich Linola Gamma Creme von Dr. Wolff mit 20 Prozent Nachtkerzenöl.

Gegenanzeigen

Keine.

Lieferbare Produkte

Nachtkerzensamenöl von Maienfelser Naturkosmetik u. a.
Oenothera biennis Urtinktur von DHU, Spagyra u. a.
Oenothera Argento culta Dil. D3 von Weleda

Odermennig

(Agrimonia eupatoria)

Rosengewächse *(Rosaceae)*

Synonyme: Ackermennig, Bauchwurz, Bruchwurz, Königskraut, Leberklette, Leberkraut, Pfeifenkraut, Sängerkraut.
Wirkstoffe: Gerbstoffe (Catechingerbstoffe und Ellagitannine wie Agrimoniin), Flavonoide (Luteolin, Apigenin, Quercetin, Kämpferol), Phenolkarbonsäuren, Triterpene (Ursolsäure), Spuren von ätherischem Öl.
Heilkräfte: Antidiabetisch, antioxidativ, antimikrobiell, antiviral, entzündungswidrig, krebsfeindlich, stopfend, gewebestraffend, wundheilend.
Anwendungsgebiete: Ausfluss, Bindegewebsschwäche, begleitend bei Brustkrebs, Durchfall, Reizdarm, Entzündungen von Haut und Schleimhäuten (Mund, Rachen, Scheide), Heiserkeit der Redner und Sänger, Leberschwäche, Wundheilung.

O

Die »Leberklette« der Volksmedizin ist Bestandteil vieler Haustees sowie von Teemischungen für Leber, Galle und Reizdarm. Die Gerbstoffe lindern Durchfall, dichten die Darmschleimhaut ab, regulieren den Blutfluss und hemmen ähnlich wie Grüntee das Wachstum von Brustkrebszellen. Frauenheilkundlich wird die milde Gerbstoffwirkung des Odermennigs auch für Vaginalspülungen bei hartnäckigem Ausfluss genutzt. Agrimonia wirkt zudem blutzuckerregulierend und eignet sich daher zur Begleitbehandlung des prädiabetischen Stoffwechsels. Agrimonia darf bei Stoffwechselschwäche regelmäßig als Tee getrunken werden. Der Tee ist auch ein bewährtes Gurgelmittel zum Straffen der Stimmbänder.

Studien

Im Reagenzglas zeigten alkoholische und wässrige Auszüge deutlich antivirale Aktivität (vgl. Kwon et al. 2005). Außerdem verfügt der Odermennig über eine leicht blutzuckerregulierende Wirkung (Gray-Gallagher/Flatt 1998).

Rezept

Colitis-Tee

Brombeerblätter	20 g
Echter Ehrenpreis	20 g
Gänsefingerkraut	20 g
Odermennig	50 g
Tormentillwurzel	20 g
Walnussblätter	20 g

Mischen. 2 Teelöffel pro Tasse mit heißem Wasser überbrühen, 8 bis 10 Minuten ziehen lassen. Bei Bedarf auch langfristig täglich 2 bis 3 Tassen oder mehr trinken.

Rezept

Prädiabetes-Tee

Brombeerblätter, Heidelbeerblätter, Odermennig und Walnussblätter zu gleichen Teilen mischen. 2 Teelöffel pro Tasse mit heißem Wasser überbrühen, 8 bis 10 Minuten ziehen lassen. Langfristig 2 bis 3 Tassen täglich trinken.

Praxistipp

Bei Gallensteinleiden mit Neigung zu Koliken kann eine Kur mit Metaheptachol von Meta Fackler helfen; die Tropfen enthalten auch Odermennig.

Dosis: Zunächst 6 bis 8 Wochen lang die Tagesdosis von zirka 60 Tropfen in eine Glasflasche mit ½ Liter stillem Wasser geben und schluckweise über den Tag verteilt trinken. Ergänzend lindern Schafgarben-Leberwickel die Gallenbeschwerden.

Gegenanzeigen

Keine. Kann Stuhlverstopfung verstärken.

Lieferbare Produkte

Agrimoniae herba (Odermennigkraut)
Agrimonia eupatoria Urtinktur von DHU, Spagyra u. a.

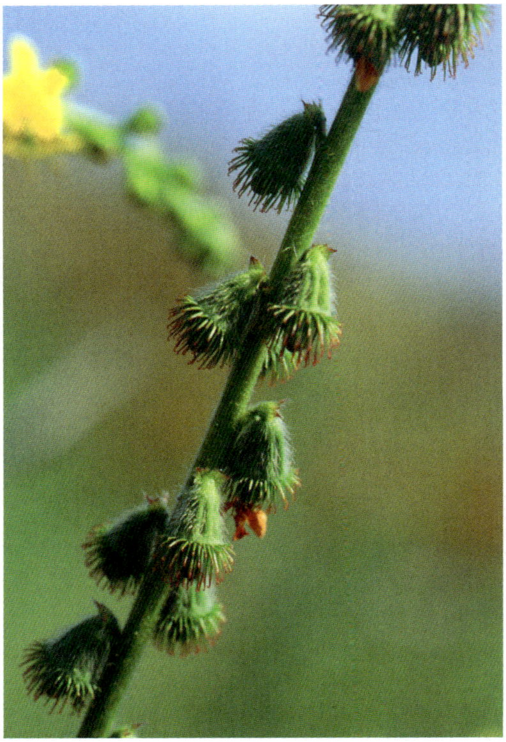

Odermennig

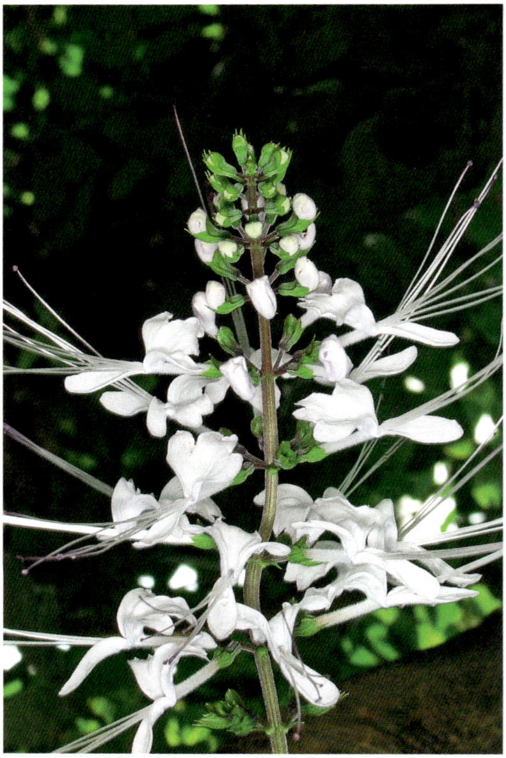

Orthosiphon

Orthosiphon

(Orthosiphon stamineus)
Lippenblütler *(Lamiaceae)*

Synonyme: Indischer oder Javanischer Nierentee, Javatee, Katzenbart.
Wirkstoffe: Kaffeesäurederivate (Kaffeesäure, Rosmarinsäure), Flavonoide, Diterpene (Orthosiphole), Triterpene (Ursolsäure), ätherisches Öl, Kaliumsalze.
Heilkräfte: Antibakteriell, pilzfeindlich, harntreibend, nierenstärkend; entzündungswidrig, krampflösend.
Anwendungsgebiete: Blasen- und leichte Nierenbeckenentzündungen, Prostatitis, Harnblasengrieß, Nierenstärkung, Begleitbehandlung von Niereninsuffizienz.

Indischer Nierentee treibt den Harn, wirkt desinfizierend und entzündungswidrig auf die ableitenden Harnwege und steigert die Ausscheidung von Salz, Harnsäure und Harnstoff. Daher kommt das Kraut nach übermäßiger Jodzufuhr (z.B. bei Radiojodtherapie) oder bei Jodunverträglichkeit in Frage und eignet sich zur Ausleitung von Harnsäure oder Harnstoff bei beginnendem Nierenversagen. Dabei zeichnet sich *Orthosiphon* durch gute Verträglichkeit aus, denn das Kraut regt die Nierenfunktion an, ohne die Nieren zu reizen. Frauenheilkundliche Anwendungsgebiete sind Blasenentzündungen nach Geschlechtsverkehr oder nach Katheterisierung wie auch die Begleitbehandlung von leichten Nierenbeckenentzündungen.

Studien

Im Reagenzglas zeigten Orthosiphonblattextrakte eine antiadhäsive Wirkung, das heißt die Anhaftung von Coli-Bakterien wurde gehemmt (Rafsanjani et al. 2013). Malaysische Forscher stellten fest, dass Extrakte die Pankreaslipase hemmen, Blutfette, Leberwerte und Blutzucker senken und einer Fettsucht vorbeugen könnten (Seyedan et al. 2017).

Rezept

Mischung bei Reizblase nach Katheterisierung ⚕

Orthosiphon stamineus (Orthosiphon) Urtinktur	30 ml
Staphisagria (Stephanskörner) Dil. 6	20 ml

Über eine Apotheke von Spagyra bestellen und mischen lassen oder selber mischen.
Dosis: Je nach Reaktion bei akuten Beschwerden 3- bis 5-mal täglich 15 bis 20 Tropfen in etwas Wasser einnehmen.

Praxistipp

Bei Blasenentzündungen empfiehlt sich Harntee Steiner (Aristo Pharma). Das Granulat enthält Birkenblätter, Goldrute und Indischen Nierentee. Es treibt den Harn, wirkt mild desinfizierend, lindert Entzündungen und krampfartige oder brennende Beschwerden beim Wasserlassen.
Dosis: Bei akuten Beschwerden mindestens 3- bis 5-mal täglich 1 Teelöffel Pulver mit kochendem Wasser überbrühen, auf Trinkwärme abkühlen lassen und trinken.

Gegenanzeigen

Keine. Nicht zur Entwässerung bei Herzschwäche geeignet.

Lieferbare Produkte

Orthosiphonis folium (Orthosiphonblätter)
Orthosiphon stamineus Urtinktur (= D1)
von DHU, Spagyra u.a.

Petersilie

(Petroselinum crispum = P. hortense)
Doldenblütler *(Apiaceae, Umbelliferae)*

Synonyme: Gartenpetersilie, Junggesellenkraut, Peterlein, Seichwurzel, Suppenkraut.
Wirkstoffe:
Früchte: 25 Prozent fettes Öl mit Petroselinsäureglyceriden, ätherisches Öl mit Apiol, Myristicin und Monoterpenen (Alpha-Pinen, Limonen, Myrcen), Flavonoide (Apigenin), Furanocumarine (Bergapten).
Wurzel: Ätherisches Öl (Apiol, Myristicin, Beta-Pinen), Terpinole, Flavonoide, Furanocumarine (Oxypeucedanin, Bergapten, Imperatorin), Phthalide, Polyacetylene (Falcarinon).
Blätter: Flavonoide, Folsäure, Mangan, Eisenoxid, Vitamine (A, B1, B 2, C, E).
Heilkräfte: Antibakteriell, harntreibend bis harnwegreizend, krampflösend, blutflussanregend, wehenerregend bis abortiv, verdauungsfördernd.
Anwendungsgebiete: Durchspülung der Harnwege bei Harnblasengrieß, krampfartige Blasenbeschwerden, ausbleibende oder zu schwache Regelblutung. Homöopathisch bei Bettnässen, Reizblase und unfreiwilligem Harnabgang nach Gebärmutter-OP.

Petersilie ist sowohl Suppenkraut wie Abtreibungspflanze. Das ätherische Samenöl enthält Apiol (»Petersilienkampfer«), das zu Blutandrang im Becken führt, die Nieren reizt und Uteruskontraktionen auslöst. Der abortiven Wirkung wegen gibt es mancherorts noch »Petersiliengassen«, in denen einst Frauenhäuser standen, wo mithilfe der Petersilie abgetrieben wurde, ein lebensgefährlicher Eingriff, der in dem Sprichwort anklingt: »Die Petersilie bringt den Mann aufs Pferd und die Frauen unter die Erd.« Apiol erregt Wehen und löst Fehlgeburten aus, in deren Folge so manche Frau verblutet ist. Die Samen waren lange auch bei Tripper sowie zur Austreibung der Nachgeburt oder zur Anregung des Wochenflusses gebräuchlich. Heute gelten homöopathische Tiefpotenzen als heilsam bei unfreiwilligem Harnabgang nach Gebärmutteroperationen (Mezger 2005, Bd. 2: 1125–1126, Warncke 1994).

Studien

Das ätherische Petersilienöl verfügt Untersuchungen zufolge über eine immunmodulierende Wirkung, von der Einnahme ist aber wegen toxischer Effekte abzuraten (Karimi/Ebadi/Amirghofran 2012).

Rezept

Menstruationsfördernde Mischung $

Artemisia vulgaris (Beifuß) Urtinktur	20 ml
Levisticum officinale (Liebstöckel) Urtinktur	20 ml
Petroselinum crispum (Petersilie) Urtinktur	20 ml
Pulsatilla (Küchenschelle) Dil. D4	20 ml
Rosmarinus officinale (Rosmarin) Urtinktur	20 ml

Über eine Apotheke von Spagyra bestellen und mischen lassen.
Dosis: Bei ausgebliebener Regelblutung je nach Reaktion 3- bis 5-mal täglich 20 bis 30 Tropfen in etwas Wasser einnehmen, bis es zu einer Gebärmutterblutung kommt.

Historisches Rezept

Bei Milchknoten
»Die Weiber so die jungen Kindlein von der Milch abstossen und entwehnen wollen / sollen Peterleinkraut stossen / und ober die Brüst legen / das zertheilt die zusamen gelaufene Milch / druckt nieder die hitz und geschwulst inn wenigen tagen.« (Bock 1577)
1 Handvoll frische Petersilienblätter verlesen und fein zerschneiden. Den Brei auf ein Stilltuch streichen und für 15 bis 20 Minuten auf die schmerzenden Brüste auflegen. Ergänzend Retterspitz-Umschläge und Phytolacca Urtinktur

Praxistipp

Bei unfreiwilligem Harnabgang nach Gebärmutteroperationen kann die Kombination von Traumeel Tabletten von Heel (3- bis 5-mal täglich 1 bis 2 Tabletten) zusammen mit Petroselinum crispum D6 (3- bis 5-mal täglich 8 bis 10 Globuli) helfen.

Gegenanzeigen

Schwangerschaft und Nierenentzündungen. Apiol wie auch das apiolhaltige ätherische Öl reizen die

P

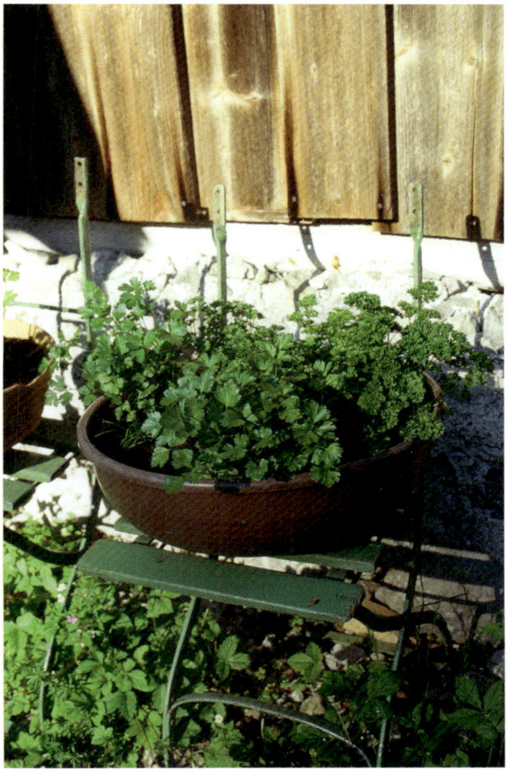

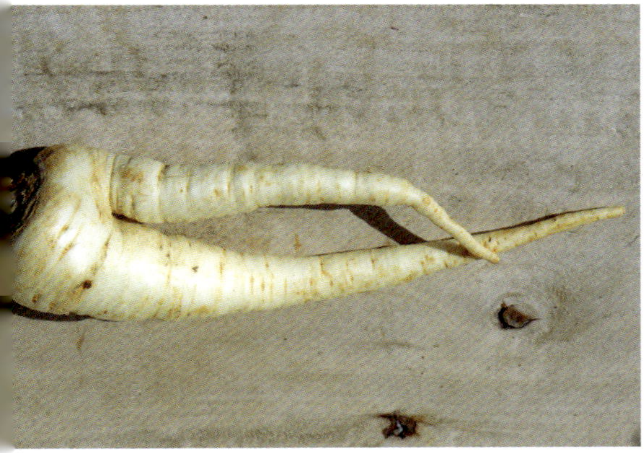

Nieren, können Aborte auslösen und führen zu Magen-Darm-Beschwerden und Erregungszuständen.

Lieferbare Produkte

Petersilienwurzel (Kräuterladen)
Petroselini fructus (Petersilienfrüchte)
Petroselinum crispum Urtinktur von DHU, Spagyra u. a.
Ätherisches Petersiliensamenöl von Maienfelser Naturkosmetik u. a.

Pfefferminze

(Mentha piperita)
Lippenblütler *(Lamiaceae)*

Synonyme: Bauchminze, Braunminze, Mutterkraut, Peppermint, Pfefferkraut.
Wirkstoffe: Ätherische Öle unterschiedlicher Zusammensetzung (Menthol, Menthylacetat, Menthon, Cineol, Limonen), Phenolcarbonsäuren (Rosmarinsäure und Kaffeesäure), 6 Prozent Flavonoide (Eriocitrin, Lutelin, Hesperidin, Diosmin), Lithospermsäure.
Heilkräfte: Antimikrobiell, antiviral (Herpes-simplex Typ 1), entzündungswidrig, galletreibend, magenstärkend (hemmt die Säuresekretion), blähungswidrig, krampflösend, schmerzlindernd, kühlend (erregt die Kälterezeptoren).
Anwendungsgebiete: Abstillen, Kopfschmerzen, Magenkrämpfe, Migräne, Reizdarm, (Schwangerschafts-)Übelkeit.

Die Pfefferminze und andere Minzearten dienen heute vor allem als geschmacksverbessernder Bestandteil in bitteren Leber-Galle-Teemischung. Sie vermitteln bei äußerlicher Anwendung des ätherischen Öls Erfrischung und Entspannung bei Kopfschmerzen bis hin zu Migräne. Außerdem hemmt Pfefferminztee die Magensäuresekretion, wirkt krampflösend und lindert Reizdarmbeschwerden. Frauenheilkundlich nutzt man die Pfefferminze heute hauptsächlich in milchflusshemmenden Teemischungen zum Abstillen.

Studien

Pfefferminze lindert Reizdarmbeschwerden wie Bauchschmerzen, Blähungen, Darmkrämpfe und Völlegefühl (Hall/Turcotte/Betts 2004). In einer Doppelblindstudie wurden an Kopfschmerzpatienten eine 10-prozentige Pfefferminzlösung mit 1000 mg Paracetamol verglichen. Die Pfefferminzlösung zeigte eine dem Paracetamol vergleichbare schmerzlindernde Wirkung bei rascherem Wirkungseintritt (Göbel/Schmidt/Soyka 1994). Im Reagenzglas erwiesen sich das ätherische Pfefferminzöl wie auch Extrakte als antiviral. Pfefferminze konnte die Virusanhaftung an die Wirtszelle erfolgreich blockieren und reduzierte die Infektiosität von Aciclovir-resistenten Herpesviren (vgl. Reichling/Schnitzler 2011).

Rezept

Gallenteemischung

Pfefferminzblätter	30 g
Kardobenediktenkraut	20 g
Odermennig	20 g
Ringelblumenblüten	20 g
Wermutkraut	10 g

Mischen. 1 bis 2 Teelöffel pro Tasse mit heißem Wasser überbrühen, 3 bis 4 Minuten ziehen lassen. Zur Anregung des Gallenflusses vor dem Essen 1 Tasse trinken.

Rezept

Abstilltee

Hopfen, Pfefferminze, Salbei- und Walnussblätter zu gleichen Teilen mischen. 2 Teelöffel pro Tasse mit kochend heißem Wasser überbrühen, etwa 5 Minuten ziehen lassen. In der Abstillphase 3 bis 5 Tassen täglich trinken.

Praxistipps

- Bei Darmkrämpfen und Völlegefühl empfehlen sich Iberogast Tropfen von Bayer, die unter anderem Pfefferminzextrakt enthalten.
  Dosis: Bei Bedarf 2- bis 5-mal täglich 15 bis 25 Tropfen.
- Erste Hilfe bei Kopfschmerz und Migräne bietet Pfefferminzhydrolat (z.B. von Bergila), das bei Bedarf pur in Schläfen und Nacken einmassiert wird.

Gegenanzeigen

Schwangerschaft und Gallensteinkoliken (innerlich). Bei Dauergebrauch sind Magenbeschwerden möglich.

Lieferbare Produkte

Menthae piperitae folium (Pfefferminzblätter)
Mentha piperita Urtinktur von Ceres, DHU, Spagyra u.a.
Ätherisches Pfefferminzöl, in verschiedenen Chemotypen erhältlich von Bergila, Maienfelser Naturkosmetik, Neumond, Primavera u.a.

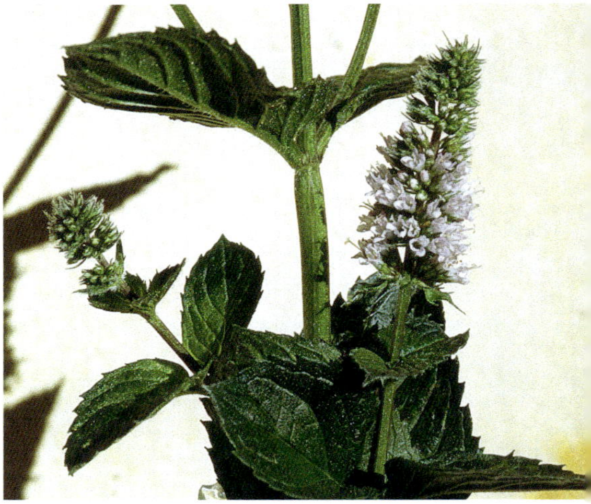

Pefferminze

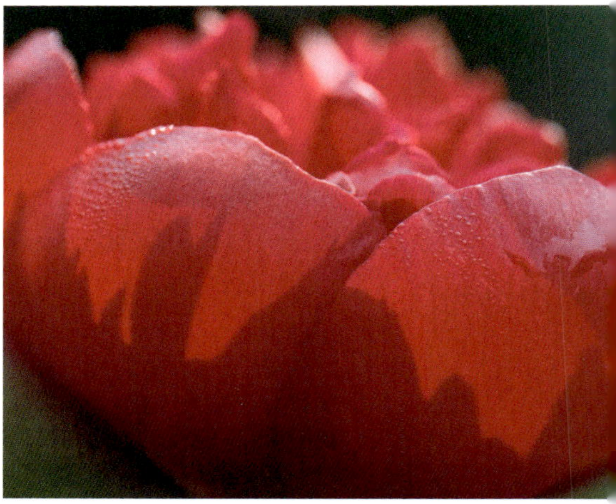

Pfingstrose

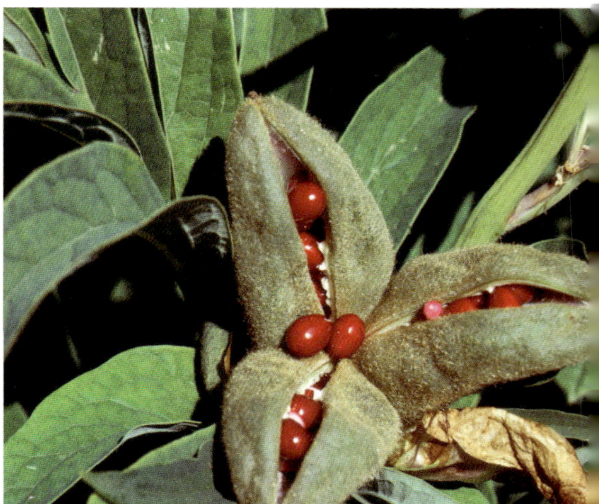

Pfingstrose

Pfingstrose

(Paeonia officinalis)

Pfingstrosengewächse *(Paeoniaceae)*

früher: Hahnenfußgewächse *(Ranunculaceae)*

Synonyme: Bauernrose, Benediktenrose, Blutrose, Essigrose, Gichtrose, Paeonienrose, Schreckrose.

Wirkstoffe:

Blüten: Anthocyane (Paeonin), Flavonoide (Kämpferolderivate), wenig Gerbstoffe (Gallotannine).

Wurzeln: Gerbstoffe, vor allem Monoterpenester-Glukoside wie Peregrinin und Paeoniflorin.

Heilkräfte: Entzündungswidrig, krampflösend, menstruationsfördernd, muskelrelaxierend, antithrombotisch; Peregrinin wirkt uterustonisierend.

Anwendungsgebiete: Traditionell bei Epilepsie, Gicht, Verschleimung. Homöopathisch bei Aftergeschwüren, Analfissuren, Hämorrhoiden, Scheidenrhagaden.

In der traditionellen Kräuterkunde zählte Pfingstrose zu den Epilepsiemitteln und Frauenkräutern, die rund um die Geburt zum Einsatz kamen: »Die Körner (...) treiben der Frauen monatliche Zeit / und zugleich auch die todte Geburt. Welche Frau an ihrer Geburt Schmertzen leidet / deren gebe man Päonienkörner mit Wein / sie treiben und helffen der Geburt wol fort« (Lonicerus 1679). Heute werden die Blüten gelegentlich als Schönungsdroge genutzt. Die aus der Wurzel gewonnene Urtinktur findet homöopathisch Anwendung in Form von Salben bei Afterfissuren und Scheidenrhagaden. Leitsymptome, die zur Paeonie führen, sind: pupurrote, geschwollene und hervortretende Hämorrhoiden (Mezger 2005, Bd. II: 1112–1114).

Studien

Der Inhaltsstoff Paeoniflorin blockiert die neuromuskuläre Erregungsübertragung, was die traditionelle Anwendung bei Epilepsie erklären könnte. Der Wirkstoff hemmt auch die Thrombozytenaggregation und wirkt entzündungswidrig (Frohne 2006: 353–354).

Rezept

Sitzbad bei Analfissuren und Hämorrhoiden

Eichenrinde	50 g
Hamamelisblätter	50 g
Pfingstrosenblüten	30 g
Ringelblumenblüten	20 g
Walnussblätter	30 g
Wundkleeblüten	20 g

1 Handvoll (ca. 30 g) der Mischung mit 2 Liter heißem Wasser überbrühen, 20 Minuten ziehen lassen und dem Sitzbadewasser beimengen.

Anwendung: Bei Bedarf bis zu einmal täglich 15 bis 20 Minuten darin baden. Anschließend Hamamelis-Salbe auftragen und ein Quercus-Hämorrhoidalzäpfchen von Wala in den Mastdarm einführen..

Rezept

Tinkturenmischung bei PCO-Syndrom nach Manuel Villegas

Tinctura Paeonia lactiflora radix 60,0
Tinctura Liquiritae radix 25,0
Tinctura Cinnamomi cortex 15,0

Von der Augsburger Hofapotheke mischen und zuschicken lassen (www.meine-teemischung.de).

Dosis: 2- bis 3-mal täglich 10 bis 20 Tropfen in etwas Wasser einnehmen.

Gegenanzeigen

In großen Dosen magen- und darmreizend (Wurzel).

Lieferbare Produkte

Paeoniae radix, P. flos (Pfingstrosenwurzel, -blüten)
Paeonia officinalis Urtinktur von DHU, Spagyra u. a.
Paeonia officinalis, ethanol. Decoctum, Salbe von Weleda

Poleiminze

(Mentha pulegium)

Lippenblütler *(Lamiaceae)*

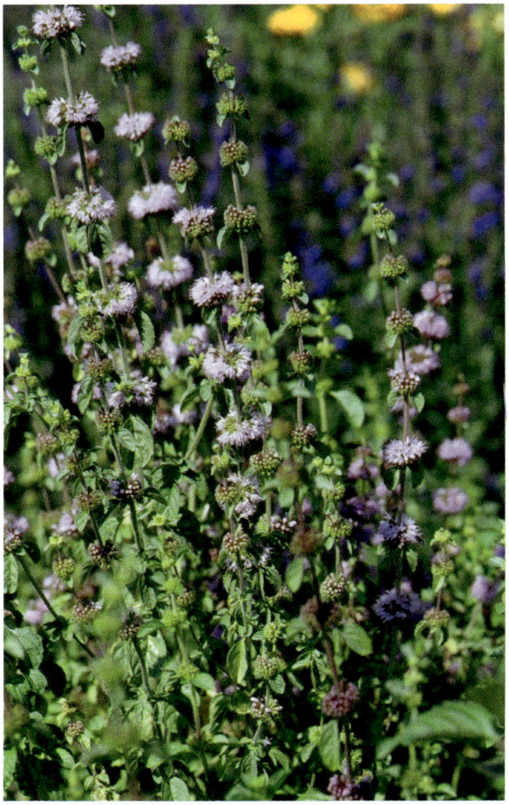

Synonyme: Hexenminze, Flohminze, Fraueschmacket.
Wirkstoffe: Labiatengerbstoffe, Flavonoide und ätherisches Öl mit Monoterpenen (Alpha-Pinen, Limonen), Monoterpenolen (Menthol, Cineol) und Ketonen (Pulegon).
Heilkräfte: Antimikrobiell, galletreibend, magenstärkend, insektizid. Je nach Dosis krampflösend oder auch wehenerregend, menstruationsfördernd bis abortiv.
Anwendungsgebiete: Darmkrämpfe, Gallenstau, Verdauungsschwäche, Geburtserleichterung, Austreibung der Nachgeburt, Anregung des Blutflusses, Gebärmutterreinigung bei abgestorbener Leibesfrucht, krampfartige Regelbeschwerden.

Paracelsus empfahl die Poleiminze zur Gebärmutterreinigung und warnte: »Es ist eine wirksame Pflanze, die nicht viel Zusätze braucht. Man soll nur beachten, dass man es keiner schwangeren Frau gibt.« Frauenheilkundlich zählt das Kraut zu den Emmenagoga, die den Blutfluss anregen. Der Inhaltsstoff Pulegon wirkt je nach Dosis menstruationsfördernd bis abortiv. Durch die Einnahme von Poleiminzenöl als Abtreibungsmittel kam es in der Vergangenheit immer wieder zu Todesfällen. Als Teedroge ist das Kraut für Nichtschwangere jedoch unbedenklich; es setzt den Blutfluss in Gang und regt auch den Wochenfluss an.

Studien

Die Engländer schätzen das bei ihnen »pennyroyal« genannte Kraut, da es früher von den Seeleuten zur Desinfektion des Trinkwassers gebraucht wurde. Die keimtötende Wirkung konnte wissenschaftlich bestätigt werden (Sivropoulou et al. 1995).

Rezept

Uterusreinigende Teemischung

Beifußkraut, Eberraute, Liebstöckelwurzel und Poleiminze zu gleichen Teilen mischen. 2 Teelöffel pro Tasse mit heißem Wasser überbrühen, 10 bis 15 Minuten ziehen lassen. Zur Anregung des Blutflusses bei ausgebliebener Regelblutung oder zur Gebärmutterreinigung bei abgestorbener Leibesfrucht – nach ärztlicher Untersuchung – täglich 3 bis 5 Tassen trinken, bis eine ausreichend starke Blutung eintritt.

Praxistipp

Zur milden Trinkwasserdesinfektion kann man im Sommerhalbjahr immer ein paar frische Poleiminzenblätter in den Wasserkrug legen.

Gegenanzeigen

Schwangerschaft und Stillzeit. Das ätherische Öl eignet sich nicht zur Einnahme. Allergien sind möglich.

Lieferbare Produkte

Poleiminze (Kräuterladen)
Mentha pulegium Urtinktur von Spagyra, ab D4 von DHU
Ätherisches Poleiminzenöl von Maienfelser Naturkosmetik u. a.

Preiselbeere

(Vaccinium vitis-idaea)
Heidekrautgewächse *(Ericaceae)*

Synonyme: Grantlbeere, Kronsbeere, Moosbeere, Steinbeere.
Wirkstoffe: Gerbstoffe, Proanthocyanidine, Phenolglykoside (Arbutin), Acetylarbutin, Salirosid, Flavonoide, Triterpene, Vitamin C, Mineralstoffe (Kalium, Kupfer, Mangan, Magnesium, Eisen), Fruchtsäuren, Pektin.
Heilkräfte: Antioxidativ, antibakteriell, entzündungswidrig, harntreibend, harnwegsdesinfizierend (reduziert die Anhaftung von Coli-Bakterien).
Anwendungsgebiete: Vorbeugung und Behandlung von bakteriellen Harnwegsinfekten, Wechseljahresbeschwerden (Gemmo).

Die Preiselbeere ist die finnische Nationalspeise; man erzählt sich dort, dass die Jungfrau Marjatta durch ihren Genuss schwanger wurde und einen besonders klugen Sohn gebar. Preiselbeerblätter sind bei Blasenentzündungen ein magenverträglicher Ersatz für Bärentraubenblätter. Die Preiselbeere ist verwandt mit der Cranberry und verfügt über ähnliche Kräfte: Untersuchungen zufolge verhindern die Früchte das Anhaften von Bakterien an der Schleimhaut der Harnwege, weshalb sie sich zur Vorbeugung von Blasenentzündungen eignen (Kraft 2014). Weil die Knospen östrogenartige Stoffe enthalten, eignet sich das Gemmomazerat bei Östrogenmangel.

Studien

Eine Studie an 150 sexuell aktiven Frauen zeigte, dass der tägliche Genuss von 50 ml Saftgemisch aus Preiselbeeren- und Moosbeeren-Saftkonzentrat Blasenentzündungen um 56 Prozent reduzieren konnte. In den Fällen, in denen es trotzdem zu einer Blasenentzündung kam, genügten geringere Antibiotikamengen zur Ausheilung (Nowack 2003). Im Reagenzglas erwies sich Preiselbeerextrakt als antimikrobiell und konnte speziell die Vermehrung von Coli-Bakterien blockieren (Wojnicz et al. 2012).

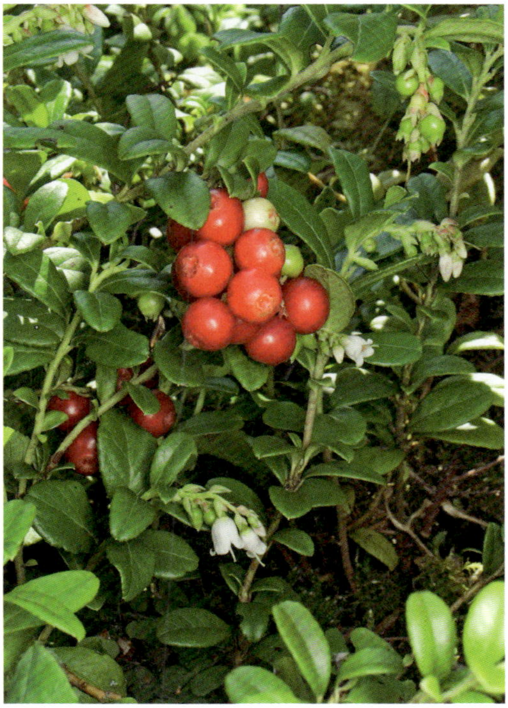

Rezept

Preiselbeerblättertee

Weil Preiselbeerblätter weniger Arbutin als Bärentraubenblätter enthalten, muss man größere Mengen des Tees trinken, um denselben antibiotischen Effekt zu erreichen.

4 bis 5 Esslöffel Preiselbeerblätter über Nacht in 1 Liter Wasser kalt ansetzen, morgens abseihen und über den Tag verteilt portionsweise auf Trinkwärme erhitzen und trinken.

Praxistipp

Um bei Blasenentzündungen durch Escherichia Coli einer Anhaftung der Bakterien an den Schleimhäuten entgegenzuwirken, können die Betroffenen täglich 1 bis 2 Glas Preiselbeersaft (Bioladen oder Reformhaus) trinken.

Gegenanzeigen

Keine. Nierensteine (Saft). Kann Stuhlverstopfung verstärken.

Lieferbare Produkte

Vitis-ideae folium (Preiselbeerblätter)
Preiselbeer-Ursaft (z.B. Biotta, Rabenhorst, Vitagarten)

Rainfarn

(Tanacetum vulgare)
Korbblütler *(Asteraceae)*

Synonyme: Bandwurmkraut, Himmelbettstroh, Mutterkraut, Wanzenkraut.
Wirkstoffe: Die Blüten enthalten ätherisches Öl mit bis zu 96 Prozent Thujon und etwas Kampfer, Crispolid, Hydroxyzimtsäurederivate, Sesquiterpenlactone (Parthenolid), ferner Polyine, Flavonoide, Sterole.
Heilkräfte: Antimalariawirksam, insektenabwehrend, krampflösend, menstruationsfördernd, wurmtreibend.
Anwendungsgebiete: Ausbleibende oder schwache Regelblutung, Unterleibskrämpfe, Malariaprophylaxe (Crispolid), Migräne, Insektenabwehr, Wurmbefall.

Rainfarn ist ein Mutterkraut mit Uteruswirkung. Weil der balsamisch duftende Korbblütler die Regelblutung in Gang setzt und krampflösend wirkt, fand das Kraut bei ausbleibender Menstruation wie auch bei Regelkrämpfen Anwendung. Das ätherische Öl enthält Thujon, ein Nervengift mit abortiver Wirkung, sodass der Rainfarn auch als Abtreibungsmittel missbraucht wurde. Durch Überdosierung kam es zu Vergiftungen, weshalb er inzwischen zu den Kräutern gehört, die von Apotheken nur unter Vorbehalt abgegeben werden. Die Firma Jura Naturheilmittel in Konstanz, Hersteller von Hildegard-Arzneien, verarbeitet ganz junge Triebe zu einem Pulver, das wenig Thujon enthält. Das Pulver bewährt sich bei Harnbeschwerden infolge von Prostataadenomen. Eine Messerspitze Pulver in Wein eingenommen, lindert im Sinne von Hildegard Unterleibskrämpfe infolge von »verstopftem Monatsfluss«. Unbedenklich ist der Rainfarn auch als Aromapflanze, die mit ihrem Duft rund um die Geburt eine nervenstärkende und öffnende Wirkung entfaltet.

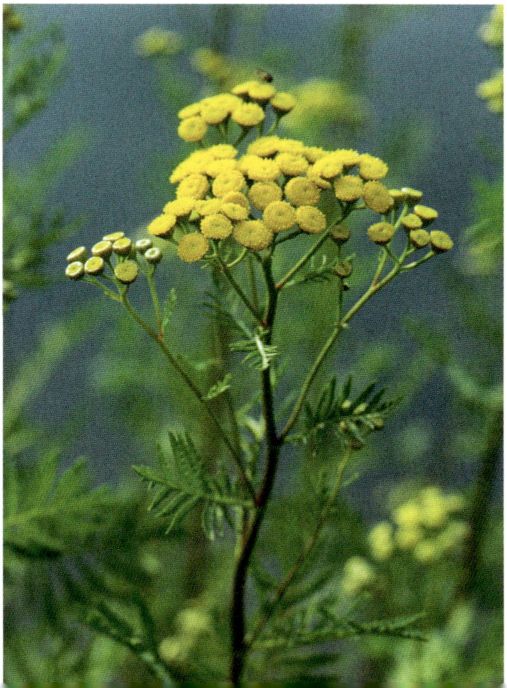

R

Studien

Die Pflanzenforschung hat sich mit dem ätherischen Öl des Blauen Rainfarns (Tanacetum annuum) befasst. Dem Öl wurde eine pilzfeindliche Wirkung nachgewiesen (Grechea et al. 2000).

Rezept

Aromaöl für die Geburt

Beifußöl	1 Teil
Eisenkraut	2 Teile
Rainfarnöl	3 Teile
Rosenöl	1 Teil

Die ätherischen Öle in einer Braunglasflasche mischen. Bei Bedarf 3 bis 4 Tropfen der Mischung in eine Aromalampe oder in den Aromaverdampfer geben.

Praxistipp

Rainfarnkraut eignet sich als ungeziefervertreibende Unterbettfüllung. Dazu das getrocknete Kraut in einen alten Bettzeugüberzug stopfen und unter das Laken legen.

Gegenanzeigen

Schwangerschaft. Die Einnahme hoher Dosen ruft Übelkeit, Erbrechen und lähmungsartige Zustände hervor.

Lieferbare Produkte

Rainfarnpulver ohne Blüten von Jura Naturheilmittel (apothekenpflichtig)
Ätherisches Rainfarnöl von Maienfelser Naturkosmetik u. a.
Tanacetum vulgare ab D1 von DHU, Urtinktur von Spagyra

Raute

(Ruta graveolens)

Rautengewächse *(Rutaceae)*

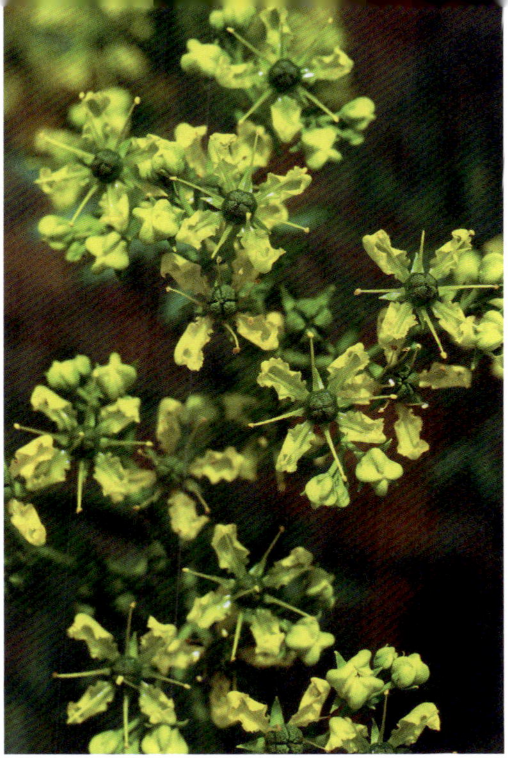

Synonyme: Fünfwundenkraut, Gartenraute, Gertrudenkraut (Sonnwendkräuter), Hexenkraut, Kreuzkraut, Weinraute, Totenkraut.
Wirkstoffe: Alkaloide (Chinoline u. a.), ätherisches Öl, Flavonoide (Rutin), Cumarine und Furanocumarine (Bergapten, Psoralen), Bitterstoffe, Lignane.
Heilkräfte: Antimikrobiell, an-/aphrodisierend, ödemhemmend, östrogenähnlich, menstruationsfördernd, krampflösend, verdauungsfördernd.
Anwendungsgebiete: Vorzeitiges Klimakterium, versiegende Regelblutung, Libidoschwäche, Menstrualkoliken. Homöopathisch auch bei Abortneigung.

Raute war ein mittelalterliches Gegengift: »Salbei und Rauten vermengt mit Wein, lassen dir den Trunk unschädlich sein« (Sprichwort). Mönche würzten einst ihren Wein mit dem Kraut, um ihren Sexualtrieb zu dämpfen. Die Raute verfügt über östrogenähnliche Kräfte, sie steigert bei Frauen die Lust und dämpft den männlichen Sexualtrieb. Auch zählte die Weinraute zu den Hexenkräutern und Abtreibungspflanzen. Gärtner berichten über Hautentzündungen, wenn Pflanzensaft auf sonnenexponierte Haut geraten ist. Als Frauenkraut ist die Raute wegen ihrer Giftigkeit in Vergessenheit geraten, doch sie ist ein altes Uterusmittel mit krampflösender und menstruationsfördernder Wirkung, das, vorsichtig dosiert, das Menstrualblut ins Fließen bringt. Tiefpotenzen (Ruta D2) sind leicht östrogenisierend und können bei vorzeitig versiegender Regelblutung versucht werden.

Studien

Auf der Suche nach neuen Behandlungsmöglichkeiten der multiplen Sklerose fanden Pflanzenforscher heraus, dass die Weinraute neuroprotektive Wirkung hat (Amling 1991).

Rezept

Mischung bei vorzeitigem Wechsel ⚕

Wenn die Menstruation um das vierzigste Lebensjahr herum vorzeitig versiegt, kann folgende Mischung die Eierstockfunktion stärken und die Regelblutung wieder in Gang bringen:

Cimicifuga racemosa (Silberkerze) Urtinktur	20 ml
Humulus lupulus (Hopfen) Urtinktur	20 ml
Ovaria sicca (Eierstock) Dil. D6	20 ml
Ruta graveolens (Weinraute) Dil. D2	20 ml
Rosmarinus officinale (Rosmarin) Urtinktur	20 ml

Über eine Apotheke von Spagyra bestellen und mischen lassen.

Dosis: Mehrere Wochen lang zweimal täglich 15 bis 25 Tropfen in etwas Wasser einnehmen.

Gegenanzeigen

Schwangerschaft. Enthält phototoxische Furanocumarine. Kontaktallergie möglich!

Lieferbare Produkte

Rutae herba (Rautenkraut, apothekenpflichtig)
Ruta graveolens Urtinktur von DHU, Spagyra u. a.
Ruta graveolens spagyrische Urtinktur von Spagyrik Pharma, Spagyra u. a.

Rhapontikrhabarber

(Rheum rhaponticum)

Knöterichgewächse *(Polygonaceae)*

Synonyme: Rhapontik-Rhabarber, Sibirischer Rhabarber. Der Namenszusatz *rhaponticum* bezieht sich auf die Heimat am Schwarzen Meer (Pontus, Pontos).
Wirkstoffe: Die Wurzel enthält Anthranoide, Stilbenderivate (Glykosid Rhaponticosid = Rhaponticin), Flavonoide (Quercetin) und Gerbstoffe, Polyphenole.
Heilkräfte: Antidiabetogen, antioxidativ, antibakteriell, antimykotisch, antiviral, östrogenähnlich, entzündungswidrig, tumorwachstumshemmend.
Anwendungsgebiete: Wechseljahresbeschwerden, Scheidenhauterkrankungen, Vulvodynie, Kraurose, Herpes labialis (Lokaltherapie), Menstruationskopfschmerzen.

R

Rhapontikrhabarber ist eine Arzneipflanze der mongolischen Medizin und eine wichtige Frauenheilpflanze für die Wechseljahre. Verantwortlich sind Stilbene wie Rhaponticin, die östrogenähnliche Effekte vermitteln. Im Gegensatz zu »echten« Östrogenen hemmt Rhapontikrhabarber das Wachstum von Tumorzellen, da Rhaponticin mit den Beta-Östrogen-Rezeptoren interagiert, die eine antiproliferative Wirkung vermitteln (Feldmann 2007). Daher stellt der Rhapontikrhabarber eine Alternative zur Hormonersatztherapie dar. Er lindert Hitzewallungen, Schweißausbrüche, Schlafstörungen, depressive Verstimmung, Ängste, Reizblasenbeschwerden und zyklische Kopfschmerzen. Ein weiteres Anwendungsgebiet sind chronische Scheidenhauterkrankungen wie Kraurose (Lichen) und östrogenmangelbedingte Scheidentrockenheit. Hierfür bietet Weleda Schweiz Salben und Vaginalovula mit Rhapontikrhabarberextrakt an. Weil die Extrakte antivirale Aktivität zeigen, sollten sie vor allem bei Vorliegen von genitalem Herpes in der Vorgeschichte versucht werden.

Studien

Mehrere Studien bestätigen die Wirksamkeit von Rheum-rhaponticum-Extrakten (ERr 731, Femiloges, Phyto-Strol) bei Wechseljahresbeschwerden. »Die Hitzewallungen nahmen mit ERr 731 deutlich stärker ab als mit Placebo und erreichten ein der Hormontherapie vergleichbar niedriges Niveau« (Heger 2010). 48 Frauen, die in der Menopause unter Rötung und Verengung des Scheideneingangs, unter Trockenheit, Schmerzen beim Geschlechtsverkehr und Blasenentzündungen litten, wendeten 6 Wochen lang Rhapontikrhabarbersalbe an. *Ergebnis:* Bei 43 von 48 Frauen trat eine Besserung ein, das Therapieziel wurde durch die Salbenbehandlung in 77 Prozent erreicht (Jaggi/Kuck/Vilaghy-Ramstein 2016). Weitere Studien zeigten, dass Rhapontikrhabarber auch positiven Einfluss auf zyklisch auftretende Kopfschmerzen und Migräne hat (Kaszkin-Bettag/Rettenberger/Heger 2007).

Praxistipps

- Eine pflanzliche Alternative zur Hormonersatztherapie bei Wechseljahresbeschwerden ist das Rhapontikrhabarberpräparat Femiloges.
  Dosis: Bis zum Wirkungseintritt 2 bis 6 Wochen lang 2-mal täglich 2 bis 3 Tabletten, danach langfristig mit 2-mal täglich 1 bis 2 Tabletten fortfahren.
- Eine pflanzliche Alternative zu östrogenhaltigen Vaginalcremes bei Scheidentrockenheit oder Kraurose bietet Weleda Schweiz mit Rheum rhaponticum 0,4 % Salbe.
  Anwendung: Langfristig 1- bis 2-mal täglich etwas Salbe dünn auf die betroffenen Scheidenhautpartien auftragen.

Gegenanzeigen

Schwangerschaft und Stillzeit. Allergische Hautreaktionen sind möglich, aber sehr selten. Aus grundsätzlichen Erwägungen wird empfohlen, Rhapontikrhabarber bei östrogenabhängigen Tumoren nicht einzunehmen.

Lieferbare Produkte

Rhei rhapontici radix (Rhabarberwurzel)
Rheum rhaponticum D2 Salbe oder 0,4 % Salbe von Weleda Schweiz
Rheum rhaponticum Vaginal-Ovula von Weleda Schweiz
Monopräparate: Femiloges Tabletten von Dr. Loges

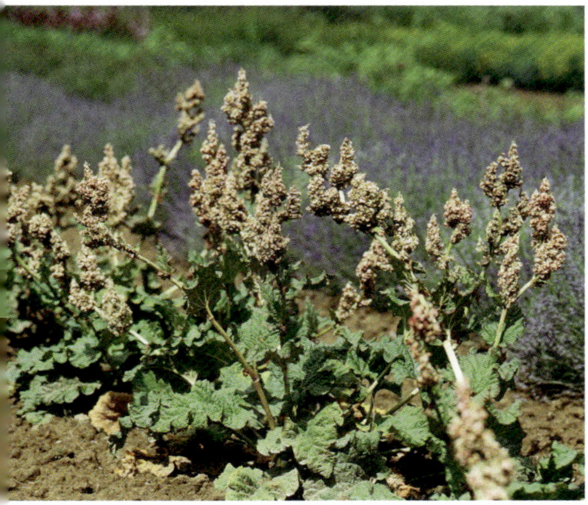

Rhapontikrhabarber

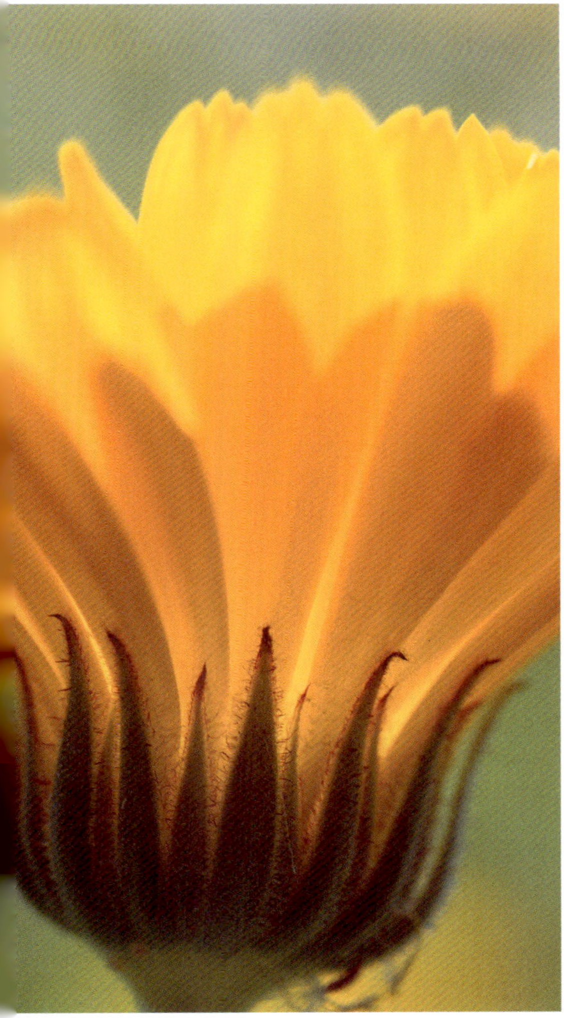

Ringelblume

Ringelblume

(Calendula officinalis)

Korbblütler *(Asteraceae)*

Synonyme: Gartenringelblume, Goldblume, Sonnwendblume, Totenblume.
Wirkstoffe: Flavonoide (Hyperosid), ätherisches Öl mit Sesquiterpenen, Triterpensaponine, Carotinoide, Cumarine, Schleimstoffe.
Heilkräfte: Antibakteriell, antimykotisch, antiviral (HIV), antimutagen, antiödematös, blutfettsenkend, entzündungswidrig, hautregenerierend, krampflösend, wundschlussfördernd, krebsfeindlich.
Anwendungsgebiete: Bakterielle Scheiden- und Hautentzündungen, Brustwarzenentzündungen in der Stillzeit, Laserschäden, Strahlendermatitis, Dammekzem, Hautpilz, Kraurose, Narbenpflege, Narbenentstörung, Wunden, Venenschwäche, Verbrennungen, Windeldermatitis.

Die Ringelblume ist eine beliebte Wundheilpflanze. In der Frauenheilkunde kommen die antibakteriellen, entzündungswidrigen und wundheilenden Kräfte in der Wund- und Narbenpflege nach Operationen zum Tragen. Die Ringelblume fördert auch die Hautregeneration nach Bestrahlung; dazu nach jeder Bestrahlung 10-prozentig verdünnte Calendulaessenz, Calendulagel oder Ringelblumensalbe auftragen. Ebenso empfiehlt sich die Pflege frischer, entzündeter oder eitriger Wunden und Narben mit Ringelblume. Narbengewebe wird durch Massagen mit Calendulaöl oder -salbe durchlichtet und erweicht.

Studien

Wissenschaftler konnten zeigen, dass die Ringelblume auch bei Strahlenschäden und Verbrennungen hilfreich ist, indem sie die Entzündungen reduziert und die Hautregeneration anregt (Lievre et al. 1992, Baranov 1999).

Rezept

Regenerierendes Sitzbad

Goldrutenkraut, Taubnesselkraut, Ringelblumen- und Wundkleeblüten zu gleichen Teilen mischen. 3 bis 4 Esslöffel der Mischung mit 1 Liter heißem

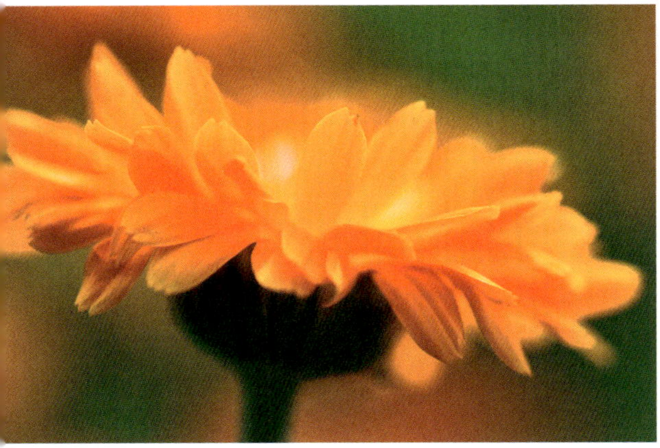

Wasser überbrühen, 15 bis 20 Minuten ziehen lassen, abseihen und dem Sitzbadewasser beimengen. Bis zu täglich 20 Minuten als Sitzbad anwenden.

Praxistipps

- Zur Hautregeneration nach Scheidenpilz empfiehlt sich 10-prozentig verdünnte Calendula-Essenz (Wala, Weleda) zur Waschung zu gebrauchen oder als feuchte Kompresse auf die betroffenen Hautpartien aufzulegen.
- Nach Bestrahlung kann die entzündete Haut mit Calendula 10 % Gel von Weleda behandelt werden. Dazu das Gel messerrückendick auf eine Kompresse auftragen und auflegen, die Kompresse mehrmals täglich erneuern.
- Zur Narbenentstörung empfiehlt sich Calendula D3 Injektionslösung von Wala. Zunächst 4 bis 6 Wochen lang 2-mal pro Woche mit einer feinen Nadel (0,3 x 12 mm) im Abstand von 2 bis 3 mm vom Rand der Narbe intrakutan injizieren, meist alle 1 bis 2 cm eine Injektion.

Gegenanzeigen

Korbblütlerallergie.

Lieferbare Produkte

Calendulae flos (Ringelblumenblüten)
Calendula Urtinktur von Ceres, DHU, Spagyra, Weleda
Calendula D4 Augentropfen von Weleda
Calendula-Essenz von Wala, Weleda
Calendula 10 % Gel von Weleda
Calendula ex herba D3 Injektionslösung von Wala
Calendula Wundsalbe von Weleda

Rose

Hundertblättrige Rose *(Rosa centifolia)*
Damaszenerrose *(Rosa damascena)*
Hundsrose *(Rosa canina)*
Rosengewächse *(Rosaceae)*

Synonyme:
Hundertblättrige Rose: Kohlrose, Provence-Rose, Zentifolie.
Hundsrose: Hagrose, Heckenrose.
Wirkstoffe: Die Blütenknospen enthalten bis zu 20 Prozent Gerbstoffe, komplex zusammengesetztes ätherisches Öl mit Monoterpenolen (Geraniol, Linalool, Citronellol) und Flavonoide (Quercitrin).
Heilkräfte: Antimikrobiell (Bakterien, Pilze), antiallergisch, entzündungswidrig, wundheilend, angstlösend, entspannend, stimmungsaufhellend.
Anwendungsgebiete: Ausfluss, Scheidenhautentzündungen, nach Vaginalpilz, Yoni-Heilung, Lippenherpes, Wunden.

Als Attribut der Liebesgöttin und Symbolpflanze der Liebe waren Rosenblüten wie auch das ätherische Rosenöl bereits in der Antike beliebte Bestandteile unzähliger Rezepturen. Das kostbare Öl wie auch die gerbstoffreichen Blütenknospen fanden wegen ihrer antimikrobiellen Kräfte Anwendung in Heiltränken, Salben, Mutterzäpfchen und Wundspülungen. In der Frauenpraxis erweisen sich Rosenarzneien als heilsam bei bakteriellem Ausfluss, bei Dammekzem oder zur Scheidenhautpflege bei Rhagaden, nach Scheidenpilz, bei Trockenheit oder Wundsein. Kräuterkundige Hebammen nutzen die angstlösenden und beruhigenden Effekte auch in der Geburtshilfe: »Während dem Geburtsablauf gibt es keinen passenderen Duft als den der Rose. Denn beides, Rose und Geburt, stellen die Krönung der Liebe dar« (Stadelmann 1992). Als Bestandteil kosmetischer und pflegender Produkte wie Zäpfchen, Massageölen, Aromamischungen oder Räucherungen steigert Rosenduft die Sinnlichkeit, unterstreicht die weibliche Ausstrahlung und weckt die Königin in der Frau.

Studien

Die angstlösenden und beruhigenden Effekte von ätherischem Rosenöl wirken sich nicht nur auf Gebärende positiv aus, sondern verhelfen einer klinischen Studie zufolge auch Krebspatientinnen zu mehr Entspannung und heben das Allgemeinbefinden (Corner/Cawley/Hildebrand 1995).

Rezept

Rosen-Vaginalgel $

Das Gelgrundrezept stammt von Sambuca e. V. (siehe Adressen Seite 220).

Aloe-vera-Gel, 10-fach konzentriert	10 ml
Calendula (Ringelblume) Urtinktur	5 ml
Glyzerin	5 ml
Echtes ätherisches Rosenöl	2–3 Tropfen
Ätherisches Rosengeranienöl	2–3 Tropfen
Zitronensäurepulver	1 Messerspitze
Rosenwasser	30 ml
Guarkernmehl	½ Teelöffel

Aloe-vera-Konzentrat, Urtinktur, Glyzerin, die ätherischen Öle und die Zitronensäure in ein Glas geben, fest verschließen und sehr kräftig verschütteln. Dann das Rosenwasser zugeben und wiederum kräftig verschütteln. Zuletzt das Guarkernmehl einrühren und so lange schütteln, bis das Gemisch eine gelartige Konsistenz annimmt. In einen Dosierspender umfüllen und kühl aufbewahren.

Anwendung: Als mild desinfizierendes Gleitgel oder zur Scheidenhautpflege nach Pilz ein- oder mehrmals täglich auftragen.

Rezept

Regenerierende Rosensalbe $

Mandelöl	85 ml
Gelbes Bienenwachs	2 TL
Lamecreme-Pastillen	3 TL
Trifolium pratense (Rotklee) Urtinktur	8 ml
Vitamin-A-Fluid für kosmetische Zwecke	4 ml
Echtes ätherisches Rosenöl	4–5 Tropfen
Ätherisches Rosengeranienöl	3–4 Tropfen

Mandelöl, Bienenwachs und Lamecreme im Wasserbad erhitzen, bis sich alles verflüssigt. Nun nacheinander Urtinktur, Vitamin-A-Fluid und die ätherischen Öle einrühren. Unter Umrühren etwas abkühlen lassen und in eine Salbendose umfüllen. Kühl aufbewahrt hält sich die Rosensalbe einige Monate lang.

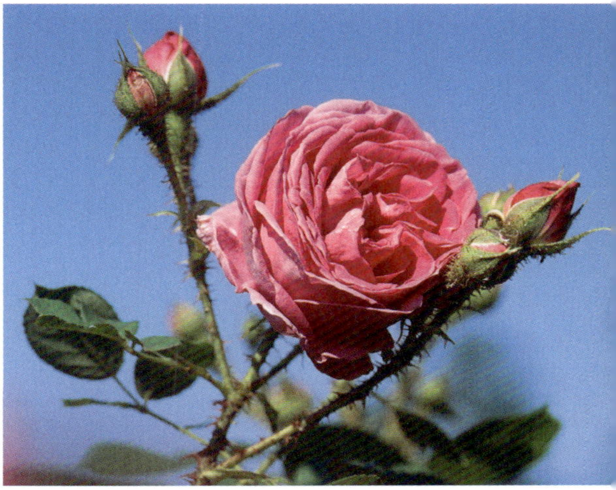

Anwendung: Bei Bedarf (Wundsein, Fissuren, Rhagaden, Pilz) ein- oder mehrmals täglich auf die betroffenen Hautpartien auftragen.

Praxistipps

- Bei Herzangst, Herzklopfen und anderen nervösen Beschwerden bewährt sich Aurum/Lavandula comp. Creme von Weleda, die auch Rosenöl enthält.
  Anwendung: Bei Bedarf zur täglichen Einreibung über dem Herzen.
- Mit Johanniskraut-, Sanddorn-, Nachtkerzen- und Rosenöl ist das Dammpflegeöl von Maienfelser Naturkosmetik besonders edel zusammengesetzt und eignet sich zur geburtsvorbereitenden Dammmassage wie auch zur reizlindernden Hautpflege nach Dammriss oder bei Dammekzem.

Gegenanzeigen

Keine.

Lieferbare Produkte

Rosae flos (Rosenblüten von R. centifolia und anderen Arten)
Rosa canina, R. centifolia und R. damascena Urtinktur von DHU, Spagyra u. a.
Ätherisches Rosenöl und Rosenhydrolat von Maienfelser Naturkosmetik, Neumond, Primavera u. a.

Rosenwurz

(Rhodiola rosea)

Dickblattgewächse *(Crassulaceae)*

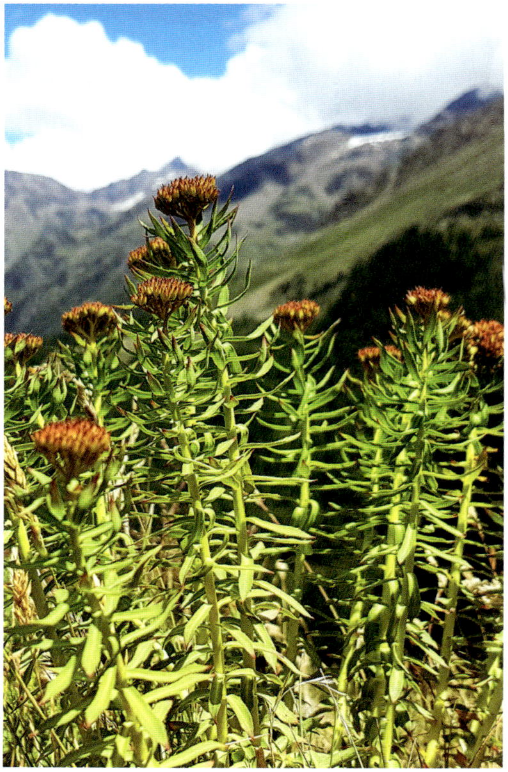

Synonyme: Goldwurzel *(golden root)*, Arctic root, Stonecrop.
Wirkstoffe: Phenylethanoide (p-Tyrosol und Salidrosid) und Phenylpropanoide (Rosin, Rosarin und Rosavin), Flavonoide, Proanthocyanidine, ätherisches Öl mit Geraniol, Monoterpene (Rhodiolosid), Phytosterole und Polysaccharide.
Heilkräfte: Allgemein tonisierend und kreislaufanregend, nebennierenstärkend, regt die DHEA-Sekretion an und reduziert die morgendliche Cortisolausschüttung.
Anwendungsgebiete: Angsterkrankungen, Erschöpfungsdepression, Stress und Burnout, DHEA-Mangel, Libidoverlust, Nebennierenschwäche, Schlafstörungen.

R

Die auch als »Ginseng der Alpen« bezeichnete Rosenwurz steigert als Adaptogen die geistige und körperliche Leistungsfähigkeit in Überlastungsphasen. Anwendungsgebiete sind Erschöpfungszustände und Schlafstörungen in der Stillzeit oder sinkende Belastbarkeit und Libidoschwäche ab den Wechseljahren. Antriebsschwäche, Erschöpfungsdepression oder Libidoverlust infolge von Dauerstress bessern sich meist durch dreimonatige Kuren mit Rosenwurz. Rhodiola wirkt leistungssteigernd und stärkend über den Funktionskreis Nieren-Nebennieren (TCM: »Meer der Energie«). Die Wurzel regt die DHEA-Produktion an und verringert die morgendliche Cortisol-Ausschüttung. Im Lauf einer Kur bessert sich das stressbedingte zu frühe Erwachen.

Studien

Mehrere Studien belegen die Wirksamkeit bei Stresserkrankungen. »Besonders stark nahmen im Verlauf der Studie die Erschöpfungszustände, die Antriebslosigkeit, die Tagesschläfrigkeit sowie die Schlafstörungen ab« (Fintelmann/Grünwald 2007). Unter der Einnahme besserten sich Ängste, Antriebsschwäche, leichte bis mittelschwere Depressionen, und der morgendliche Cortisolanstieg im Speichel war reduziert (Olsson/Schéele/Panossian 2009). Rhodiola steigert auch »die mentale Leistungsfähigkeit unter Stressbedingungen« (Grünwald et al. 2011).

Praxistipp

Bei stressbedingten Erschöpfungszuständen und Burnout bewährt sich Rhodiologes von Dr. Loges. *Dosis:* 2 bis 3 Monate lang morgens 2 Tabletten.

Gegenanzeigen

Keine. Kann im Einzelfall Erregungszustände hervorrufen.

Lieferbare Produkte

Rhodiolae radix, R. rhizoma (Rosenwurz, -wurzelstock)
Rhodiola rosea Urtinktur von Nuhrovia GmbH, Neukirchen, Österreich, u.a.
Rhodiola rosea spagyrische Urtinktur von Spagyrik Pharma
Rhodiologes Tabletten von Dr. Loges
Rhodiola plus Safran (z.B. Talasar Kapseln von Amisar GmbH)

Rosmarin

(Rosmarinus officinalis)
Lippenblütler *(Lamiaceae)*

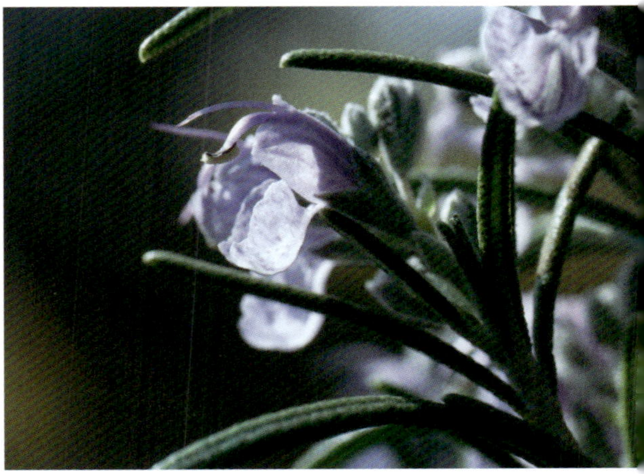

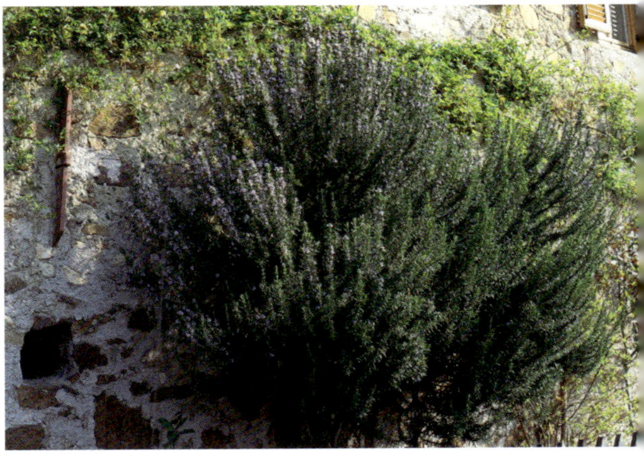

Synonyme: Gedenkemein, Hochzeitskraut, Jungfernsträußl, Kranzkraut. Der Name leitet sich her von *Ros marinus* (Tau des Meeres).
Wirkstoffe: Ätherisches Öl (Kampfer, Cineol, Alpha-Pinen); Diterpenphenole (Carnosolsäure), Labiatengerbstoffe (Rosmarinsäure), Flavonoide (Luteolin), Triterpene (Oleanol-, Betulin- und Ursolsäure), Polysaccharide.
Heilkräfte: Kreislaufanregend, konzentrationsfördernd, blutflussanregend, antibakteriell, antimykotisch (Candida albicans), antiviral (Herpes simplex Typ 2), antioxidativ, entzündungswidrig, aphrodisierend, galletreibend, leberschützend, verdauungsfördernd, krampflösend, blutzuckerregulierend; durchblutungssteigernd.
Anwendungsgebiete: Antriebslosigkeit und nervöse Erschöpfung, Kreislaufschwäche, niedriger Blutdruck, Drüsenschwäche, Eierstockschwäche, Menstruationsförderung, Geburtserleichterung. Konzentrationssteigerung, Metabolisches Syndrom. Äußerlich: Durchblutungssteigerung bei Muskel- und Gelenkschmerzen, Vulvadystrophie, Vaginalpruritus, Nachbehandlung von Scheidenpilz, Dammekzem.

Rosmarin ist eine Aroma- und Gewürzpflanze. Sie ist Bestandteil von Tees gegen das Übertragen. Hebammen empfehlen Bäder zur Wehenverstärkung (z.B. Rosmarinus Oleum aethereum 10 %, Badezusatz, Weleda). Hilfreich ist die wohlriechende Staude auch bei Kinderwunsch: In der ersten Zyklushälfte eingenommen, durchblutet Rosmarin die Eierstöcke und fördert den Eisprung. In der zweiten Zyklushälfte bringt er das Mondblut ins Fließen. Von Rosmarin profitieren drüsenschwache Frauen mit Tendenz zu Schilddrüsenunterfunktion und Eierstockschwäche, die zu niedrigem Blutdruck, mangelnder Lebenswärme und spärlicher Blutung neigen. Bei Polyzystischem Ovarial-Syndrom und Metabolischem Syndrom gehört der Lippenblütler zu den Kardinalpflanzen mit stoffwechselaktivierender Wirkung (Meyer 2009).

Studien

Von 31 getesteten Pflanzen zeigte Rosmarin die stärksten Effekte auf den Blutzuckerspiegel. Die Forscher vermuten, dass das Flavonoid Luteolin das zuckerspaltende Enzym Alpha-Amylase hemmt, und empfehlen Rosmarin daher, um Diabetes und Fettsucht vorzubeugen (Koga et al. 2006). Eine andere Forschergruppe belegte die antioxidative Wirkung von ätherischem Rosmarinöl (Menghini et al. 2010).

Rezept

Rosmarinwein für die Liebe

In Griechenland bedeutet »Rosmarinwein trinken« so viel wie eine heiße Liebesnacht vor sich zu haben. Der Trank regt Kreislauf und Libido an. 2 bis 3 Handvoll Rosmarinblätter in ein Einweckglas (ca. 800 ml Inhalt) geben. Mit 0,7 Liter Weißwein randvoll übergießen. Das Glas verschließen, an einen sonnigen Ort (Fensterbank) stellen und

5 bis 7 Tage lang an der Sonne ausziehen lassen; ab und zu schütteln. Den Wein durch ein Sieb abfiltern und in die Weinflasche zurückfüllen. Im Kühlschrank aufbewahrt, hält er sich mehrere Wochen lang.
Anwendung: Vor dem Tête-à-Tête oder bei Neigung zu niedrigem Blutdruck sowie zur Anregung der Eierstockfunktion täglich 1 oder 2 Likörgläschen trinken.

Praxistipps

- Zur Konzentrationssteigerung wie auch zur Erfrischung der Sinne und der Raumatmosphäre eignet sich Energy-Raumspray von Lunasol.
- Bei Dammekzem oder vaginalem Juckreiz kann Rosmarinus/Prunus comp., Gelatum von Wala helfen. Das Gel hat eine hautregenerierende, antibakterielle und juckreizlindernde Wirkung.
- Bei bakterieller Blasenentzündung bewähren sich auch Canephron uno Tabletten von Bionorica.
  Dosis: 3- bis 5-mal täglich 1 bis 2 Tabletten.
- Zur Anregung der Eierstockfunktion bei Neigung zu eher schwacher Blutung und ausbleibendem Eisprung kann frau eine 8 bis 10-wöchige Kur mit Ceres Rosmarinus Urtinktur machen.
  Dosis: 2- mal täglich 5 bis 6 Tropfen pur oder in etwas Wasser einnehmen.

Gegenanzeigen

Nicht geeignet für Schwangere oder bei Bluthochdruck.

Lieferbare Produkte

Rosmarini herba (Rosmarin)
Rosmarinus officinalis Urtinktur von Ceres, DHU, Spagyra u. a.
Rosmarinus officinalis spagyrische Urtinktur von Spagyrik Pharma u. a.
Rosmarin-Salbe 10 % von Weleda
Rosmarinus, Infusum D4, Injektionslösung von Weleda

Rotklee

(Trifolium pratense)
Schmetterlingsblütler *(Fabaceae)*

Synonyme: Fleischklee, Himmelsbrod, Sutzler, Wiesenklee, Zuckerblümli.
Wirkstoffe: Isoflavone (Formononetin, Genistein, Daidzein), Proteine, Gerbstoffe, Sterole, Cumarine, cyanogene Glykoside, wenig ätherisches Öl und Methylsalicylat.
Heilkräfte: Entzündungswidrig, hautregenerierend, wundheilend, krampflösend, antiöstrogenartig vor dem Wechsel und schwach östrogenartig ab dem Wechsel, hemmt den Knochenabbau, tumorwachstumshemmend.
Anwendungsgebiete: Anti-Aging, Scheiden-/Hautregeneration, Scheidentrockenheit, leichte Wechseljahresbeschwerden, Osteoporoseprophylaxe, Wunden.

Rotklee ist eine hormonartige Futterpflanze: »Schon seit den 40er Jahren des vorigen Jahrhunderts sind östrogenartige Wirkungen von Rotklee bekannt, als in Australien Schafe, die auf Rotklee durchsetzten Weiden grasten, infertil wurden, sich durch die im Rotklee enthaltenen Isoflavone sozusagen unter orale Kontrazeption setzten« (Seidlová-Wuttke 2010). Rotklee zählt zu den Phyto-SERM (siehe Seite 12), und seine Isoflavone binden sich an Beta-Östrogen-Rezeptoren (ER-beta) wie auch an den Alpha Östrogen-Rezeptoren (ER-alpha), wobei eine größere Affinität zu den antiproliferativen ER-beta besteht (Dornstauder et al. 2001, zitiert in Jänicke/Grünwald/Brendler 2003: 447). Wegen der hormonähnlichen Effekte werden heute Rotklee-Isoflavone als Nahrungsergänzungsmittel für die Wechseljahre angeboten. Die Östrogenwirkung ist jedoch viel schwächer als die echter Hormone. Während die Wirksamkeit bei Wechseljahresbeschwerden der Studienlage zufolge gering ist, dient Rotklee auf Haut und Scheidenhaut als verjüngendes Pflegemittel, das Feuchtigkeit spendet und Falten reduziert. Bei Östrogenmangelerscheinungen wie etwa Scheidentrockenheit in der Menopause bringt die Anwendung von Rotkleegel oder -zäpfchen Linderung, ohne die Östrogene im Blut zu erhöhen.

Studien

Eine Forschergruppe untersuchte im Reagenzglas die Wirkung von Rotklee-Extrakt auf Östrogenrezeptor-positive Brustkrebszellen und fand eine das Wachstum anregende Wirkung. Daher wird von der Einnahme bei östrogenabhängigen Tumoren abgeraten (Zava/Dollbaum/Blen 1998). Dem stehen andere Studien gegenüber, die einen gewissen Schutz vor Brustkrebs und Osteoporose aufzeigten (Oseni et al. 2008). In einer Placebokontrollierten Doppelblindstudie besserten sich Symptome wie Hitzewallungen und Nachtschweiß unter Rotklee-Extrakt. (Kelly et al. 1998, zitiert in Jänicke/Grünwald/Brendler 2003).

Rezept

Vaginalkugeln mit Rotklee ⚕

Die Rezeptur eignet sich zur Scheidenhautpflege bei hormonell bedingter Trockenheit sowie bei chronischen Scheidenhautentzündungen (z. B. Kraurose).

Kakaobutter	30 g
Sheabutter	15 g
Trifolium pratense (Rotklee) Urtinktur	5 ml
Echtes ätherisches Rosenöl (10-prozentig!)	3–4 Tropfen
Ätherisches Rosengeranienöl	2–3 Tropfen

Kakao- und Sheabutter in eine Schüssel geben und im Wasserbad erhitzen, bis sich alles verflüssigt hat. Dann die Urtinktur und die ätherischen Öle einrühren. Sobald die Masse fester wird, jeweils 1 Teelöffel davon zu Kugeln formen. Die Kugeln auf Watte in eine Dose geben. Im Kühlschrank aufbewahrt, halten sich die Vaginalkugeln einige Monate lang.

Anwendung: Bei Bedarf bis zu täglich 1 Vaginalkugel einführen.

Praxistipps

- Zur Pflege trockener Scheidenhaut in der Menopause empfiehlt sich das Rotklee-Gel der Limes-Apotheke in Pohlheim (siehe Seite 220).
- Als pflanzliches Anti-Aging-Mittel findet sich Rotklee in der Naturkosmetik von Dr. Hauschka (z. B. Regeneration Tag- und Nachtserum).

Gegenanzeigen

Das Bundesamt für Risikobewertung (BfR) rät bei Brustkrebs von der Einnahme hoch dosierter isolierter Rotklee-Isoflavone ab, da diese unter Verdacht stehen, Einfluss auf das Brustgewebe zu nehmen und durch Interaktion mit den Östrogenrezeptoren die Wirksamkeit von Chemotherapeutika herabzusetzen (Stellungnahme Nr. 039/2007 des Bundesinstitut für Risikobewertung, BfR, vom 03.04.2007).

Lieferbare Produkte

Trifolii pratensis flos (Rotkleeblüten)
Trifolium pratense Urtinktur von DHU, Spagyra u. a.
Menoflavon 40 mg Kapseln von Kyberg Pharma

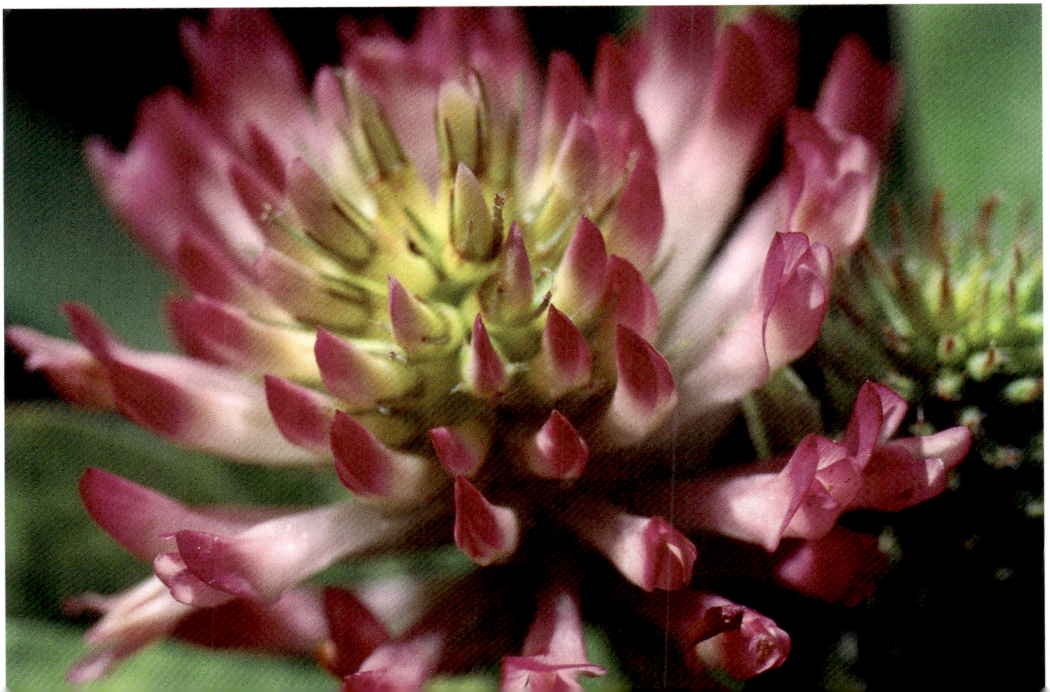

Safran

(Crocus sativus)

Schwertliliengewächse *(Iridiaceae)*

Synonyme: Gewürzsafran.

Wirkstoffe: Aus Protocrocin entstehen Picrocrocin und Safranal. Carotinoide (Crocin, Crocetin), Flavonoide, Vitamin B1 und B2, fettes Öl, Heteropolysaccharide (Pektine).

Heilkräfte: Entzündungshemmend, euphorisierend, aphrodisierend, antidepressiv, neuroprotektiv (nervenschützend), krampflösend, antioxidativ, tumorwachstumshemmend, blutzuckerregulierend; menstruationsfördernd, erhöht die Beweglichkeit der Spermien.

Anwendungsgebiete: Fruchtbarkeitssteigerung, Steigerung der männlichen Fortpflanzungsfähigkeit, Stimmungsaufhellung (Alters-, Erschöpfungs-, Wochenbett- und Winterdepression, prämenstruelle und klimakterische Depressionen).

Der auch als »Gold der Küche« (S. Fischer-Rizzi) und »Opium der Kinder« bezeichnete Safran ist ein Antidepressivum aus dem Gewürzregal. Bei leichten bis mittelschweren Depressionen sollte erst Safrantee versucht werden, bevor man zu Psychopharmaka greift. Im Iran schätzt man Safran zur Verhütung von Wochenbettdepression. Das edle Gewürz lindert auch depressive Verstimmungszustände vor der Regel (Prämenstruelles Syndrom, PMS), in den Wechseljahren oder im Winterhalbjahr. Neueren Untersuchungen zufolge hat Safran sogar eine neuroprotektive Wirkung, was bedeutet, dass er Nervenzellen schützt und regeneriert. Daher empfiehlt sich Safran auch bei Demenz oder nach Schlaganfall, um den Verlauf abzumildern und den Lebensmut zu stärken. Meist genügen schon täglich eine Messerspitze Safranpulver oder 4 bis 5 Safranfäden in Speisen oder als Tee, um die Lebensfreude zu steigern. Im Iran ist Safran ein Hochzeitsgewürz. Gemäß einer Studie steigert das Sonnengewürz die Fortpflanzungsfähigkeit der Männer: Die Einnahme von täglich 50 mg Safranextrakt bewirkte, dass der Anteil gesunder Spermien um mehr als 20 Prozent anstieg und die Beweglichkeit der Spermien zunahm (Heidary et al. 2008).

Studien

Mehrere Studien wiesen dem Safran blutzuckerregulierende und tumorwachstumshemmende Effekte nach (Magesh et al. 2009). Safran wirkt auch thrombozytenaggregationshemmend, weshalb er sich zur Vorbeugung von Herzinfarkt oder Schlaganfall empfiehlt (Yang et al. 2008). In einer klinischen Studie zeigte Safranextrakt eine dem Antidepressivum Imipramin vergleichbare stimmungsaufhellende Wirkung (Akhondzadeh et al. 2004).

Rezept

Stimmungsaufhellender Safrantee

3 bis 5 Safranfäden mit 80 ml heißem Wasser überbrühen, unter Umrühren etwas abkühlen lassen. Morgens nüchtern 1 Tasse trinken.

Praxistipp

Bei Erschöpfungsdepression empfiehlt sich ein Versuch mit Talasar Kapseln, eine Kombination aus Safran und Rosenwurz.
Dosis: Morgens 1 Kapsel.

Gegenanzeigen

In der Schwangerschaft vorsichtig dosieren!
Ab circa 2 g wirkt Safran toxisch (Übelkeit, Erbrechen, Erregungszustände, Schwindel, Gebärmutter- und Darmblutungen, Blutharnen). *Letale Dosis:* ab circa 20 g. In den üblichen Dosierungen als Gewürz (messerspitzenweise) ist Safran unbedenklich.

Lieferbare Produkte

Croci stigma (Safranfäden)
Croci pulvis, Safranpulver von Caelo
Crocus Urtinktur (= D1) von DHU, ab D4 von Spagyra
Crocus sativus spagyrische Urtinktur von Spagyrik Pharma
Wichtig: Safran wird oft verfälscht (z. B. mit Saflor). Guter Safran ist ab 10 Euro pro Gramm erhältlich. Die Fäden sind selten länger als 1 cm, geben in heißem Wasser langsam Farbe ab, haben einen süßlichen Geruch und einen leicht scharfen Geschmack.

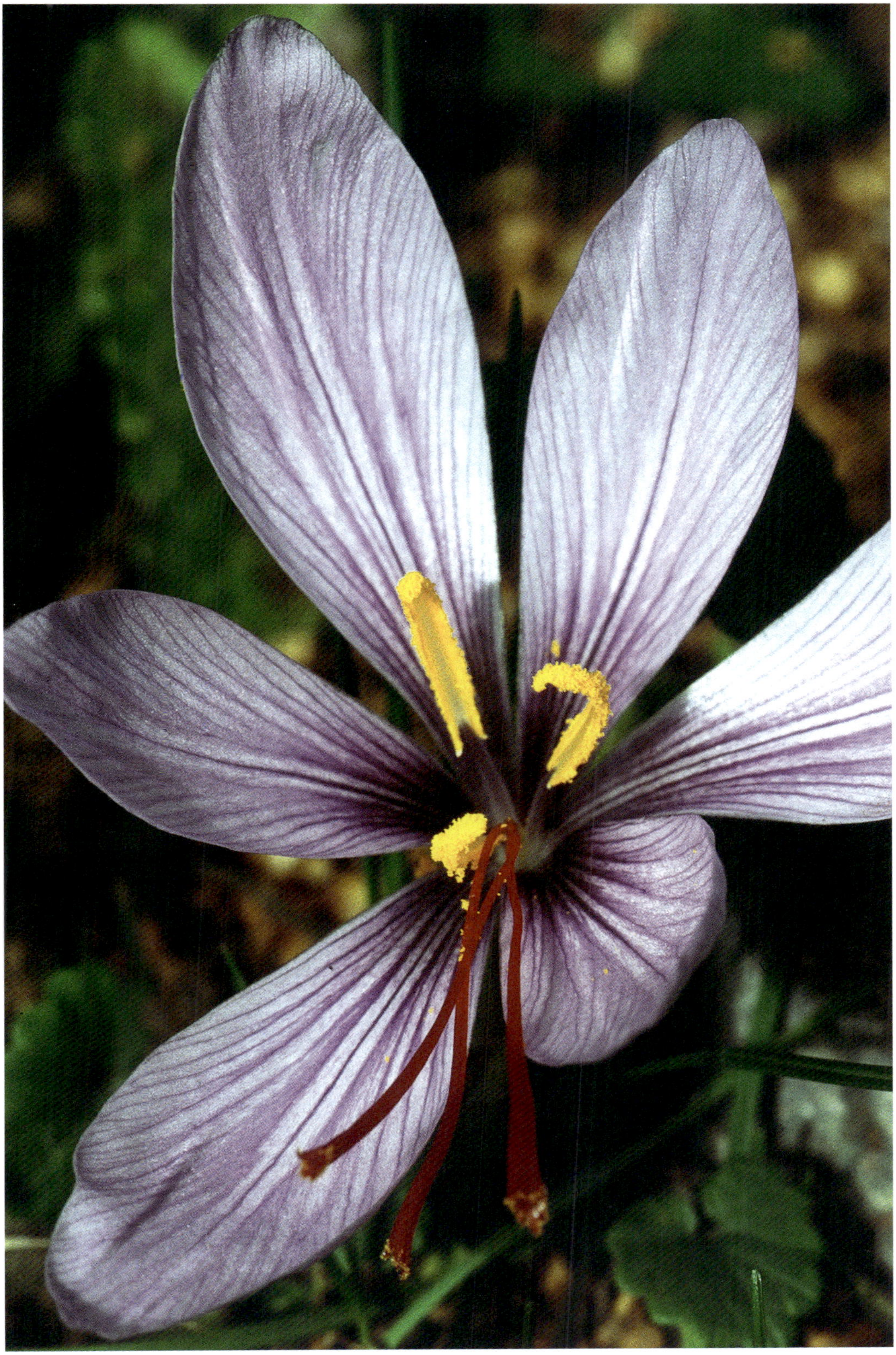

S

Salbei

(Salvia officinalis)

Lippenblütler *(Lamiaceae)*

Synonyme: Gartensalbei, Heilblatt, Königssalbei, Sage (engl.).
Wirkstoffe: Ätherisches Öl mit Monoterpenen (60 Prozent Thujon, Kampfer, Cineol), Labiatengerbstoffe (Rosmarinsäure), Bitterstoffe, Flavonoide, Triterpene (Ursolsäure).
Heilkräfte: Antibakteriell, pilzfeindlich (Candida albicans), antiviral (Herpes), entzündungswidrig, milchbildungshemmend, schweißhemmend, wundheilend, östrogenartig, nervenstärkend.
Anwendungsgebiete: Abstillen, Erkältungskrankheiten, Entzündungen im Mund- und Rachenraum, Hautpilz, Scheidenpilz, Wechseljahresbeschwerden, Schweißneigung.

S

Die Gewürz- und Heilpflanze Salbei heilt Wunden und Geschwüre, bekämpft Infektionen und vieles mehr. In der Frauenpraxis nutzen wir die antimikrobiellen Kräfte, welche Bakterien, Candida albicans oder Herpesviren im Wachstum hemmen. Zur Nachbehandlung von Scheidenpilz, bei Wundsein im Dammbereich oder am Scheideneingang bringen Sitzbäder, Waschungen oder Spülungen mit Tee oder verdünnten Extrakten (z.B. 10-prozentig) Linderung. Außerdem hemmt Salbei die Sekretion der Milchdrüsen und der Schweißdrüsen. Er empfiehlt sich zusammen mit Hopfen und Walnuss als Abstilltee und in den Wechseljahren. *Wichtig:* Nur kalt oder lauwarm getrunkener Salbeitee reduziert die Schweißsekretion, und dies um bis zu fünfzig Prozent! Frauen, die in den ersten (Pubertät) oder zweiten Wechseljahren (Klimakterium) unter Schweißausbrüchen leiden, sollten Abreibungen mit Salbeiessig versuchen. Salbei ist eine nervenstärkende Helferpflanze für Frauen, die bei jeder kleinen Anstrengung oder Aufregung schwitzen.

Studien

Der Inhaltsstoff Ursolsäure ist in der Lage, die Bildung von Metastasen zu hemmen. Ob mit Salbeitee ausreichende Mengen an Ursolsäure zugeführt werden können, um das Fortschreiten von Krebserkrankungen zu unterbinden, ist jedoch zweifelhaft (Jedinak et al. 2006).

Rezept

Wechseljahrestee

Frauenmantelkraut	40 g
Hopfenzapfen	30 g
Melisse	20 g
Salbeiblätter	40 g
Walnussblätter	20 g

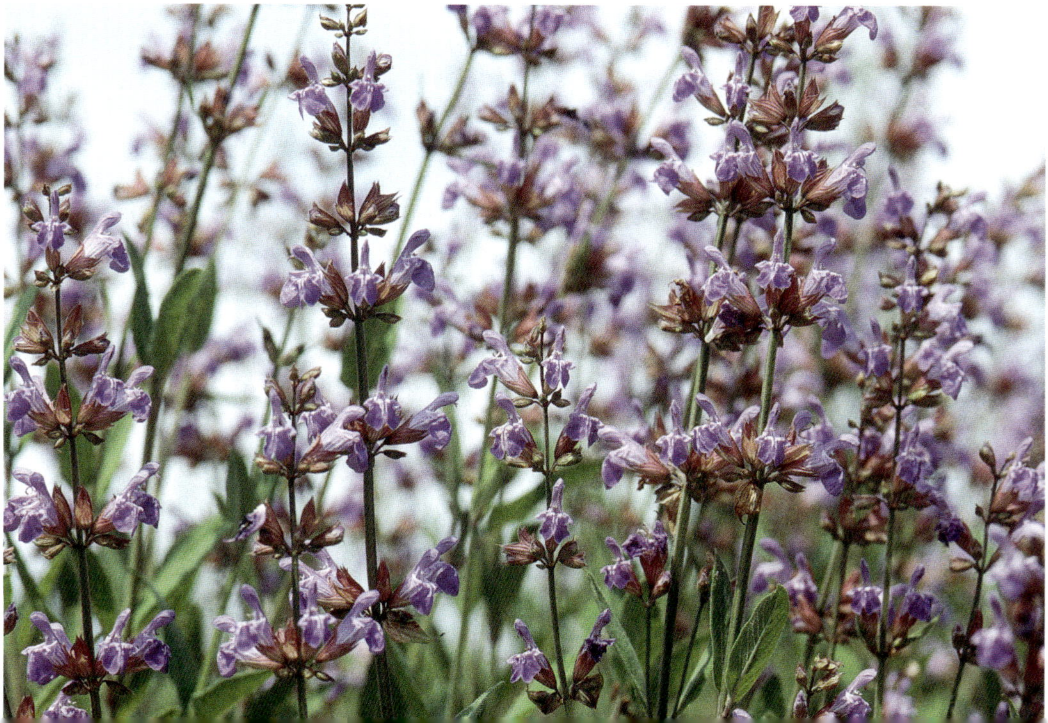

Mischen. 2 gehäufte Teelöffel pro Tasse mit heißem Wasser überbrühen, 8 bis 10 Minuten ziehen lassen, dann abseihen. 2 bis 3 Tassen täglich kalt oder lauwarm trinken.

Rezept

Salbeiessig für den Wechsel

(nach Christina Niederkofler)

Ein volksmedizinisches Rezept gegen übermäßiges Schwitzen.

4 Esslöffel (oder auch mehr) frische Salbeiblätter in ein Schraubglas geben und mit 750 ml Bio-Apfelessig übergießen. Gut verschlossen 10 bis 14 Tage ziehen lassen, dann abseihen. Zur Haltbarmachung eventuell mit 250 ml reinem Alkohol mischen. In eine saubere Braunglasflasche füllen und beschriften.

Anwendung: Bei Schweißausbrüchen jeweils 1 Esslöffel Salbeiessig auf einen feuchten Schwamm geben und damit die schwitzenden Hautstellen abreiben. Nicht abwaschen, damit der Salbei seine sekretionshemmende Wirkung entfalten kann.

Rezept

Zäpfchen zur Nachbehandlung von Scheidenpilz ⚕

Für 30 Vaginalzäpfchen à 1 g:

Salvia (Salbei) Urtinktur	3 ml
Echtes ätherisches Rosenöl	2 Tropfen
Ätherisches Rosengeranienöl	1–2 Tropfen
Ätherisches Thymianöl (Typ Linalool)	5 Tropfen
Adeps solidus (Hartfett)	27 g

Über eine Apotheke bestellen und herstellen lassen oder selbst herstellen. Dazu das Hartfett im Wasserbad erwärmen, bis es sich vollständig verflüssigt hat. Dann Urtinktur und die ätherischen Öle einrühren und unter ständigem Umrühren abkühlen lassen. In Zäpfchenformen gießen oder von Hand jeweils ½ Teelöffel der Masse zu Kugeln rollen. In einem Döschen auf Watte gelegt und im Kühlschrank aufbewahrt, halten sie sich einige Monate.

Anwendung: Im täglichen Wechsel mit Milchsäurebakterien (z. B. Döderlein Med Vaginalkapseln) über Nacht 1 Zäpfchen in die Scheide einführen.

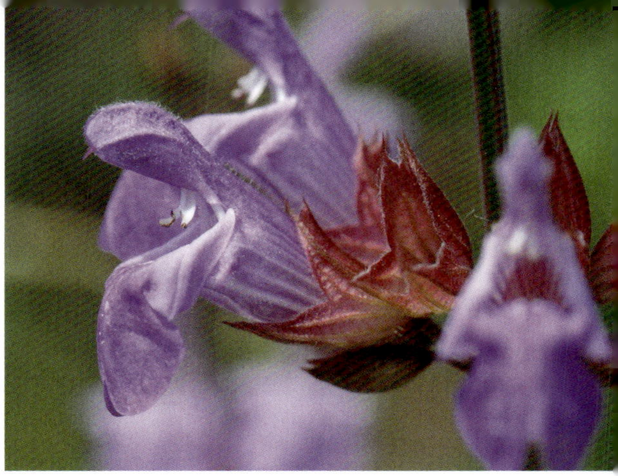

Rezept

Antibakterielle Scheidenspülung

Rosenwasser	30 ml
Salbei-Fluidextrakt	10 ml
Bio-Apfelessig	1 EL
Körperwarmes Wasser	100 ml

Die Mischung in die Frauendusche füllen und 1- oder 2-mal täglich damit die Scheide spülen. Die Mischung eignet sich zur Behandlung leichter bakterieller Entzündungen. Anschließend empfehlen sich Döderlein Med Vaginalkapseln.

Praxistipp

Schweißausbrüchen im Wechsel kann Ceres Salvia Urtinktur entgegenwirken.

Dosis: 3- bis 4-mal täglich 5 bis 6 Tropfen pur oder in etwas Wasser einnehmen. Auch frische Salbeiblätter im Wasserkrug, Salbeiblätter in den Speisen oder Salbeiessig in der Salatsauce tragen zur sanften Schweißreduzierung bei.

Gegenanzeigen

Wegen des hohen Thujongehalts darf ätherisches Salbeiöl in der Schwangerschaft nicht eingenommen werden.

Lieferbare Produkte

Salviae officinalis folium (Salbeiblätter)

Salvia officinalis Urtinktur von DHU, Ceres, Spagyra u. a.

Salvia officinalis spagyrische Urtinktur von Spagyrik Pharma

Extract. Salviae fluid (Salbei-Fluidextrakt) von Caelo

Ätherisches Salbeiöl von Maienfelser Naturkosmetik, Neumond, Primavera u. a.

Salomonssiegel

(Polygonatum odoratum = P. officinale)
Maiglöckchengewächse *(Convallariaceae)*
früher Liliengewächse *(Liliaceae)*

Synonyme: Schminckwurz, Siegelwurz, Springwurz, Weißwurz.
Wirkstoffe: Steroidsaponine (Diosgenin), Gerbstoffe, Schleimstoffe, Glykoside, Azetidin-2-Carbonsäure, Chelidonsäure.
Heilkräfte: Hormonartig, erweichend, narbenreduzierend.
Anwendungsgebiete: Narbenbehandlung, Keloid, Scheidenverengung (bei Kraurose, Lichen), Vorhautverengung, Blutergüsse, Prellungen, Sehnenverhärtung.

In der Volksmedizin erhielt sich die Verwendung des Salomonssiegel-Wurzelstocks zum Erweichen von Narbenwülsten und verhärteten Sehnen. Anthroposophische Kinderärzte nutzen diese Wirkung bei Vorhautverengung, indem sie Polygonatum 5 % Salbe von Weleda zur täglichen Einreibung am Genital empfehlen. Die Salbe eignet sich ebenso zur Dehnungsmassage des narbig verengten Scheideneingangs bei Kraurose (Lichen). In der Frauenpraxis dient Salomonssiegel auch der Narbenpflege nach Damm- oder Kaiserschnitt (Wala Narben Gel).

Studien

Der anthroposophische Hautarzt Lüder Jachens hat die erweichenden Effekte der Polygonatum 5 % Salbe von Weleda genutzt, um Vorhautverklebungen (Phimose) zu lösen. Seit er diese Salbe allabendlich auftragen lässt, »hat sich die Rate kinderchirurgischer Eingriffe in diesem Bereich in etwa halbiert« (Soldner 2005).

Praxistipp

Bei narbig verengtem Scheideneingang infolge von Kraurose (Lichen) empfiehlt sich die regelmäßige Dehnungsmassage mit Polygonatum officinale 5 % Salbe von Weleda.

Gegenanzeigen

Die Pflanze ist leicht giftig, vor allem die Beeren und die Samen reizen wegen der Saponine den Magen-Darm-Trakt und führen zu Erbrechen.

Lieferbare Produkte

Sigilli salomonis rhizoma (Salomonssiegel-Wurzelstock)
Polygonatum multiflorum ab D2 von DHU, ab D4 von Spagyra
Polygonatum officinale 5 % Salbe von Weleda

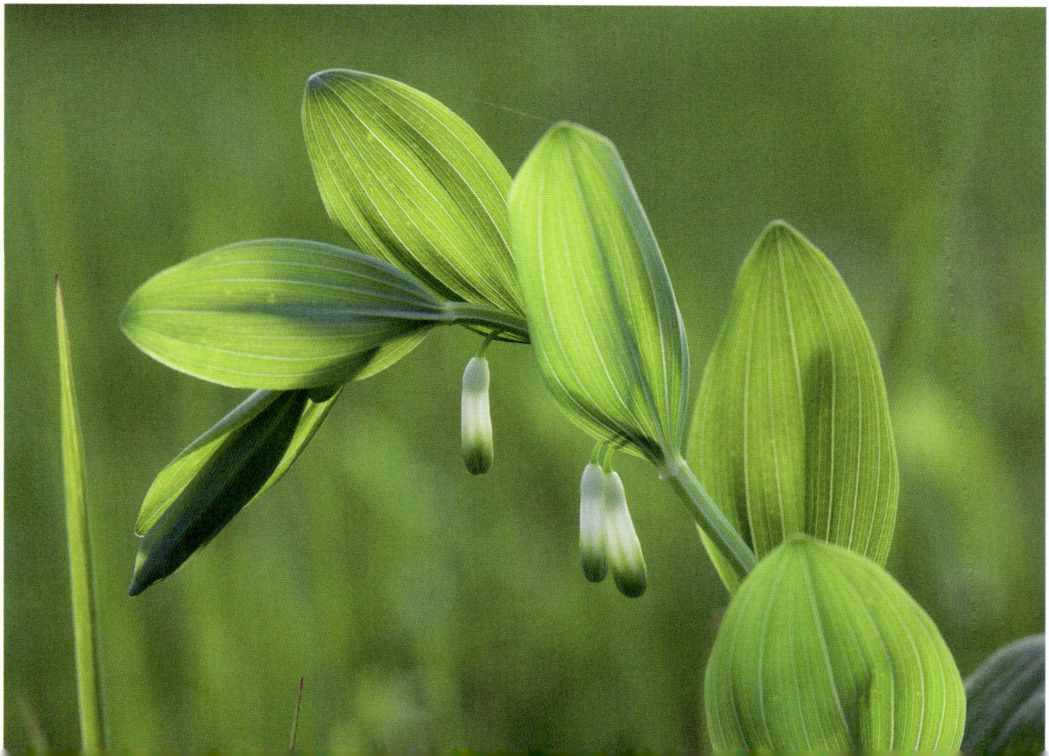

Sanddorn

(Hippophae rhamnoides)
Ölweidengewächse *(Elaeagnaceae)*

Synonyme: Audorn, Reinweide, Rheindorn, Seedorn, Weidendorn.
Wirkstoffe: In den Früchten finden sich Carotinoide (Lycopin), Flavonoide, Fruchtsäuren (Apfelsäure, Chinasäure, Linolsäure, 30 Prozent Palmitoleinsäure), fettes Öl, Zuckeralkohole und Vitamine (A, C, E).
Heilkräfte: Antibakteriell, antiviral, antioxidativ, hautschützend, hautregenerierend (reepithelisierend), krebsfeindlich, wundheilend.
Anwendungsgebiete: Behandlung barrieregeschädigter Haut, Neurodermitis, Scheidentrockenheit, Strahlendermatitis, Afterfissuren, Scheidenrhagaden, Dammpflege vor der Geburt, Dammekzem, Haut- und Schleimhautkrebs.

Sanddorn ist ein Superfood. Sanddornfrüchte liefern fettes Öl, das reichlich Carotinoide, Vitamin E und Palmitoleinsäure enthält. In osteuropäischen Ländern ist der Sanddorn daher lange schon bei Strahlenschäden gebräuchlich, zum Beispiel zur Behandlung von Laserschäden, Strahlendermatitis oder Sonnenbrand. Frauenheilkundliche Anwendungsgebiete sind vor allem die Behandlung und Pflege der durch Chemikalien, Strahlung, Lasertherapie oder Virustoxine barrieregeschädigten Haut. Bewährt hat sich das vitaminreiche Fruchtfleischöl bei Hautleiden aller Art sowohl innerlich (Kapseln oder regelmäßig einige Tropfen in Quark eingenommen) als auch äußerlich (0,5- bis 1-prozentig), in Cremes, Lotionen oder Vaginalzäpfchen eingearbeitet.

Studien

Eine Forschergruppe untersuchte die Wirkung von Sanddornöl auf die Haut und fand bestätigt, dass es UV-Schutz bietet und Strahlenschäden vorbeugt (Gegotek et al. 2018). Außerdem stellte sich heraus, dass Sanddornbeeren Leberentzündungen reduzieren und die Leberfunktion aktivieren (Zhang/Liu/Liu 2018).

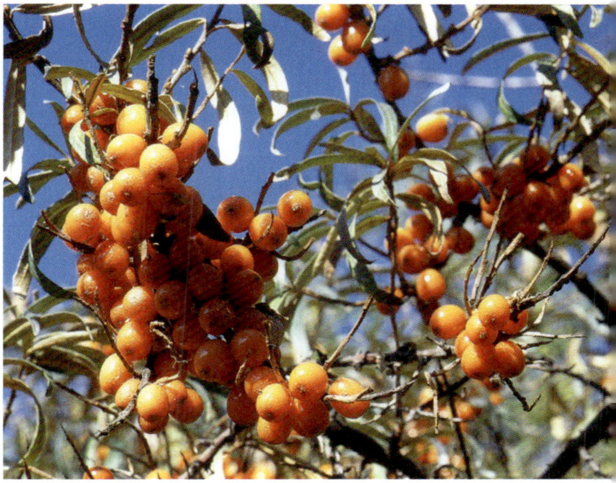

Rezept

Sanddorntamponade

Johanniskraut-Rotöl	10 ml
Nachtkerzenöl	5 ml
Sanddornfruchtfleischöl	5 ml
Ätherisches Myrrhenöl	5–6 Tropfen
Ätherisches Rosenöl	1–2 Tropfen
Ätherisches Salbeiöl	5–6 Tropfen

Die fetten und ätherischen Öle in einer Braunglasflasche (50 ml) mischen und vor Gebrauch kräftig schütteln. Zur Regeneration barrieregeschädigter Scheidenhaut einen Minitampon damit bestreichen und 1-mal täglich für 2 Stunden einführen.

Praxistipps

Einer Neigung zu trockener Scheiden-/Haut in der Menopause kann mit Femisanit Kapseln entgegengewirkt werden.
Dosis: Langfristig 1- bis 2-mal täglich 1 Kapsel.

Gegenanzeigen

Keine.

Lieferbare Produkte

Hippophae rhamnoides fructus (Sanddornbeeren)
Sanddornvollöl von Maienfelser Naturkosmetik
Sanddornfruchtfleischöl von Allcura, Maienfelser, Neumond, Primavera u. a.

S

Sanikel

(Sanicula europaea)

Doldenblütler *(Apiaceae, Umbelliferae)*

Synonyme: Bruchkraut, Consolida minor, Fünf-Wunden-Kraut, Heil aller Schäden, Heildolde, Sankt Lorenzkraut (der heilige Laurentius war Patron der durch Brandwunden Versehrten), Waldklette, Wundsanikel.
Wirkstoffe: Triterpensaponine (Saniculoside), Hydroxyzimtsäurederivate (Chlorogensäure, Rosmarinsäure), Flavonolglykoside (Isoquercitrin, Rutin), ätherisches Öl (Sesquiterpene), Gerbstoffe, Saccharide, Bitterstoffe, Ascorbinsäure.
Heilkräfte: Antibakteriell, antimykotisch, antiviral (Parainfluenzaviren), magenstärkend, entzündungswidrig, ödemhemmend, wund- und knochenheilend.
Anwendungsgebiete: Knochenbrüche, Entzündungen, Geschwüre, Polypen oder Wunden am Muttermund, OP-Wunden, Scheidenpilz, Schnupfen, Virusinfekte.

S

Sanikel ist eine Knochen- und Wundheilpflanze des Paracelsus. Sie stand in dem Ruf, »dass selbst das Fleisch im Topf wieder zusammenwachse, wenn man Sanikel dazugebe« (Lonicerus 1679). Inhaltsstoffe wie Saniculoside hemmen das Wachstum vieler Krankheitserreger und fördern den Wundschluss. Das Kraut bewährt sich in Wundheiltees nach Operationen und fand einst auch Anwendung bei Muttermundgeschwüren: »Sanickelsafft mit einer Schritzen zu sich in die Mutter gethan / heilet die Geschwär der Mutter« (Tabernaemontanus 1731). In der Frauenpraxis werden die entzündungshemmenden Kräfte bei Geschwüren von Haut oder Schleimhaut, bei Schleimhautpolypen und Virusbefall am Muttermund genützt (z. B. 1 Teelöffel Sanicula europaea Urtinktur, mit 10 Teelöffeln Wasser verdünnt, mit einer Einmalspritze zur Vaginalspülung gebrauchen). Sanikeltee ist auch nach kieferchirurgischen Eingriffen (z. B. Implantat) oder nach Knochenbrüchen hilfreich.

Studien

Alkoholextrakte zeigten im Versuch eine gute antivirale Wirksamkeit, speziell gegen Parainfluenzaviren (Karagoz et al. 1999). Die pilzfeindlichen und ödemhemmenden Effekte der Extrakte konnten ebenfalls wissenschaftlich nachgewiesen werden (Hiller 2005).

Rezept

Wundheiltee nach OP

Gundelrebenkraut, Ringelblumenblüten, Sanikelkraut und Schafgarbe zu gleichen Teilen mischen. 2 Teelöffel pro Tasse mit heißem Wasser überbrühen, 8 bis 10 Minuten ziehen lassen, dann abseihen. Nach operativen Eingriffen 10 bis 14 Tage lang täglich 3 bis 5 Tassen trinken, bis die Wunde gut verheilt ist.

Rezept

Knochenheiltee

Bruchkraut	20 g
Frauenmantelkraut	60 g
Färberginsterkraut	20 g
Hohlzahnkraut	20 g
Sanikel	40 g
Storchschnabelkraut	20 g
Vogelknöterich	20 g

Mischen. 2 Teelöffel pro Tasse mit heißem Wasser überbrühen, 10 bis 15 Minuten ziehen lassen, dann abseihen. Als Kur 2-mal jährlich 6 Wochen lang 2 bis 3 Tassen täglich trinken.

Praxistipp

Nach operativen Eingriffen am Kiefer (z. B. Implantate) zur Förderung der Knochenheilung Sanikeltee oder Sanicula europaea Urtinktur von DHU, 2-mal täglich 20 bis 30 Tropfen in etwas Wasser einnehmen.

Gegenanzeigen

Keine.

Lieferbare Produkte

Saniculae herba (Sanikelkraut)
Sanicula europaea Urtinktur von DHU, Spagyra u. a.

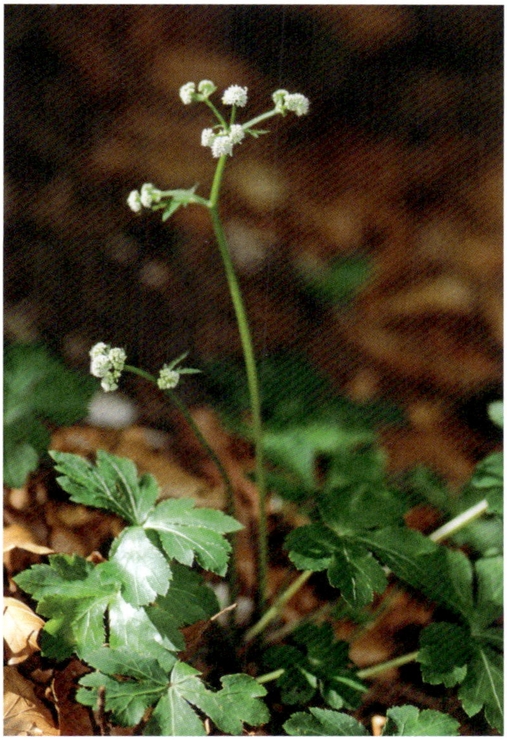

Sanikel

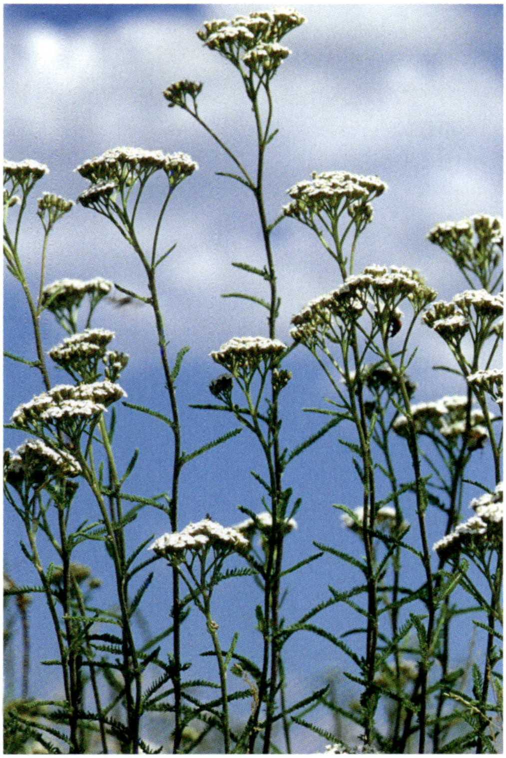

Schafgarbe

Schafgarbe

(Achillea millefolium)

Korbblütler *(Asteraceae)*

Synonyme: Achilleskraut, Augenbraue der Venus, Bauchwehkraut, Blutstillkraut, Heil aller Schäden, Hundertblatt, Jungfernkraut, Grundheil, Mutterkraut, Pissblume.

Wirkstoffe: Bis zu 5 Prozent komplex zusammengesetztes ätherisches Öl (enthält Proazulen, das bei Wasserdampfdestillation in Chamazulen übergeht), Flavonoide (Apigenin, Luteolin, Rutin), Hydroxycumarine, Chlorogensäuren, Polyacetylene.

Heilkräfte: Blutreinigend (Antibiotika, Bakterientoxine), blutflusshemmend, krampflösend, entzündungswidrig, antibakteriell, pilzfeindlich, galletreibend, gefäßwandschützend, leberschützend, schleimhautschützend, wundheilend.

Anwendungsgebiete: Ausleitung von Antibiotika, bakterieller Ausfluss (Aminkolpitis), Blasenentzündungen, Gebärmutterblutungen, krampfartige Regelbeschwerden, Leber-Galle-Leiden, Darmsanierung, Operationswunden, Einschlafstörungen.

Die Schafgarbe ist eine Bodenheilerin, Blutstillerin und Wundarznei. Sie verfügt über ähnliche antibiotische, entzündungswidrige und wundheilende Kräfte wie die Kamille. Hildegard von Bingen empfahl Schafgarbenpulver zur Heilung innerer Wunden, was sich bis heute rund um Operationen bewährt. Der Tee, verdünnte Extrakte oder das ätherische Öl (1- bis 3-prozentig) eignen sich als antibakterielle Vaginalspülung, als entzündungswidriges Sitzbad oder Tamponade. Empfehlenswert ist ein Schafgarben-Leberwickel zur Leberentlastung während Ausleitungskuren oder Chemotherapie sowie zur Beruhigung bei Reizbarkeit oder als Einschlafhilfe. Schafgarbentee drosselt hellrote Gebärmutterblutungen und lindert krampfartige Regelbeschwerden.

Studien

Das ätherische Schafgarbenöl wie auch die alkoholischen Extrakte verfügen über starke antimikrobielle Eigenschaften. Helicobacter pylori

(Magenschleimhautentzündungen), Staphylococcus aureus (Eitererreger), Escherichia coli (Blasenentzündungen), Candida albicans (häufiger Darm- und Scheidenpilz) und andere Krankheitserreger werden im Wachstum gehemmt (Stojanović et al. 2005).

Rezept

Wundpulver nach Hildegard

»Wer aber im Körperinnern eine Wunde erhielt, der pulverisiere diese Schafgarbe und er trinke jenes Pulver in warmem Wasser«, schreibt Hildegard von Bingen in ihrer »Heilkraft der Natur, ›Physica‹«.

Das Kraut im Beginn der Blüte ernten und als Büschel kopfüber im Schatten trocknen. Von den Büscheln die Blüten abzupfen und in der Kaffeemühle pulverisieren. Das Pulver in ein Braunglas füllen, trocken und lichtgeschützt aufbewahren.

Anwendung: Zur Anregung der Wundheilung nach Operationen 10 bis 14 Tage lang 2- bis 5-mal täglich jeweils 1 Teelöffel Pulver in 150 ml Wasser einrühren und trinken.

Rezept

Schafgarben-Leberwickel

Empfiehlt sich zur Besänftigung der »Laus auf der Leber« sowie als Einschlafhilfe oder zur Leberstärkung während Entgiftungskuren.

2 Esslöffel Schafgarbenpulver in einer Schüssel mit 150 ml kochend heißem Wasser übergießen. Den Brei auf ein Leinentuch streichen und warm auf den rechten Rippenbogen legen. Eine Wärmflasche daraufgeben und mit Wickeltuch aus Schafwolle und Decken einwickeln. Bei Bedarf noch eine Wärmflasche an die Füße legen. Den Wickel mindestens 20 Minuten einwirken lassen. Dann auswickeln, mit feuchten Tüchern die Haut reinigen, den Bereich über dem rechten Rippenbogen mit Johanniskraut-Rotöl einmassieren und 20 Minuten nachruhen.

Hinweis: Um den Wickel als Einschlafhilfe mit ins Bett zu nehmen, sollte statt des Schafgarbenpulvers das Tuch besser mit Schafgarbentee getränkt werden.

Rezept

Antimykotisches Vaginalgel

Aloe-vera-Konzentrat	10 ml
Glyzerin	10 ml
Ätherisches Lavendelöl	10 Tropfen
Ätherisches Schafgarbenöl	5 Tropfen
Zitronensäurepulver	1 Messerspitze
Lavendelhydrolat	90 ml
Guarkernmehl	6 g

Das Aloe-vera-Konzentrat, das Glyzerin, die ätherischen Öle und die Zitronensäure in ein sauberes Schraubglas (150 bis 200 ml Inhalt) geben und alles sehr kräftig verschütteln. Dann das Lavendelhydrolat zugeben und wieder kräftig schütteln. Zuletzt das Guarkernmehl beimengen und das Ganze so lange schütteln oder mixen, bis es eine gelartige Konsistenz bekommt. Kühl aufbewahren.

Anwendung: Zur Nachbehandlung von Aminkolpitis (Ausfluss mit Leitsymptom: Fischgeruch nach Geschlechtsverkehr) oder bakteriellem Ausfluss 1- bis 2-mal täglich etwas Gel mit einer sauberen Einmalspritze in die Scheide einführen; Watte vorlegen.

Praxistipp

Zur Stärkung des Darms und um nebenbei ein paar Pfunde zu verlieren, lohnt es sich, Heidelbergers 7-Kräuter-Stern Bio-Kräuteraufgusspulver in den Alltag zu integrieren. Das Pulver kann messerspitzenweise eingespeichelt oder als Bittertee getrunken werden (½ Teelöffel mit 150 ml Wasser überbrühen). Es regt die Sekretion der Verdauungsdrüsen an, verbessert den Darm-pH-Wert, stärkt die Darmflora, entwässert und bessert auch Laktoseintoleranz.

Gegenanzeigen

Korbblütlerallergie. Das ätherische Öl nicht in der Schwangerschaft einnehmen.

Lieferbare Produkte

Millefolii herba (Schafgarbenkraut)
Achillea millefolium Urtinktur von Ceres, DHU, Spagyra u. a.

Schierling, Gefleckter

(Conium maculatum)

Doldenblütler *(Apiaceae, Umbelliferae)*

Synonyme: Fleckenschierling, Giftschierling, Mäuseschierling, Stinkkraut, Vogeltod, Ziegendill.
Wirkstoffe: Piperidin-Alkaloide (Coniin, n-Methylconiin). Das hautgängige Coniin steigert die Nervenerregbarkeit, führt zu Schwindel und zu aufsteigender Lähmung bis hin zum Tod durch Atemstillstand. *Letale Dosis:* 0,5 bis 1 g reines Coniin.
Heilkräfte: Schmerzlindernd (leicht betäubend), krebsfeindlich, hemmt das Tumorwachstum bei Tumoren der weiblichen Brüste und der Hormondrüsen (Eierstöcke, Hoden, Schilddrüse, Vorsteherdrüse) mit und ohne Lymphbeteiligung.
Anwendungsgebiete: Begleitmittel bei gutartigen und bösartigen Tumoren drüsiger Organe (Brustdrüse, Prostata, Schilddrüse), Lymphknotenschwellung, Schilddrüsenknoten, Fibroadenome der weiblichen Brust, Mastopathie, vorzeitiger Samenerguß, Altersschwindel (homöopathisch).

Der Todesbecher des Sokrates enthielt den Saft des Schierlings. Plato beschrieb die aufsteigende Lähmung, die bei vollem Bewusstsein zum Tod durch Atemlähmung führt. Schierling wurde in der Antike als triebdämpfendes Mittel verwendet, das, um die Hoden gewickelt, eine Art reversible Kastration bewirkte; auch Wundscherer nutzten die betäubenden Effekte des Pflanzensaftes. Als Krebsheilpflanze wurde der Doldenblütler im 18. Jahrhundert von dem österreichischen Arzt Anton Störck eingeführt. Störck befolgte Hahnemanns Anweisungen (Hahnemann 1793: 306–307), kochte den frischen Presssaft ein und stellte daraus Pillen her, die er als pflanzliches Chemotherapeutikum einsetzte. Wegen seiner Erfolge in der Krebsbehandlung eiferten ihm viele nach. Bald stellte sich heraus, dass Schierling vor allem Krebs drüsiger Organe wie der weiblichen Brüste bekämpft. In der Frauenpraxis dienen die Tiefpotenzen als Begleitmittel bei Brust- und Eierstockkrebs. Conium lindert auch Schmerzen bei Brustknoten (Fibroadenome) oder bei Mastopathie. Die leicht betäubende Conium 5 % Salbe von Weleda kann auch bei vorzeitigem Samenerguss der Männer hilfreich sein, wenn man sie vor dem Geschlechtsverkehr auf die Eichel aufträgt (Pelikan 1958, Bd. 1: 89).

Studien

Wissenschaftler konnten den Coniumalkaloiden entzündungshemmende und schmerzlindernde Effekte nachweisen (Madaan/Kumar 2012). Im Reagenzglas erwiesen sich Schierlingsextrate als hemmend auf die Zellteilung von Krebszellen (HeLa), was die traditionelle Verwendung bei Krebs rechtfertigt (Mondal/Panigrahi/Khuda-Bukhsh 2014).

Praxistipps

- Zur schmerzlindernden Einreibung der Brüste bei Knoten (Fibroadenom) oder Verhärtungen (Mastopathie) eignet sich Conium 5 % Salbe von Weleda.
  Anwendung: Langfristig 1-mal täglich etwas Salbe sanft kreisend in die Brüste massieren.
- Zur Linderung von Brustschmerzen bei Mastopathie empfiehlt sich Conium N Oligoplex von Meda Pharma.
  Dosis: Langfristig 2-mal täglich 15 bis 25 Tropfen.
- Als Begleitmittel bei Krebs empfehlen sich Flenin Tabletten von Schuck, die auch Conium maculatum D2 enthalten.
  Dosis: Langfristig 2-mal täglich 2 Tabletten.

Gegenanzeigen

Giftpflanze! Führt zu Schwindel und aufsteigender Lähmung bis hin zur tödlichen Atemlähmung. Auch äußerlich nicht geeignet für Schwangere.

Lieferbare Produkte

Conium maculatum Urtinktur von Spagyra
Conium maculatum ab D4 von DHU, Spagyra u. a.
Conium maculatum 5 % Salbe von Weleda

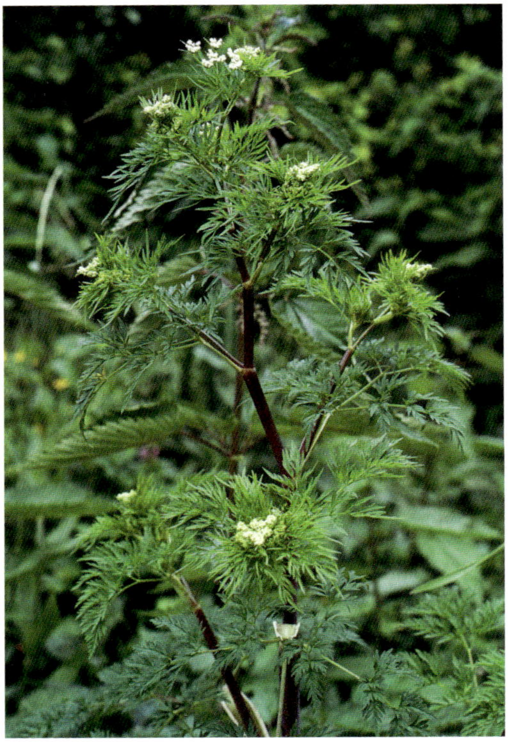

Gefleckter Schierling

S

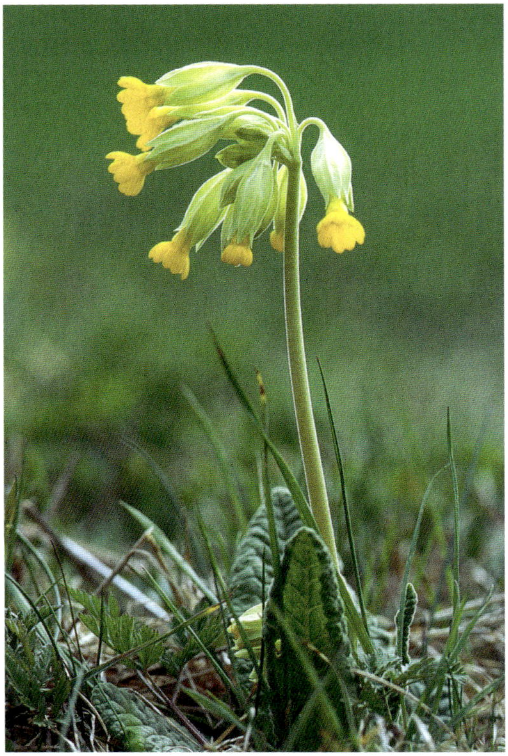

Schlüsselblume

Schlüsselblume

(Primula veris = P. officinalis)
Primelgewächse *(Primulaceae)*

Synonyme: Echte Schlüsselblume, Gelber Himmelsschlüssel, Flores paralyseos.
Wirkstoffe: Saponine, Flavonoide (Kämpferol), Carotinoide, Enzyme (Primverase), Spuren von ätherischen Ölen und Salicylsäure.
Heilkräfte: Antibakteriell, antiviral, auswurffördernd, schmerzlindernd.
Anwendungsgebiete: Husten, Erkältung, Nebenhöhleninfekte; Kopfschmerzen, Folgen von Schlaganfall, Herzvitalisierung. Steigerung der Eileiterdurchlässigkeit.

Die Schlüsselblume ist ein Attribut der Frühlingsgöttin Ostara. Der Name »Flores paralyseos«, in alten Kräuterbüchern auch »Herba paralysis« (Matthiolus 1626) oder »Schlagkraut« (Marzell 1972), bezieht sich darauf, dass Lähmungen, vor allem nach Schlaganfall, eines ihrer traditionellen Anwendungsgebiete waren. Kräuterfrauen sammeln die Blüten für Kopfschmerztees. Schlüsselblume ist aber auch wegen ihrer schleimlösenden Wirkung in Hustentees und Erkältungspräparaten enthalten (z.B. Sinupret von Bionorica). Die Saponine verflüssigen die Sekrete und verbessern die Durchlässigkeit der Eileiter. Bei Verdacht auf Eileiterverklebung kann daher Schlüsselblume rund um den Eisprung eingesetzt werden.

Studien

Pflanzenforscher fanden heraus, dass die in der Schlüsselblume vorkommenden Saponine die Sekrete verflüssigen und eine erhöhte mukoziliäre Aktivität bewirken (Lohmann/Reininger/Bauer 2000, zitiert in Blaschek 2016: 520).

Rezept

Kopfschmerztee nach Pfarrer Künzle

Frauenmantelkraut	60 g
Schlüsselblumenblüten	40 g

Mischen. 2 Teelöffel pro Tasse mit heißem Wasser überbrühen, 8 bis 10 Minuten ziehen lassen. Bei Bedarf 2 bis 3 Tassen täglich trinken.

Praxistipp

Zur Steigerung der Durchlässigkeit der Eileiter kann man Schlüsselblume einnehmen, denn sie zählt zu den »Schlosskräutern«, die den Geburtsschoß aufschließen. Ab dem Eisprung sowie einige Tage danach empfiehlt es sich, täglich 2 Tassen Schlüsselblumenblütentee zu trinken oder Primula Auro culta Rh D3 von Weleda einzunehmen. *Dosis:* 2- bis 3-mal täglich 15 Tropfen.

Gegenanzeigen

Allergie gegen Primeln. Vorsicht bei empfindlichem Magen.

Lieferbare Produkte

Primulae flos cum calycibus, P. radix (Schlüsselblumenblüten mit Kelch, Schlüsselblumenwurzel)
Primula veris Urtinktur von DHU, Spagyra u. a.
Primula veris spagyrische Urtinktur von Spagyrik Pharma
Primula Auro culta D3 Rh Dilution und Injektionslösung von Weleda

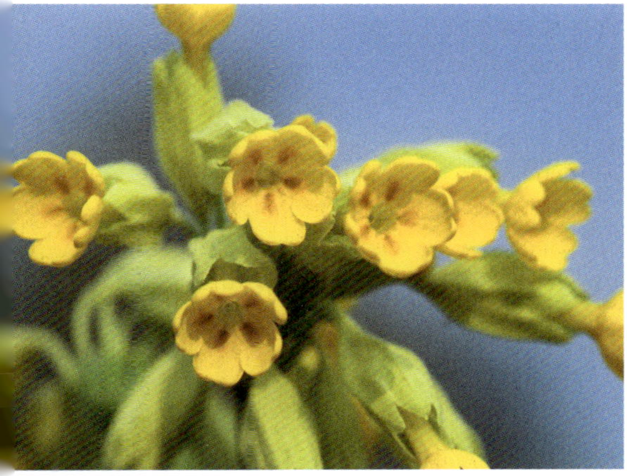

Schneeball, Gemeiner

(Viburnum opulus)

Amerikanischer *(Viburnum prunifolium)*
Geißblattgewächse *(Caprifoliaceae)*

Synonyme: Blutbeere, Giftbeere, Gimpelbeere, Schlangenbeere, Wasserholler.
Wirkstoffe: Die Rinde enthält Iridoidglukoside, Bitterstoffe (Viburnin), Flavonoide (Amentoflavon), Hydroycumarine (Iso-/Chlorogensäure, Scopoletin), Salicylsäure, Gerbstoffe, Isovaleriansäure, Triterpene (Ursolsäure, Saligenin, Viburnin).
Heilkräfte: Beruhigend, krampflösend auf die glatte Muskulatur (Uterus).
Anwendungsgebiete: Krampfartige Regelbeschwerden, Menstrualkoliken (»pelvine Migräne«), Endometriose. Homöopathisch bei spastischer Dysmenorrhoe, drohender Fehlgeburt, Schwangerschaftserbrechen. Pflanzliches Kontrazeptivum.

S

Der Amerikanische Schneeball ist eine Arzneipflanze der Indianermedizin: Gegen das Kindbettfieber wurden Rindendekokte gereicht und bei Ausfluss Spülungen gemacht. Zubereitungen aus der Rinde fanden Anwendung bei schmerzhafter Regelblutung sowie zur Geburtserleichterung bei Krampfwehen und zur Entspannung der Uterusmuskulatur vor geburtshilflichen Eingriffen. In Europa verwendet man hauptsächlich den Gemeinen Schneeball (V. opulus), der wegen seiner leichten Giftigkeit in homöopathischen Tiefpotenzen gebräuchlich ist. Leitsymptome sind ein Gefühl des Hinabdrängens im Unterleib, als ob die Regel kommen wolle, oder ausstrahlende Schmerzen in Oberschenkel, Darm und Harnblase, Eierstockschmerzen sowie Durchfall vor oder während der Regel.

Studien

Pflanzenforscher fanden heraus, dass ein aus den Früchten des Gemeinen Schneeballs hergestelltes Pulver Endometriose-Herde wie auch die entzündlichen Prozesse reduzieren konnte (Saltan et al. 2016).

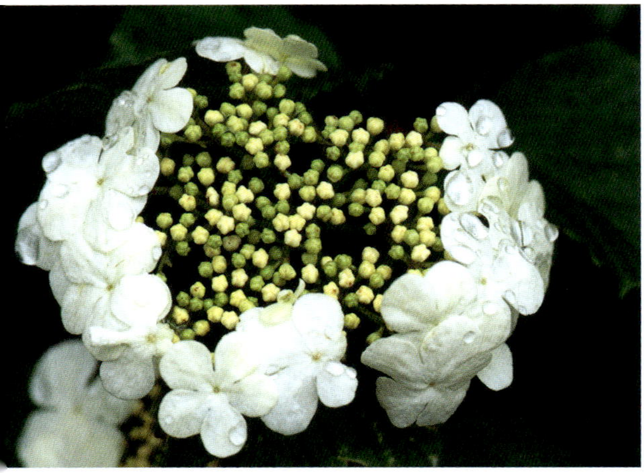

Rezept

Krampflösende Endometriose-Mischung ⚕

Cuprum metallicum (Kupfer) Dil. D6	20 ml
Nux vomica (Brechnuss) Dil. D6	20 ml
Potentilla anserina (Gänsefingerkraut) Urtinktur	20 ml
Turnera diffusa (Damiana) Urtinktur (= D1)	20 ml
Viburnum opulus (Schneeball) Dil. D2	20 ml

Über eine Apotheke von Spagyra bestellen und mischen lassen oder selber mischen.
Dosis: 2- bis 5-mal täglich 15 bis 25 Tropfen in etwas Wasser einnehmen.

Praxistipp

Bei Menstrualkolik, auch bei Endometriose, lohnt sich ein Versuch mit Upelva spag. Peka N Tropfen. Der krampflösende Arzneikomplex enthält unter anderem Viburnum opulus D1.
Dosis: Vorbeugend 1-mal täglich 20 Tropfen, bei akuten Beschwerden bis zu stündlich 10 bis 15 Tropfen pur oder in etwas Wasser einnehmen.

Gegenanzeigen

Schwangerschaft, Reizdarm. Größere Mengen reizen den Darm und führen zu Erbrechen, Durchfall, Schwindel und Bewusstseinstrübung.

Lieferbare Produkte

Viburni prunifolii cortex (Baumrinde des Amerikanischen Schneeballs)
Viburnum opulus Urtinktur von DHU, Spagyra u. a.
Viburnum prunifolium Urtinktur von Spagyra

Schöllkraut

(Chelidonium majus)
Mohngewächse *(Papaveraceae)*

Synonyme: Augenkraut, Blutkraut, Goldwurz, Schwalbenheilkraut, Warzenkraut.
Wirkstoffe: Alkaloide (Chelidonin, Berberin, Sanguinarin), Pflanzensäuren (Chelidon-, Apfel-, Zitronensäure, Kaffeesäure), Flavonoide, Carotinoide, proteolytische Enzyme.
Heilkräfte: Gallebildend, galletreibend, antibakteriell, antimykotisch, antiviral, amöbizid, krampflösend, krebsfeindlich, zellteilungshemmend, eiweißspaltend.
Anwendungsgebiete: Magen-Darm-Krämpfe, Anregung der Leberfunktion, Leber-Galle-Leiden (Gallenstau, -grieß), Gelbsucht, Migräne (rechtsseitige), Warzen, Sehschwäche, Schläfenkopfschmerz, Schilddrüsenknoten.

Als Leber-Gallen-Heilpflanze regt Schöllkraut den Gallenfluss an und stärkt die Leberfunktion. Es erweist sich als hilfreich bei (hepatogenen) Durchschlafstörungen und zur Ausleitung von Arzneitoxinen sowie bei rechtsseitiger Migräne. Das »Warzenkraut« verfügt auch über antivirale Kräfte und wurde einst bei Feigwarzen gebraucht. Das Bepinseln mit 10-prozentig verdünnten Schöllkrautextrakten (rezeptfrei erst ab D4 erhältlich) kann frauenärztlichen Erfahrungsberichten zufolge HPV-Infektionen (humane Papillomaviren) und Warzen am Muttermund heilen. Die Pflanze findet wegen der zellteilungshemmenden Effekte in der Anthroposophischen Medizin auch bei Schilddrüsenknoten Anwendung.

Studien

»Experimentell erhöhte Leberenzymwerte wurden durch Schöllkrautextrakte signifikant reduziert« (Mitra et al. 1996). Dies steht im Gegensatz zu der vorsorglichen Warnung vor möglichen Leberschäden durch Schöllkraut in den Beipackzetteln der jeweiligen Präparate.

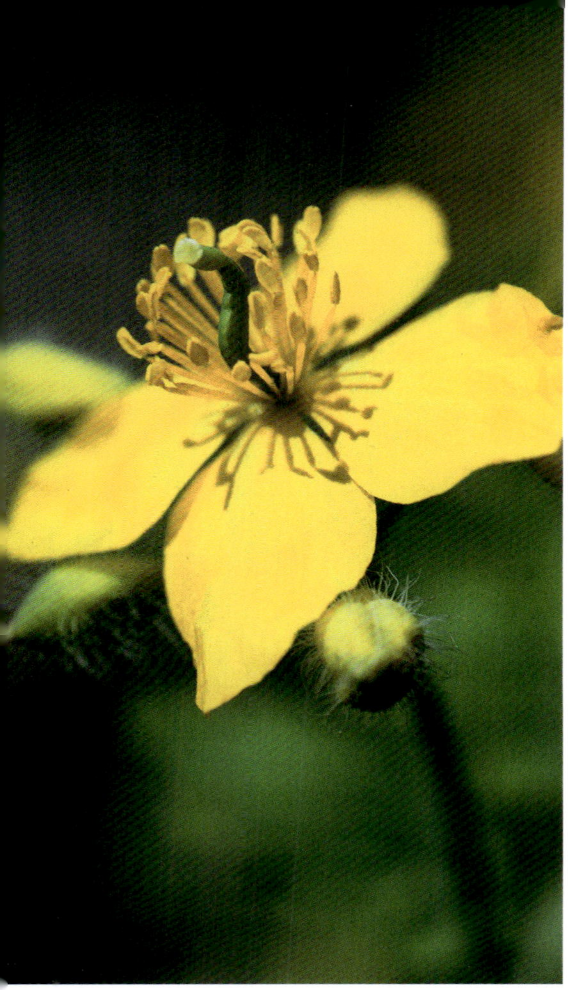

Rezept

Schöllkrauttinktur

Eine Pflanze mit Wurzel ausgraben, mit Handschuhen reinigen, wiegen und zerkleinern. Den Pflanzenbrei in ein Schraubglas geben und mit der fünffachen Menge Weinbrand randvoll übergießen. Bei Zimmerwärme ziehen lassen, ab und zu kräftig schütteln. Frühestens nach 40 Tagen den Extrakt abseihen, in eine Braunglasflasche füllen und beschriften. Die Tinktur hält sich einige Jahre lang.

Anwendung: Bei Warzen oder virusbedingten Zellveränderungen am Muttermund in Absprache mit der Frauenärztin(!) 1-mal täglich 10 Tropfen in etwas Bio-Naturjoghurt einrühren und mit einer Einmalspritze im Liegen einführen; Watte vorlegen (verfärbt die Wäsche!). Die antivirale Wirkung kann durch Zugabe ätherischer Öle (Ravintsara, Thymian Thymol) und flüssigem Vitamin D ergänzt und verstärkt werden.

Praxistipps

- Bei Schläfenkopfschmerz oder rechtsseitiger Migräne empfiehlt sich zur Gallenregulation Chelidonium Ferro cultum Dil. D3 von Weleda.
  Anwendung: Als Kur 8 bis 12 Wochen lang 2-mal täglich 15 Tropfen in etwas Wasser einnehmen.
- Bei Hautjucken infolge von Gallenstau in der Schwangerschaft können Chelidonium D6 Globuli von Wala helfen.
  Dosis: 3-mal täglich 8 Globuli.
- Eine heilsame Kur bei Leberschwäche mit oder ohne erhöhte Leberwerte kann man mit Metaheptachol N Mischung von Meta Fackler machen.
  Dosis: 6 bis 8 Wochen lang 2- bis 3- mal täglich 20 bis 30 Tropfen in etwas Wasser einnehmen oder die gesamte Tagesdosis in eine Glasflasche mit stillem Wasser geben und schluckweise im Tageslauf trinken.
- Speziell zur Behandlung gutartiger Schilddrüsenknoten hat Wala Colchicum comp. entwickelt, das homöopathische Verdünnungen von Herbstzeitlose und Schöllkraut enthält.
  Dosis: Langfristig 2-mal täglich 10 Globuli.

Gegenanzeigen

Schwangerschaft, Stillzeit, Gallenkolik. Nicht zusammen mit leberschädigenden Medikamenten einnehmen.

Der Zusammenhang zwischen erhöhten Leberwerten durch Schöllkrautextrakte ist Untersuchungen zufolge fraglich. Sicherheitshalber wurde die Tagesdosis der zugeführten Alkaloide auf weniger als 2,5 mg festgelegt. Handelspräparate enthalten nur sehr wenig Alkaloide und gelten als unbedenklich. Dennoch wird bei einer Einnahmedauer über mehr als 4 Wochen geraten, die Leberwerte zu prüfen.

Lieferbare Produkte

Chelidonium majus von Spagyra (verschreibungspflichtig bis einschließlich D3)
Chelidonium spagyrische Urtinktur
von Spagyrik Pharma
Chelidonium Ferro cultum Dil. Rh D2/D3,
Dilution und Injektionslösung von Weleda

Schwarzkümmel

(Nigella sativa)

Hahnenfußgewächse *(Ranunculaceae)*

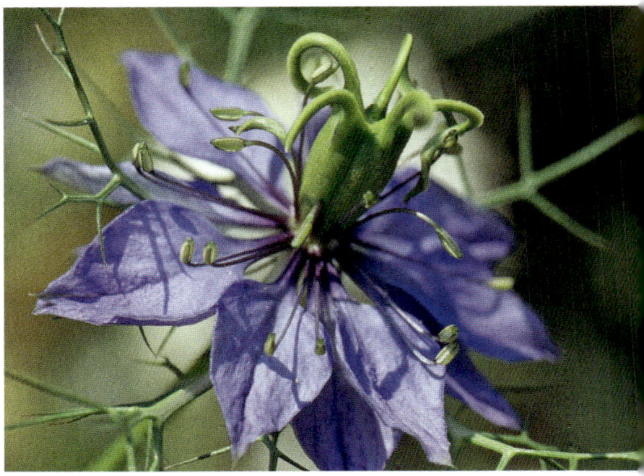

Synonyme: Hexensamen, Nigellen, Nonnennägelein, Römischer Koriander, Echter Schwarzkümmel, Schwarzer Kreuzkümmel.
Wirkstoffe: Die Samen enthalten bis zu 35 Prozent fettes Öl (mit Linol-, Öl-, Palmitinsäure, wenig Gamma-Linolensäure und Vitamin E) sowie ätherisches Öl mit Monoterpenen (p-Cymen, Alpha-Pinen), Flavonoltriglykoside, Proteine, Kohlenhydrate, Mineralstoffe.
Heilkräfte: Antioxidativ, antiallergisch, antimikrobiell, entzündungshemmend, immunmodulierend, tumorwachstumshemmend, schmerzlindernd, krampflösend, menstruationsfördernd.
Anwendungsgebiete: Allergien, Blähungen, Nahrungsmittelunverträglichkeiten, Darmsanierung, Anregung der Milchbildung, Prämenstruelles Syndrom (PMS), Brustschmerzen vor der Regel (Mastodynie), krampfartige Regelbeschwerden.

Das traditionelle Brotgewürz hat eine immunmodulierende Wirkung. Die Samen wie auch das fette Öl aktivieren das darmassoziierte Immunsystem und verfügen über eine breit gefächerte Wirkung, die von Allergien bis Tumorleiden reicht. Wegen der antioxidativen, Darmbarriere stärkenden und immunmodulierenden Effekte empfiehlt sich Schwarzkümmel inzwischen sogar bei Hashimoto. In der Frauenpraxis werden die schmerzlindernden Kräfte bei Brustschmerzen vor der Regel (Mastalgie, Mastodynie) genutzt. Im Iran wird Nigella auch bei krampfartigen Regelbeschwerden sowie zur Anregung der Milchbildung in der Stillzeit gebraucht.

Studien

In einer iranische Studie erhielten 156 Frauen mit Brustschmerzen vor der Regel über zwei Zyklen hinweg entweder ein Gel mit dem Schmerzmittel Diclofenac (1 Prozent) oder eines mit Nigellasamenöl (30 Prozent) oder ohne Wirkstoff. *Ergebnis:* 98 Prozent der Frauen aus der Nigella-Gruppe berichteten über eine Schmerzlinderung um mehr als 50 Prozent. Das Schwarzkümmelgel ist damit genauso wirksam wie Diclofenac (Husseini et al. 2016).

Rezept

Brustheilsalbe ⚕

Ringelblumenöl	50 g
Taraxacum (Löwenzahn) Urtinktur	5 ml
Conium (Schierling) Dil. D4	5 ml
Bio-Schwarzkümmelöl, kaltgepresst	30 ml
Echtes ätherisches Rosenöl	7 Tropfen
Gelbes Bienenwachs	11 g
Tegin-Pellets	2 g

Herstellung, wie bei der Rosensalbe auf Seite 153 beschrieben (Bezugsquelle: Linden Apotheke Pfaffenhofen, siehe Seite 220).
Anwendung: Bei Bedarf 1- bis 2-mal täglich sanft in die Brüste einmassieren.

Praxistipp

Zur Stärkung des darmassoziierten Immunsystems bei Allergie, Neurodermitis oder ergänzend zur Darmsanierung mit Prä-/Probiotika empfiehlt sich eine mehrwöchige Kur mit Schwarzkümmelöl (z.B. Kapseln von Abtei). Dosierung laut Beipackzettel.

Gegenanzeigen

Keine. Eine Allergie ist möglich, aber sehr selten.

Lieferbare Produkte

Schwarzkümmelsamen (Kräuterladen)
Nigella sativa Urtinktur von DHU,
ab D1 von Spagyra u.a.
Schwarzkümmelöl-Kapseln von verschiedenen Herstellern (z.B. Abtei)

Shatavari

(Asparagus racemosus)

Spargelgewächse *(Asparagaceae)*

früher: Liliengewächse *(Liliaceae)*

Synonyme: Satavari, Indische Spargelwurzel.
Wirkstoffe: Saponine (Shatavarin). *Wurzel:* Asparagin und Disaccharin. *Frische Blätter:* Diosgenin.
Heilkräfte: Antiallergisch, appetitanregend, beruhigend, blutdrucksenkend, antioxidativ, entzündungswidrig, harntreibend, krampflösend, milchbildend, hormonell aktivierend, aphrodisierend und fruchtbarkeitssteigernd auf beide Geschlechter.
Anwendungsgebiete: Anregung der Milchbildung, drohende Fehlgeburt, Libidoschwäche, Unfruchtbarkeit (stärkt die Eierstockfunktion und vermehrt den männlichen Samen), stressbedingte Zyklusstörungen, Wechseljahresbeschwerden; Entzündungen oder Geschwüre im Magen-Darm-Trakt, Harnwegsinfekte.

Die ayurvedische Frauenheilpflanze Shatavari gilt als »Ginseng für die Frau«. Das Sanskritwort *satavari* bedeutet »die, die hundert Männer hat« und bezieht sich auf die aphrodisierende Wirkung. Shatavari stärkt die Hormone und den Unterleib, weckt Liebeslust und zeigt eine verjüngende Wirkung auf die Hormonlage der Frau. In ihrer Heimat dient der Wurzeldekokt als Liebes- und Fruchtbarkeitsmittel. Die Indische Spargelwurzel wird auch bei drohender Fehlgeburt und zur Anregung der Milchbildung gebraucht. Lad und Frawley (1995) fassen die Wirkung folgendermaßen zusammen: »Shatavari vermehrt die Milch, den Samen und nährt die Schleimhäute. Sowohl das Blut als auch das weibliche Genitalsystem werden genährt und gereinigt. Während der Wechseljahre oder nach einer Uterusexstirpation ist diese Pflanze ein gutes Nahrungsmittel, da sie viele weibliche Hormone liefert. Shatavari nährt die Eizelle und steigert die Fruchtbarkeit und fördert Liebe und Hingabe.« Die Indische Spargelwurzel gleich im Klimakterium oder nach Totaloperationen Hormondefizite aus. Ihre volle hormonelle Wirksamkeit entfaltet die Wurzel aber

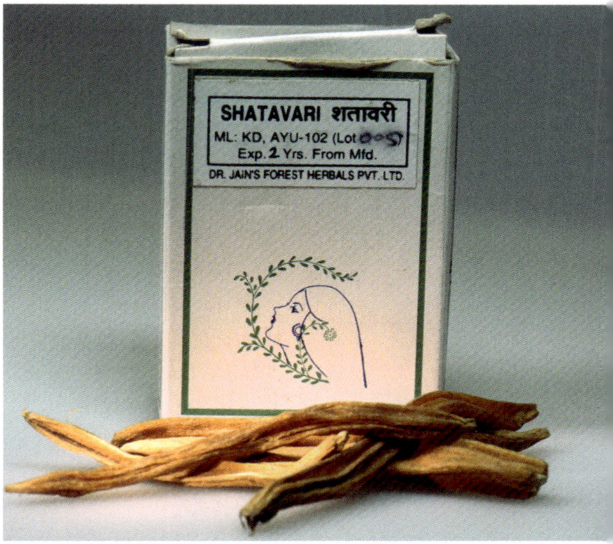

nur, wenn sie in Milch abgekocht oder Milchspeisen beigemengt wird.

Studien

In einer kleinen Studie konnte die milchbildende Wirkung von *Asparagus racemosus* belegt werden (Sharma et al. 1996). Andere Studien befassen sich mit den antioxidativen, hepatoprotektiven (leberschützenden) und antibakteriellen Kräften der Indischen Spargelwurzel (Nowack 2006).

S

Rezept

Trank der Shakti

Shatavaripulver	70 g
Jasminblüten	10 g
Rosenblüten	20 g
Vanilleschoten	2–3
Zimtstangen	2–3
Weinbrand	0,7 l

Shatavari, Jasmin- und Rosenblüten, Zimtstangen und die aufgeschlitzten Vanilleschoten in ein Schraubglas geben, mit Weinbrand übergießen, umrühren. Das Glas in einem heißen Wasserbad etwa ½ Stunde erwärmen (nicht sieden oder kochen!), dann aus dem Wasserbad nehmen und 2 Wochen fest verschlossen dunkel lagern. Dann den Trank durch ein sauberes Tuch abfiltern, den Rückstand auspressen, den Trank in eine Braunglasflasche umfüllen und beschriften. Der Trank hält sich mehrere Monate.

Anwendung: Zur Anregung der Liebeslust einige Wochen lang 1-mal täglich 1 Likörglas, mit etwas Wasser verdünnt, einnehmen.

Rezept

Ayurvedisches Liebestonikum

Dieses Frauentonikum stärkt die weibliche Sexualkraft, fördert die Eizellreifung und die Fruchtbarkeit.

Shatavaripulver	2 TL
Milch	100 ml
Ghee	1 TL
Honig	1 TL
Langer Pfeffer	1 Prise

Das Shatavaripulver in der Milch unter Zugabe von Ghee aufkochen. Auf Trinkwärme abkühlen lassen, dann Honig und Pfeffer unterrühren.

Anwendung: Zur Fruchtbarkeitssteigerung empfiehlt sich, vom 7. bis 14. Zyklustag täglich 1 Glas zu trinken.

Praxistipp

Als erste Hilfe bei allergischen Reaktionen empfehlen Ayurvedatherapeuten 2 Teelöffel Shatavaripulver in einem Glas warmem Wasser einzunehmen (Rhyner/Frohn 2006: 198–200).

Gegenanzeigen

Keine. Größere Mengen sollen Gewichtszunahme bewirken.

Lieferbare Produkte

Indische Spargelwurzel, Wurzelstücke oder gemahlen (Kräuterladen)

Shatavari-Pulver von verschiedenen Herstellern (z. B. Amla Natur Vertriebs GmbH)

Silberkerze

(Cimicifuga racemosa)

Hahnenfußgewächse *(Ranunculaceae)*

Synonyme: Frauenwurzel (Squaw root), Schlangenwurzel (Black snake root), Traubensilberkerze, Wanzenkraut (aufgrund ihres Geruchs).

Wirkstoffe: Alkaloide, Triterpenglykoside (Actein, Cimicifugosid), Flavonoide, Isoflavonoide, Isoferulasäure, Hydroxyzimtsäureester, Bitterstoffe (Racemosin), Gerbstoffe, Harze (Cimifugin).

Heilkräfte: Östrogenähnlich, knochenschützend, krampflösend, schmerzlindernd, harntreibend, menstruationsfördernd, beruhigend, krebsfeindlich (Brust, Prostata).

Cimicifuga zählt zu den Phyto-SERM mit hormonähnlicher Wirkung, ohne die Östrogene im Blut zu erhöhen. Die hormonartigen Effekte kommen zustande durch: SERM-Wirkung (siehe Seite 12), Senkung des LH-Spiegels, Anregung der Dopaminsekretion und Blockierung der Serotonin-Wiederaufnahme.

Anwendungsgebiete: Wechseljahresbeschwerden wie depressive Verstimmungen, Hitzewallungen, Schweißausbrüche, Schlafstörungen, Scheidentrockenheit, Osteoporoseprophylaxe, krampfartige Regelbeschwerden, Prämenstruelles Syndrom (PMS), begleitend bei Myom. Homöopathisch bei vorzeitigem Wechsel, rheumatischen Gelenkbeschwerden, Geburtserleichterung.

Bei den Ureinwohnern Nordamerikas heißt die Silberkerze »Black cohosh root« (schwarze Heilwurzel) und wurde »zur Behandlung von Menstruationsbeschwerden, zur Linderung von Geburtsschmerzen und zur Geburtsbeschleunigung verwendet« (Stammel 2000). Hierzulande ist sie die wichtigste Heilpflanze für die Wechseljahre. Extrakte lindern Hitzewallungen und Schweißausbrüche, heben die Stimmung und verbessern die Lebensqualität. Unter Cimicifuga bessern sich außerdem Nervosität, Reizblase, Scheidentrockenheit, Schlafstörungen, die Knochendichte nimmt zu, und das Wachstum von Myomen wird gebremst (Beer 2015). Trotz der breit gefächerten hormonartigen Wirkung enthält die Silberkerze

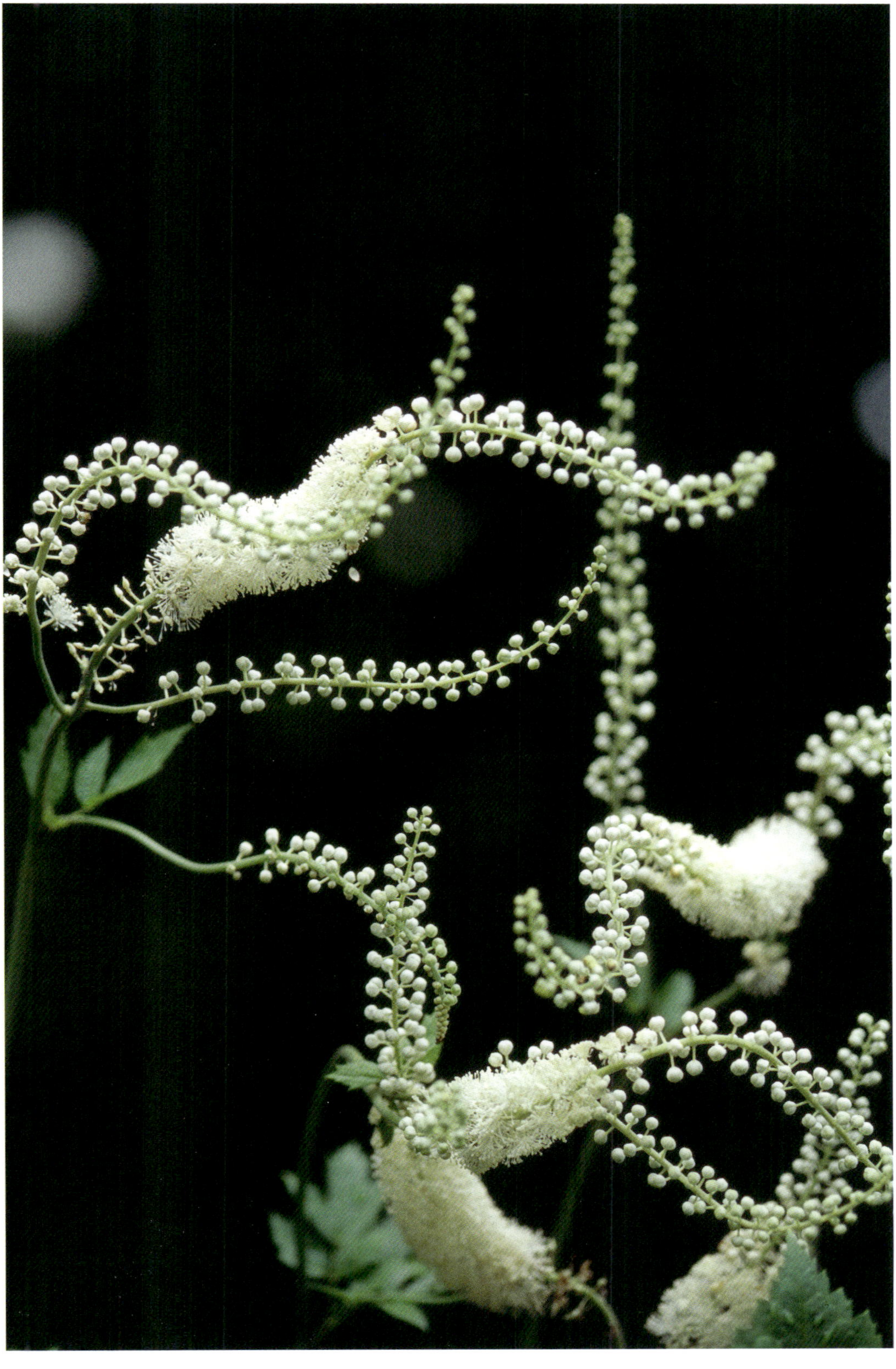

S

keine Östrogene und empfiehlt sich als »unbedenkliche Alternative zur Hormonersatztherapie (HRT)« (Blaschek 2016). Inzwischen gilt als erwiesen, dass die Silberkerze bei Brustkrebs sogar die Lebensdauer verlängert und die Rückfallgefahr senkt. *Wichtig:* Silberkerze entfaltet nur in der richtigen Dosis und frühestens nach vierzehn Tagen ihre volle Wirkung. Die Wirksamkeit konnte auch nur für in Apotheken erhältliche Cimicifugaextrakte bestätigt werden (z. B. Remifemin von Schaper & Brümmer).

Studien

Aufgrund unzähliger positiver Erfahrungsberichte geriet die Silberkerze in den 1970er Jahren in den Fokus der Forschung. Mehrere Studien bestätigen die Wirksamkeit und Unbedenklichkeit (Beer/Neff 2016). Neuere Studien an Patientinnen, die wegen Endometriose oder Gebärmutterkrebs medikamentös in die Wechseljahre versetzt wurden, zeigten, dass Cimicifugaextrakte auch deren Hormondefizite ausgleicht. Zudem schrumpften Myome rascher, die Knochendichte nahm zu, und es zeigten sich keine negativen Einflüsse auf das Brustgewebe, die Gebärmutter, Leber-, Nieren- oder Hormonwerte (Beer/Neff 2013). In einer Studie an Brustkrebspatientinnen stellte sich heraus, »dass die Einnahme von *Cimicifuga racemosa* die Überlebenszeit verlängerte und das Risiko eines Rezidivs um 17 Prozent reduzierte« (Henneicke-von Zepelin et al. 2007).

Rezept

Hormonelle Balance für den Wechsel $

Die Mischung gleicht klimakterische Hormonschwankungen aus, spendet Gelassenheit und lindert Hitzewallungen und Schweißausbrüche.

Alchemilla vulgaris (Frauenmantel) Urtinktur	10 ml
Cimicifuga (Silberkerze) Dil. D4	20 ml
Humulus lupulus (Hopfen) Urtinktur	10 ml
Lachesis (Buschmeister) Dil. D8	10 ml
Lycopus europaeus (Wolfstrapp) Dil. D2	10 ml
Melissa officinalis (Melisse) Urtinktur	10 ml
Ovaria (Eierstock) Dil. D8	10 ml
Salvia officinalis (Salbei) Urtinktur	20 ml

Über eine Apotheke von Spagyra bestellen und mischen lassen oder selber mischen.

Dosis: 2- bis 3-mal täglich 15 bis 20 Tropfen pur oder in etwas Wasser einnehmen.

Praxistipps

- Empfehlenswert bei Wechseljahresbeschwerden wie Hitzewallungen, Schweißausbrüchen und Schlafstörungen sind Remifemin Tabletten von Schaper & Brümmer.
  Dosis: Muss individuell gefunden werden (z. B. anfangs 2-mal täglich 3 bis 4 Tabletten und im Einzelfall auch mehr, langfristig genügen meist 2-mal täglich 2 Tabletten).
- Wenn sich die Hormonschwankungen in den Wechseljahren aufs Gemüt schlagen, empfiehlt sich Remifemin plus, eine Kombination aus Silberkerze und Johanniskraut, mit hormonell ausgleichender und stimmungsaufhellender Wirkung.
  Dosis: Langfristig 2-mal täglich 2 Tabletten.

Gegenanzeigen

Keine. Allergische Reaktionen sind möglich, aber sehr selten. Cimicifuga darf zeitlich unbegrenzt angewendet werden und hat nachweislich keinen negativen Einfluss auf Leberfunktion oder Leberwerte (Büttner 2017).

Lieferbare Produkte (Auswahl)

Cimicifugae rhizoma (Wurzelstock; Kräuterladen)
Cimicifuga ab D1 von DHU, ab D4 von Spagyra
Cimcifuga spagyrische Urtinktur von Spagyra, Spagyrik Pharma u. a.
Cefakliman von Cefak, Remifemin oder Remifemin Mono von Schaper & Brümmer

Soja

(Glycine max)

Schmetterlingsblütler *(Fabaceae)*

Synonyme: Fettbohne, Ölbohne.
Wirkstoffe: Sojabohnen enthalten 25 Prozent fettes Öl, Phospholipide (Sojalecithin), Triterpensaponine, Isoflavonoide (Daidzein, Genistein, Iso-/Formononetin, Cumestrol), 52 Prozent Eiweiß (Aminosäuren: L-Arginin, L-Tyrosin; Enzyme: Amylase), Lektine, Kohlenhydrate, Beta-Sitosterol, Stigmasterol, Tocopherole, Lignane.
Heilkräfte: Östrogenähnlich, antioxidativ, blutfett- und cholesterinsenkend (nur ungehärtetes Sojaöl!), faltenreduzierend, herzschützend (kardioprotektiv), knochenschützend (osteoprotektiv), tumorwachstumshemmend.
Anwendungsgebiete: Leichte Wechseljahresbeschwerden, erhöhte Blutfette.

Soja ist ein Phyto-SERM (siehe Seite 12); es bindet sich an Östrogenenrezeptoren und entfaltet dort eine hormonähnliche Wirkung. Bei Östrogenüberschuss vor dem Wechsel blockieren Isoflavone die Hormonrezeptoren und wirken antiöstrogen, in der Menopause gleichen sie den Östrogenmangel sanft aus und wirken östrogenartig. Heute geht man davon aus, dass der beste Schutz vor Brustkrebs besteht, wenn die Frau bereits in der Pubertät reichlich Soja konsumiert hat. Daidzein wird erst im Darm in das wirksamere Equol umgewandelt. Dieser Umwandlungsprozess findet aber nur bei einem Drittel der Europäer statt, was die geringe Wirkung erklärt.

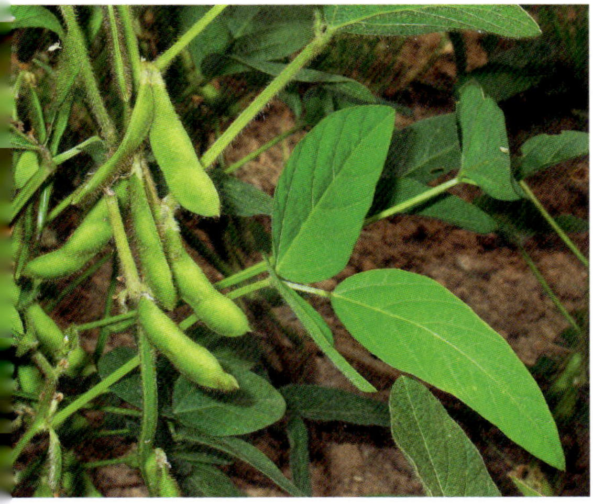

Nachteile der Sojaeinnahme: Einerseits gibt es Kreuzallergien mit der Birke. Andererseits wird Soja in der Tiermedizin zum Auffüllen der Fettdepots gebraucht und kann auch bei Frauen eine Gewichtszunahme bewirken. Zudem könnte genmanipuliertes Soja möglicherweise sogar das Tumorwachstum anregen. Schließlich warnt das Bundesinstitut für Risikobewertung (BfR) vor der langfristigen Einnahme hoch dosierter Soja-Isoflavone bei Bestehen östrogenabhängiger Tumoren (Brust- oder Eierstockkrebs). Die mit der Nahrung zugeführten Soja-Isoflavone gelten jedoch weiterhin als unbedenklich und heilsam für Herz, Leber und Knochen.

Studien

Im Rahmen einer Studie erhielten 190 Frauen 12 Wochen lang ein mit Daidzein angereichertes Präparat. *Ergebnis:* Die Hitzewallungen gingen um 50 Prozent zurück (Galvez et al. 2001). Die meisten Studien erbrachten aber nur eine geringfügigere Linderung von Wechseljahresbeschwerden.

Praxistipp

Leichten Wechseljahresbeschwerden kann man, sofern keine familiäre Brustkrebsbelastung vorliegt, mit einem isoflavonreichen Sojabohnenextrakt entgegenwirken.
Anwendung: Langfristig 1-mal täglich 1 Kapsel Femi-Flavon von Twardy.

Gegenanzeigen

Kreuzallergie mit Birke ist möglich.
Das Bundesinstitut für Risikobewertung rät von der Einnahme hoch dosierter Isoflavone bei Brustkrebs ab.

Lieferbare Produkte

Nahrungsergänzungsmittel mit Soja-Isoflavonen (z. B. Alsifemin 100 Klima-Aktiv-Kapseln von Alsitan, Femi-Flavon Kapseln von Twardy, Phyto-Soya Kapseln von Weber & Weber)

S

Steinklee

(Melilotus officinalis)

Schmetterlingsblütler *(Fabaceae)*

Synonyme: Bärklee, Honigklee, Mariabettstroh, Mottenklee, Schotenklee.
Wirkstoffe: Cumarine (Scopoletin, Umbilliferon u. a. entstehen erst beim Trocknen), Phenolcarbonsäuren (Ferulasäure, Kaffeesäure, Salicylsäure), Flavonoide, Isoflavone, Triterpensaponine, Polysaccharide.
Heilkräfte: Abschwellend, blutgerinnungshemmend, entzündungswidrig, gefäßwandabdichtend, lymphentstauend, immunstimulierend, wundheilend.
Anwendungsgebiete: Besenreiser, Blutergüsse, Blutgerinnungsstörungen, Hämorrhoiden, Kopfschmerzen, Krampfadern, Lymphstau, Prellungen, Thromboseneigung, Venenschwäche, Wadenkrämpfe.

S

Der nach Heu duftende gelbe Honig- oder Steinklee diente in der Antike als Wundauflage. Heute werden damit vor allem Besenreiser oder Krampfadern behandelt. Die Inhaltsstoffe hemmen die Blutgerinnung, wirken antithrombotisch, verbessern den venösen Rückfluss und dichten die Venen ab, sodass Schwellungen zurückgehen und sie bei schweren Beinen Linderung bringen. Bei langfristiger Anwendung in Form von Salben, Lotionen oder feuchten Umschlägen und innerlich in Form von Tee, Tinktur oder Tabletten reduziert Steinklee Schmerzen und Schwellungen. Linderung bringt er auch bei Blutergüssen und Lymphstau nach Operationen. Wohltuend wirken hier feuchte Umschläge mit lauwarmem Tee oder mit verdünntem Steinkleeextrakt (10-prozentig). Steinklee kommt besonders für Frauen in Frage, die unter Besenreisern oder Krampfadern leiden, zu Lymphstau neigen und die psychisch etwas mehr sommerliche Leichtigkeit benötigen.

Studien

Es liegen nur ältere Studien zu den Inhaltsstoffen vor. Dem Duftstoff Cumarin konnten in den 1970er Jahren entzündungswidrige, lymphentstauende, gefäßabdichtende und antiödematöse Effekte nachgewiesen werden (Loew/Koch 2008), die den Einsatz als Venenmittel rechtfertigen.

Rezept

Venentee

Mädesüßblüten	20 g
Pfingstrosenblüten	20 g
Rosmarin	20 g
Schafgarbe mit Blüten	30 g
Steinkleekraut	40 g
Wiesenknopfkraut	20 g

Mischen. 1 bis 2 Teelöffel pro Tasse mit heißem Wasser überbrühen, 5 bis 8 Minuten ziehen lassen, dann abseihen. Über den Tag verteilt 2 bis 3 Tassen trinken. Ergänzend empfehlen sich Zinnkrautkuren (siehe Seite 202) und Antistax-Venentabletten.

Praxistipps

- Bei Besenreisern, Krampfadern und schweren Beinen wirken Einreibungen mit Venodril Cremgel mit Steinklee von HWS-OTC wohltuend.
- Bei Kopfschmerzen kann Biodolor von Pflüger, eine Arzneikombination mit Steinklee, helfen. *Dosis:* Bei akuten Beschwerden bis zu stündlich 1 Tablette.
- Wer das Thromboserisiko verringern möchte, kann während eines Langstreckenfluges mehrmals täglich 3 bis 4 Tropfen Ceres Melilotus Urtinktur einnehmen – aber nicht zusammen mit Acetylsalicylsäure, Heparin oder Marcumar!

Gegenanzeigen

In der Schwangerschaft nur nach Rücksprache mit der Frauenärztin oder Hebamme anwenden. Nicht gleichzeitig mit Blutgerinnungshemmern wie Heparin oder Marcumar einnehmen. Synthetische Cumarine können die Leber schädigen. Die tägliche Zufuhr von 0,1 mg Cumarin pro kg Körpergewicht gilt als unbedenklich.

Lieferbare Produkte

Melilotii herba (Steinkleekraut)
Melilotus officinalis Urtinktur von Ceres, DHU, Spagyra u. a.

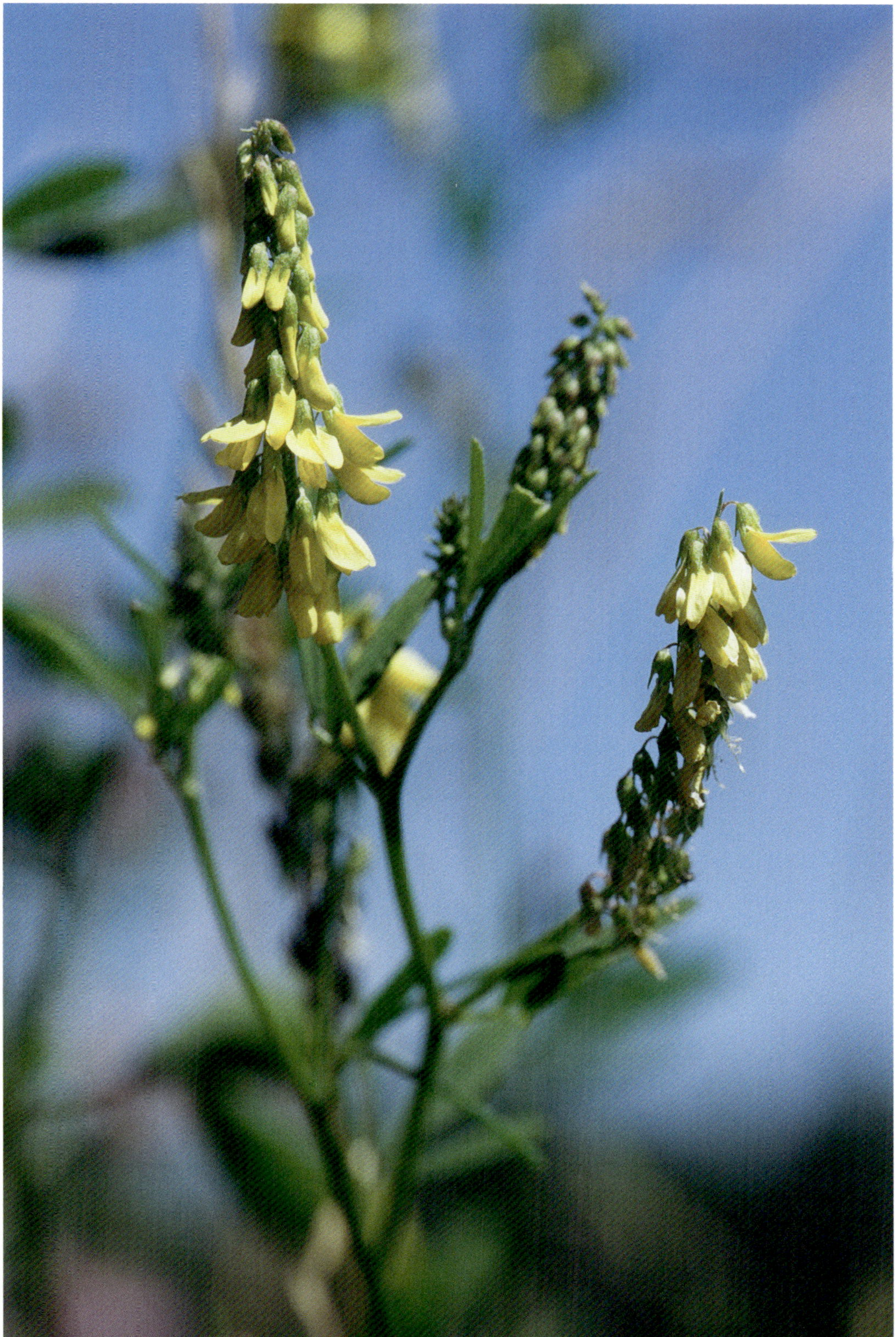

S

Steinsame

(Lithospermum officinale)

Raublattgewächse *(Borraginaceae)*

Synonyme: Marientränen, Muttergottesperlen, Perlkraut, Sonnenhirse, Steinhirse.
Wirkstoffe: Flavonoide, Schleimstoffe, Kieselsäure, Lithospermsäure.
Heilkräfte: Harntreibend, antigonadotrop (hemmt über die Hirnanhangsdrüse die Keimdrüsentätigkeit), antiöstrogen, unterdrückt den Eisprung, prolaktinsenkend.
Anwendungsgebiete: Harngrieß oder Nierensteinleiden, Prolaktinüberschuss; Verhütungsmittel der Indianerfrauen.

Das blühende Steinsamenkraut enthält Lithospermsäure, die über die Hirnanhangsdrüse die Ausschüttung der Geschlechtshormone hemmt und den Prolaktinspiegel senkt. Auf die antigonadotrope Wirkung (Hemmung der Keimdrüsentätigkeit) stieß man, weil die Pflanze bei den Indianern (Shoshonen) als Verhütungsmittel gebräuchlich war: »Die Indianerfrauen trinken zu diesem Zweck täglich einen Lithospermum-Aufguss über einen Zeitraum von sechs Monaten. Das soll eine Unfruchtbarkeit der Frau verbürgen« (Weiss 1991). Die Hemmwirkung auf die Fortpflanzung konnte später im Tierversuch bestätigt werden. Langfristig und hoch dosiert, unterdrückt Lithospermsäure den Eisprung wie auch die Regelblutung ähnlich wie die Antibabypille. Die Wirkung tritt aber erst nach Monaten konsequenter Einnahme eines Wurzelmazerats ein (Seyr 2009).

Studien

Untersucht wurden die Effekte von Lithospermumextrakten bei Brandwunden. Die Extrakte bewirkten eine rasche Reepithelisierung und empfehlen sich als ungiftige und kostengünstige Wundarznei (Mohtasham Amiri et al. 2017).

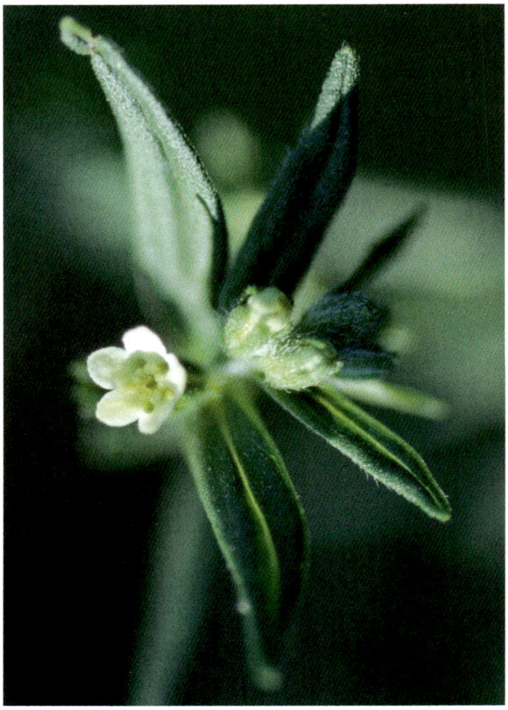

Rezept

Steinsamentropfen bei PMS

Steinsamentinktur senkt den Prolaktinspiegel und lindert prämenstruelle Beschwerden und Zyklusstörungen, die von Hyperprolaktinämie herrühren.

100 g getrocknetes (oder doppelt so viel frisches) Steinsamenkraut in ein Schraubglas (ca. 600 ml Inhalt) geben und mit 500 ml Weinbrand übergießen. Fest verschlossen bei Zimmertemperatur ziehen lassen; ab und zu schütteln. Nach rund 40 Tagen den Extrakt abfiltern, in eine Braunglasflasche umfüllen und beschriften. Die Haltbarkeit beträgt mehrere Jahre.

Anwendung: Bei Prolaktinüberschuss oder bei kurzen Zyklen (20 bis 24 Tage) langfristig 1- bis 2-mal täglich 15 bis 20 Tropfen pur oder in Wasser einnehmen.

Gegenanzeigen

Schwangerschaft.

Lieferbare Produkte

Lithospermi herba (Steinsamenkraut)
Lithospermum officinale ab D2 von Spagyra, ab D6 von DHU

S

Stiefmütterchen

(Viola tricolor)

Stiefmütterchengewächse *(Violaceae)*

Synonyme: Ackerveilchen, Dreifaltigkeitskraut, Feldstiefmütterchen, Freisamkraut, Tagundnachtblümchen.

Wirkstoffe: Flavonoide (Apigenin, Luteolin, Quercetin, Rutin), Anthocyane (Violanin), Phenolkarbonsäuren (Cumar- und Kaffeesäure), Salicylsäure, Cumarine (Umbilliferon), Schleimstoffe, Carotinoide, Alpha-Tocopherol, Gerbstoffe, Vitamin C.

Heilkräfte: Antibakteriell (Staphylokokken), antimykotisch (Candida albicans), blutreinigend, harntreibend, hautstoffwechselaktivierend, hauterweichend, entzündungswidrig, cortisonähnlich, juckreizlindernd, schmerzlindernd, wundheilend.

Anwendungsgebiete: Hautleiden wie Milchschorf, Neurodermitis, Rosazea, Schuppenflechte, Strahlendermatitis, Kraurose (Lichen).

Stiefmütterchen ist eine Hautheilpflanze und Helferpflanze, wenn eine familiäre Neigung zu Hautleiden besteht. Tee und Extrakte kommen innerlich wie äußerlich bei Hautleiden aller Art zum Einsatz. Das Kraut aktiviert den Hautstoffwechsel, fördert die Hautregeneration, lindert Juckreiz und Strahlenschäden. In der Frauenpraxis wird Viola tricolor auch bei chronischen Erkrankungen der Scheidenhaut wie Kraurose (»Neurodermitis« der Scheidenhaut) oder Dammekzem verwendet.

Studien

Phytopharmakologen konnten dem Stiefmütterchenextrakt eine antibakterielle Wirkung nachweisen, die sich speziell gegen Staphylococcus aureus richtet. Der Extrakt konnte auch das Wachstum von Sprosspilzen wie Candida albicans hemmen (Witkowska-Banaszczak et al. 2005).

Rezept

Scheidenhauttee

Der Tee entlastet den Hautstoffwechsel und empfiehlt sich besonders für Frauen, die zu chronischen Scheidenhauterkrankungen wie Kraurose neigen.

Erdrauchkraut	30 g
Frauenmantelkraut	40 g
Rotkleeblüten	20 g
Stiefmütterchenkraut	60 g
Taubnesselblüten	20 g
Walnussblätter	30 g

Mischen. 2 Teelöffel pro Tasse mit heißem Wasser überbrühen, 8 bis 10 Minuten ziehen lassen. Über mehrere Monate hinweg mindestens 3 Tassen täglich trinken und 1 Tasse zur Waschung der betroffenen Hautpartien gebrauchen.

Praxistipps

- Bei Neurodermitis, Kraurose (Lichen) oder Dammekzem empfiehlt sich die Entlastung des Hautstoffwechsels mit Ceres Viola tricolor Urtinktur.
  Dosis: Langfristig 2-mal täglich 5 bis 6 Tropfen in etwas Wasser einnehmen.
- Zur reizlindernden und regenerierenden Hautpflege bei Neurodermitis bietet die Linden Apotheke Pfaffenhofen (siehe Seite 220) eine Stiefmütterchencreme an.

Gegenanzeigen

Keine.

Lieferbare Produkte

Violae herba cum flore (Stiefmütterchenkraut mit Blüten)

Viola tricolor Urtinktur von Ceres, DHU, Spagyra u. a.

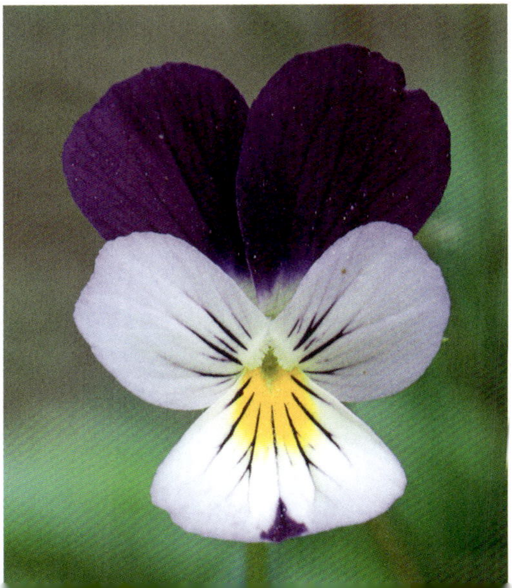

Storchschnabel, Stinkender

(Geranium robertianum)

Storchschnabelgewächse *(Geraniaceae)*

Synonyme: Blutkraut, Bockskraut, Feuerblume, Gichtkraut, Giftkraut, Gottesgnadenkraut, Katharinenkraut, Kindsmacher, Ruprechtskraut, Warzenkraut.

Wirkstoffe: Bitterstoffe (Geraniin), Gerbstoffe (Ellagitannine), Anthocyane, Flavonoide (Hyperosid, Iso-/Quercitrin, Rutin), ätherisches Öl (Geraniol, Germacren), Saponine, Phenolkarbonsäuren (Ferulasäure, Kaffeesäure), organische Säuren, Vitamin C.

Heilkräfte: Entzündungswidrig, antibakteriell, antiviral, wundheilend, leberschützend, blutflussregulierend, empfängnisfördernd, harntreibend, immunmodulierend, tumorwachstumshemmend, lymphflussanregend, stimmungsaufhellend.

Anwendungsgebiete: Blutiger Durchfall, Brustwarzenentzündung und Milchknoten in der Stillzeit, Fruchtbarkeitssteigerung, Mittelohrentzündungen, seelische Traumen, Trauer, Fieberbläschen und Virusinfekte (Herpes simplex, Herpes zoster), Steinleiden (Blase, Nieren), schlecht heilende Wunden, Hautgeschwüre, Schuppenflechte.

Storchschnabel ist ein Attribut des heiligen Ruprecht, der mit dem Kraut seine Geschwüre geheilt haben soll, und der heiligen Agatha, die bei Brustschmerzen angerufen wurde. Storchschnabel verfügt über antimikrobielle Kräfte, die als Breiauflage oder als Kompresse Entzündungen lindern: »Das Ruprechtskraut über die entzündeten und geschwollenen Brüst der säugenden Weiber / oder der Kindbetterin gelegt / leget die Geschwulst und stillet den Schmerzen« (Tabernaemontanus 1731). Bewährt haben sich Teekuren auch bei Virusleiden wie Herpes oder Gürtelrose. Die Anwendung bei genitalem Herpes (Diagnose und Behandlung ist Ärzten vorbehalten!) ist vermutlich alt, denn Tabernaemontanus erwähnte den Storchschnabel bereits zur Behandlung der »Geschwulst der Mannsruthen« (Geschwüre am Penis) und der »Geschwülste der Heimlichkeit der Weiber« (Unterleibsgeschwüre). Begleitend zur Schulmedizin sollten Sitzbäder oder Waschungen mit Storchschnabeltee versucht werden.

Der Kräuterkundige Ignaz Schlifni lobte die empfängnisfördernden Kräfte des Storchschnabels und gab ihm den Namen »Kindsmacher«. Bei Kinderwunsch und nach Fehlgeburten empfiehlt sich eine Kur mit Tee oder Urtinktur. Hildegard von Bingen empfahl das Kraut gegen Traurigkeit: »Und wer Herzweh hat und immer traurig ist, der nehme Storchschnabel (…) und dieses Pulver esse er oft mit seinem Brot.«

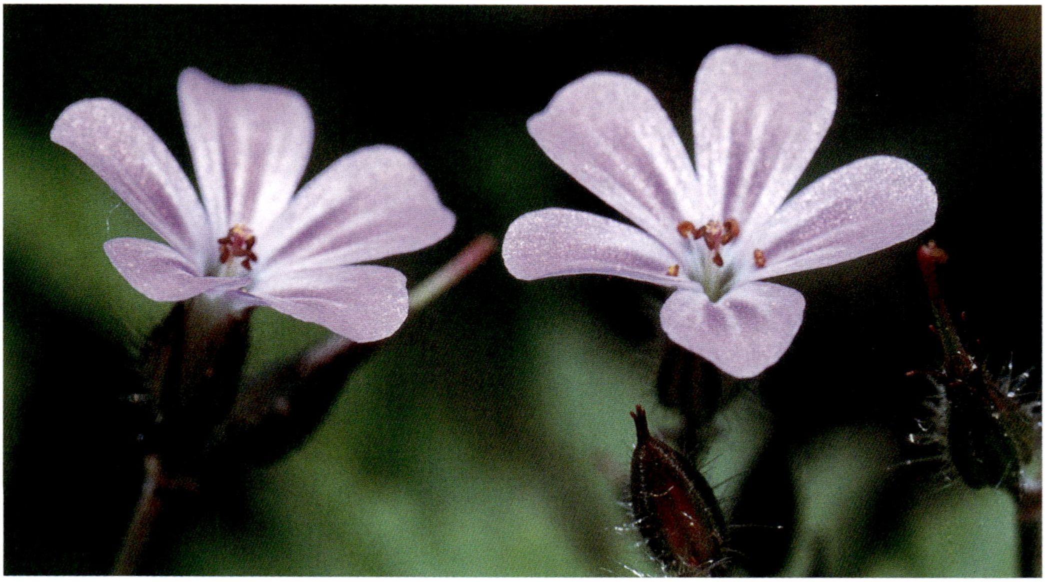

Studien

Verschiedenen Storchschnabelarten, darunter auch Geranium robertianum, konnte eine antioxidative und antimikrobielle Wirkung nachgewiesen werden (Şöhretoğlu 2008). Der Blutrote Storchschnabel (Geranium sanguineum) zeigte sogar antivirale Effekte (Latté 2003).

Rezept

Kindsmachertee nach Ignaz Schlifni

Frauenmantelkraut	60 g
Storchschnabelkraut	40 g

Mischen. 1 Esslöffel pro Tasse mit heißem Wasser überbrühen, 8 bis 10 Minuten ziehen lassen, dann abseihen. Mehrere Wochen lang 2 bis 3 Tassen täglich trinken.

Rezept

Fruchtbarkeitswein

Eignet sich zur unspezifischen Fruchtbarkeitssteigerung, wenn keine organischen oder hormonellen Ursachen vorliegen.

2 bis 3 Handvoll Storchschnabelkraut verlesen und zu Pflanzenbrei verarbeiten. Den Brei wiegen und mit der fünffachen Menge Rotwein in ein Schraubglas geben. Fest verschlossen 10 Tage ziehen lassen; ab und zu kräftig schütteln. Dann den Wein abseihen und in die Flasche zurückfüllen. Im Kühlschrank aufbewahrt, hält er sich einige Wochen lang.

Anwendung: Als Kur 2 bis 3 Monate lang 2-mal täglich 1 Likörglas trinken.

Praxistipp

Zur Fruchtbarkeitssteigerung wie auch zur Stimmungsaufhellung nach seelischen Traumen wie Fehlgeburten empfiehlt sich Ceres Geranium robertianum Urtinktur.

Dosis: 2- bis 3-mal täglich 5 bis 6 Tropfen in etwas Wasser einnehmen.

Gegenanzeigen

Keine.

Lieferbare Produkte

Geranii robertiani herba (Storchschnabelkraut, geschnitten)

Geranium robertiaum Urtinktur von Ceres, DHU, Spagyra u. a.

Süßholz

(Glycyrrhiza glabra)

Schmetterlingsgewächse *(Fabaceae)*

Synonyme: Lakritzenwurzel.

Wirkstoffe: Triterpensaponine (Glycyrrhizinsäure; wird im Dünndarm zu Glycyrrhetinsäure), Flavonoide (Liquiritin), Isoflavone (Formononetin), Cumarine, ätherische Öle.

Heilkräfte: Antioxidativ, schleimlösend, auswurffördernd, antiviral (Herpes simplex, Herpes zoster, Influenza u. a.), antibakteriell (Staphylokokken, Helicobacter pylori), geschwürswidrig, verdauungsfördernd, leberschützend, immunmodulierend.

Cortisolartig: Glycyrrhetinsäure verzögert den Abbau von Corticosteroiden.

Anwendungsgebiete: Bronchitis, Heiserkeit, Gastritis, Magengeschwür, Fruchtbarkeitssteigerung bei Hyperandrogenämie, Allergien, Entzündungen, Wechseljahresbeschwerden, Fettleber, Nebennierenschwäche bei niedrigem Cortisol.

S

Süßholz ist ein pflanzliches Süßungsmittel und »Medizinpferd« der Traditionellen Chinesischen Medizin (TCM). Es ist Bestandteil unzähliger TCM-Rezepturen, vor allem für Magen und Bronchien, und fördert die Aufnahme von Arzneistoffen in den Körper. Die Wurzel wie auch der eingedickte Wurzelsaft, bekannter als Lakritze, enthalten mehrere hormonartige Wirkstoffe (z. B. Formononetin). Bereits Plinius empfahl die Wurzel gegen Sterilität. Die hormonartige Wirkung bei verschiedenen Formen von Sterilität ist Gegenstand neuerer Studien (Bielenberg 2012). Wegen der hormonartigen Effekte findet die Wurzel in Japan zur Auslösung des Eisprungs bei Frauen mit einem Überschuss an männlichen Hormonen Anwendung (Hyperandrogenämie, Polyzystisches Ovarialsyndrom). Manche Autoren empfehlen den Tee auch bei Wechseljahresbeschwerden (Germann/Zeuge-Germann 2016: 116).

Studien

In Japan wird die Süßholzwurzel seit Langem bei Unfruchtbarkeit gebraucht, um den Eisprung auszulösen. Die Wurzel kommt wegen ihrer östrogenartigen Wirkung vor allem bei Frauen zur Anwendung, die zu viele männliche Hormone im Blut haben (z. B. Polyzystisches Ovarialsyndrom). (Armanini et al. 2002). Mehrere Forschergruppen befassten sich mit der Leberschutzwirkung von Süßholzextrakten, die durch Phenole zustandekommt, und sahen unter anderem gute Effekte auf Fettleber und auf Alkohol- oder Medikamentenschäden der Leber (Bielenberg 2018).

Rezept

Süßholzwurzeltee

Der Tee eignet sich wegen der enthaltenen Pflanzenöstrogene unter anderem für die Behandlung von Erschöpfungszuständen in der Menopause.
2 Teelöffel geschnittene Süßholzwurzelrinde mit 200 ml kochendem Wasser überbrühen, 8 bis 10 Minuten ziehen lassen. 2 bis 3 Tassen täglich. Nicht zur Dauereinnahme geeignet!

Rezept

Magenheiltee

Echter Ehrenpreis	30 g
Gewöhnliches Eisenkraut	30 g
Ringelblumenblüten	20 g
Sanikel	30 g
Süßholzwurzel	40 g

Mischen. 2 Teelöffel pro Tasse mit kochendem Wasser überbrühen, 8 bis 12 Minuten ziehen lassen, dann abseihen. 2 bis 4 Wochen lang täglich 3 bis 4 Tassen trinken.

Gegenanzeigen

Schwangerschaft und Bluthochdruck. Nicht gleichzeitig mit Corticosteroiden (z. B. Cortison) einnehmen. Wechselwirkungen mit schulmedizinischen Arzneien sind möglich.

Lieferbare Produkte

Liquiritae radix (Süßholzwurzel; Kräuterladen)
Liquiritae Succus (eingedickter Süßholzwurzelsaft)
Lakritze, pur, in Stangen à 25 g (Kräuterladen)
Glycyrrhiza glabra (Liquiritae succus) Urtinktur (= D1) von DHU, Spagyra u. a.

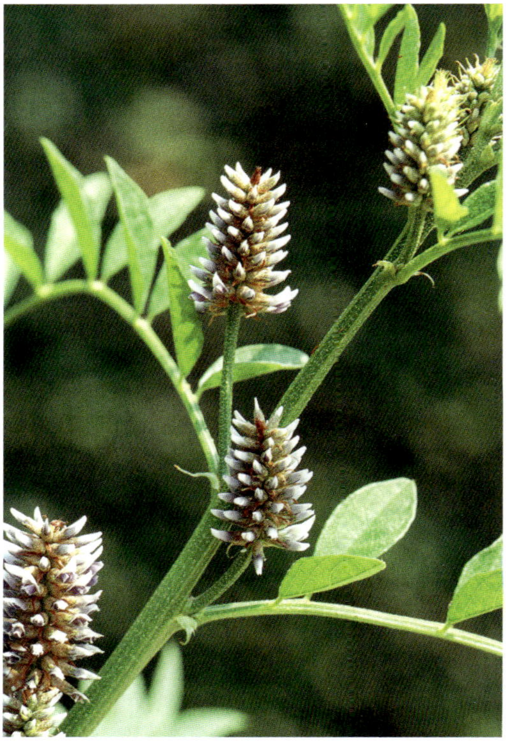

Süßholz

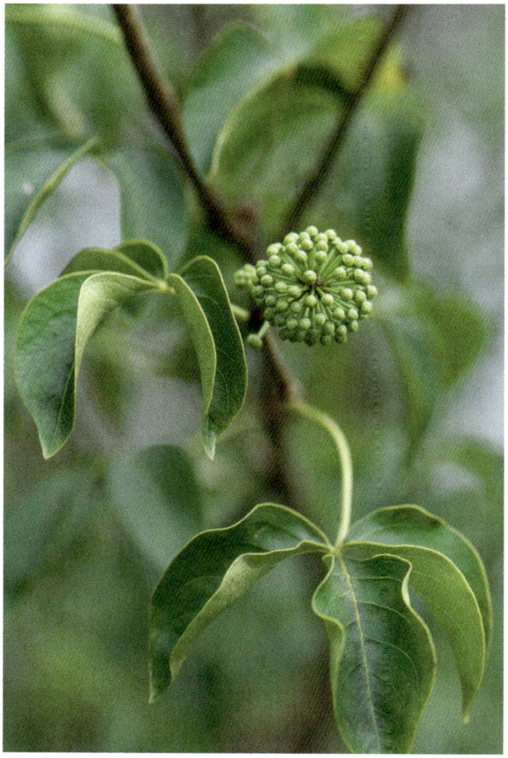

Taigawurzel

Taigawurzel

(Eleutherococcus senticosus)
Efeugewächse *(Araliaceae)*

Synonyme: Eleutherokokkus, Scharlachbeere, Sibirischer Ginseng, Stachelpanax, Touch-me-not.
Wirkstoffe: Lignane (Eleutherosid B4), Phenylpropanderivate (Coniferylalkohol), Syringin (Eleutherosid B), Kaffeesäurederivate, Chlorogensäure, Ferulasäure, Cumarinderivate (Eleutherosid B1), Triterpensaponine, Beta-Sitosterol, Heteropolysaccharide (Glukane). Die veraltete Bezeichnung »Eleutheroside« umfasst verschiedene Inhaltsstoffe. Für die Immunwirkung sind Glukane verantwortlich.
Heilkräfte: Kreislaufanregend, steigert die körperliche und geistige Leistungsfähigkeit, immunmodulierend (Zunahme der T-Helferzellen und der natürlichen Killerzellen, Steigerung der Phagozytosefähigkeit von Leukozyten, der Interferonsynthese und der Interleukinproduktion), antioxidativ, antiviral. Die Inhaltsstoffe interagieren mit Östrogen-, Progesteron-, Kortikoid- und Androgenrezeptoren (Blaschek 2016: 234–237).
Anwendungsgebiete: Adaptogen bei Stress und Burnout, Nebennierenschwäche, Erschöpfungsdepression, chronische Müdigkeit, Konzentrationsschwäche, Virusleiden, Krebs, Metastasenprophylaxe, Strahlenschäden.

Die Taigawurzel ist ein Adaptogen und Immunstimulans aus der ehemaligen Sowjetunion. Auf der Suche nach einem billigen Ginsengersatz stießen Pflanzenforscher im letzten Jahrhundert auf Eleutherokokkus und fanden heraus, dass seine Einnahme die körperliche und geistige Leistungsfähigkeit steigert und eine Vermehrung immunkompetenter Zellen bewirkt. In der Frauenheilkunde wird die immunmodulierende Wirkung bei Virusinfekten genutzt (z.B. Epstein-Barr-Virus, Papillomavirus, Herpes) und die hormonartigen Effekte, um die Nebennieren bei chronischer Müdigkeit, Burnout und Stress zu stärken. Die Extrakte bewähren sich auch als ein die Lebenskraft steigerndes Begleitmittel bei Krebs und empfehlen sich als Begleitmittel während Bestrahlungen wie auch als Metastasenprophylaxe.

Studien

Im Tierfütterungsversuch kam es durch Eleutherokokkusextrakte zu einem raschen Anstieg des Cortisonspiegels (Nörr 1999). Daraus ergibt sich, dass Eleutherokokkus bei Burnout die Nebennieren aktiviert. Positive Effekte zeigte die Wurzel auch bei chronischer Müdigkeit: »Bei Patienten, die schon seit über fünf Jahren an chronischer Müdigkeit litten, konnte eine signifikante Verbesserung festgestellt werden« (Leutnant 2018: 178).

Rezept

Immunmodulierender Eleuschnaps
200 g Taigawurzelpulver in ein Einweckglas geben (ca. 800 ml Inhalt) und mit Weinbrand übergießen, sodass wenig Luft im Glas verbleibt, umrühren. Das verschlossene Glas bei Zimmertemperatur dunkel lagern; täglich schütteln. Nach vier Wochen den Schnaps durch ein Tuch abfiltern, den Rückstand auspressen und den Schnaps in eine Flasche umfüllen. Dunkel aufbewahrt, hält er sich jahrelang.
Dosierung: Zur Leistungssteigerung in Belastungsphasen oder als Begleitmittel gegen die Erschöpfung wie auch als Metastasenprophylaxe bei Krebserkrankungen 2 bis 3 Monate lang 2-mal täglich 1 bis 2 Teelöffel in etwas Wasser einnehmen.

Praxistipp

Wer das Immunsystem aktivieren will, um unbeschadet Grippewellen zu überstehen, kann im Winterhalbjahr Eleu Curarina Tropfen von Harras Pharma einnehmen.
Dosis: 1- bis 2-mal täglich 20 bis 30 Tropfen in etwas Wasser.

Gegenanzeigen

Schwangerschaft, Bluthochdruck. Vorsicht bei Autoimmunleiden.

Lieferbare Produkte

Eleutherococci radix (Taigawurzel, geschnitten oder gemahlen)
Eleutherococcus senticosus Urtinktur (= D1) von DHU, Spagyra u.a.
Eleu Curarina Tropfen von Harras Pharma sowie andere Mono- und Kombipräparate

Taubnessel, Weiße

(Lamium album)

Lippenblütler *(Lamiaceae)*

Synonyme: Bienensaug, Nesselweiblein, Taube Nessel, Weibernessel.
Wirkstoffe: Schleimstoffe, Flavonoide (Rutosid), Iridoidglykoside, Hemiterpene, Phenylpropanderivate (Lamalbosid), Triterpensaponine, Labiatengerbstoffe, Spuren von ätherischem Öl, Schleimstoffe.
Heilkräfte: Reizlindernd, schleimhautschützend, antibakteriell, pilzfeindlich, entzündungswidrig, krampflösend, harntreibend und menstruationsfördernd.
Anwendungsgebiete: Bakterieller Ausfluss, Weißfluss, Blasenhalsreizung, Prostatitis, Scheidenhautentzündungen, Brandwunden, Verbrennungen, krampfartige Regelbeschwerden. Veterinärmedizinisch zur Pflege blutiger Euter bei Milchkühen.

T

Die Taubnessel ist eine Schleimdroge mit reizlindernder, schleimhautschützender und regenerierender Wirkung auf Haut und Schleimhaut. Volksmedizinisch gebraucht man das Kraut für Sitzbäder oder Vaginalspülungen bei Entzündungen der Scheidenhaut. Eine zweistündige Abkochung mit gallertartiger Konsistenz gilt in der Volksmedizin als Geheimtipp bei Verbrennungen. Innerlich dienen die Blüten als Schleimhautarznei bei Entzündungen der Harnwege wie Blasenhalsreizung. Hauptanwendungsgebiete sind aber der stressbedingt vermehrte Weißfluss wie auch der bakterielle Ausfluss. Die antibakterielle Wirkung beruht auf Labiatengerbstoffen. Volksheilkundige wie Kräuterpfarrer Künzle empfehlen Taubnesseltee bei Entzündungen der Vorsteherdrüse (Prostatitis): »Alte Männer, die entsetzliche Schmerzen leiden, weil das Wasser nicht mehr abgeht, finden Hilfe bei Genuss von ein paar Tassen dieses Krauts« (Künzle 1935). Das Nesselweiblein lindert ebenso Reizblasenbeschwerden der Frau, eignet sich in Form von Teekuren zur Sanierung der Schleimhäute von Harnblase, Gebärmutter oder Eileiter und lindert auch krampfartige Regelbeschwerden.

Studien
Der aus Taubnesselblütentrieben gewonnene wässrige Extrakt zeigte im Reagenzglas antivirale Effekte, die sogar gegen Hepatitis-C-Viren wirkten (Zhang et al. 2009).

Rezept
Regenerierende Scheidenhautmischung ⚕
Eignet sich zur Kur bei chronischen Scheidenhauterkrankungen wie Kraurose.

Acidum arsenicosum (Arsensäure) Dil. D6	20 ml
Alchemilla vulgaris (Frauenmantel) Urtinktur	20 ml
Lamium album (Weiße Taubnessel) Urtinktur	20 ml
Kreosotum (Buchenholzteerdestillat) Dil. D6	20 ml
Oenothera biennis (Nachtkerze) Urtinktur	20 ml

Über eine Apotheke von Spagyra bestellen und mischen lassen oder selber mischen.
Dosis: Langfristig 2-mal täglich 20 bis 30 Tropfen in etwas Wasser einnehmen.

Rezept
Reizlinderndes Sitzbad
Frauenmantelkraut, Rotkleeblüten und Taubnesselkraut zu gleichen Teilen mischen. 4 bis 5 gehäufte Esslöffel in 1 Liter Wasser kalt ansetzen, kurz aufkochen, dann 15 Minuten ziehen lassen, abseihen und dem Sitzbadewasser beimengen.

Rezept
Tee zur Schleimhautsanierung
Der Tee eignet sich als Begleitmittel bei chronischen Erkrankungen im Schleimhautbereich wie Ausfluss, Zysten, Polypen.

Frauenmantelkraut	30 g
Löffelkraut	20 g
Sanikelkraut	20 g
Schafgarbe mit Blüten	30 g
Stiefmütterchenkraut	30 g
Taubnesselblüten	20 g

2 Teelöffel der Mischung pro Tasse mit kochend heißem Wasser überbrühen, 8 bis 12 Minuten ziehen lassen. Mindestens 6 bis 8 Wochen lang täglich 2 bis 3 Tassen trinken.

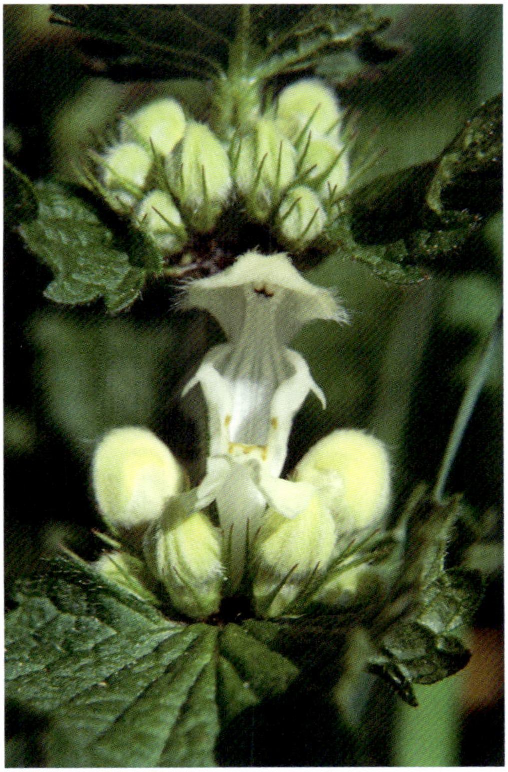

Praxistipps

- Die Firma Nestmann bietet ein Hautöl an, das Johanniskraut, Ringelblume und Taubnessel enthält. Es eignet sich u. a. zur regenerierenden Hautpflege bei Dammekzem.
- Zur Reizlinderung bei Analfissuren oder bei Hämorrhoiden kann man Haesup spag. Peka Zäpfchen von Pekana versuchen.
  Dosis: Täglich 1 bis 2 Zäpfchen in den Mastdarm einführen.

Gegenanzeigen

Keine.

Lieferbare Produkte

Lamii albi flos (Weiße-Taubnessel-Blüten, ganz oder geschnitten)
Lamii albi herba (Weiße-Taubnessel-Kraut)
Lamium album Urtinktur von DHU, Spagyra u. a.

Teebaum

(Melaleuca alternifolia)
Myrtengewächse *(Myrtaceae)*

Synonyme: Australischer Teebaumstrauch.
Wirkstoffe: Ätherisches Öl (verschiedene Chemotypen). Das Arzneibuch schreibt für Teebaumöl einen Höchstgehalt von 15 Prozent Cineol vor, für Terpine einen Mindestgehalt von 30 Prozent.
Heilkräfte: Antibakteriell, antimykotisch, antiviral, entzündungswidrig.
Anwendungsgebiete: Akne, bakterieller Ausfluss, Blasenentzündung, Dammekzem, Muttermundentzündungen (Zervizitis), Hautpilz, Vaginitis, Vaginalsoor.

Teebaum gilt als »Breitbandantibiotikum« der Aromatherapie. Teebaumöl hemmt das Wachstum vieler Erreger, darunter Coli-Bakterien, Staphylococcus aureus (MRSA), Candida albicans, Herpes-simplex-Viren und Trichomonaden. Aromatherapeuten empfehlen bei bakteriellem Ausfluss Tamponaden mit verdünntem ätherischem Öl (5- bis 10-prozentig). Sofern das ätherische Öl von guter Qualität ist, kann es zur Desinfektion kleiner Wunden unverdünnt aufgetragen werden. Längere Lagerung, mehrmaliges Umfüllen oder häufiges Öffnen der Flasche führen zu Oxidationsprozessen, durch die sich allergene Stoffe anreichern. Teebaumöl schlechter Qualität zählt zu den stärksten Allergenen unter den Aromaölen und kann allergische Hautreaktionen wie Rötung und Schwellung mit oder ohne Blasenbildung hervorrufen.

Studien

Im Reagenzglas wurde die antibiotische Wirkung von verdünntem Teebaumöl (1-prozentig) untersucht. *Ergebnis:* Schon nach 15 Minuten Einwirkzeit waren 99 Prozent der Bakterien, darunter auch resistente Staphylokokken, abgetötet (Kwiecinski/Eick/Wojcik 2009). Nicht zuletzt erwies sich Teebaumöl als stark antiviral gegenüber Herpes-simplex-Viren, Typ I und II (Blaschek 2016: 411–413).

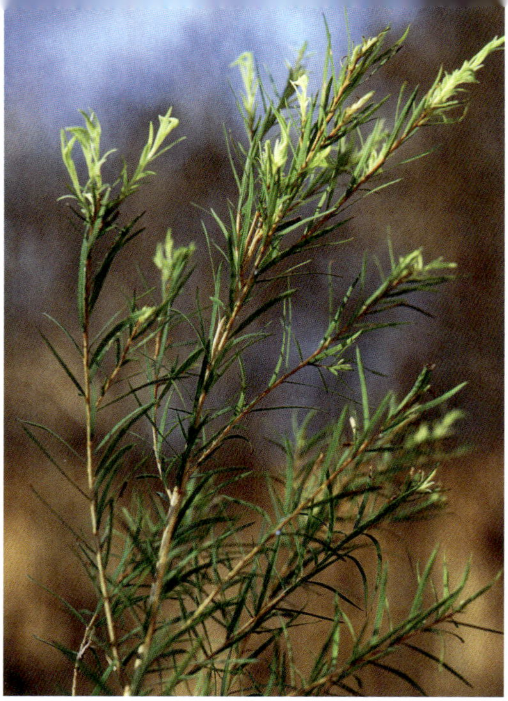

Rezept

Antibiotische Aromatamponade

5 ml ätherisches Teebaumöl mit 95 ml Olivenöl in einer kleinen Braunglasflasche mischen und kräftig verschütteln.

Anwendung: Bei bakteriellem Ausfluss, Dammekzem oder zur Nachkur bei Scheidenpilz mit der Ölmischung einen Minitampon bestreichen und 1- oder 2-mal täglich für 1 bis 2 Stunden einführen oder die Mischung direkt auf die Hautpartien auftragen.

Praxistipp

Eigens für die Nachbehandlung von Scheidenpilz stellt das Aromalabor Larome der OK Apotheke in Karlsruhe Vaginalzäpfchen mit Teebaumöl her (siehe Seite 220).

Anwendung: Als Nachkur 2- bis 3-mal wöchentlich 1 Zäpfchen über Nacht einführen.

Gegenanzeigen

Teebaumöl schlechter Qualität (lange Lagerung, häufiges Umfüllen und Sauerstoffkontakt) kann heftige allergische Hautreaktionen hervorrufen.

Lieferbare Produkte

Ätherisches Teebaumöl von Maienfelser Naturkosmetik, Neumond, Primavera u.a.
Melaleuca alternifolia D1 Lösung von Spagyra

Thymian

(Thymus vulgaris)
Lippenblütler *(Lamiaceae)*

Synonyme: Bienenkraut, Gartenthymian, Kuttelkraut, Roter Thymian (Chemotyp Thymol), Wurstkraut, Zitronenthymian (Chemotypen Linalool und Geraniol).

Wirkstoffe: Ätherisches Öl (Chemotyp variiert), Flavonoide, Triterpene, Labiatengerbstoffe (Rosmarinsäure), Phenolkarbonsäuren (Kaffeesäure), Biphenyle.

Heilkräfte: Antibakteriell (MRSA, Methicillinresistenter Staphylococcus aureus), antiviral, antimykotisch, abwehrstärkend, entzündungswidrig, harntreibend, nervenstärkend, tonisierend, krampflösend, menstruationsfördernd, durchblutungssteigernd, auswurffördernd, schmerzlindernd.

Der Chemotyp Geraniol ist mild, nervenstärkend und pilzfeindlich, der Chemotyp Linalool ist besonders hautverträglich, der Chemotyp Thymol wirkt stark antiviral.

Anwendungsgebiete: Atemwegserkrankungen (Asthma, Bronchitis, Keuchhusten, Pseudokrupp), bakterieller Ausfluss, Blasenentzündung, Magen-Darm-Infekte (Staphylokokkenenteritis, Helicobacter pylori), Schuppenflechte, Hautpilz (Candida albicans), Muttermundentzündung (HPV-Infektion, humane Papillomaviren), Virusinfektionen (Herpes), Erschöpfung, Geburtserleichterung (z.B. Austreibung der Nachgeburt).

Thymian war Arzneipflanze des Jahres 2006 (Windhaber 2006). Einige Thymianarten zählen zu den stärksten antimikrobiellen Aromapflanzen, deren Wirksamkeit gegen Bakterien, Viren und Pilze vielfach nachgewiesen wurde. Das ätherische Öl heilt bei bakteriellem Ausfluss wie auch bei virusbedingten Entzündungen am Muttermund. Frauenärztinnen empfehlen antivirale Aromazäpfchen oder Tamponaden mit dem ätherischen Öl bei auffälligen Abstrichen infolge von Virusbefall am Muttermund (z.B. Pap III/IV, HPV, humane Papillomaviren). Bei Akne hilft Thymiantee als desinfizierendes Gesichtswasser; dazu 1 Teelöffel Thymian mit 50 ml heißem Wasser überbrühen, 8 bis 10 Minuten ziehen lassen und zur Waschung verwenden. Thymiantee regt auch den Blutfluss an und lindert krampfartige Regelbeschwerden.

Studien

Eine Forschergruppe fand heraus, dass Thymian Herpes-Simplex-Viren I und II inaktiviert (Schnitzler/Koch/Reichling 2007, Tohidpour et al. 2010).

Rezept

Antivirale Thymian-Tamponade

Einen Minitampon am Schaft mit etwas Bio-Naturjoghurt bestreichen und auf die Spitze 2 bis 3 Tropfen ätherisches Thymianöl (Typ Thymol) träufeln. Jeweils einen Tampon täglich für 2 Stunden in die Scheide einführen, zusätzlich 2-mal wöchentlich Vitamin-D-Zäpfchen (z. B. Hypo A 4 Vag). Bei positivem HPV-Befund in Absprache mit der Frauenärztin durchgehend bis zum nächsten PAP-Abstrich anwenden.

Praxistipp

Zur naturheilkundlichen Behandlung von Scheidenpilz in der Schwangerschaft stellt das Aromalabor Larome der Olympia Apotheke in Karlsruhe Zäpfchen mit Thymianöl vom Chemotyp Linalool her (siehe Adressen Seite 220).

Gegenanzeigen

Keine. Allergische Hautreaktionen sind möglich, aber selten. Das ätherische Öl ist innerlich nicht für Schwangere, Stillende und Kinder geeignet.

Lieferbare Produkte

Thymi herba (Thymian, gemahlen oder gerebelt)
Thymus vulgaris Urtinktur von Ceres, DHU, Spagyra u. a.
Ätherisches Thymianöl, Typ Thymol oder Typ Linalool oder andere Chemotypen, von verschiedenen Herstellern (z. B. Maienfelser Naturkosmetik, Neumond, Primavera)

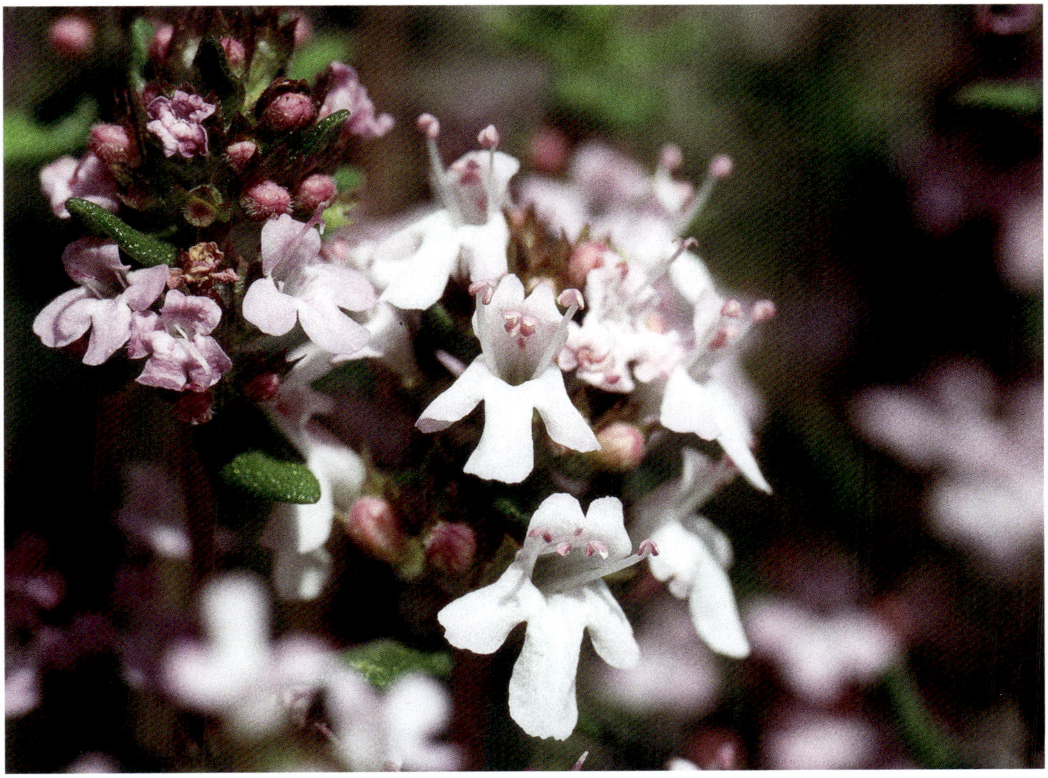

Tigerlilie

(Lilium tigrinum = Lilium lancifolium)
Liliengewächse *(Liliaceae)*

Synonyme: Brandlilie, Feuerlilie. *Lilium* leitet sich von griechisch *leiros* (zart) ab.
Wirkstoffe: Steroidalkaloide, Saponine und Schleimstoffe.
Heilkräfte: Hormonartig, antiöstrogen, progesteronähnlich, bindegewebskräftigend.
Anwendungsgebiete: Gebärmutterverlagerung, Rückbildung nach der Geburt, Senkungsbeschwerden, Prämenstruelles Syndrom (PMS), Brustspannen vor der Regel, empfindliche Brustwarzen (Östrogendominanz) in den Wechseljahren.

Gerhard Madaus erforschte die Tigerlilie in den 1930er Jahren. Im Fütterungsversuch an Ratten stieß er auf die hormonartige Wirkung: Die frischen Brutknospen verzögerten die Brunst der Versuchstiere. Dieser antiöstrogene oder progesteronähnliche Effekt wird bei Prämenstruellem Syndrom genutzt: Mastodynon von Bionorica, ein Kombinationspräparat mit *Lilium tigrinum*, lindert Brustspannen vor der Regel oder auch berührungsempfindliche Brustwarzen im Klimakterium. In der Homöopathie ist *Lilium tigrinum* ein großes Frauenmittel und wird auch »pflanzliches Sepia« genannt. Weil es das Bindegewebe kräftigt, ist das Mittel bei Gebärmutterverlagerung, bei Rückbildungsschwäche nach der Geburt wie auch bei Senkungsbeschwerden mit ständigem Harndrang angezeigt.

Studien

Gerhard Madaus stellte in den 1930er Jahren eine antiöstrogene Wirkung der frischen Brutknospen fest. Bei den damit gefütterten Tieren ließ sich die Brunst um mehrere Tage verzögern (Madaus 1938, Bd. 8: 1758). In einer Parallelgruppen-Studie erhielten Frauen, die unter schmerzhafter Brustschwellung vor der Regel litten, eine Arzneikombination mit Tigerlilie (Mastodynon). *Ergebnis:* Die Schmerzen besserten sich bei 74,5 Prozent in der Mastodynon-Gruppe, bei 82,1 Prozent in der Gestagen-Gruppe und bei 36,8 Prozent in der Placebo-Gruppe (Kubista/Muller/Sona 1987).

Rezept

Rückbildungstropfen ⚕

Alchemilla vulgaris (Frauenmantel) Urtinktur	20 ml
Bellis perennis (Gänseblümchen) Dil. D3	20 ml
Calcium fluoratum (Flussspat) Dil. D6	20 ml
Lilium lancifolium (Tigerlilie) Dil. D4	20 ml
Stannum metallicum (Zinn) Dil. D6	20 ml

Über eine Apotheke von Spagyra bestellen und mischen lassen.
Dosis: Nach der Geburt 4 bis 6 Wochen lang 2-mal täglich 20 Tropfen in etwas Wasser einnehmen.

Praxistipp

Bei Brustspannen, schmerzhafter Brustschwellung, empfindlichen Brustwarzen vor der Regel oder auch in den Wechseljahren empfiehlt sich das Kombinationsmittel Mastodynon von Bionorica, erhältlich als Tropfen oder Tabletten. Das Mittel enthält neben Mönchspfeffer auch eine Tiefpotenz der Tigerlilie. Diese Arzneikombination kann ebenso bei zyklusabhängigen Kopfschmerzen oder bei Migräne vor der Regel versucht werden, da sie sich positiv auf die Gelbkörperhormonsekretion auswirkt.
Dosis: Bei Bedarf langfristig 2-mal täglich 20 bis 30 Tropfen in etwas Wasser einnehmen. Bei zyklusabhängigen Kopfschmerzen bewährt sich die vorbeugende Einnahme von einmal täglich 20 bis 30 Tropfen über 6 bis 8 Wochen hinweg.

Gegenanzeigen

Schwangerschaft – kann Wehen erregen.

Lieferbare Produkte

Lilium tigrinum/L. lancifolium Urtinktur von DHU, Spagyra u. a.

T

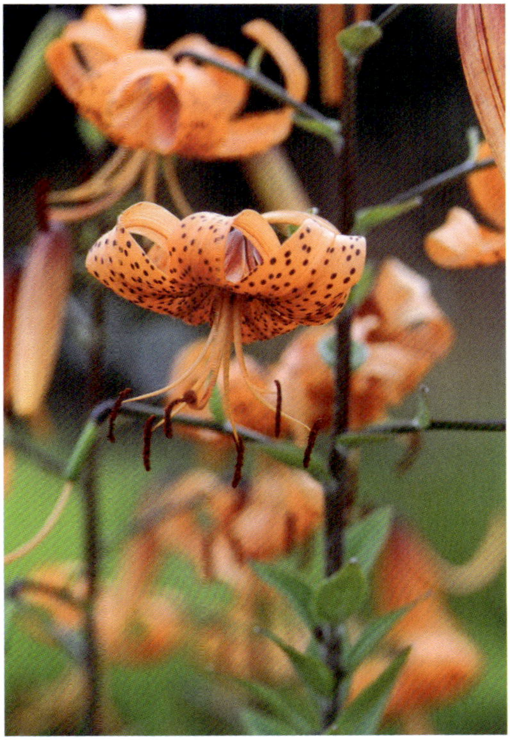

Tigerlilie

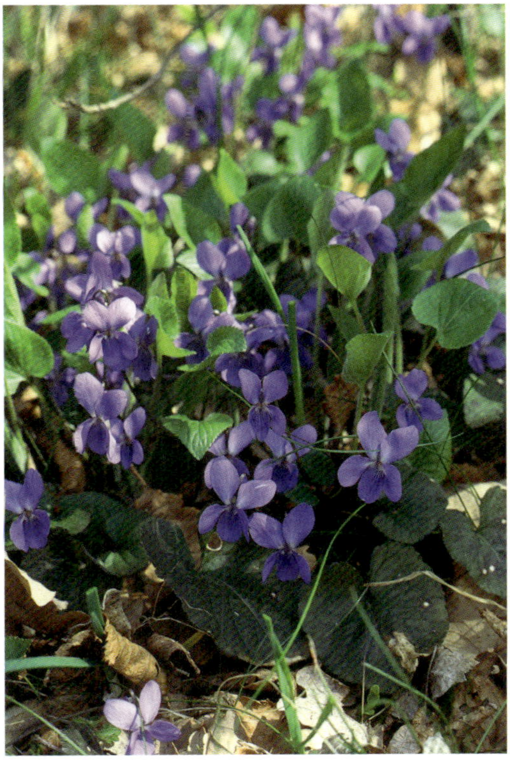

Wohlriechendes Veilchen

Veilchen, Wohlriechendes

(Viola odorata)

Veilchengewächse *(Violaceae)*

Synonyme: Märzenveilchen, Öschen (Osterblume), Tagundnachtblümlein, Tysviola (Skandinavien).

Wirkstoffe:

Wurzel und Blätter: Saponine, Salicylsäureethylester, Bitterstoffe, Alkaloide (Violin), Vitamin C.

Blüten: ätherisches Öl (Sesquiterpene: Zingiberen, Curcumen, Ionon).

Heilkräfte: Entzündungswidrig, narbenreduzierend, auswurffördernd, beruhigend.

Anwendungsgebiete: Melancholie (Blüten), Narbenpflege nach Operationen (Damm-, Kaiserschnitt, OP), alte schmerzende Narben, Narbenendometriose, Mastopathie.

Das Veilchen ist eine Frühlingsbotin. Wie auch andere blau oder violett blühende Pflanzen ist das Veilchen ein »Ähnlichkeitsmittel« bei Melancholie und Schwermut (engl. »to feel blue«). Hoffnung spendet das Veilchen jenen Frauen, die Narben am Körper und auf der Seele behandeln wollen. Egal, ob Damm- oder Kaiserschnitt, Narben nach Brust- oder Unterleibsoperationen – die Veilchencreme nach Hildegard (siehe unten) ist ein hervorragendes Narbenmittel. Einreibungen von frischen Operationsnarben führen zu einem fast narbenlosen Abheilen, alte derbe oder schmerzende Narben werden kleiner und weicher.

In Skandinavien heißt das Veilchen »Tysviola« (Tys steht für den Kriegsgott Thor). Die Wortverwandtschaft zwischen Viola und dem englischen *violent* deutet die heilsamen Effekte bei Verletzungen an. Das Duftveilchen ist eine Helferpflanze für Amazonen, die im Laufe ihres Lebens einige Narben davongetragen haben. Veilchencreme eignet sich auch zur erweichenden Pflege knotig verhärteter Brüste (Mastopathie) oder zur Dehnungsmassage des Scheideneingangs bei Kraurose (Lichen). Hildegard-Mediziner wie Dr. Hertzka und Dr. Strehlow empfehlen Veilchen-Öl oder -Creme auch zur erweichenden und auflösenden Einreibung bei Mastopathie, Endometriose, Lipom oder Lymphknotenschwellung (Hertzka/Strehlow 1992: 198–199).

Studien

Eine iranische Studie an 60 Patienten zeigte, dass ätherisches Veilchenöl in Mandelöl den Schlaf innerhalb von dreißig Tagen deutlich verbessert, wenn man die Veilchen-Mandelöl-Mischung abends vor dem Schlafengehen in die Nase gibt (Feyzabadi et al. 2018).

Rezept

Veilchencreme nach Hildegard

Frisches blühendes Veilchenkraut	20 g
Olivenöl	10 ml
Bockstalg (Ziegenfett)	20 ml
Echtes ätherisches Rosenöl	3–4 Tropfen

Das zerkleinerte Veilchenkraut mit dem Öl und dem Talg in einer Schüssel im Wasserbad erhitzen. Wenn sich alles verflüssigt hat, noch einige Minuten weiterrühren, dann abseihen. Erst im Erkalten das ätherische Rosenöl unterrühren. Die Veilchencreme in ein Glas oder eine Salbendose umfüllen. Im Kühlschrank aufbewahrt, hält sie sich etwa ein Jahr lang.

Anwendung: Veilchencreme eignet sich zur Pflege frischer Operationsnarben wie auch zur Massage alter oder schmerzender Narbenwülste bis hin zur Narbenendometriose (vgl. Hertzka/Strehlow 1989).

Praxistipp

In Frankreich gelten kandierte Veilchenblüten als Delikatesse, die sich als stimmungsaufhellendes Präsent für Wöchnerinnen eignet. Dazu die frisch gepflückten Blüten in gezuckertem Eischnee wälzen und bei 40 bis 60 Grad im Ofen trocknen.

Gegenanzeigen

Keine.

Lieferbare Produkte

Veilchenblüten, ganz, oder Veilchenkraut, geschnitten (Kräuterladen)
Violae rhizoma (Märzenveilchen-Wurzelstock)
Viola odorata Urtinktur von DHU, Spagyra u. a
Veilchen absolue pur von Maienfelser Naturkosmetik u. a.

Walnuss

(Juglans regia)
Walnussbaumgewächse *(Juglandaceae)*

Synonyme: Edelnuss, Nussbaum, Wälsche Nuß. *Juglans* bedeutet »Jupiters Eichel«.
Wirkstoffe: Gerbstoffe (Ellagitannine), Juglon, Cumarine, Flavonoide (Hyperosid, Quercetin), Phenolcarbonsäuren (Kaffeesäure, Salicylsäure), ätherisches Öl, Ascorbinsäure.
Heilkräfte: Antioxidativ, antibakteriell, antiviral, antimykotisch, antiparasitär, blutreinigend, entzündungswidrig, wundheilend, schweißhemmend, milchbildungshemmend, stopfend, verdauungsfördernd.
Anwendungsgebiete: Abstillen, Bauchspeicheldrüsenschwäche, Durchfall, Darmpilz, Nahrungsunverträglichkeiten, Akne, Hautpilz, Neurodermitis, Schuppenflechte, Sklerodermie, Schweißneigung (Pubertät, Klimakterium), Insektenabwehr.

Die Walnuss ist ein Symbol der Freude, Gerbstoffdroge und Hautheilpflanze. Das Blattwachs frischer Blätter enthält pilzfeindliches Juglon. Waschungen oder Spülungen mit Walnussblättertee lindern Scheiden-/Hautpilz und als Fußbad Nagelpilz. Bei Akne, Milchschorf, Schuppenflechte oder Neurodermitis, auch der Scheidenhaut, empfehlen sich Teekuren und Waschungen. Walnussblätter wirken auch sekretionshemmend auf die Schweiß- und Milchdrüsen. Hebammen empfehlen Teemischungen mit Walnussblättern zum Erleichtern des Abstillens. Pflanzenforscher fanden in den Blättern progesteronähnliche Wirkstoffe. Frauen, die regelmäßig Walnussblättertee trinken, berichten über eine verbesserte hormonelle Balance und weniger klumpiges Menstrualblut.

Studien

Pflanzenforschern fiel auf, dass das Laub des Walnussbaums wachstumshemmend auf Gras und Blumen wirkt. Auf der Suche nach verantwortlichen Inhaltsstoffen stießen sie in den Blättern auf Progesteron (Pauli et al. 2010).

Rezept

Reizdarmtee

Ehrenpreis	20 g
Odermennig	40 g
Schafgarbe	20 g
Walnussblätter	40 g
Wegwartenwurzel	30 g

Mischen. 2 Teelöffel pro Tasse mit heißem Wasser überbrühen, 8 bis 12 Minuten ziehen lassen. Als Kur über 8 bis 12 Wochen hinweg täglich 2 bis 3 Tassen trinken.

Rezept

Walnusstrennhaut-Tinktur für Herz und Schilddrüse (nach Huibers 1977)

Das Rezept stammt aus der Südtiroler Volksmedizin. Die Tinktur stärkt das Herz und wirkt wachstumshemmend auf Schilddrüsenknoten. Die Wirkung erklärt sich durch den Mineralgehalt der Scheidewände.

2 große Handvoll frische Walnusstrennhäute in ein Einweckglas (ca. 500 ml Inhalt) geben und randvoll mit Grappa übergießen. Den Extrakt 4 Wochen lang ziehen lassen, ab und zu schütteln, dann abfiltern, in eine Braunglasflasche umfüllen und beschriften.

Dosierung: Langfristig 2-mal täglich 15 bis 20 Tropfen in etwas Wasser einnehmen.

Praxistipp

Zur Lymphentlastung bei EBV (= Epstein-Barr-Virusinfekt) sowie zur Begleitbehandlung von Brustkrebs oder Schilddrüsenknoten empfiehlt sich eine 2- bis 3-monatige Kur mit dem Arzneikomplex Itires spag. Peka N Tropfen von Pekana. *Dosis:* 2- bis 3-mal täglich 20 bis 25 Tropfen.

Gegenanzeigen

Vorsicht bei Walnussallergie. Kann durch die Gerbstoffe Stuhlverstopfung verstärken.

Lieferbare Produkte

Juglandis folium (Walnussblätter, gemahlen oder geschnitten)

Juglans regia Urtinktur von DHU, Spagyra u. a.

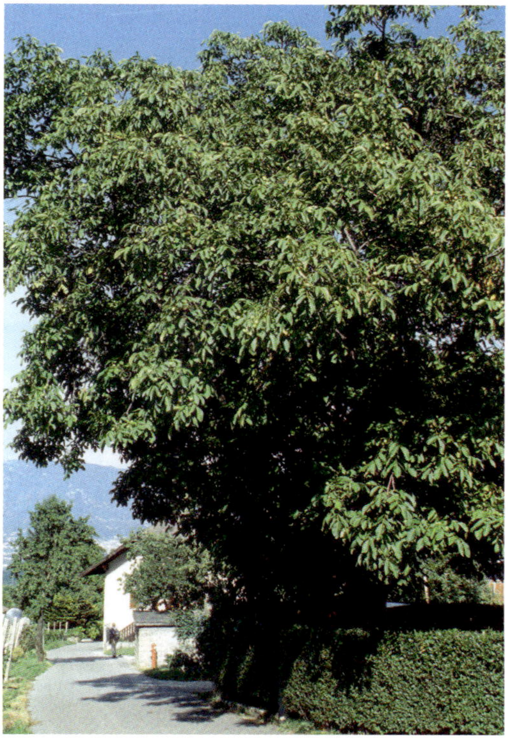

Walnuss

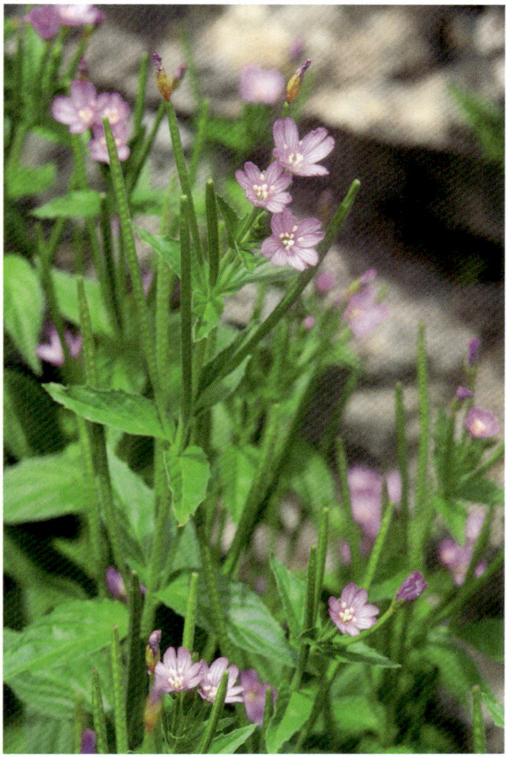

Weidenröschen

W

Weidenröschen

(*Epilobium parviflorum* und andere vorwiegend kleinblütige Unterarten)

Nachtkerzengewächse
(Onagraceae = Oenotheraceae)

Synonyme: Federblume, Feuerkraut, Frauengras, Krebsblume, Liebfrauenhaar, Schotenweiderich, Weiberzorn, Weidenkraut, Wollblume.
Wirkstoffe: Gerbstoffe (Ellagitannine wie Oenothein A und B), Flavonoide (Myricetin, Quercetin, Kämpferol), Beta-Sitosterol.
Heilkräfte: Antiandrogen, antibakteriell (Staphylokokken, Escherichia coli), antiviral, antiödematös, entzündungswidrig, harntreibend, immunmodulierend, schmerzlindernd, krebsfeindlich, tumorwachstumshemmend (Prostata).
Anwendungsgebiete: Akne, Blasenhalsreizung, chronische Harnwegsinfekte, (nächtliche) Reizblase, Harnbeschwerden bei Prostataadenom, Prostatitis, Harnblasen- oder Prostatakrebs.

Durch Maria Treben erlangte das Weidenröschen Bekanntheit und gilt seither als Universalmedizin für Harnblase und Prostata. Volksmediziner bevorzugen kleinblütige Arten wie *Epilobium parviflorum*. Doch im Schmalblättrigen Weidenröschen (*E. angustifolium*) finden sich ebenfalls Substanzen (Oenothein), die das Immunsystem aktivieren, Entzündungen lindern und im Reagenzglas sogar das Wachstum von Tumorzelllinien von Prostata- und Gebärmutterhalstumoren hemmen (Lischka-Günzel/Melzig 2007). Weidenröschen lindert die Entzündungen der Vorsteherdrüse wie auch Harnbeschwerden bei Prostataadenom. Für Frauen ist das Weidenröschen die Kardinalpflanze bei chronischen Blasenentzündungen und (nächtlicher) Reizblase.

Studien

Phytopharmakologen konnten beweisen, dass der Inhaltsstoff Oenothein B das Wachstum von Prostatakarzinomzellen hemmt und eine immunmodulierende Wirkung hat (Kiss/Kowalski/Melzig 2006). Oenothein konnte im Reagenzglas auch das Wachstum von Gebärmutterhalstumoren bremsen (Kiss 2005, Miyamoto et al. 1993).

Rezept

Reizblasenmischung ⚕

Epilobium angustifolium (Schmalblättriges Weidenröschen) Urtinktur	20 ml
Equisetum arvense (Schachtelhalm) Urtinktur	20 ml
Kreosotum (Buchenholzteer) Dil. D6	20 ml
Sepia (Tintenfischtinte) Dil. D12	20 ml
Stannum metallicum (Zinn) Dil. D8	20 ml

Über eine Apotheke von Spagyra bestellen und mischen lassen oder selber mischen.
Dosis: Über mehrere Wochen hinweg 2- bis 3-mal täglich 20 bis 25 Tropfen einnehmen.

Rezept

Frauen- und Männertee

Das Rezept geht auf Sepp Ott, den ehemaligen Leiter des Münchener Vereins Vitalia zurück. Will eine Frau ihre Weiblichkeit erhalten, dann mischt sie 2 Teile Frauenmantel mit 1 Teil Weidenröschen.
Will ein Mann seine Männlichkeit erhalten, dann mischt er 2 Teile Weidenröschen mit 1 Teil Frauenmantel.
2 gehäufte Teelöffel der Mischung pro Tasse mit heißem Wasser überbrühen, 8 bis 10 Minuten ziehen lassen. Täglich 1 große Tasse davon trinken.

Praxistipp

Bei nächtlicher Reizblase empfiehlt sich die Einnahme von Ceres Weidenröschen Frischpflanzen-Extrakt oder von Weidenröschen-Tinktur von Bergila.
Dosis: Längerfristig abends 10 bis 15 Tropfen in etwas Wasser einnehmen.

Gegenanzeigen

Keine.

Lieferbare Produkte

Epilobii herba (Weidenröschenkraut)
Epilobium parviflorum Urtinktur von Ceres (Spagyra hat Epilobium angustifolium und E. palustre im Angebot, DHU nur E. palustre)

Wermut

(Artemisia absinthium)
Korbblütler *(Asteraceae)*

Synonyme: Absinth, Bitterer Beifuß, Magenkraut, Wiegenkraut, Wormet, Wurmkraut.
Wirkstoffe: Bitterstoffe (Sesquiterpenlactone wie Absinthin), ätherisches Öl (Chamazulen, Thujon), Flavonoide (Kämpferol, Quercetin, Artemisitin), Phenolkarbonsäuren (Kaffeesäure), Cumarine, Lignane.
Heilkräfte: Je nach Dosis menstruationsfördernd bis abortiv, antibakteriell, antiparasitär, galletreibend, magenstärkend, verdauungsfördernd.
Anwendungsgebiete: Altersgastritis, Appetitlosigkeit, Blutarmut, Magenstärkung, Gallenmangel, schwache oder ausbleibende Regelblutung, Reizmagen, Reizdarm, Fettverdauungsstörungen, Morbus Crohn, Parasitosen und Wurmbefall.

Durch Absinth, auch »Grüne Fee« genannt, erlangte der Wermut Bekanntheit (vgl. Arnold 1989). Der Arzt und Phytotherapeut Volker Fintelmann, der Wermut bei Reizdarm empfiehlt, trinkt jeden Morgen eine Tasse Wermuttee für die geistige Klarheit (dazu ½ Teelöffel pro Tasse maximal 1 bis 2 Minuten ziehen lassen). Wermut ist eine verdauungsfördernde Bitterstoffpflanze, die einem Mangel an Magensäure bei Altersgastritis entgegenwirkt. Er bringt alle Verdauungssäfte ins Fließen und ist daher »eine fürnehme Arznei für böse, gallsüchtige Weiber, die ihren Leib beständig mit überlaufener Galle tränken und dadurch in mancherlei Krankheit bringen« (Künzle 1935). Auf der seelischen Ebene kann man mit 1 bis 3 Tropfen der Ceres-Urtinktur der Verbitterung über die Galle eine Art Ventil verschaffen. Wegen des Thujongehalts gehörte der Wermut einst zu den Abortiva. Frauenheilkundlich kommt das Artemisiagewächs heute wegen seiner blutflussanregenden Wirkung zur Anwendung. So kann man mit dem Tee eine Gebärmutterblutung anstoßen. Die bitteren Wermutstropfen fördern auch die Aufnahme von Eisen über den Darm, sodass sich die Eisendepots leichter auffüllen lassen.

Studien

In einer Doppelblindstudie an Morbus-Crohn-Patienten bewirkte Wermutpulver, in Kapselform eingenommen, eine Linderung des Beschwerdebilds sowie eine Verringerung der erforderlichen Cortisondosis (Omer et al. 2007).

Rezept

Leber-Gallen-Tee

Artischockenkraut	20 g
Kardobenediktenkraut	20 g
Gänsefingerkraut	20 g
Johanniskraut	30 g
Melissenblätter	30 g
Odermennigkraut	50 g
Ringelblumenblüten	20 g
Wermut	10 g

Mischen. 1 Teelöffel pro Tasse mit heißem Wasser überbrühen, etwa 5 Minuten ziehen lassen, ungesüßt trinken. Jeweils 1 Tasse vor dem Essen.

Praxistipp

Bei Reizmagen oder Reizdarm empfiehlt der Arzt und Phytotherapeut V. Fintelmann eine 3-monatige Kur mit Absinthium D1/Resina Laricis D3 aa (Weleda).
Dosis: 2- bis 3-mal täglich 15 bis 20 Tropfen in etwas Wasser einnehmen.

Gegenanzeigen

Schwangerschaft, Stillzeit. Bei Überdosierung kommt es zu Magen-Darm-Beschwerden, Nierenschäden und Störungen des Zentralnervensystems.

Lieferbare Produkte

Absinthii herba (Wermutkraut, gemahlen oder geschnitten)
Artemisia absinthium Urtinktur von Ceres, DHU, Spagyra u. a.

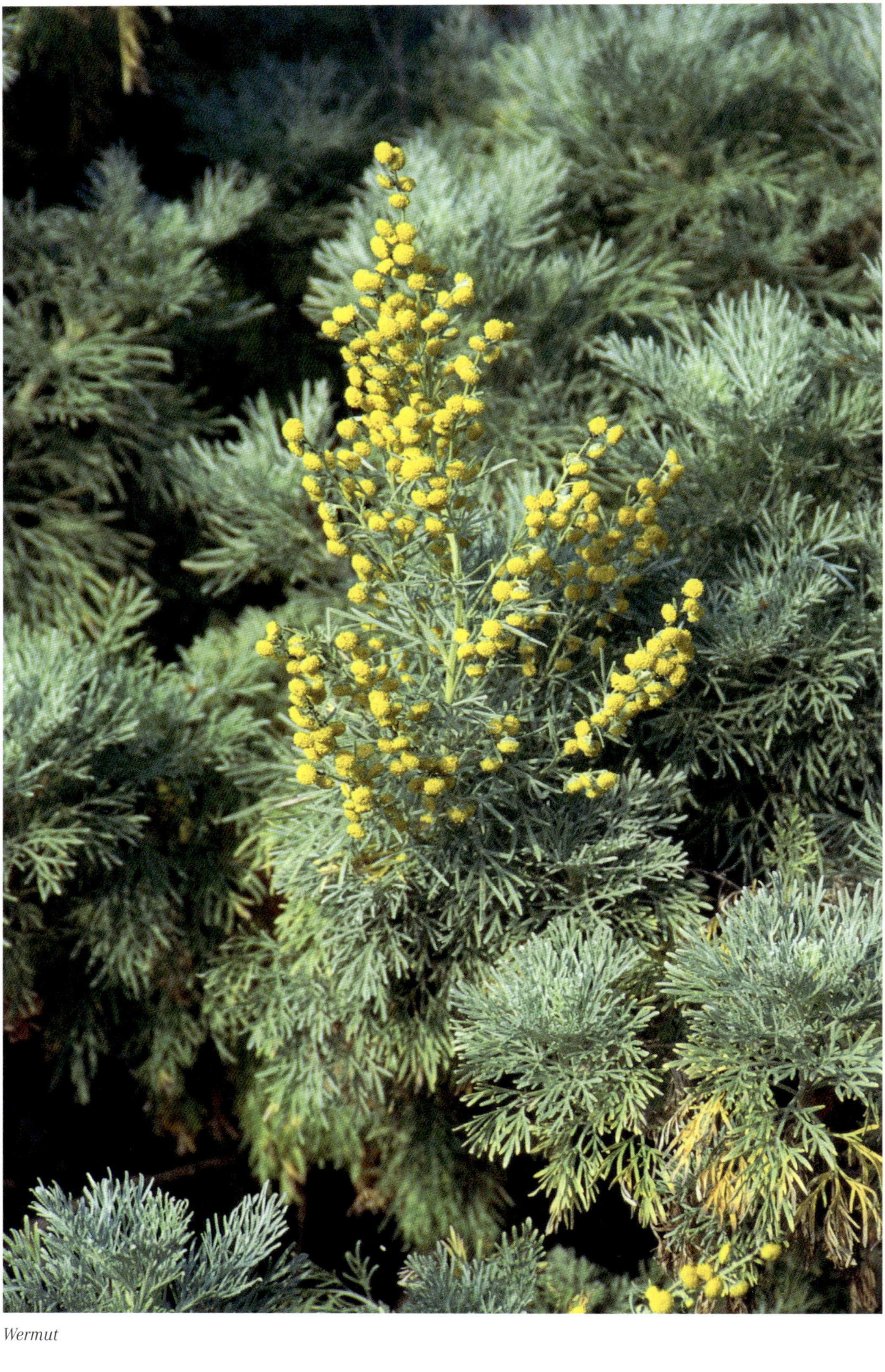

Wermut

Wiesenknopf, Großer

(Sanguisorba officinalis)

Kleiner *(Sanguisorba minor)*

Rosengewächse *(Rosaceae)*

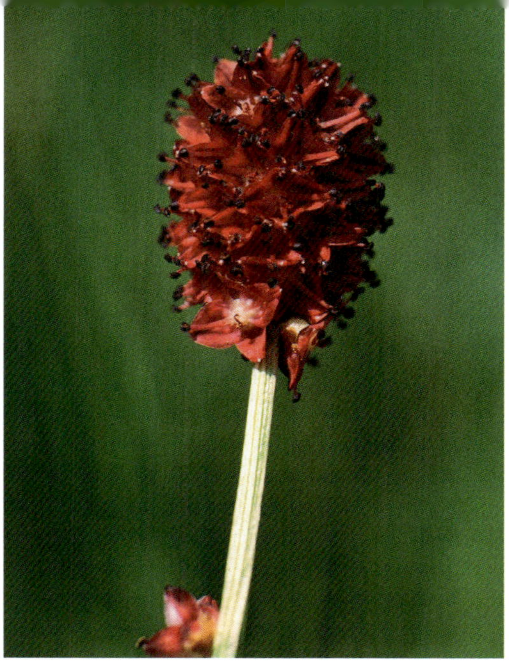

Synonyme: Becherblume, Blutkraut, Bluttröpfle, Herrgottsbärtle, Kölbelskraut, Kraftkraut, Lorentsknop (Feuerpatron Laurentius), Ruhrkraut, Schmiedekraut.

Wirkstoffe: Gerbstoffe (Pyrogallol, Ellagitannine), Flavanolderivate (Catechin), Procyanidine, Triterpenglykoside, Sterole (Beta-Sitosterol).

Heilkräfte: Antimikrobiell, antiviral, blutflusshemmend, antioxidativ, entzündungswidrig, schmerzlindernd, stopfend, wundschlussfördernd, neuroprotektiv (nervenschützend).

Anwendungsgebiete: Entzündungen der Haut (Ekzeme, Verbrennungen, nässende Wunden) und der Schleimhaut (Aphthen, Mundsoor, Vaginitis), Durchfall, Colitis ulcerosa, starke oder lang anhaltende Blutungen, Hämorrhoidalblutungen.

Wiesenknopf ist eine bewährte Blutstillerin: »Die Kölbelskreuter stopffen allerley Blutflüsse mit gewalt (...) daß ist gewiß / daß diese Kreutter den überschwencklichen Blutgang der Weiber für allen andern Artzneyen stopffen« (Matthiolus 1626). Tee oder Extrakte regulieren die übermäßige oder verlängerte Regelblutung wie auch den hellroten Blutabgang bei Dickdarmentzündungen. Kompressen oder Sitzbäder empfehlen sich bei Hämorrhoidalblutungen. Die Gerbstoffe verleihen dem Kraut sowohl blutflusshemmende als auch antibiotische Kräfte, die sich in Form von Sitzbädern oder Spülungen bei Ausfluss nutzen lassen. Urtinktur wie auch die homöopathischen Tiefstpotenzen gelten als Spezifika bei Erschöpfung nach Blutverlusten.

Studien

In mehreren Studien zeigte *Sanguisorba officinalis* neuroprotektive Effekte. Die Wurzel reduzierte die Schäden durch Hirnfarkt und -ödem (Nguyen et al. 2008). Weiter zeigten Extrakte des Wiesenknopfkrauts antivirale Aktivität, die sich gegen HIV-1 richteten (Liang et al. 2013).

Rezept

Blutstillender Frauentee

Frauenmantelkraut, Hirtentäschelkraut, Schafgarbe und Wiesenknopfkraut zu gleichen Teilen mischen. 2 Teelöffel pro Tasse mit heißem Wasser überbrühen, 8 bis 12 Minuten ziehen lassen. Vorbeugend in der Woche vor Eintritt der Regelblutung 1 bis 2 Tassen täglich und bei Bedarf während der Blutung 3 bis 4 Tassen täglich trinken.

Praxistipp

Bei Erschöpfungszuständen nach Blutverlusten empfiehlt sich eine Kur mit Solunat Nr. 5 (Cordiak), das auch Sanguisorba enthält.

Dosis: 2- bis 3-mal täglich 10 bis 15 Tropfen in einer Tasse Brennnesseltee einnehmen.

Gegenanzeigen

Keine. Kann Stuhlverstopfung verstärken.

Lieferbare Produkte

Sanguisorbae radix (Wiesenknopfwurzel)

Sanguisorbae minor herba (Kleiner Wiesenknopf, Kraut)

Sanguisorba officinalis Urtinktur von DHU, Spagyra u. a.

W

Wolfstrapp, Europäischer

(Lycopus europaeus)
Lippenblütler *(Lamiaceae)*

Synonyme: Christuslanze, Ufer-Wolfstrapp, Wasserandorn, Wasserherzgespann, Wolfsfuß.
Wirkstoffe: Phenolkarbonsäuren (Hydroxyzimtsäure- und Kaffeesäurederivate), Rosmarinsäure, Lithospermsäure, Flavonoide, Diterpene, wenig ätherisches Öl.
Heilkräfte: Antigonadotrop (keimdrüsenhemend), antithyreotrop (bremst die Schilddrüse), prolaktinsenkend, beruhigend, nervenstärkend.
Anwendungsgebiete: Hyperprolaktinämie, Schilddrüsenüberfunktion (Hyperthyreose), Schilddrüsenfehlfunktion, nervös bedingte Wechseljahresbeschwerden.

Erst im 20. Jahrhundert erkannten Pflanzenforscher den Nutzen des Wolfstrapps für die Schilddrüse. Lycopus blockiert teilweise die Wirkung von Schilddrüsenhormonen wie auch von Jod. Das Kraut beruhigt die Nerven bei medikamentös bedingten oder entzündlichen Formen der Überfunktion. Die Urtinktur ist hilfreich nach Jodexzessen, bei Jodunverträglicheit, im Entzündungsschub einer Hashimoto-Thyreoiditis, bei Schilddrüsenüberfunktion in der Schwangerschaft oder in den Wechseljahren. Wolfstrapp eignet sich für nervöse Frauen, die Tendenz zu Schilddrüsenüberfunktion zeigen, wie auch für Frauen, die nach der Einnahme von Schilddrüsenhormonen Herzklopfen bekommen. Zudem ist Wolfstrapp in der Lage, den Prolaktinspiegel abzusenken, weswegen er sich bei prämenstruellen Beschwerden wie Brustspannen vor der Regel empfiehlt (z. B. Ceres Alchemilla comp., 2-mal täglich 5 bis 6 Tropfen).

Studien

Madaus zeigte bereits 1941, dass Wolfstrapp eine Anti-Thyroxin-Wirkung hat. *Lycopus* drosselt die Aktivität der Schilddrüse und ist bei leichter Schilddrüsenüberfunktion eine Alternative zu Thyreostatika: »Die Pulsfrequenz ging zurück, die Jodspeicherung der Schilddrüse normalisierte sich innerhalb von 4 bis 5 Wochen. Besonders gut war die Besserung der nervösen Beschwerden, vor allem der Schlaflosigkeit« (Vonhoff/Winterhoff 2006).

Rezept

Schilddrüsentropfen für den Wechsel ⚕
Die Mischung eignet sich für Frauen, die ab dem Wechsel zu einer leichten Schilddrüsenüberfunktion mit nervösen Beschwerden wie Reizbarkeit, vermehrtem Schwitzen und Schlafstörungen neigen.

Euspongia officinalis (Meeresschwamm) Dil. D8	20 ml
Kalium bromatum (Kaliumbromat) Dil. D4	20 ml
Lycopus europaeus (Wolfstrapp) Urtinktur	20 ml
Melissa officinalis (Melisse) Urtinktur	20 ml
Salvia officinalis (Salbei) Urtinktur	20 ml

Über eine Apotheke von Spagyra bestellen und mischen lassen.
Dosis: Bei Bedarf 2- bis 5-mal täglich 10 bis 15 Tropfen in etwas Wasser einnehmen.

Rezept

Tee bei Schilddrüsenüberfunktion
Baldrianwurzel, Gewöhnliches Eisenkraut, Melissenblätter, Hopfenzapfen und Wolfstrappkraut zu gleichen Teilen mischen. 2 Teelöffel pro Tasse mit heißem Wasser überbrühen, 8 bis 10 Minuten ziehen lassen. Bei Bedarf 2 bis 3 Tassen täglich trinken.

Praxistipp

Eine leichte Schilddrüsenüberfunktion lässt sich mit Ceres Wolfstrapp Frischpflanzen-Extrakt regulieren.
Dosis: 2- bis 3-mal täglich 3 bis 4 Tropfen.

Gegenanzeigen

Keine. Nicht geeignet bei Kropf oder Schilddrüsenunterfunktion.

Lieferbare Produkte

Lycopi herba (Wolfstrappkraut)
Lycopus europaeus Urtinktur von Ceres, DHU, Spagyra u. a.

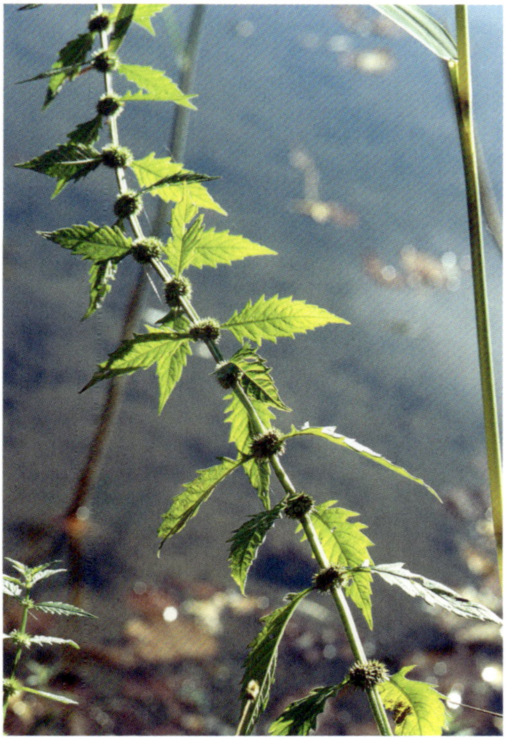

Europäischer Wolfstrapp

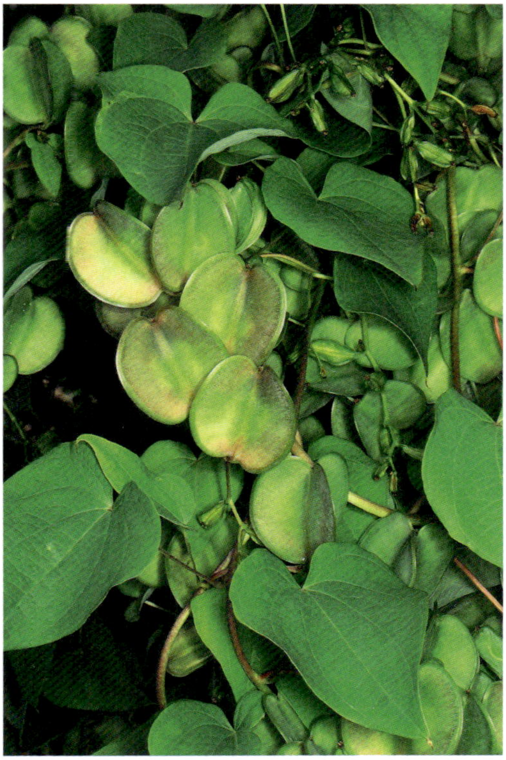

Yamswurz

Yamswurz

(Dioscorea villosa)

Schmerwurzgewächse *(Dioscoreaceae)*

Synonyme: Brotwurzel, Rheumawurzel, Wilde Yams.

Wirkstoffe: Steroidsaponine wie Dioscin und dessen Aglykon Diosgenin, Pyridinalkaloide (Dioscorin), Stärke.

Heilkräfte: Entzündungswidrig, antirheumatisch, antithrombotisch, galletreibend, verdauungsfördernd, krampflösend, krebsfeindlich, knochenschützend, schweißtreibend, gelbkörperhormonartig, nebennierenaktivierend.

Anwendungsgebiete: Menstrualkoliken, Krampfwehen, Wechseljahresbeschwerden.

Es existieren einige Unterarten der Yamswurzel, die als Nahrungsmittel (Brotwurz) und zum Teil als Ausgangssubstanz für die Herstellung von Cortison und Geschlechtshormonen dienen. Seit den 1940er Jahren wurde aus der Yamswurz Diosgenin gewonnen, das im Labor in Progesteron und Testosteron umgewandelt werden kann. Genutzt wurde dies für die erste Generation der Antibabypille. Diosgenin hat eine schwache progesteronähnliche Wirkung, regt die Nebennieren an und gleicht einen DHEA-Mangel aus. In der Übergangsphase zwischen den letzten Eisprüngen bis zum Ruhen der Eierstöcke in der Menopause greift die Yamswurz harmonisierend in den Hormonhaushalt ein. Das reine Diosgenin verstärkt die Wirkung körpereigener Östrogene. Doch in der Wurzel kommt zu wenig Diosgenin vor, als dass man Angst vor einem Zuviel an Östrogenwirkung haben müsste. Die homöopathische Yamswurz (Dioscorea villosa D2 bis D6) ist ein Frauen- und Geburtsmittel, das sich bei Menstrualkoliken oder Krampfwehen empfiehlt.

Studien

Diosgenin zeigt eine osteoprotektive Wirkung, das heißt, der Knochenabbau wird durch den Wirkstoff gehemmt. Außerdem verstärkt Diosgenin die Wirkung von Östrogenen, was die Anwendung in den Wechseljahren rechtfertigt (Patel et al. 2012).

Rezept

Endometriosetropfen ⚕

Alchemilla vulgaris (Frauenmantel)	
Urtinktur	20 ml
Cuprum metallicum (Kupfer) Dil. D6	20 ml
Dioscorea villosa (Yamswurz) Dil. D2	20 ml
Nux vomica (Brechnuss) Dil. D6	20 ml
Viburnum opulus (Schneeball) Dil. D2	20 ml

Über eine Apotheke von Spagyra bestellen und mischen lassen.

Dosis: In der ersten Zyklushälfte 1- bis 2-mal täglich 10 bis 15 Tropfen, in der zweiten Zyklushälfte 1- bis 2-mal täglich 20 bis 25 Tropfen pur oder in etwas Wasser einnehmen.

Praxistipp

Für die hormonelle Balance im Übergang von der fruchtbaren in die unfruchtbare Lebensphase empfiehlt sich die Yamscreme der Limesapotheke (siehe Seite 220).

Dosis: Bei vorhandenem Zyklus nur in der zweiten Zyklushälfte, sonst durchgehend 1- bis 2-mal täglich eine nussgroße Menge in die Armbeugen massieren.

Z

Gegenanzeigen

Keine. Nicht für Schwangere geeignet.

Lieferbare Produkte

Dioscorea radix (Yamswurzel, gemahlen oder geschnitten)

Discorea villosa Urtinktur ab D2 von DHU, von Spagyra verschreibungspflichtig bis einschließlich D3

Nahrungsergänzungsmittel diverser Hersteller (z. B. Nutri balance Yams-Kapseln von Wallner, Salzburg, wallner@wallnerpharma.at)

Zimt

(Cinnamomum verum = Cinnamomum zeylandicum)

Lorbeergewächse *(Lauraceae)*

Synonyme: Ceylon-Zimt, Echter Kaneel, Mutterzimmet (Cassia-Zimt), Echter Zimt.

Wirkstoffe: Ätherisches Öl mit bis zu 75 Prozent Zimtaldehyden, Eugenol, Zimtalkohol, Zimtsäure und andere Phenylpropane, Terpene (Linalool, Caryophyllen), Diterpene, Procyanidine, Phenolkarbonsäuren (Hydroxyzimtsäuren), Schleimstoffe, Beta-Sitosterin.

Heilkräfte: Blutzucker- und blutfettsenkend, appetitanregend, antibakteriell, pilzfeindlich, insektizid, erwärmend, entzündungswidrig, durchblutungssteigernd, krampflösend, blähungswidrig, verdauungsfördernd, schmerzstillend, wehenerregend.

Anwendungsgebiete: Darmpilz und Dysbiose, krampfartige Regelbeschwerden, Geburtserleichterung, zur Vorbeugung vor Übertragen.

Die Gewürz- und Arzneipflanze Zimt machte Schlagzeilen, weil ihr Forscher eine antidiabetogene Wirkung nachweisen konnten. Fortan hieß es, man solle Apfelkuchen mit reichlich Zimt essen, damit sich der Blutzuckerspiegel danach rascher normalisiert. Später hieß es, dass Zimt krebserregend sei. Fakt ist, dass synthetisch hergestelltes Cumarin die Leber schädigt und krebserregend ist. Im Chinesischen Zimt *(Cinnamomum cassia)* kommen nur geringe Mengen Cumarine vor. Die Tierversuche wurden mit synthetischem Cumarin durchgeführt. Ceylon-Zimt enthält nur Spuren von Cumarinen und ist daher weiterhin unbedenklich. Dennoch sollten Schwangere auf Zimt verzichten, weil er Wehen erregen und eine Frühgeburt auslösen kann. Diese Wirkung nutzen Hebammen in der Geburtsvorbereitung, indem sie Zimtrinde in Tees gegen das Übertragen geben. Erfahrene Hebammen nutzen auch verdünntes Zimtöl zur eröffnenden Muttermundmassage. Ätherisches Zimtrindenöl ist »das am stärksten antibakteriell wirksame Öl« (vgl. Wabner/Beier 2009: 325).

Studien

In einer pakistanischen Studie erhielten 60 Patienten 40 Tage lang zwischen 1 und 6 Gramm Zimtrinde. In der Folge waren die Nüchternblutwerte von Blutzucker, LDL-Cholesterol und Gesamtcholesterol gegenüber der Placebo-Gruppe deutlich niedriger (Khan et al. 2003, vgl. auch: Ammon 2005).

Rezept

Wehenerregendes Muttermundöl
nach I. Stadelmann

Weizenkeimöl	20 ml
Ätherisches Nelkenknospenöl	3 Tropfen
Ätherisches Zimtrindenöl	5 Tropfen

Alles in eine Braunglasflasche füllen und vor Gebrauch kräftig schütteln. Zur geburtserleichternden Muttermundmassage durch eine Hebamme während der Geburt anzuwenden (Stadelmann 2000).

Rezept

Teemischung gegen das Übertragen

Beifußkraut	1 EL
Gewöhnliches Eisenkraut	1 EL
Rosmarin	1 EL
Zimtrinde	1 Stange

Alles zusammen mit 1 Liter Wasser in einen Topf geben und auf kleiner Flamme etwa 5 Minuten kochen. Den Topf vom Herd nehmen und das Ganze weitere 5 bis 10 Minuten zugedeckt ziehen lassen, dann abseihen und in eine Thermoskanne füllen. Ab dem errechneten Geburtstermin und in Absprache mit der Hebamme zur Anregung der Wehentätigkeit jeweils eine Kanne voll über den Tag verteilt trinken.

Praxistipp

Zimtaldehyde verleihen ätherischem Zimtöl starke antimikrobielle Kräfte, die sich auch zur desinfizierenden Reinigung des Kühlschranks eignen. Einfach ein paar Tropfen des ätherischen Öls zusammen mit etwas Essigessenz ins Putzwasser geben. *Wichtig:* Handschuhe anziehen, um das Allergierisiko zu reduzieren!

Gegenanzeigen

Schwangerschaft, Magen-Darm-Geschwüre, Reizdarm. Allergische Reaktionen sind möglich.

Lieferbare Produkte

Cinnamomi cortex (Zimtrinde von Cassia- oder Ceylon-Zimt, Stangen oder gemahlen; Cassia-Zimtblüten)
Cinnamomum Urtinktur (= D1) von DHU, Spagyra u. a.
Ätherisches Zimtöl, verschiedene Chemotypen, von Maienfelser Naturkosmetik, Neumond, Primavera u. a.

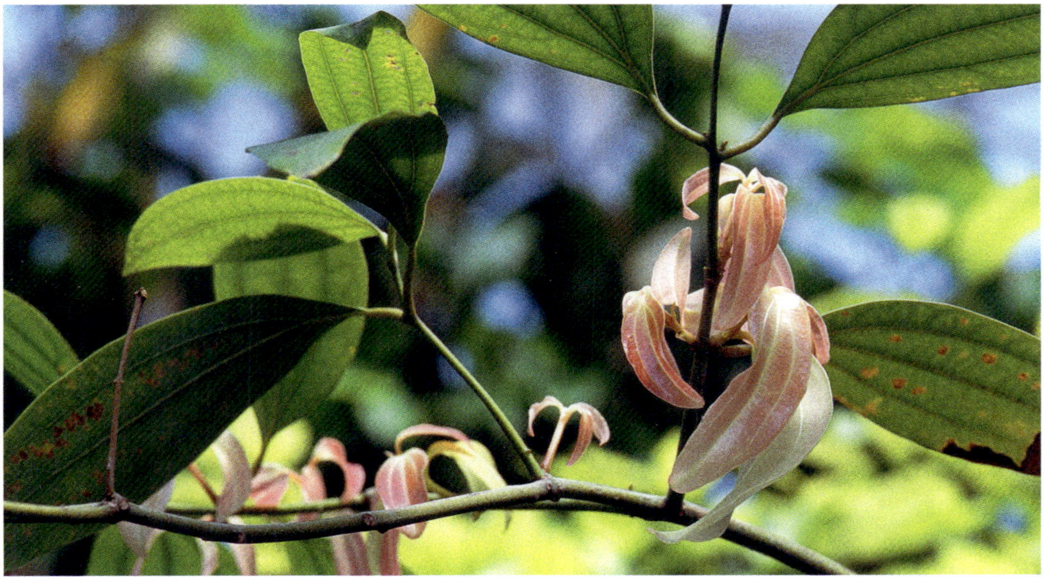

Zinnkraut

(Equisetum arvense)

Schachtelhalmgewächse *(Equisetaceae)*

Synonyme: Ackerschachtelhalm, Katzenschwanz, Rossschweif, Saftheu.
Wirkstoffe: Kieselsäure, Kaliumsalze, Aluminiumchlorid, Mangan, Flavonoide (Isoquercitrin, Luteolin, Equisetin), Alkaloide (Palustrin, Nikotin), Kaffeesäurederivate, Saponine (Equisetonin), Beta-Sitosterin.
Heilkräfte: Antimikrobiell, harntreibend, nierenstärkend, entzündungswidrig, abwehrstärkend (Leukozytose), leberschützend, pilzfeinlich, blutstillend, knochenregenerierend, bindegewebskräftigend, uterustonisierend.
Anwendungsgebiete: Blasenentzündungen, Bindegewebsschwäche, Hautpilz, Inkontinenz, Osteoporose, Immunmodulation, Krebserkrankungen, Zysten (Eierstock, Nieren), Myome, Gebärmutterblutungen, chronische Entzündungen, Nierenschwäche durch Medikamente und bei Autoimmunleiden.

Z

Zinnkraut oder Schachtelhalm ist ein Bodenheiler und eine Knochenheilpflanze. Mit einem Kieselsäuregehalt von bis zu 12 Prozent in der frischen Pflanze gehört sie zu den mineralreichsten Gewächsen. Die Kieselsäure macht sie zu einer Strukturkraft spendenden Pflanze bei Blutungen, Myomen oder Zysten. Kieselsäure aktiviert auch das Immunsystem, und das Zinnkraut eignet sich daher besonders zur Behandlung chronischer Entzündungen. Zur Stärkung der Knochen und Gelenke, auch bei Rheuma, empfehlen sich Kuren mit der Urtinktur oder mit Arzneikomplexen. Presssaft oder Abkochungen heilen auch Hautpilz (für ein Dekokt 2 Esslöffel Zinnkraut in ½ Liter Wasser kalt ansetzen und 20 bis 30 Minuten auf kleiner Flamme kochen; langfristig 1 Tasse täglich trinken und 1 Tasse zur Waschung gebrauchen). Ackerschachtelhalm zeigt auch Resistenz gegenüber Umweltgiften (Herbizide) und sollte daher bei Umweltleiden wie Rheuma oder Sklerodermie eingesetzt werden. In der Anthroposophischen Medizin findet Equisetum als Nierenstärkungsmittel bei Autoimmunprozessen Anwendung (z.B. Equisetum cum Sulfure tostum Verreibung D4 von Weleda).

Studien
Extrakten wurde eine entzündungshemmende Wirkung nachgewiesen, die den Einsatz von Schachtelhalm bei chronischen Entzündungen wie Rheuma rechtfertigt (vgl. Gründemann et al. 2014). Einer Anwendungsbeobachtung zufolge stabilisiert der Schachtelhalm den Elektrolythaushalt bei medikamentös bedingtem Nierenversagen nach Leukämiebehandlung (Wiebelitz 2017).

Rezept
Zinnkraut-Sitzbad
2 Handvoll Zinnkraut in 2 Liter Wasser 30 Minuten auf kleiner Flamme köcheln. Den Absud dem Sitzbadewasser beimengen und etwa 20 Minuten darin baden. Das Zinnkrautsitzbad empfiehlt sich bei Dammekzem, chronischen Scheidenhauterkrankungen (z.B. Kraurose, Lichen), bei Myomen oder Zysten.

Rezept
Unterleibsdampfbad nach Eva Aschenbrenner
Brennnesselblätter, Salbeiblätter, Schafgarbe und Zinnkraut zu gleichen Teilen mischen.
2 bis 3 Handvoll mit 2 Liter Wasser in einen alten Topf geben, etwa 10 Minuten auf kleiner Flamme köcheln lassen. Den Topf in die Toilettenschüssel stellen, dann sich so auf die Toilettenbrille setzen, dass der Dampf aus dem Topf auf den Unterleib einwirken kann. *Anwendungsdauer:* 15 bis 20 Minuten. Das Dampfbad wirkt bei Blasen- oder Unterleibsentzündungen wohltuend und entkrampfend; Antibiotika oder antibiotische Pflanzen ersetzt es aber nicht!

Rezept
Zinnkraut-Blasen-Wickel
In der anthroposophischen Medizin werden bei unfreiwilligem Harnabgang etwa bei multipler Sklerose Zinnkraut-Wickel empfohlen, um eine bessere, bewusstere Wahrnehmung der Blase zu entwickeln.
2 bis 3 Esslöffel Zinnkrautpulver mit 200 ml heißem Wasser überbrühen. Den Brei auf ein Tuch streichen und dieses feucht-warm auf den Unterbauch legen. Eine Wärmflasche darauflegen, mit

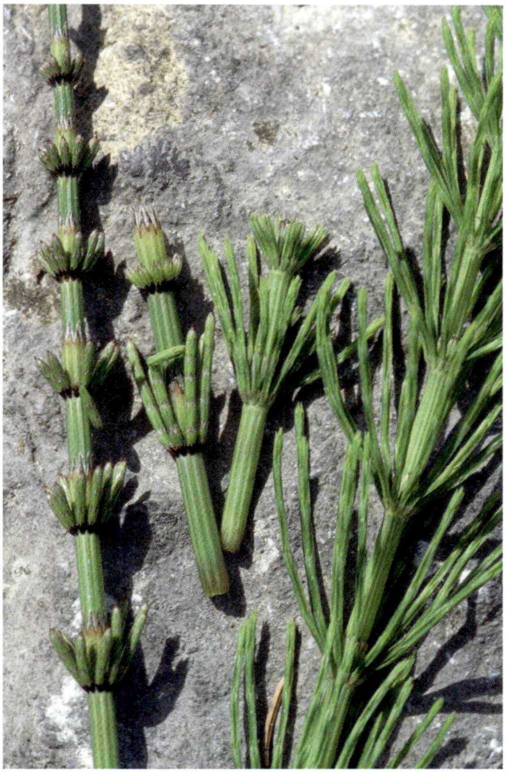

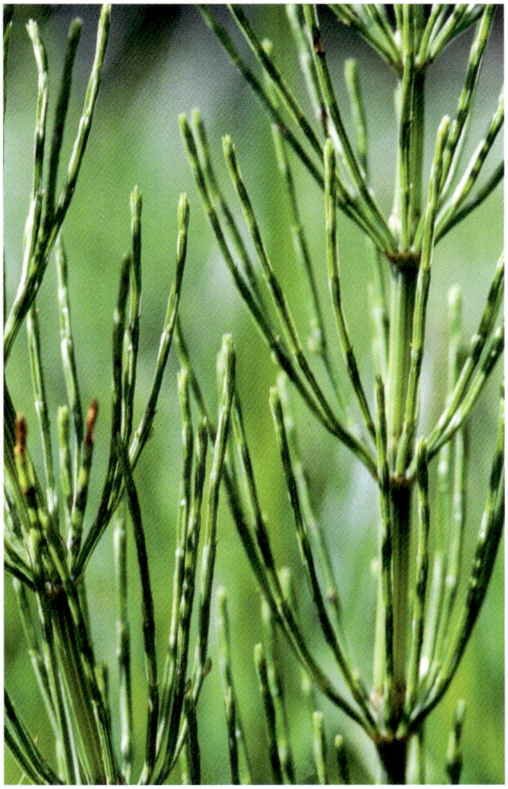

Wickeltuch aus Schafwolle oder mit Handtüchern bedecken und 20 Minuten einwirken lassen. Den Wickel entfernen, die Haut säubern, den Bereich mit Kupfersalbe rot von Wala einmassieren und noch etwas nachruhen.

Praxistipps

- Für eine Bindegewebskur empfiehlt sich Metasilicea S von Meta Fackler, das auch Zinnkraut enthält.
  Dosis: 2-mal jährlich 6 Wochen lang täglich 60 Tropfen in eine Flasche stilles Wasser geben und schluckweise über den Tag verteilt trinken.
- Zur Knochenstärkung (z.B. nach Implantat) wie auch als Osteoporoseprophylaxe empfiehlt sich Steirocall Lösung von Steierl.
  Dosis: Langfristig 1-mal täglich circa 40 Tropfen in etwas Wasser einnehmen.

Gegenanzeigen

In der Schwangerschaft vorsichtig dosieren.

Lieferbare Produkte

Equiseti herba (Schachtelhalmkraut, gemahlen oder geschnitten)
Equisetum arvense Urtinktur von Ceres, DHU, Spagyra, Weleda u. a.
Equisetum arvense Silicea cultum D2/D3 Dilution und Injektionslösung von Weleda
Equisetum arvense, ethanol. Decoctum 10 %, Tinktur von Weleda
Equisetum arvense 10 %, ölige Einreibung von Weleda

Zum Umgang mit den Rezepten

Möglichkeiten und Grenzen der Selbstbehandlung

Grundsätzlich eignen sich die meisten Naturheilmittel zur Selbstbehandlung. Dennoch sollten Sie bedenken, dass nur Ärzte/Ärztinnen und Heilpraktiker/-innen über die für die Diagnosestellung und Behandlung erforderlichen medizinischen Kenntnisse verfügen. Sollten Sie unsicher sein, welches Mittel sich für Sie eignet, wie lange oder in welcher Dosierung Sie etwas einnehmen dürfen, holen Sie therapeutischen Rat ein. Falls trotz konsequenter Einnahme oder Anwendung der genannten Mittel keine Besserung eintritt oder falls sich die Beschwerden sogar verschlimmern und spätestens, wenn neue Beschwerden wie etwa Schmerzen hinzukommen, sollten Sie sich umgehend fachkundlich beraten lassen. Schwangere, Stillende, Schwerkranke oder auch Personen, die bereits viele verschiedene Medikamente oder Nahrungsergänzungsmittel einnehmen, sollten sich wegen möglicher Wechselwirkungen ebenfalls fachkundig beraten lassen (Apotheke, Ärzte, Heilpraktiker). Alle aufgeführten Rezepturen verstehen sich als Beispiele. Die Anwendung erfolgt stets auf eigene Verantwortung. Weder der Verlag noch die Autorin haften für Schäden, die aus der Anwendung entstehen können. Die Rezepte wie auch die Dosierungen eignen sich nicht für Kinder. In der Schwangerschaft und Stillzeit sollten Sie alle naturheilkundlichen und schulmedizinischen Anwendungen mit Ihrer Frauenärztin oder Hebamme besprechen.

Zu den Heilpflanzenrezepturen

Die meisten Rezepte enthalten Hinweise zu den Bezugsquellen = Kräuterladen, $ = Apotheke). Generell sind Naturheilmittel oder Mischrezepturen über Apotheken zu beziehen. Aber nicht alle Apotheken haben Erfahrungen mit homöopathischen Mischungen oder mit Sonderanfertigungen wie Salben und Vaginalzäpfchen. Apotheken, die damit Erfahrung haben und solche Rezepturen häufiger ausführen, rechnen anteilig ab, was zur Herstellung effektiv gebraucht wurde. Andernfalls kann es sein, dass die Apotheke die vom Großhandel bezogene Menge vollumfänglich in Rechnung stellt. So kam es vor, dass eine einfache 200-Gramm-Teemischung mit 5 verschiedenen Kräutern in einer Apotheke um die 100 Euro gekostet hat, weil der Großhandel die Einzelkräuter erst ab 100 Gramm an die Apotheke abgibt. In Kräuterläden werden dagegen kleine Mengen von 20 Gramm abgewogen und gegen geringen Aufpreis verkauft, weshalb dasselbe Teerezept dort nur um die 20 Euro kostet. Eine homöopathische 100-ml-Mischung kann je nach Apotheke um die 60 Euro oder auch mehr kosten. Daher empfiehlt es sich, sich vorab über die Preise sowie über die Lieferzeiten von Spezialanfertigungen zu informieren.

Zur Lieferbarkeit

In den letzten Jahrzehnten hat der Arzneimittelmarkt viele Veränderungen durchgemacht. Unzählige Naturheilmittel wurden meist aus wirtschaftlichen Gründen vom Markt genommen. Daher kann es sein, dass die eine oder andere in diesem Buch aufgeführte Pflanzenarznei (manchmal auch nur vorübergehend) nicht erhältlich ist. Am besten erkundigen Sie sich bei einer der auf Seite 220 (Adressen und Bezugsquellen) aufgeführten Apotheken nach der Lieferbarkeit. Meist gibt es Ersatzpräparate oder Folgemittel, oder dasselbe Produkt ist unter einem anderen Namen erhältlich.

Zur Anwendungsdauer

Pflanzenmedizin darf in der Regel über lange Zeit angewendet beziehungsweise eingenommen werden. Die meisten Frauenleiden sind über Monate und Jahre hinweg entstanden; dementsprechend lang muss die Arznei eingenommen werden, um nachhaltige Effekte zu erzielen. Ein chronisches Leiden, das seit vielen Jahren besteht, lässt sich nicht in wenigen Wochen wegzaubern. Der Volksmund sagt: »Die Krankheit kommt im Galopp und geht im Gänsemarsch.« Aus diesem Grund sollten Sie den Pflanzen genug Zeit geben, um ihre Wirkungen zu entfalten. Pflanzen wirken oft erstaunlich rasch, aber bei chronischen Erkrankungen braucht es doch Geduld. Sofern also bei einem Rezept von »langfristiger« Einnahme die Rede ist, kann man zunächst 6 bis 8 Wochen lang hochdosiert damit kuren und danach eventuell über Monate hinweg mit einer niedrigeren Dosierung fortfahren.

Bitte bedenken Sie, dass nur Sie selbst herausfinden können, in welcher Dosierung die Naturheilmittel Ihnen guttun.

Quellen und Literaturverzeichnis

Adlercreutz, H., et al.: Effect of dietary components, including lignans and phytoestrogens, on enterohepatic circulation and liver metabolism of estrogens and on sex hormone binding globulin (SHBG). Journal of Steroid Biochemistry 1987, 27(4-6): 1135-1144

Aigremont: Volkserotik und Pflanzenwelt, Krauss und Hallescher Verlag für Literatur und Musik, Leipzig, Halle 1907-1910, Nachdruck Express Edition, Berlin 1987

Akhondzadeh, S., et al.: Comparison of Crocus sativus L. and imipramine in the treatment of mild to moderate depression. A pilot double-blind randomized trial. BMC Complementary and Alternative Medicine 2004, 4: 12

Al-Bayati, Nisreen: Antiproliferative activity of Lilium candidum alkaloid extract on human breast cancer cell line. Journal of Pharmaceutical Sciences and Research 2018, 10(8): 2014-2016

Alberti, Á., et al.: Characterization of phenolic compounds and antinociceptive activity of Sempervivum tectorum L. leaf juice. Journal of Pharmaceutical and Biomedical Analysis 2012, 70: 143-150

Albrecht, U., Goos, K. H., Schneider, B.: A randomised, double-blind, placebo-controlled trial of a herbal medicinal product containing Tropaeoli majoris herba (Nasturtium) and Armoraciae rusticanae radix (Horseradish) for the prophylactic treatment of patients with chronically recurrent lower urinary tract infections. Current Medical Research and Opinion 2007, 23(10): 2415-2422

Ambrosius, F.: Nasalspray aus Eberraute gegen allergische Rhinitis. Zeitschrift für Phytotherapie 2006, 27(3): 140

Amling, R.: Phytotherapeutika in der Neurologie. Zeitschrift für Phytotherapie 1991, 12(1): 9-14

Ammon, H. P. T.: Zimt als Antidiabetikum? Stellungnahme der DDG. Deutsche Apotheker Zeitung 2005, 5: 53

Amsterdam, J. D., et al.: A randomized, double-blind, placebo-controlled trial of oral Matricaria recutita extract therapy for generalized anxiety disorder. Journal of Clinical Psychopharmacology 2009, 29(4): 378-382

Armanini, D., et al.: History of the endocrine effects of licorice. Experimental and Clinical Endocrinology & Diabetes 2002, 110(6): 257-261

Arnold, W. N.: Absinth. Droge des Fin de Siècle. Spektrum der Wissenschaft 1989, 8: 64-69

Aschenbrenner, E.: Rezepte für die Gesundheit, Kosmos Verlag, Stuttgart 2005

Aslanyan, G., et al.: Double-blind, placebo-controlled, randomnised study of single dose of ADAPT-232 on cognitive functions. Phytomedicine 2010, 17(7): 494-499

Auffray, B.: Protection against singlet oxygen, the main actor of sebum squalene peroxidation during sun exposure, using Commiphora myrrha essential oil. International Journal of Cosmetic Science 2007, 29(1): 23-29

Avato, P., et al.: Antimicrobial activity of polyacetylenes from Bellis perennis and their synthetic derivatives. Planta Medica 1997, 63(6): 503-507

Avelino-Flores, M. C., et al.: Cytotoxic activity of the methanolic extract of Turnera diffusa Willd on breast cancer cells. Journal of Medicinal Food 2015, 18(3): 299-305

Bach-Rojecky, L.: Analgesic effect of caffeine and clomipramine. A possible interaction between adenosine and serotonin systems. Acta pharmaceutica 2003, 53(1): 33-39

Baily, C. J., Day, C.: Metformin: its botanical background. Practical Diabetes International 2004, 21(3): 115-117

Baranov, A. P.: Calendula - wie ist die Wirksamkeit bei Verbrennungen und Verbrühungen? Deutsche Apotheker Zeitung 1999, 139(1): 2135-2138

Bauer, H. W., Sudhoff, F., Dressler, S.: Endokrine Parameter während der Behandlung der benignen Prostatahyperplasie mit ERU, in: Bauer, H. W. (Hrsg.): Benigne Prostatahyperplasie II, Zuckschwerdt Verlag, München 1988, S. 44-49

Bauer, H. W., Wiedemann, A.: Diuretische, antiinflammatorische, spasmolytische und immunmodulatorische Therapie mit Goldrutenkraut, Zeitschrift für Phytotherapie 2003, 24(5): 218-221

Beer, A. M., Neff, A.: Differentiated evaluation of extract-specific evidence on Cimicifuga racemosa's efficacy and safety for climacteric complaints. Evidence-Based Complementary and Alternative Medicine 2013, 2013: 860602

Beer, A. M., Neff, A.: Aktuelle Datenlage zur Wirksamkeit und Sicherheit von zugelassenen Traubensilberkerzenpräparaten. Zeitschrift für Phytotherapie 2016, 37(5): 192–193

Beiser, R.: Vergessene Heilpflanzen, AT Verlag, Aarau und München 2016

Béliveau, R., Gingras, D.: Krebszellen mögen keine Himbeeren, Kösel, München 2007

Beltz, L. A., et al.: Mechanisms of cancer prevention by green and black tea polyphenols. Anti-Cancer Agents in Medicinal Chemistry 2006, 6(5): 389–406

Berdonces, J. L.: Heilpflanzenporträt Aloe vera (L.) Burm. f. Zeitschrift für Komplementärmedizin 2010, 2(6): 50–51

Béress, A., et al.: A new procedure for the isolation of anti-HIV compounds (polysaccharides and phenols) from the marine alga Fucus vesiculosus. Journal of Natural Products 1993, 56(4): 478–488

Berger, F., Hensel, A., Nieber, K.: Crocus sativus L. ist nicht nur ein Gewürz. Die neuroprotektive Wirkung eines Safranextraktes, Zeitschrift für Phytotherapie 2012, 33(6): 263–271

Berry, N. M., et al.: Acute effects of an Avena sativa herb extract on responses to the Stroop Color-Word test. Journal of Alternative and Complementary Medicine 2011, 17(7): 635–637

Bader, G.: Die Goldrute, Zeitschrift für Phytotherapie 1999, 20(4): 196–200

Beer, A. M.: Cimicifuga racemosa bei klimakterischen Beschwerden. Aktuelle Daten bestätigen Wirksamkeit und Sicherheit. Zeitschrift für Phytotherapie 2015, 36(1): 10–17

Beuchert, M.: Symbolik der Pflanzen. Von Akelei bis Zypresse, Insel Verlag, Frankfurt am Main und Leipzig 1995

Belcaro, G., et al.: A controlled study of a lecithinized delivery system of curcumin (Meriva®) to alleviate the advers effects of cancer treatment. Phytotherapy Research 2014, 28(3): 444–450

Bichsel, B., Brönnimann, J.: Gemmotherapie. Die Kraft der Knospen, Verlag Eugen Ulmer, Stuttgart 2016

Bielenberg, J.: Die Süßholzwurzel im Blickpunkt berühmter Persönlichkeiten der Medizingeschichte. Zeitschrift für Phytotherapie 2012, 33(1): 7–12

Bielenberg, J.: Hepatoprotektive Effekte der Süßholzwurzel. Zeitschrift für Phytotherapie 2018, 39(2): 66–70

Biendl, M.: Grünes Gold. Anticancerogene Aktivität – ein neuer Aspekt bei Hopfeninhaltsstoffen. Brauindustrie 1999, 84(9): 502–507

Blaschek, W., et al. (Hrsg.): Hagers Enzyklopädie der Arzneistoffe und Drogen, Bd. 8, 6. Auflage, Springer Verlag, Berlin/Heidelberg/New York 2006

Blaschek, W. (Hrsg.): Wichtl – Teedrogen und Phytopharmaka. Ein Handbuch für die Praxis, 6. Auflage, Wissenschaftliche Verlagsgesellschaft, Stuttgart 2016

Blázovics, A., et al.: Effect of liver-protecting Sempervivum tectorum extract on the immune reactivity of spleen cells in hyperlipidaemic rats. Phytotherapy Research 1994, 8(1): 33–37. doi: 10.1002/ptr.2650080108

Bocci, C., et al.: Role of a homeopathic complex (VC 15 forte ®) in fatigue induced by radiotherapy treatment. European Journal of Integrative Medicine 2012, 4: 125

Bock, H.: Kreütterbuch, Straßburg 1577, Nachdruck Verlag Konrad Kölbl, München 1964

Bodinet, C., et al.: Influence of peroral application of a herbal immunmodulator on the antibody production of Peyer's patches cells. Arzneimittelforschung 2004, 54(2): 114–118

Boggs, W.: Fennel Vaginal Cream Improves Atrophy in Postmenopausal Women. Medscape 12/2015. http://bit.ly/1J1SQ7S http://www.medscape.com/viewarticle/856446_print

Brandl, B.: Panax Ginseng – eine bedeutsame Heilpflanze in der heutigen Praxis, Merkurstab 2008, 61(1): 81–88

Braunschweig, R. von: Pflanzenöle Stadelmann, Wiggensbach 2007

Briese, V.: Phytoöstrogene und Tumorerkrankungen. Zeitschrift für Phytotherapie 2010, 31(6): 285–287

Brock, A., et al.: Brassicaceae contain nortropane alkaloids. Phytochemistry 2006, 67(18): 2050–2057

Brodschelm, W., Schurz, J., Egger, C.: Expertenrat. Granatapfelsaft soll bei Prostatakrebs helfen! Gibt es dazu Untersuchungen? Zeitschrift für Phytotherapie 2007, 28(2): 79–80

Brown, D. J., Dattner, A. M.: Phytotherapeutic approaches to common dermatologic conditions. Archives of Dermatology 1998, 134(11): 1401–1404

Brunfels, O.: Kreüterbuch 1532, Nachdruck Verlag Konrad Kölbl, München 1964

Bühring, U.: Heilkraft von Obst und Gemüse, Verlag Eugen Ulmer, Stuttgart 2017

Büttner, S.: Die Möglichkeiten eines supportiven Einsatzes der Phytotherapie bei Brustkrebspatientinnen. Zeitschrift für Phytotherapie 2017, 38(1): 27–31

Cai, T., et al.: Apple consumption is related to better sexual quality of life in young women. Archives of Gynecology and Obstetrics 2014, 290(1): 93-98

Casetti, F., et al.: Antimicrobial activity against bacteria with dermatological relevance and skin tolerance of the essential oil from Coriandrum sativum L. fruits. Phytotherapy Research 2011. doi: 10.1002/ptr.3571

Casetti, F., Wölfle, U., Schempp, C. M.: Koriander (Coriandrum sativum L.) Ein antimikrobiell wirksamer mediterraner Doldenblütler mit hautfreundlichen Eigenschaften. Zeitschrift für Phytotherapie 2012, 33(1): 43-46

Cavanagh, H. M., Wilkinson, J. M.: Biological activities of lavender essential oil. Phototherapy Research 2002, 16(4) 301-308

Čavčić, A., et al.: Koriander-öl-haltige Lipolotion bei atopischer Dermatitis. Haut 2009, 3: 110-111

Ceban, E.: Efficacy of a fixed combination of Centaurii herba, Levistici radix and Rosmarini folium in urinary lithiasis. Results of an open randomized cohort study. Zeitschrift für Phytotherapie 2012, 33(1): 19-23

Chakraborty, D., et al.: Antihyperglycemic potentials of a threatened plant, helonias dioica. antioxidative stress responses and the signaling cascade. Experimental Biology and Medicine 2011, 237(1): 64-76

Chen, J. R., et al.: Immunomodulatory activity in vitro and in vivo of polysaccharide from Potentilla anserina. Fitoterapia 2010, 81(8): 1117-1124

Cho, I.-H.: Effects of Panax ginseng in neurodegenerative diseases. Journal of Ginseng Research 2012, 36(4): 342-353

Cioacá, C., Margineanu, C., Cucu, V.: The saponins of Hedera helix with antibacterial activity. Pharmazie 1978, 33(9), 609-610

Conrad, A., et al.: In-vitro-Untersuchungen zur antibakteriellen Wirksamkeit einer Kombination aus Kapuzinerkressenkraut (Tropaeoli majoris herba) und Meerrettichwurzel (Armoraciae rusticanae radix). Arzneimittelforschung 2006, 56(12): 842-849

Corner, J., Cawley, N. Hildebrand, S.: An evaluation of the use of massage and essential oils on the well-being of cancer patients. International Journal of Palliative Nursing 1995, 1(2): 67-73

Culpeper, N.: Culpeper's Colour Herbal, W. Foulsham, London 2002

Czygan, F. C.: Kulturgeschichte und Mystik des Johanniskrautes. Pharmazie in unserer Zeit 2003, 32(3)

Czygan, F. C.: Hirtentäschel. Capsella bursa-pastoris (L.) Medik. Zeitschrift für Phytotherapie 2004, 25(5): 259-262

Dam, J. v.: Oenothera Argento culta. Ein neues vegetabilisiertes Metallpräparat; Merkurstab 2006, 59(5): 438-440

Dampier, K., et al.: Differences between human breast cell lines in susceptibility towards growth inhibition by genistein. British Journal of Cancer 2001, 85(4): 618-624

Dante, G., et al.: Herb remedies during pregnancy. A systematic review of controlled clinical trials. Journal of Maternal-Fetal & Neonatal Medicine 2013, 26(3): 306-312

Dash, B., Ramaswamy, S.: Indische Aphrodisiaka. Substanzen, Therapien, Pflanzen, Rezepte, Parkland Verlag, Köln 2001

Diederich, K., Riggers, U.: Die Calendula. Merkurstab 2006, 59(1): 47-55

Diener, H. C., et al.: Efficacy and safety of 6.25 mg t.i.d. feverfew CO2-extract (MIG-99) in migraine prevention–a randomized, double-blind, multicentre, placebo-controlled study. Cephalalgia 2005, 25(11): 1031-104

Dimpfel, W., Storni, C., Verbruggen, M.: Ingested oat herb extract (Avena sativa) changes EEG spectral frequencies in healthy subjects. Journal of Alternative and Complementary Medicine 2011, 17(5): 427-434

Dioscorides, P.: Kreutterbuch 1610, Nachdruck Verlag Konrad Kölbl, München 1968

Döll, M.: Isoflavone - Aktueller wissenschaftlicher Kenntnisstand; Medizinische Monatsschrift für Pharmazeuten 2008, 31(1): 11-17

Dornstauder, E., et al.: Estrogenic activity of two standardized red clover extracts (Menoflavon) intended for large scale use in hormone replacement therapy. Journal of Steroid Biochemistry and Molecular Biology 2001, 78(1): 67-75

Droebner, K., Haasbach, E., Mueller, C., et al.: The polyphenol rich plant extract Cystus 052 is highly effective against H5N1 and pandemic H1N1v Influenza A virus. Influenza and Other Respiratory Viruses 2011, 5(Suppl. 1): 237-239

Ebert, A. D., David, M.: Wirkstoffe aus dem grünen Tee zur Endometriose- und Myomtherapie. Gynäkologie und Geburtshilfe 2015, 20(5): 46-47

Eisenbraun, J., et al.: Quality of life in breast cancer patients during chemotherapy and concurrent therapy with mistletoe extract. Phytomedicine 2011, 18(2-3): 151-157

Eltbogen, R.: Die Phytotherapie in der Frauenarztpraxis. Gynäkologie 2005, 1: 28-33; 2005, 3: 22-25

Ehrhardt, C., et al.: A polyphenol rich plant extract, Cystus 052, exerts anti influenza virus activity in cell culture without toxic side effects or the tendency to induce viral resistance. Antiviral Research 2007, 76(1): 38–47

Englert, K., Mayer J. G., Staiger, C.: Symphytum officinale; L. Der Beinwell in der europäischen Pharmazie- und Medizingeschichte. Zeitschrift für Phytotherapie 2005, 26(4): 158–168

Estrada-Reyes, R., Carro-Juarez, M., Martinez-Mota, L.: Pro-sexual effects of Turnera diffusa Wild in male rats involves the nitric oxide pathway. Journal of Ethnopharmacology 2013, 146(1): 164–172

Feldmann, H. U.: Mit Rheum rhaponticum kann der Estrogenrezeptor beta selektiv aktiviert werden, Gyne 10/2007

Feyzabadi, Z., et al.: Efficacy of violet oil, a traditional Iranian formula, in patients with chronic insomnia. A randomized, double-blind, placebo-controlled study. Journal of Ethnopharmacology 2018, 214: 22–28

Fintelmann, V., Gruenwald, J.: Efficacy and tolerability of a Rhodiola rosea extract in adults with physical and cognitive deficiencies. Advances in Therapy 2007, 24(4): 929–939

Fischer, H.: Frauenheilpflanzen. Wirkungen, Hausmittel und praktische Selbsthilfetipps, Nymphenburger, München 2006

Fischer, H.: Ab 40. Gesund und munter durch hormonelle Turbulenzen, Nymphenburger, München 2016

Forth, W., Klimmek, R.: Toxisch oder kanzerogen. Bewertungsfragen pyrrolizidinalkaloidhaltiger Arzneipflanzen. Natur-Mensch-Medizin-Verlags-GmbH, Bad Boll 1991

Frenkel, M., et al.: Cytotoxic effects of ultra-diluted remedies on breast cancer cells. International Journal of Oncology 2010, 36(2): 395–403

Frohne, D.: Heilpflanzenlexikon. Ein Leitfaden auf wissenschaftlicher Grundlage, Wissenschaftliche Verlagsgesellschaft, Stuttgart 2006

Frohne, D., Pfänder, H. J.: Giftpflanzen. Ein Handbuch für Apotheker, Ärzte, Toxikologen und Biologen, Wissenschaftliche Verlagsgesellschaft, Stuttgart 1987

Fuchs, L.: New Kreüterbuch, 1543, Nachdruck Verlag Konrad Kölbl, München 1964

Fürer, K., et al.: Bryophyllum pinnatum and related species used in anthroposophic medicine. Constituents, pharmacological activities, and clinical efficacy. Planta Medica 2016, 82(11–12): 930–941

Furletti, V. F., et al.: Action of Coriandrum sativum L. essential oil upon oral Candida albicans biofilm formation. Journal of Evidence-Based Complementary and Alternative Medicine 2011, 2011: 985832

Galvez, A. F., et al.: Chemopreventive property of a soybean peptide (lunasin) that binds to deacetylated histones and inhibits acetylation. Cancer Research 2001, 61(20): 7473–7478

Ganz, C., Hutter, L.: Gemmotherapie. Knospen in der Naturheilkunde, AT Verlag, Aarau und München 2015

Garcia de Arriba, S., et al.: Änderungen des Urin-pH-Werts haben keinen Einfluss auf die Wirksamkeit von Uva ursi. Zeitschrift für Phytotherapie 2010; 31(2): 95–97

Gardner, C. D., et al.: Effect of raw garlic vs commercial garlic supplements on plasma lipid concentrations in adults with moderate hypercholesterolemia. A randomized clinical trial Archives of Internal Medicine 2007, 167(4): 346–353

Gegotek, A., et al.: The effect of Sea Buckthorn (Hippophae rhamnoides L.) seed oil on uv-induced changes in lipid metabolism of human skin cells. Antioxidants (Basel) 2018, 7(9), pii: E110. doi: 10.3390/antiox7090110

Gélis, J.: Die Geburt. Volksglaube, Rituale und Praktiken von 1500–1900, Diederichs Verlag, München 1989

Georgiades, C.: Flowers of Cyprus. Plants of medicine, Bd. II, Nicosia 1987

Gerhard I., Kiechle M. (Hrsg.): Gynäkologie integrativ. Konventionelle und komplementäre Therapie, Elsevier, Urban und Fischer, München 2006

Gerhard I., Rias-Bucher B.: Myome selbst heilen. Richtig ernähren – die natürliche Alternative zu Pillen und OPs, Mankau Verlag, Murnau am Staffelsee 2018

Germann, P.: Der Hopfen. Nur zum Bierbrauen zu schade. Naturheilpraxis 2008, 1: 31–33

Germann, P., Zeuge-Germann, G.: Frauenzeiten. Naturheilkunde für die Wechseljahre, Freya Verlag, Linz 2016

Giannetti, B. M., et al.: Efficacy and safety of comfrey root extract ointment in the treatment of acute upper or lower back pain. Results of a double-blind, randomised, placebo controlled, multicentre trial. British Journal of Sports Medicine 2009, 44(9): 637–641

Gholamhoseinian, A., Shahouzeni, B., Sharifi-Far, F.: Inhibitory effect of some plant extracts on pancreatic lipase. International Journal of Pharmacology 2010, 6(1): 18–24

Göbel, H., Schmidt, G., Soyka, D.: Effect of peppermint and eucalyptus oil preparations on neurophysiological and experimental algesimetric headache parameters. Cephalalgia 1994, 14(3): 228–234

Gray-Gallagher, A. M., Flatt, P. R.: Actions of the traditional anti-diabetic plant, Agrimony eupatoria (agrimony). Effects on hyperglycaemia, cellular glucose metabolism and insulin secretion. British Journal of Nutrition 1998, 80(1): 109–114

Grechea H., et al.: Chemical Composition and Antifungal Properties of the Essential Oil of Tanacetum annuum. Journal of Essential Oil Reserach 2000, 12(1): 122–124

Gründemann, C., et al.: Equisetum arvense (common horsetail) modulates the function of inflammatory immunocompetent cells. BMC Complementary and Alternative Medicine 2014, 14: 283. doi: 10.1186/1472-6882-14-283

Grünwald, J., et al.: Rhodiola rosea. Ein Adaptogen bei Burn-out. Zeitschrift für Phytotherapie 2011, 32(4): 161–163

Habicher, E.: Wickel. Alte Hausmittel neu entdecken, Servus Verlag, Salzburg 2015

Hadi, A., et al.: Cumin (Cuminum cyminum L.) is a safe approach for management of lipid parameters. A systematic review and metaanalysis of randomized controlled trials. Phytotherapy Research 2018, 32(11): 2146–2154

Haen, E.: Pharmacological activities of Thymus vulgaris and Hedera helix. In: Abstracts of 2nd International Congress on Phytomedicine. Phytomedicine 1996, 3 (Suppl. 1): 144

Hahnemann, S.: Apothekerlexikon, 1793; Nachdruck Haug Verlag, Ulm 1966

Hall, A. C., et al.: Modulation of human GABAA and glycine receptor currents by menthol and related monoterpenoids. European Journal of Pharmacology 2004, 506(1): 9–16

Han, L., et al.: The neuroprotective effects and probable mechanisms of Ligustilide and its degradative products on intracerebral hemorrhage in mice. International Immunopharmacology 2018, 63: 43–57

Harnischfeger, G., Stolze, H.: Bewährte Pflanzendrogen in Wissenschaft und Medizin, Notamed Verlag, Bad Homburg und Melsungen 1983

Heidary, M., et al.: Effect of saffron on semen parameters of infertile men. Journal of Urology 2008, 5(4): 255–259

Henneicke-von Zepelin, H. H., et al.: Isopropanolic black cohosh extract and recurrence-free survival after breast cancer. International Journal of Clinical Pharmacology and Therapeutics 2007, 45(3): 143–154

Hensel, A., et al.: Occurrence of N-phenylpropenoyl-L-amino acid amides in different herbal drugs and their Influence on human keratinocytes, on human liver cells and on adhesion of Helicobacter pylori to the human stomach. Planta Medica 2007, 73(2): 142–150

Herdegen, T.: Coffein. Vom Psychostimulans zum Co-Analgetikum. Pharmakon 2017, 5(1): 50–60

Herrmann, E. C., Kucera, L. S.: The antiviral activity of sweet majoran (Origanum majorana) against Herpes simplex. Proceedings of the society of Experimental Biology and Medicine 124, 1967: 865

Heyerick, A., et al.: A first prospective, randomized, double-blind, placebo-controlled study on the use of a standardized hop extract to alleviate menopausal discomforts. Maturitas 2006, 54(2): 164–175

Hildegard von Bingen: Heilkraft der Natur – »Physica«. Rezepte und Ratschläge für ein gesundes Leben, Herder Verlag, Freiburg im Breisgau /Basel/ Wien 1993

Hiller, K.: Sanicula europaea L. Sanikel. Zeitschrift für Phytotherapie 2005, 26(5): 251–254

Hirsch, S., Grünberger, F. (Hrsg.): Die Kräuter in meinem Garten, Weltbild Verlag, Augsburg 2006

Heger, P. W.: Rhapontikrhabarberwurzelextrakt ERr 731 bei Wechseljahresbeschwerden. Zeitschrift für Phytotherapie 2010, 31(6): 299–305

Hempen, C.-H., Fischer, T.: Leitfaden Chinesische Phytotherapie, Elsevier, Urban und Fischer, München und Jena 2007

Hentschel, C., Dressler, S., Hahn, E. G.: Fumaria officinalis (fumitory). Clinical applications. Fortschritte der Medizin 1995, 113(19): 291–292

Hertzka, G., Strehlow, W.: Große Hildegard-Apotheke, Verlag Hermann Bauer, Freiburg im Breisgau 1992

Höfler, M.: Volksmedizinische Botanik der Germanen, 1908, Nachdruck Verlag für Wissenschaft und Bildung, Berlin 1990

Hörhammer, L., Wagner, H., Reinhardt, H.: New methods in pharmacognosy. XI. Chromatographic evaluation of commercial viburnum drugs. Deutsche Apotheker Zeitung 1965, 105(40): 1371–1373

Hose, S.: Der Wermut – Artemisia absinthium L. – Arzneipflanze für Kranke und »Kultige«. Zeitschrift für Phytotherapie 2002, 23(4): 187–194

Hrenn, A., et al.: Plant phenolics inhibit neutrophil elastase. Planta Medica 2006, 72(12): 1127–1131

Huber, R., et al.: Tormentil for active ulcerative colitis. An open label, dose-escalating study. Journal of Clinical Gastroenterology 2007, 41(9): 834–838

Huber, R., et al.: Pomegranate (Punica granatum) seed oil for treating menopausal symptoms. An individually controlled cohort study. Alternative Therapies in Health and Medicine 2017, 23(2): 28–34

Huber, R., Gründemann, C.: Die Wirkungen der Mistelsubstanz auf das Immunsystem und mögliche therapeutische Implikationen. Merkurstab 2018, 71(4): 265–268

Huibers, J.: Kräuter für das Herz. Heilkräuter, Homöopathie und unsere tägliche Nahrung als Therapie bei Herz- und Kreislaufstörungen, Aurum Verlag, Freiburg im Breisgau 1977

Huibers, J.: Frau sein … Frau bleiben. Mit Kräutern und richtiger Ernährung, Aurum Verlag, Freiburg im Breisgau 1983

Husseini, H. F., et al.: Effectiveness of topical Nigella sativa seed oil in the treatment of cyclic mastalgia. A randomized, triple-blind, active, and placebo-controlled clinical trial. Planta Medica 2016, 82(4): 285–288

Hwang, B. Y., et al.: Antimicrobial constituents from goldenseal (the Rhizomes of Hydrastis canadensis) against selected oral pathogens. Planta Medica 2003, 69(7): 623–627

Ishaq, M. S., et al.: In vitro phytochemical, antibacterial, and antifungal activities of leaf, stem, and root extracts of Adiantum capillus veneris. Scientific World Journal 2014, 2014:269793. doi: 10.1155/2014/269793

Jablonska, S., Rudzki, E.: Kamillosan Konzentrat – ein nicht allergisierender Extrakt aus Kamille. Zeitschrift für Hautkrankheiten. Zeitschrift für Hautkrankheiten 1996, 71(7): 542–546

Jae Hyoun, H. A., et al.: Clinical evaluation of the depigmenting effect of Glechoma hederacea extract by topical treatment for 8 weeks on uv-induced pigmentation in asian skin. European Journal of Dermatology 2011, 21(2): 218–222

Jaggi, K. H., Kuck, A., Vilaghy-Ramstein, F.: Rheum rhaponticum. Heilpflanzenporträt und anthroposophisch-medizinische Anwendungserfahrungen in der Menopause. Merkurstab 2016, 69(1): 42–49

Jänicke, C., Grünwald, J., Brendler, T.: Handbuch Phytotherapie. Indikationen – Anwendungen – Wirksamkeit – Präparate, Wissenschaftliche Verlagsgesellschaft, Stuttgart 2003

Jarry, H.: Diterpene aus Vitex agnus-castus hemmen die Prolactin-Sekretion durch spezifische Interaktion mit dem Hypophysen-D2-Rezeptor. Kongressbericht. Zeitschrift für Phytotherapie 2000, 21(2): 91

Jedinak, A., et al.: Antiprotease and antimetastatic activity of ursolic acid isolated from Salvia officinalis. Zeitschrift für Naturforschung 2006, 61(11–12): 777–782

Johnson, T. A., et al.: Lipophilic stinging nettle extracts possess potent anti-inflammatory activity, are not cytotoxic and may be superior to traditional tinctures for treating inflammatory disorders. Phytomedicine 2013, 20(2): 143–147

Ju, Y. H., et al.: Dietary genistein negates the inhibitory effect of tamoxifen on growth of estrogen-dependent human breast cancer (MCF-7) cells implanted in athymic mice. Cancer Research 2002, 62(9): 2474–2477

Kalbermatten, R.: Wesen und Signatur der Heilpflanzen. Die Gestalt als Schlüssel zur Heilkraft der Pflanzen, AT Verlag, Aarau und München 2002

Kalbermatten, R., Kalbermatten, H.: Pflanzliche Urtinkturen. Wesen und Anwendung, AT Verlag, Aarau und München 2011

Kämmerer, W.: Essentielle Fettsäuren zur Therapie der atopischen Dermatitis. Pharmazeutische Zeitung 1994, 139(28): 2195–2201

Karagoz, A., et al.: Antiviral activity of Sanicula europaea L. extracts on multiplication of human parainfluenza virus type 2. Phytotherapy Research 1999, 13(5): 436–438

Karimi, M. H., Ebadi, P., Amirghofran, Z.: Parsley and immunomodulation. Expert Review of Clinical Immunology 2012, 8(4): 295–297

Kasper, S., et al.: Efficacy and safety of silexan, a new, orally administered lavender oil preparation, in subthreshold anxiety Disorder. Evidence from clinical trials. Wiener Medizinische Wochenschrift 2010, 160 (21–22): 547–556

Kaszkin-Bettag, M., Rettenberger, R., Heger, P. W.: Der Spezialextrakt ERr 731® aus der Wurzel des Rhapontikrhabarbers (Rheum rhaponticum). Wirksamkeit bei Kopfschmerz/Migräne und weiteren klimakterischen Beschwerden bei Frauen in der Perimenopause. Schweizerische Medizinische Zeitschrift für Phytotherapie 2007, 2: 24–30

Keiler, A. M., et al.: A standardized Humulus lupulus L. ethanol extract partially prevents ovariectomy-induced bone loss in the rat without induction of adverse effects in the uterus. Phytomedicine 2017, 34: 50–58

Kelly, G., et al.: Standardized Red Clover Extract Clinical Monograph, Natural Products Research Consultants, Seattle, Washington 1998

Kent, J. T.: Homöopathische Arzneimittelbilder. Vorlesungen zur homöopathischen Materia medica, Haug Verlag, Heidelberg 1958

Khan, A., et al.: Cinnamon improves glucose and lipids of people with type 2 diabetes. Diabetes Care 2003, 26(12): 3215–3218

Kiss, A.: Praca doktorska. Wplyw polifenoli z ziela wierzbówki kiprzycy (Epilobii angustifolii herba) na aktywnosc metalopeptydaz ACE, NEP, APN. Dissertation, Akademia Medyczna, Warszawa 2005

Kiss, A., Kowalski, J., Melzig, M. F.: Induction of neutral endopeptidase activity in PC-3 cells by an aqueous extract of Epilobium angustifolium L. and oenothein B. Phytomedicine 2006, 13(4): 284–289

Kneipp, S.: Heilkräuter-Rezeptbuch. Heilung der Krankheiten und Erhaltung der Gesundheit, 1915, Nachdruck Verlag Konrad Kölbl, München 1980

Kneipp, S.: Wasserkur und Pflanzenatlas, Kösel, Kempten 1892

Koga, K., et al.: Effects of 50 % ethanol extract from rosemary (Rosmarinus officinalis) on alpha-glucosidase inhibitory activity and elevation of plasma glucose level in rats, and its active compound. Journal of Food Science 2006, 71(7): 507–512

Koytchev, R., Alken, R. G., Dundarov, S.: Balm mint extract (Lo-701) for topical treatment of recurring herpes labialis. Phytomedicine 1999, 6(4): 225–230

Kraft, K.: Europäische Rauschdrogen. Zeitschrift für Phytotherapie 1996, 17(6): 343–355

Kraft, K.: Neue Aspekte zur Wirkung von Phytotherapie bei Harnwegsinfektionen. Zeitschrift für Phytotherapie 2014, 35: 106–110

Kraft, K.: Phytotherapie in der Wundheilung. Zeitschrift für Phytotherapie 2016, 37(2): 48–53

Kranjčec, B., Papeš, D., Altarac, S.: D-mannose powder for prophylaxis of recurrent urinary tract infections in women. A randomized clinical trial. World Journal of Urology 2014, 32(1): 79–84

Kubisch, U.: Fucoidine verhindern Thrombosen. Deutsche Apotheker Zeitung 2002, 142(10): 1144–1145

Kubista, E., Müller, G., Spona, J.: Treatment of mastopathies with cyclic mastodynia Clinical results and hormonal profiles. Revue Française de Gynécologie et d'Obstétrique 1987, 82(4): 221–227

Künzle, J.: Chrut und Uchrut, Unterberger, Feldkirch 1935

Kwiecinski, J., Eick, S., Wojcik, K.: Effects of tea tree (Melaleuca alternifolia) oil on Staphylococcus aureus in biofilms and stationary growth phase. International Journal of Antimicrobial Agents 2009, 33(4): 343–347

Kwon, D. H., et al.: Inhibition of hepatitis B virus by an aqueous extract of Agrimonia eupatoria L. Phytotherapy Research 2005, 19(4): 355–358

Lad, V., Frawley, D.: Ayurveda Pflanzen-Heilkunde, Windpferd Verlag, Aitrang 1995

Lambrigger-Steiner, C., et al.: Sleep quality in pregnancy during treatment with Bryophyllum pinnatum. An observational study. Phytomedicine 2014, 21(5): 753–757

Langhorst, J., et al.: Randomised clinical trial. A herbal preparation of myrrh, chamomile and coffee charcoal compared with mesalazine in maintaining remission in ulcerative colitis. A double-blind, double-dummy study. Alimentary Pharmacology and Therapeutics 2013, 38(5): 490–500

Latté, K. P.: Berberis vulgaris L. – die Berberitze. Zeitschrift für Phytotherapie 2007, 28(3): 147–154

Latté, K. P.: Geranium sanguineum L., der Blutrote Storchschnabel. Zeitschrift für Phytotherapie 2003, 24(3): 143–149

Latté, K. P.: Potentilla erecta – Das Aufrechte Fingerkraut. Zeitschrift für Phytotherapie 2006, 7(4): 198–206

Lee, J.: Natürliches Progesteron. Ein bemerkenswertes Hormon, AKSE-Verlag, München 1997

Leeuwen, C., Maris, B.: Schwangerschaftssprechstunde. Medizinische, seelische und geistige Aspekte von Schwangerschaft, Geburt und Wochenbett, Urachhaus, Stuttgart 2002

Leutnant, N.: Ginseng, Taigawurzel, Rosenwurz. Adaptogene – Wunderheilpflanzen für die heutige Zeit, AT Verlag, Aarau und München 2018

Li, J., et al.: Artemisinins target GABAA receptor signaling and impair alpha cell identity. Cell 2016, doi:210.1016/j.cell.2016.11.010, zitiert nach: Zeitschrift für Phytotherapie 2017, 38(2): 87

Li, Y., et al.: Effect of Gymnema sylvestre, Citrullus colocynthis and Artemisia absinthium on blood glucose and lipid profile in diabetic human. Acta Poloniae Pharmaceutica 2015, 72(5): 981–985

Liang, J., et al.: Extracts of medicinal herb Sanguisorba officinalis inhibit the entry of human immunodeficiency virus type one. Journal of Food and Drug Analysis 2013, 21(4): S52–S58

Lievre, M., et al.: Controlled study of three ointments for the local management of 2nd and 3rd degree burns. Clinical Trials & Meta-Analysis 1992, 28(1): 9–12

Linde, K., et al.: St. John's wort for depression. Meta-analysis of randomised controlled trials. British Journal of Psychiatry 2005, 186: 99–107

Lischka-Güntzel, H., Melzig, M. F.: Epilobium angustifolium L. Zeitschrift für Phytotherapie 2007, 28 (4): 201–206

Loew, D., Koch, E.: Cumarine – Differenzierte Risikobetrachtung mit dem Beispiel eines pflanzlichen Arzneimittels. Zeitschrift für Phytotherapie 2008, 29(1): 28–36

Lohmann, K., Reininger, E., Bauer, R.: Screening of european anti-inflammatory herbal drugs for inhibition of cyclooxygenase-1 and 2. Phytomedicine 2000, 7 (Suppl. 2) 99

Lonicerus, A.: Kreuterbuch, 1679, Nachdruck F. W. Hendel Verlag, Naunhof bei Leipzig 1934

Lorenz, P., et al.: Das Waldbingelkraut (Mercurialis perennis L.). Pharmakognosie einer alten Arzneipflanze. Zeitschrift für Phytotherapie 2013, 34(1): 40–46

Love, S. M., Lindsey, K.: Das Brustbuch, 3., Auflage, Deutscher Taschenbuch Verlag 2000

Ludwig, S.: Der Pflanzenextrakt Cystus 052 blockiert Grippeviren. Zeitschrift für Phytotherapie 2012, 33(1): 14–18

Ma, H., et al.: Z-ligustilide restores tamoxifen sensitivity of ERa negative breast cancer by reversing MTA1/IFI16/HDACs complex mediate epigenetic repression of Era. Oncotarget 2017, 25(8): 29328–29345

Madaus, G.: Lehrbuch der Biologischen Heilmittel, 1938, Nachdruck Mediamed Verlag, Ravensburg 1987

Magnus, A.: Daraus man alle Heimligkeit deß weiblichen geschlechts erkennen kann, 1581, Nachdruck Steingrüben-Verlag, Stuttgart 1966

Magnus, A.: Von den Geheimnissen derer Weiber, Nürnberg 1716

Magnus, A.: Ausführliches Kräuterbuch, Verlag Ensslin u. Laiblin, Reutlingen 1871

Madaan, R., Kumar, S.: Screening of alkaloidal fraction of Conium maculatum L. aerial parts for analgesic and anti-inflammatory activity. Indian Journal of Pharmaceutical Sciences 2012, 74(5): 457–460

Madejsky, M.: Hexenpflanzen oder über die Zauberkünste der weisen Frauen. Naturheilpraxis 1997, 10

Madejsky, M.: Alchemilla. Eine ganzheitliche Kräuterheilkunde für Frauen, Goldmann Verlag, München 2000

Madejsky, M.: Lexikon der Frauenkräuter. Inhaltsstoffe, Wirkungen, Signaturen und Anwendungen, AT Verlag, Baden und München 2008

Madejsky, M.: Das alternative Kinderwunschbuch, Arkana Verlag, München 2015

Magesh, V., et al.: In vivo protective effect of crocetin on benzo(a)pyrene-induced lung cancer in Swiss albino mice. Phytotherapy Research 2009, 23(4): 533–539

Maiche, A. G., Gröhn, P., Mäki-Hokkonen, H.: Effect of chamomile cream and almond ointment on acute radiation skin reaction. Acta Oncologica, 1991, 30(3): 395–396

Malini, T., et al.: Effect of Foeniculum vulgare. Mill seed extract on the genital organs of male and female rats. Indian Journal of Physiology and Pharmacology 1985, 29(1): 21–26

Manne, B. K., et al.: Fucoidan is a novel platelet agonist for the C-type lectin-like receptor 2 (CLEC-2). Journal of Biological Chemistry 2013, 288(11): 7717–7726

Maris, B.: Wechseljahre der Frau. Die Kunst der Reifung im Zeitalter der Hormonbehandlung, Gesundheitspflege Initiativ, Esslingen 2001

Maris, B.: Frauenheilkunde und Geburtshilfe. Grundlagen und therapeutische Konzepte der anthroposophischen Medizin, Salumed Verlag, Berlin 2012

Martins, M. D., et al.: Comparative analysis between Chamomilla recutita and corticosteroids on wound healing. An in vitro and in vivo study. Phytotherapy Research 2009, 23(12): 274–278

Marzell, H.: Wörterbuch der deutschen Pflanzennamen, Hirzel, Leipzig 1972, Nachdruck Parkland Verlag, Köln 2000

Matthiolus, P.: Kreutterbuch, 1626. Nachdruck Verlag Konrad Kölbl München-Grünwald

McPherson, A.: Pokeweed and other lymphocyte mitogens sowie: Pokeweed lectins, in: Kinghorn, A. D.(Hrsg.): Toxic plants, Columbia university Press, New York 1979: 83–87 und 87–89

Mehrzadi, S., et al.: Anticonvulsant activity of hydroalcoholic extract of Citrullus colocynthis fruit. Involvement of benzodiazepine and opioid receptors. Journal of Evidence-Based Complementary and Alternative Medicine 2016, 21(4): NP31-5

Menghini, L., et al.: Antiproliferative, protective and antioxidant effects of artichoke, dandelion, turmeric and rosemary extracts and their formulation. International Journal of Immunopathology and Pharmacology 2010(23): 601–610

Mességué, M.: Das Mességué Heilkräuter Lexikon, Verlag F. Molden, Wien/München/Zürich 1976

Metelmann, H.-R.: Topisches Betulin-Gel zum beschleunigten Wundverschluss bei plastischen Operationen. Zeitschrift für Phytotherapie 2016, 37(2): 54–58

Meyer, U.: Die Eiche – Heilmittel für allergische und dermatologische Erkrankungen. Der Merkurstab 2005, 58(5): 358–364

Meyer, U.: Weihrauch und Myrrhe. Baumharze der Halbwüste als Heilmittel. Aurum – Olibanum – Myrrha (Teil II). Merkurstab 2007, 60(6): 516–521

Meyer, U.: »Tau des Meeres« – Rosmarinus officinalis als Heilpflanze. Merkurstab 2009, 62(5): 455–469

Mezger, J.: Gesichtete homöopathische Arzneimittellehre, 2 Bde., 12. Auflage, Haug Verlag, Stuttgart 2005

Mitra, S., et al.: Effect of Chelidonium majus L. on experimental hepatic tissue injury. Phytotherapy Research 1996, 10(4): 354–356

Miyamoto, K., et al.: Antitumor activity of oenothein B, a unique macrocyclic ellagitannin. Japanese Journal of Cancer Research 1993, 84(1): 99–103

Mohtasham Amiri, Z., et al.: The effect of Lithospermum officinale, silver sulfadiazine and alpha ointments in healing of burn wound injuries in rat. World Journal of Plastic Surgery 2017, 6(3): 313–318

Mombaini, E., et al.: The impact of green tea supplementation on anthropometric indices and inflammatory cytokines in women with polycystic ovary syndrome. Phytotherapy Research 2017, 31(5): 747–754

Mondal, J., Panigrahi, A. K., Khuda-Bukhsh, A. R.: Anticancer potential of Conium maculatum extract against cancer cells in vitro. Drug-DNA interaction and its ability to induce apoptosis through ROS generation. Pharmacognosy Magazine 2014, 10(Suppl. 3): 524–533

Morabito, N., et al.: Effects of genistein and hormone-replacement therapy on bone loss in early postmenopausal women. A randomized double-blind placebo-controlled study. Journal of Bone and mineral Research 2002, 17(10): 1904–1912

Nakamura, C. V., et al.: In vitro activity of essential oil from Ocimum gratissimum L. against four candida species. Research in Microbiology 2004, 155 (7): 579–586

Naß, J., Efferth, T.: Artemisinin und seine Derivate – eine neue Option für die Krebstherapie? Zeitschrift für Phytotherapie 2018 39(1): 25–32

Nedoma, G.: Knospen und die lebendigen Kräfte der Bäume, Freya Verlag, Linz 2014

Netsch, M., Kreuter, M. H.: Der grüne Tee (Camellia sinensis). Zeitschrift für Phytotherapie 2003, 24: 197–202

Nguyen, T. T., et al.: Neuroprotective effect of Sanguisorba radix against oxidative stress-induced brain-damage, in vitro and in vivo. Biological and Pharmaceutical Bulletin 2008, 31(11): 2028–2035

Nieber, K.: Tee – weit mehr als ein Getränk? Zeitschrift für Phytotherapie 2018, 39(4): 191–200

Nieber, K., Kraft, K.: Phytotherapie in der Schwangerschaft. Systematische Übersicht über kontrollierte klinische Studien. Zeitschrift für Phytotherapie 2013, 34(6): 266–267

Niederkofler, C.: Die Kraft der Kräuter. Vom Umgang mit Heilpflanzen, 3. Auflage, Verlagsanstalt Athesia, Bozen 2005

Niederkofler C.: Apfel, Traube, Kastanie. Eine volksmedizinische Sammlung mit Rezepten für Hausapotheke und Küche, Edition Raetia, Bozen 2017

Niedenthal, T., Mayer, J. G.: »Drink before breakfast and vomit«. Zur Geschichte von Hamamelis in Amerika und Europa. Zeitschrift für Phytotherapie 2017, 38(3): 137–144

Nettesheim, von, H. C. A.: De Occulta Philosophia – Drei Bücher über Magie, Franz Greno, Nördlingen 1987

Nissim, R.: Naturheilkunde in der Gynäkologie. Ein Handbuch für Frauen, Orlanda Frauenverlag, Berlin 1992

Nissim, R.: Wechseljahre Wechselzeit. Ein naturheilkundliches Handbuch, Orlanda Frauenverlag, Berlin 1999

Nörr, H.: Phytochemische und pharmakologische Untersuchung der Adaptogendrogen Eleutherococcus senticosus, Ocimum sanctum, Codonopsis pilosula, Rhodiola rosea und Rhodiola crenulata, Dissertation, LMU München 1993

Nowack, R.: Spargel – Eine vielleicht unterschätzte, aber sicherlich unzureichend untersuchte Heilpflanze. Zeitschrift für Phytotherapie 2006, 27(3): 147–154

Nowack, R.: The American Cranberry (Vaccinium macrocarpon Aiton). Portrait of a herbal remedy. Zeitschrift für Phytotherapie 2003, 24(1): 40–46

Nowack, R.: Cranberry als Phyto-Prophylaktikum bei bakteriellen Infektionen – neue Forschungsergebnisse. Zeitschrift für Phytotherapie 2006, 27(4): 163–171

Olsson, E. M., von Schéele, B., Panossian, A. G.: A randomised, double-blind, placebo-controlled, parallel-group study of the standardised extract shr-5 of the roots of Rhodiola rosea in the treatment of subjects with stress-related fatigue. Planta Medica 2009, 75(2): 105–112

Omer, B., et al.: Steroid-sparing effect of wormwood (Artemisia absinthium) in Crohn's disease. A double-blind placebo-controlled study. Phytomedicine 2007, 14(2–3): 87–95

Omura, Y., Lorberboym, M., Beckmann, S.: Radiation injury and mercury deposits in internal organs as a result of thallium-201 chloride intravenous injection for SPECT imaging. Acupuncture and Electrotherapeutics Research 1995, 20(2): 133–148

Orth, M.: Zusammensetzung und Biologie der ätherischen Öle von Achillea millefolium. Zeitschrift für Phytotherapie 1999, 20(6): 345–346

Oseni, T., et al.: Selective estrogen receptor modulators and phytoestrogens. Planta Medica 2008, 74(13): 1656–1665

Ovadje, P., Hamm, C., Pandey, S.: Efficient induction of extrinsic cell death by dandelion root in human chronic myelomonocytic leukemia (CMML) cells. PloS One 2012, 7(2): e30604. doi: 10.1371/ journal.pone.0030604

Panahi, Y., et al.: Adjuvant therapy with bioavailability-boosted curcuminoids suppresses systematic inflammation and improves quality of life in patients with solid tumors. A randomized double-blind, placebo-controlled trial. Phytotherapy Research 2014, 28(10): 1461-1467

Paracelsus: Sämtliche Werke, Aschner-Ausgabe, Gustav Fischer Verlag, Jena 1926

Parra-Naranjo, A., et al.: Acute hypoglycemic and antidiabetic effect of Teuhetenone A isolated from Turnera diffusa. Molecules 2017, 22(4). pii: E599. doi: 10.3390/molecules22040599

Patel, K., et al.: A review on pharmacological and analytical aspects of diosgenin. A concise report. Natural Products and Bioprospecting 2012, 2(2): 46-52

Pauli, G. F., et al.: Occurance of progesterone and related animal steroids in two higher plants. Journal of Natural Products 2010, 73(3): 338-345

Pelikan, W.: Heilpflanzenkunde, Philosophisch-Anthroposophischer Verlag, Dornach 1958

Pfaffenrath, V., et al.: The efficacy and safety of Tanacetum parthenium (feverfew) in migraine prophylaxis–a double-blind, multicentre, randomized placebo-controlled dose-response study. Cephalalgia 2002, 22(7): 523-532

Pfannkuch, A., Stammwitz, U.: Wirksamkeit und Verträglichkeit eines monographiekonformen Goldruten-Kraut-Extraktes bei Patienten mit Reizblase. Zeitschrift für Phytotherapie 2002, 23: 20-25

Pohl, S., Melzig, F.: Hydrastis canadensis. Zeitschrift für Phytotherapie 2015, 36(3): 133-139

Price, S., Price, L.: Aromatherapy for Health Professionals. Churchill Livingstone, London 2006

Qian, S. Z., Wang, Z. G.: Gossypol. A potential antifertility agent for males. Annual Review of Pharmacology and Toxicology 1984, 24: 329-360

Quiao, Z., et al.: Anti-melanogenesis effect of Glechoma hederacea L. extract on B16 murine melanoma cells. Bioscience, Biotechnology and Biochemistry 2012, 76(10): 1877-1883

Rafsanjani, N., et al.: Antiadhesion as a functional concept for protection against uropathogenic Escherichia coli. In vitro studies with traditionally used plants with antiadhesive activity against uropathogenic Escherichia coli. Journal of Ethnopharmacology 2013, 145(2): 591-597

Rahimikan, F., et al.: Effect of Foeniculum vulgare on menopausal symptoms in postmenopausal women. A randomized, triple-blind, placebocontrolled trial. Menopause 2017, 24(9):1017-1021. doi: 10.1097/GME.0000000000000881

Rätsch, C., Müller-Ebeling, C.: Lexikon der Liebesmittel. Pflanzliche, mineralische, tierische und synthetische Aphrodisiaka, AT Verlag, Aarau 2002

Rätsch, C.: Pflanzen der Liebe. Aphrodisiaka in Mythos, Geschichte und Gegenwart, AT Verlag, Baden 1995

Reichling, J.: Antibakterielle Wirkung von ätherischen Ölen unter besonderer Berücksichtigung des Problemkeims Staphylococcus aureus. Zeitschrift für Phytotherapie 2014, 35(4): 161-166

Reichling, J., Schnitzler, P.: Antivirale Phyto-Wirkstoffe zur topischen Behandlung von banalen, rezidivierenden Lippenherpes-Episoden. Zeitschrift für Phytotherapie 2011, 32(6): 260-265

Ricci, E., et al.: Soy isoflavones and bone mineral density in perimenopausal and postmenopausal Western women. A systematic review and meta-analysis of randomized controlled trials. Journal of Women's Health 2010, 19(9):1609-1617

Righetti, M.: Forschung in der Homöopathie. Wissenschaftliche Grundlagen, Problematik und Ergebnisse, Burgdorf Verlag, Göttingen 1988

Richter, C.: Der Beifuß -»Mutter aller Kräuter«. Ein geschichtlicher Querschnitt von der Antike über die »Väter der Botanik« bis zur Neuzeit. Zeitschrift für Phytotherapie 2002, 23(2): 68-80

Rippe, O., Madejsky, M., et al.: Paracelsusmedizin. Altes Wissen in der Heilkunst von heute, AT Verlag, Aarau 2001

Rippe, O., Madejsky, M.: Die Kräuterkunde des Paracelsus. Therapie mit Heilpflanzen nach abendländischer Tradition, AT Verlag, Aarau 2006

Rippe, O. (Hrsg.): Die Mistel. Eine Heilpflanze für die Krankheiten unserer Zeit, Pflaum Verlag, München 2017

Rist, L., et al.: Zum Verständnis von Bryophyllum als Pflanze und Medikament, Merkurstab 2006, 59(4): 298-307

Rojas-Vera, J., Patel, A. V., Dacke, C. G.: Relaxant activity of raspberry (Rubus idaeus) leaf extract in guinea-pig ileum in vitro. Phytotherapy Research 2002, 16(7): 665-668

Roschek, B., et al.: Elderberry flavonoids bind to and prevent H1N1 infection in vitro. Phytochemistry 2009, 70(10): 1255-1261

Ruisinger, M. M. (Hrsg.): Auf Leben und Tod. Zur Geschichte der Entbindungskunst, Ausstellungskatalog, Deutsches Medizinhistorisches Museum Ingolstadt, Ingolstadt 2010

Ruoff, M.: Löwenzahn und Löwenkraft. Das Porträt einer starken Heilpflanze, AT Verlag, Aarau und München 2017

Rhyner, H., Frohn, B.: Heilpflanzen im Ayurveda, AT Verlag, Aarau 2006

Rühling, A., Plagmann, H.-C., Koch, T.: Plaquebedingte Parodontopathien. Medizinische Monatsschrift für Pharmazeuten 14, 258-270, 1991

Sachse, C., Uehleke, B.: Systematischer Review zur Wirksamkeit von Fenchel bei primärer Dysmenorrhoe. Zeitschrift für Phytotherapie 2015, 36(4): 150–156

Saller, R., Reichling, J. Majoran als Arzneimittel und Gewürz. Internistische Praxis 1997, 37: 667–671

Saltan G., et al.: Viburnum opulus L. A remedy for the treatment of endometriosis demonstrated by rat model of surgically-induced endometriosis. Journal of Ethnopharmacology 2016, 193: 450–455. doi: 10.1016/j.jep.2016.09.029

Santos, Araujo M. do C., et al.: Uncaria tomentosa-Adjuvant Treatment for Breast Cancer. Clinical Trial. Evidence-Based Complementary and Alternative Medicine 2012, 2012: 676984. doi: 10.1155/2012/676984

Schellenberg, R.: Treatment for the premenstrual syndrome with agnus castus fruit extract. Prospective, randomised, placebo controlled study. BMJ 2001, 322(7279): 134–137

Schempp C., et al.: Die Blutwurz, Potentilla erecta (L.) Räuschel – ein kleines Rosengewächs mit großer Heilwirkung. Merkurstab 2015, 68(4): 296–305

Schimmer, O., Lindenbaum, M.: Tannins with antimutagenic properties in the herb of Alchemilla species and Potentilla anserina. Planta Medica 1995, 61(2): 141–145

Schlüren, E.: Homöopathie in Frauenheilkunde und Geburtshilfe, Haug Verlag, Heidelberg 1992

Schlumpf, M., Lichtensteiger, W. (Hrsg.): Hormonaktive Chemikalien, Verlag Hans Huber, Bern/Göttingen/Toronto/Seattle 2000

Schnitzler, P., Koch, C., Reichling, J.: Susceptibility of drug-resistant clinical herpes simplex virus type 1 strains to essential oils of ginger, thyme, hyssop, and sandalwood. Antimicrobial Agents and Chemotherapy 2007 51(5): 1859–1862

Schönfelder, I., Schönfelder, P.: Das neue Handbuch der Heilpflanzen, Wissenschaftliche Verlagsgesellschaft, Stuttgart 2004

Schramm, H: Heilmittel der anthroposophischen Medizin. Grundlagen, Arzneimittelporträts, Anwendung, Elsevier, Urban und Fischer, München 2009

Schulte-Löbbert, M.: Hirtentäschel. Wildkraut zur Blutstillung, PTA Forum 2010, 7

Schulte-Uebbing, C.: HL Hildegard Frauenheilkunde. Körper und Seele ganzheitlich behandeln. Pattloch Verlag, Augsburg 1995

Schulz, V.: Hautpflege bei Strahlentherapie. Zeitschrift für Phytotherapie 2005, 26(4): 182–183

Schulz, V.: Sibirischer Rhabarber bei klimakterischen Beschwerden – Wurzelextrakt aus Rheum rhaponticum L. überlegen wirksam im Vergleich mit Placebo. Zeitschrift für Phytotherapie 2007, 28(1): 24–26

Schulz, V.: Kamille als Anxiolytikum? Placebokontrollierte Doppelblindstudie mit 57 GAD-Patienten zeigt signifikantes Ergebnis unter oraler Therapie. Zeitschrift für Phytotherapie 2010, 31(5): 257–258

Schulz, V.: Lavendelöl als oral wirksames Anxiolytikum. Randomisierte Doppelblindstudie im Vergleich mit Lorazepam bei 77 Patienten. Zeitschrift für Phytotherapie 2010, 31(3): 138–139

Schulz, V.: Verbessert Mistelextrakt die Lebensqualität unter Chemotherapie? Zeitschrift für Phytotherapie 2011, 32(4): 174–175

Schulz, V., Toelg, M., Ploch, M.: Wirksamkeit und Verträglichkeit eines Johanniskraut-Extraktes in hoher Einzeldosis. Ergebnisse einer Anwendungsbeobachtung mit Jarsin®450 bei 10627 Patienten. Zeitschrift für Phytotherapie 2006, 27(1):16–20

Schwarzl, J.: Hirtentäschelkraut. Probat und aktuell in der Frauenheilkunde. Zeitschrift für Phytotherapie 2015, 36(4): 181–187

Seidlová-Wuttke, D.: Selektive Estrogenrezeptor-Modulatoren, SERMs. Zeitschrift für Phytotherapie 2010, 31(6): 282–284

Selawry, A.: Metall-Funktionstypen in Psychologie und Medizin. Haug Verlag, Heidelberg 1985

Sentjurc, M., et al.: Antioxidant activity of Sempervivum tectorum and its components. Journal of Agricultural and Food Chemistry 2003, 51(9): 2766–2771

Seyedan, A., et al.: Antiobesity and lipid lowering effects of Orthosiphon stamineus in high-fat-diet-induced obese mice. Planta Medica 2017, 83(3): 684–692

Seyr, B.: Mit Pflanzen verhüten. Über die Wiederentdeckung einer alten Tradition der selbstbestimmten Geburtenregelung. Pflanzenwerkstatt, Ampass 2009)

Sharma, S., et al.: Randomized controlled trial of Asparagus racemosus, Shatavari, as a lactagogue in lactational inadequacy. Indian Pediatrics 1996, 33(8): 675–677

Shrivastava, R., Cucuat, N., John, G. W.: Effects of Alchemilla vulgaris and glycerine on epithelial and myofibroblast cell growth and cutaneous lesion healing in rats. Phytotherapy Research 2007, 21(4): 369–373

Siegers, C. P., et al.: Wirkungsmechanismus von Bärentraubenblätter-Extrakten. Zeitschrift für Phytotherapie 2000, 21: 93

Sigstedt, S. C., et al.: Evaluation of aqueous extracts of Taraxacum officinale on growth and invasion of breast and prostate cancer cells. International Journal of Oncology 2008, 32(5): 1085–1090

Simões-Wüst, Rist, L.: Bryophyllum in der präklinischen und klinischen Forschung. Der Merkurstab 2007, 60(5): 415–420

Sivropoulou, A., et al.: Antimicrobial activity of mint essential oils. Journal of Agriculture and Food Chemistry 1995, 43(9): 2384–2388

Smollich, M.: Fragen aus der Praxis. Zu Himbeerblättertee in der Schwangerschaft. Die Hebamme 2014, 27(3): 213–214

Şöhretoğlu, D., et al.: Free radical scavenging and antimicrobial activities of some Geranium species. Hacettepe University Journal of the Faculty of Pharmacy 2008, 28(2): 115–124

Smollich, M.: Übelkeit und Erbrechen in der Schwangerschaft. Ingwer – eine wirksame Alternative? Die Hebamme 2015, 28(1): 6–7

Soldner, G.: Polygonatum officinale 5% als Externum bei Phimose. Merkurstab 2005, 58(1): 51

Stadelmann, I.: Die Rose – das ätherische Öl im Anwendungsbereich Schwangerschaft, Geburt und Wochenbett, Forum für Aromatherapie und Aromapflege 1992, 1, Forum Essenzia e. V. Moosbach

Stadelmann, I.: Die Hebammensprechstunde. Einfühlsame und naturkundliche Begleitung zu Schwangerschaft, Geburt, Wochenbett und Stillzeit mit Heilkräutern, homöopathischen Arzneien und ätherischen Ölen, Ingeborg-Stadelmann-Verlag, Ermengerst 1994

Stadelmann, I.: Stark erwärmende Öle für die Geburtshilfe. Nelkenknospen und Zimtrinde fördern die Wehen. Forum für Aromatherapie und Aromapflege 2000, 17: 31–32

Stahl-Biskup, E.: Mutterkraut. Potenzial zur Migräneprophylaxe. Zeitschrift für Phytotherapie 2007, 28(1): 42–50

Staiger, C.: Beinwell. Eine moderne Arzneipflanze. Zeitschrift für Phytotherapie 2005, 26(4): 169–173

Staiger, C., Wegener, T.: Beinwell in der Therapie stumpfer Traumen. Zeitschrift für Phytotherapie 2008, 29: 58–64

Stammel, H. J.: Die Apotheke Manitous. Das Heilwissen der Indianer, Rowohlt-Taschenbuch-Verlag, Reinbek bei Hamburg 2000

Stauffer, K.: Klinische Homöopathische Arzneimittellehre, Sonntag, Regensburg 1988

Steflitsch, W., Wolz, D., Buchbauer, G. (Hrsg.): Aromatherapie in Wissenschaft und Praxis; Stadelmann Verlag, Wiggensbach 2013

Stojanović, G., et al.: In vitro antimicrobial activity of extracts of four Achillea species. The composition of Achillea clavennae L. (Asteraceae) extract. Journal of Ethnopharmacology 2005, 101(1–3): 185–190

Stojanović-Radić, Z., et al.: Antistaphylococcal activity of Inula helenium L. root essential oil. Eudesmane sesquiterpene lactones induce cell membrane damage. European Journal of Clinical Microbiology and Infectious Diseases 2012, 31(6): 1015–1025

Stoye, U., Krebs, S., Tremmel, S.: Expertenrat: Wie bedenklich ist die Einnahme von Sojapräparaten (Wechseljahresbeschwerden) bei Patientinnen, die Levothyroxin einnehmen? Zeitschrift für Phytotherapie 2007, 28(6): 285

Struck, D.: Hyperprolaktinämie und Subfertilität. Zeitschrift für Phytotherapie 2005, 26(3): 130–131

Szentmihályi, K., et al.: Metabolic alterations of toxic and nonessential elements by the treatment of Sempervivum tectorum extract in a hyperlipidemic rat model. Toxicologic Pathology 2004, 32(1): 50–57

Tabernaemontanus, Jakobus: Kräuterbuch, 1731, Nachdruck Verlag Konrad Kölbl, München

Takir, S., et al: Vasorelaxant and blood pressure lowering effects of alchemilla vulgaris. A comparative study of methanol and aqueous extracts. Pharmacognosy Magazine 2015, 11(41): 163–169

Taxvig, C., et al.: Effects of nutrition relevant mixtures of phytoestrogens on steroidogenensis, aromatase, estrogen, and androgen activity. Nutrition and Cancer 2010, 62(1): 122–131

Tohidpour, A., et al.: Antibacterial effect of essential oils from two medical plants against Methicillinresistant Staphylococcus aureus MRSA. Phytomedicine 2010, 17(2): 142–145

Treben, M.: Heilkräuter aus dem Garten Gottes. Guter Rat aus meiner Kräuterbibel für Gesundheit und Wohlbefinden. Ennsthaler, Steyr 2006

Treben, M.: Frauenkrankheiten. Vorbeugen, erkennen, heilen. Ennsthaler, Steyr 1993

Tröger, W., et al.: Quality of life and neutropenia in patients with early stage breast cancer. A randomized pilot study comparing additional treatment with mistletoe extract to chemotherapy alone. Breast Cancer 2009, 3: 35–45

Tyagi, A. K., et al.: Synergistic anti-cancer effects of silibinin with the conventional cytotoxic agents doxorubicin, cisplatin and carboplatin against human breast carcinoma MCF-7 and MDA-MB48 cells. Oncology Reports 2004, 11(2): 493–499

Urzúa, A., Acuna, P.: Alkaloids from the bark of Peumus boldus. Fitoterapia 1983, 54(4): 175–177

Usmani, A., et al.: Hepatoprotective effect of Anacyclus pyrethrum Linn. against antitubercular druginduced hepatotoxicity in SD rats. Journal of Complementary and Integrative Medicine 2016, 13(3): 295–300

Viljoen, E., et al.: A systematic review and meta-analysis of the effect and safety of ginger in the treatment of pregnancy-associated nausea and vomiting. Nutrition Journal 2014, 13: 20

Vogel, H.-H.: Wege der Heilmittelfindung, Bd. I und II, Natur-Mensch-Medizin Verlags GmbH, Bad Boll 1994

Vogel, S.: Zur Anwendung von Augentropfen in der Anthroposophischen Medizin. Merkurstab 2006, 59(1): 56–60

Volk, R.-B.: Porträt einer Arzneipflanze. Tang (Fucus). Zeitschrift für Phytotherapie 2004, 25(1): 46–54

Vonhoff, C., Winterhoff H.: Kardiale Effekte von Lycopus europaeus L. im Tierexperiment. Zeitschrift für Phytotherapie 2006, 27(3): 110–119

Wabner, D., Beier, C. (Hrsg.): Aromatherapie. Grundlagen, Wirkprinzipien, Praxis. Elsevier, Urban und Fischer München 2009

Waggerl, K. H.: Heiteres Herbarium. Blumen und Verse, Otto Müller Verlag, Salzburg 1950

Wagner, H.: Pharmazeutische Biologie, 5. Auflage, G. Fischer Verlag, Stuttgart und New York 1993

Wang, Z. M, et al.: Black and green tea consumption and the risk of coronary disease. A meta-Analysis. American Journal of Clinical Nutrition 2011, 93(3): 506–515

Warncke, D.: Petroselinum cr. Zeitschrift für Phytotherapie 1994, 15: 50–58

Weber, R.: Untersuchungen zum Inhaltsstoffspektrum und zur biologischen Aktivität von Verbena officinalis L., Dissertationes Botanicae, Bd. 252, J. Cramer in der Gebrüder Borntraeger Verlagsbuchhandlung, Berlin und Stuttgart 1995

Weed, S. S.: BrustGesundheit. Naturheilkundliche Prävention und Begleittherapien bei Brustkrebs, Orlanda Frauenverlag, Berlin 1997

Weiss, R. F.: Lehrbuch der Phytotherapie, Hippokrates Verlag, Stuttgart 1991

Werner, M., von Braunschweig, R.: Praxis Aromatherapie. Grundlagen, Steckbriefe, Indikationen, 3. Auflage, Haug Verlag, Stuttgart 2012

Wichterich, A.: Heilpflanzen-Smoothies für Frauen, Mankau Verlag, Murnau am Staffelsee 2016

Wichtl, M.: Baldrian. Das meistgebrauchte pflanzliche Sedativum. Zeitschrift für Phytotherapie 2003, 24(2): 93–98

Wichtl, M.: Eisenkraut. Verbena officinalis; Zeitschrift für Phytotherapie 1999, 20(6) 353–358

Wichtl, M. (Hrsg.): Teedrogen und Phytopharmaka. Ein Handbuch für die Praxis auf wissenschaftlicher Grundlage, 2., überarbeitete Auflage, Wissenschaftliche Verlagsgesellschaft, Stuttgart 1989

Wichtl, M.: Teedrogen und Phytopharmaka. Wissenschaftliche Verlagsgesellschaft, Stuttgart 2002

Wiebelitz, K. R.: Schachtelhalm stabilisiert Elektrolythaushalt bei Niereninsuffizienz nach Leukämiebehandlung. Zeitschrift für Phytotherapie 2017, 38(3): 123–124

Wiesenauer, Markus: PhytoPraxis, Springer Verlag, Berlin und Heidelberg 2016

Wilkens, J.: Tormentilla erecta, die Blutwurz. Allgemeine Homöopathie Zeitung 2008; 253 (1): 20–24

Wilkens, J.: Misteltherapie. Differenzierte Anwendung der Mistel nach Wirtsbäumen, Sonntag Verlag, Stuttgart 2006

Wilkens, J., Böhm, G.: Misteln. Kraftvolle Krebsheiler aus der Natur, AT Verlag, Aarau und München 2016

Wilkens, J., Meyer, F., Mandera, R.: Arnika. Königin der Heilpflanzen, AT Verlag, Aarau und München 2018

Willuhn, G. in: Lawson, L. D., Bauer, R. (Hrsg.): Phytomedicines of Europe. Chemistry and Biological Activity. ACS Symposium Series 691, American Chemical Society, Washington DC, 1998, S. 118–132

Willuhn, G.: Eleutherococcus senticosus. Lieferant der Taigawurzel. Zeitschrift für Phytotherapie 2003, 24(6): 299–306

Windhaber, R.: Der Echte Thymian ist die Arzneipflanze des Jahres 2006. Zeitschrift für Phytotherapie 2006, 27(1): 45

Windhaber, R.: Hopfen ist Arzneipflanze des Jahres 2007, Zeitschrift für Phytotherapie 2006

Witkowska-Banaszczak, E., et al.: Antimicrobial activity of Viola tricolor herb. Fitoterapia 2005, 76(5): 459–461

Wojnicz, D., et al.: Medicinal plants extracts affect virulence factors expression and biofilm formation by the uropathogenic Escherichia coli. Urological Research 2012, 40(6): 683–697

Wojtyniak, K., Szymański, M., Matawska, I.: Leonurus cardiaca L. (motherwort). A review of its phytochemistry and pharmacology. Phytotherapy Research 2013, 27(8): 1115-20. doi: 10.1002/ptr.4850

Wolters, M., Hahn, A.: Sojaisoflavone – ein Therapeutikum gegen menopausale Beschwerden? Wiener Medizinische Wochenschrift 2004, 154 (13-14): 334–341

Worwood, V. A.: Liebesdüfte. Die Sinnlichkeit ätherischer Öle, Goldmann Verlag, München 1987

Wüstenberg, P., et al.: Phytopharmakon zur Immunmodulation. Deutsche Apotheker Zeitung 2000, 140: 2189–2197

Wyrębska, A., et al.: Apoptosis-mediated cytotoxic effects of parthenolide and the new synthetic analog MZ-6 on two breast cancer cell lines. Molecular Biology Reports 2013, 40(2): 1655–1663

Yang, L., et al.: Involvement of Ca 2+ in the inhibition by crocetin of platelet activitiy and thrombosis formation. Journal of Agricultural and Food Chemistry 2008, 56(20): 9429–9433

Yang, C. S., et al.: Cancer prevention by tea. Animal studies, molecular mechanisms and human relevance. Nature Reviews Cancer, 2009, 9(6): 429–439

Yari, Z., et al.: Flaxseed supplementation in metabolic syndrome management. A pilot randomized, open-labeled, controlled study. Phytotherapy Research 2016, 30(8): 1339–1344

Yemitan, O. K., Salahdeen, H. M.: Neurosedative and muscle relaxant activities of aqueous extract of Bryophyllum pinnatum. Fitoterapia 2005, 76(2): 187–193

Yousaf, F., et al.: Immunomodulatory potential of Anacyclus pyrethrum L. and Mucuna pruriens L. in male albino rats. Journal of Biological Regulators and Homeostatic Agents 2017, 31(2): 425–429

Zanoli, F., et al: Behavioral characterisation of the flavonoids apigenin and chrysin. Fitoterapia 2000, 71 (Suppl. 1): 117–123

Zava, D. T., Dollbaum, C. M., Blen, M.: Estrogen and progestin bioactivity of foods, herbs, and spices. Proceedings of the Society for Experimental Biology and Medicine 1998, 217(3): 369–378

Zerm, R.: Die Bedeutung der Ernährung am Beispiel von Hafer und Insulinresistenz. Merkurstab 2009, 62(5): 485–491

Zeuge-Germann, G.: Aromatherapie bei vaginalen Indikationen. Naturheilpraxis 2008, 4: 470–479

Zhang, H., et al.: Lamiridosins, hepatitis C virus entry inhibitors from Lamium album. Journal of Natural Products 2009 72(12): 2158–2162

Zhang, G., Liu, Y., Liu, P.: Active components from Sea Buckthorn, Hippophae rhamnoides L., regulate hepatic stellate cell activation and liver fibrogenesis. Journal of Agricultural and Food Chemistry 2018, 66(46): 12257–12264

Zhao, R., et al.: Protective effects of diosmetin extracted from Galium verum L. on the thymus of U14-bearing mice. Canadian Journal of Physiology and Pharmacology 2011, 89(9): 665–673

Zoller, A., Nordwig, H.: Heilpflanzen der Ayurvedischen Medizin. Ein praktisches Handbuch, Haug Verlag, Heidelberg 1997

Adressen und Bezugsquellen

Veranstaltungen der Autorin

Über Kräuterführungen, Vorträge, Seminare und Fachfortbildungen der Autorin informiert das Veranstaltungsprogramm, erhältlich unter:
NATURA NATURANS, c/o Madejsky/Rippe, Angerfeldstraße 19 a, D-82205 Gilching office@natura-naturans.de, www.natura-naturans.de
Auf der Homepage können Sie naturheilkundliche Veröffentlichungen kostenfrei abrufen, sich für den Newsletter eintragen oder Vorträge auf DVD bestellen.

Homöopathische Arzneien und andere Naturheilmittel sind erhältlich in Apotheken

Erfahrungen mit Mischrezepten und Zäpfchen haben:

- *Fraunhofer Apotheke,* Dr. Stefanie Schaffer, Fraunhoferstraße 38, D-80469 München, Tel. 089-2012327, www.fraunhoferapotheke-shop.de
- *Limes-Apotheke,* Annette Heerz, Uhlandstraße 18, 35415 D-Pohlheim, Tel. 06403-61595, www.limes-apotheke.net
- *Saint Charles Apotheke,* Sabine Zeek, Pariser Straße 20, D-10707 Berlin, Tel. 030-88725300, sowie Gumpendorfer Straße 30, A-1060 Wien, www.saint-charles.eu
- *Barer Apotheke,* Elisabeth Sommersgutter, Blütenstraße 20, 80799 München, Tel. 089-2732130, www.barer-apotheke.de
- *Marienapotheke,* Mag. Wolfgang Stindl, Sebastian-Kneipp-Gasse 5–7, A-2380 Perchtoldsdorf, Tel. 01-8694163, www.marienapotheke.at
- *Apotheke am Albisriederplatz,* Albisriederplatz 3, CH-8003 Zürich, 044 496 60 30, apo@naturefirst.ch

Getrocknete Heilkräuter sind erhältlich in Kräuterläden

- *Kräutergarten München,* Romana Auth, Pestalozzistraße 3, D-80469 München, Tel. 089-23249802, www.muenchner-kraeutergarten.com
- *Kräuterparadies Lindig,* Blumenstraße 15, D-80331 München, Tel. 089-265726
- *St. Peter Apotheke,* St. Peterstrasse 16, CH-8001 Zürich, Tel. 044 211 44 77, www.stpeter-apotheke.com, mail@stpeter-apotheke.com

Beifußzigarren, Moxakegel und vieles mehr wird auf Anfrage versendet von:

- *Bacopa GmbH,* Waidern 42, A-4521 Schiedlberg, Tel. 07251-22235, www.bacopa.at

Ayurvedische Frauenkräuter, Tonika, Kräuterpresslinge sind erhältlich über:

- *Amla Natur Vertriebs GmbH,* Butterberg 3, D-21279 Drestedt, Tel. 04186 88799-0, www.ayurveda-marktplatz.de
- *Govinda Natur GmbH,* Dieselstraße 13 a, D-67141 Neuhofen, Tel. 06236 50984-0

Garten- und Topfpflanzen kann man bestellen bei:

- *Staudengärtnerei Gaißmayer,* Jungviehweide 3, D-89257 Illertissen, Tel. 07303-7258, www.gaissmayer.de
- *Rühlemann's Kräuter und Duftpflanzen,* D-27367 Horstedt, Tel. 04288-929558, www.kraeuter-und-duftpflanzen.de

Aphrodisierende Tränke sind erhältlich bei:

- *Sensatonics GmbH,* Joerg Happe, Lohmühlenstraße 65, D-12435 Berlin, Tel. 030 53338869, www.sensatonics.de

Ätherische Öle sind erhältlich in Apotheken, Aroma-, Bio-, Hobbythek- und Kräuterläden. Ätherische Öle von herausragender Qualität werden hergestellt und verschickt von:

- *Bergila GmbH,* Familie Niederkofler, Latschenbrennerei mit Schaugarten und Laden, Weiherplatz 8, I-39030 Pfalzen, www.bergila.com
- *Maienfelser Naturkosmetik Manufaktur,* Familie Lindenmann, D-71543 Wüstenrot-Maienfels, Tel. 07945 2582, www.maienfelser-naturkosmetik.com

Hildegard-Arzneien sind erhältlich bei:

- *Jura Naturheilmittel,* Nestgasse 2, D-78464 Konstanz, Tel. 07531 31487, www.shop.hildegard.de

Indikationsverzeichnis

Die unterstrichenen Pflanzen sind jeweils die Hauptmittel.

Stichwortverzeichnis

C

D

E

F

S

T

Daucus carota

Wilde Möhre

ionis spagyrische Essenz

Alchemie der Seele®

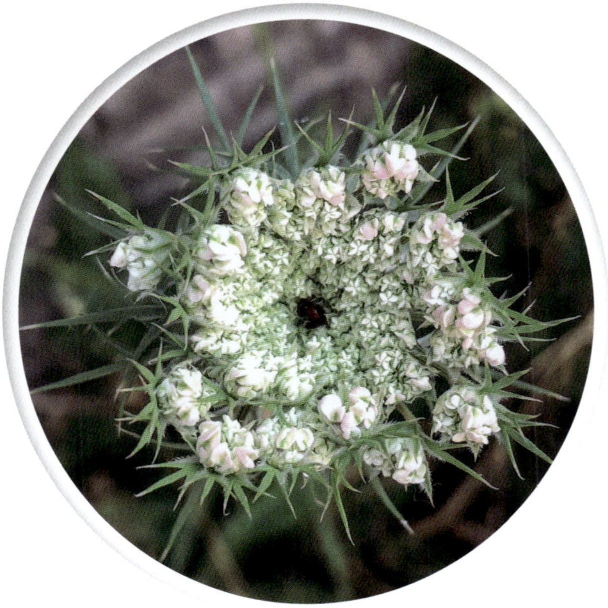

Die Indikation der Daucus carota macht sie zu einer wichtigen Pflanze in der Frauenheilkunde.

Sie zeigt schnelle Wirkung bei wasserhaltigen Zysten und Ödemen.

Die Signatur ihrer Blüte offenbart Kraft der Zentrierung und Schutz.

Konzentration und das Gefühl „Beschützt zu sein" werden gestärkt.
Eine sanfte Möglichkeit für sehr aktive Kinder, begleitet von Konzentrationsschwächen.

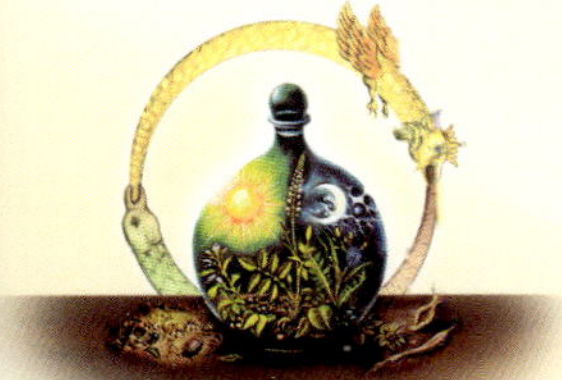

Spagyrik

ionis Spagyrik GmbH
pharmazeutische Manufaktur seit 1993
Hauptstraße 4 • 9131 Grafenstein • Österreich
Tel. +43 (0) 4225 / 2454 -0 • info@spagyrik.at

https://spagyrik.at